N. Niederle   P. von Wussow (Hrsg.)

Interferone

Präklinische
und klinische Befunde

Mit 78 Abbildungen und 44 Tabellen

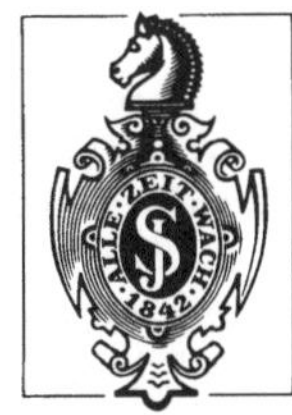

Springer-Verlag
Berlin Heidelberg New York London
Paris Tokyo Hong Kong Barcelona

Prof. Dr. Norbert Niederle
Med. Klinik III – Onkologie und Hämatologie
Städtisches Krankenhaus
Dhünnberg 60
D-5090 Leverkusen

Dr. Peter von Wussow
Abteilung Immunologie und Transfusionsmedizin
Zentrum für Innere Medizin und Dermatologie
Medizinische Hochschule Hannover
Konstanty-Gutschow-Str. 8
D-3000 Hannover 61

ISBN-13: 978-3-642-93384-4

CIP-Titelaufnahme der Deutschen Bibliothek

Interferone : präklinische und klinische Befunde / N. Niederle ;
P. von Wussow (Hrsg.). – Berlin ; Heidelberg ; New York ;
London ; Paris ; Tokyo ; Hong Kong : Springer, 1990
   ISBN-13: 978-3-642-93384-4   e-ISBN-13: 978-3-642-93383-7
   DOI: 10.1007/978-3-642-93383-7
NE: Niederle, Norbert [Hrsg.]

Buchb. Verarbeitung: Schäffer, 6718 Grünstadt
2127/3140/543210 – Gedruckt auf säurefreiem Papier

Geleitwort

Interferone – Vorreiter einer makromolekularen Pharmakotherapie

JEAN LINDENMANN

Die Triumphe der Pharmakologie in den letzten hundert Jahren beruhen auf dem Einsatz kleiner Moleküle. Frühe Versuche, mit großmolekularen Substanzen, z.B. mit Antikörpern oder Vakzinen, therapeutische Effekte zu erzielen, waren im allgemeinen trotz großer in sie gesetzter Hoffnungen von Enttäuschungen gefolgt. So wissen wir heute noch nicht, ob die Serumtherapie der Diphtherie viel, wenig oder gar nichts genützt hat. Ebensowenig läßt sich nachträglich beurteilen, ob die unzähligen Versuche mit Autovakzinen bei rezidivierendem Herpes labialis oder bei rheumatischen Erkrankungen mehr als nur Plazebowirkungen entfalteten.

Die Interferone haben eine neue Ära der makromolekularen Pharmakotherapie eingeleitet, und wir sollten zu vermeiden suchen, daß in 50 Jahren unsere Nachfolger in ähnlicher Ungewißheit über unsere Erfolge oder Mißerfolge verharren wie wir gegenüber jenen früheren Unternehmungen. Das setzt eine außerordentlich kritische Haltung gegenüber voreiligen Schlüssen und einen durch Nüchternheit gedämpften Enthusiasmus bei der Bewertung klinischer Resultate voraus.

Einer prinzipiellen Schwierigkeit beim Einsatz von Zytokinen sollten wir uns stets bewußt bleiben: Attraktiv sind diese Substanzen ja deswegen, weil sie letztlich körpereigene Bestandteile sind. Aber wie, wann und wo bildet sie unser Körper? In kleinsten Mengen, aber in hoher Konzentration dort, wo sie eine sinnvolle Wirkung entfalten können, synergistisch verstärkt und gleichzeitig in Schranken gehalten durch eine sorgfältig orchestrierte Partitur. Demgegenüber sind unsere bisherigen Applikationsarten doch recht plump. Die Überschwemmung eines ganzen Organismus mit vergleichsweise riesigen Mengen eines einzelnen Zytokins, das am Ort der erwarteten Wirkung aber dennoch vermutlich in viel zu kleiner Konzentration erscheint, ist sicher vom Ideal weit entfernt.

Wir haben noch viel zu lernen. Wir müssen die Partitur der Zytokine entziffern, um die Hauptstimmen von Nebenstimmen unterscheiden zu können.

Die Einsätze müssen präziser gezielt sein. Wir brauchen Indikatoren, die uns anzeigen, ob wir überhaupt Wirkung erwarten dürfen oder nicht.

Eine Betrachtungsweise, die der klassischen Pharmakologie lange Zeit fremd war, die aber bei den Zytokinen, insbesondere den Interferonen eine große Rolle spielt, ist der Einbezug der genetischen Konstitution des Empfängers. Es sind zwar heute Genotypen bekannt, die gewisse Arznei-Überempfindlichkeiten, z.B. durch Fehlen abbauender Enzyme, erklären lassen, doch sind das eher Ausnahmen. Bei den Interferonen, die aus sich selbst kaum etwas bewirken, außer daß sie Gene des Empfängers zu aktivieren vermögen, sind sämtliche Effekte vom Genotyp des Empfängers abhängig, und da viele Gene involviert sind, ist die Wahrscheinlichkeit groß, in einem gegebenen Krankengut unterschiedliche Reaktionsweisen anzutreffen. Die Natur ist aber vorausschauend genug, wirklich wichtige Funktionen mehrfach abzusichern. Doch um diese Nebenwege zu einem gewünschten Ziel beschreiten zu können, muß man sie vorher genauestens kennen.

Der Klinischen Forschung bleiben also große und nicht leicht zu lösende Aufgaben. Man denke etwa an die Kombination von auch nur zwei Zytokinen: Will man drei Dosen (plus die Dosis null, das heißt die beiden Monotherapien) vergleichen, braucht man dafür allein schon 16 Gruppen von Patienten, die in allen faßbaren Parametern ausgeglichen sein sollten. Bei nicht überaus häufigen Krankheiten bringt das bereits unüberwindliche Probleme.

In diesem Buch sind Ansätze zu einer rationalen Annäherung an die Frage der Indikation in eindrücklicher Weise versammelt. Sie werden zweifellos beispielhaft für analoge Anläufe mit andern Zytokinen und mit Kombinationen dieser hochaktiven Substanzen sein.

Institut für Immunologie und Virologie der Universität Zürich,
Gloriastr. 30, CH-8028 Zürich

Vorwort

Interferone sind (Glyko-)Proteine mit pleiotropen biologischen Eigenschaften. Sie gehören zu den schon physiologischerweise im Organismus vorkommenden Interaktionsmolekülen mit Einfluß auf Wachstum, Differenzierung und Funktion von Zellen, die an der Immunantwort, an Entzündungsreaktionen und an der Blutbildung beteiligt sind. Wegen der daraus resultierenden antiviralen, antiproliferativen und immunregulatorischen Aktivitäten haben die Interferone im Laufe der letzten 10 Jahre kontinuierlich an klinischer Bedeutung gewonnen. Die in dieser Zeit durchgeführten umfangreichen präklinischen und klinischen Untersuchungen sind dabei erst durch die mittels gentechnologischer Herstellungsverfahren in großer Quantität und hervorragender Qualität verfügbaren Substanzmengen möglich geworden.

Nach mehr als 10 Jahren intensiver Forschung scheint es angezeigt, die bisher mit natürlichen und rekombinanten Interferonen erzielten Ergebnisse für den deutschsprachigen Raum möglichst umfassend darzustellen. In dem vorliegenden Buch wird über verschiedenste Aspekte des menschlichen Interferonsystems in 23 Einzelbeiträgen berichtet. Dabei werden in dem ersten, vorzugsweise präklinischen Fragen gewidmeten Teil, Entwicklung, Aufbau und Systematik der Interferone sowie ihre Stellung innerhalb des Zytokin-Netzwerkes besprochen. Weiterhin werden durch Interferone stimulierbare nukleäre und zytoplasmatische Veränderungen beschrieben. Der zweite und größere Teil beschäftigt sich mit der klinischen Anwendung von Interferonen. Bei den für eine Interferongabe in Frage kommenden Krankheitsbildern werden die bisherigen Ergebnisse der Interferontherapie dargestellt und mit herkömmlichen Behandlungsmaßnahmen verglichen. Zum Abschluß finden sich erste Ergebnisse und eventuell weiterführende Aspekte verschiedener Kombinationsmöglichkeiten von Interferonen mit anderen systemischen und lokalen Behandlungsmöglichkeiten. Insgesamt können inzwischen, trotz des schon erheblichen Buchumfanges, längst nicht mehr alle erhobenen Daten aufgeführt werden. So wurde z.B. das große Gebiet der Interferon-Induzenten gar nicht berücksichtigt.

Die Herstellung dieses Buches wäre ohne Hilfe und Beratung nicht möglich gewesen. Zunächst danken wir besonders herzlich den Autoren, einschließlich dem Verfasser des Geleitwortes, die sich alle dieser zeitraubenden Belastung sofort bereitwilligst unterzogen haben. Für die redaktionelle Hilfe sind wir Herrn Dr. J. Wieczorek, Frau Hanna Hensler-Fritton und Frau Doris M. Walker vom Springer-Verlag in Heidelberg, für die finanzielle Unterstützung der Firma Essex Pharma, München, besonders dankbar. Nicht zuletzt danken wir Frau Rosemarie Prittwitz für ihre Hilfe bei der Zusammenstellung der Manuskripte.

Essen, Juni 1990   NORBERT NIEDERLE · PETER VON WUSSOW

Inhaltsverzeichnis

Mitarbeiterverzeichnis

ACKERMANN, R., Prof. Dr., Urologische Klinik der Universität Düsseldorf, Moorenstraße 5, D-4000 Düsseldorf

AULITZKY, W., Dr., III. Medizinische Klinik und Poliklinik, Abteilung für Hämatologie, Klinikum der Johannes-Gutenberg-Universität, Langenbeckstraße 1, D-6500 Mainz

BAISCH, H., Prof. Dr., Institut für Biophysik und Strahlenbiologie der Universitätsklinik Hamburg-Eppendorf, Martinistraße 52, D-2000 Hamburg 20

BERGER, M., Dr., Universitätsklinik für Innere Medizin, A-6020 Innsbruck

BONNEM, E., Dr., Oncology Clinical Research, 2000 Galloping Road, Kenilworth, NJ 07033, USA

CONRAD, S., Dr., Urologische Universitätsklinik Hamburg-Eppendorf, Martinistraße 52, D-2000 Hamburg 20

FÄH, J., Dr., Institut für Immunologie und Virologie, Universität Zürich, Gloriastraße 30, CH-8028 Zürich

GASTL, G., Priv.-Doz. Dr., Universitätsklinik für Innere Medizin, A-6020 Innsbruck

GEISSLER, D., Priv.-Doz. Dr., Universitätsklinik für Innere Medizin, A-6020 Innsbruck

GREITER, E., Mag., Universitätsklinik für Innere Medizin, A-6020 Innsbruck

GROSS, G., Prof. Dr., Hautklinik, Universitäts-Krankenhaus Eppendorf, Martinistraße 52, D-2000 Hamburg

HALLER, O., Prof. Dr., Abteilung Virologie, Institut für Medizinische Mikrobiologie und Hygiene, Universität Freiburg, Hermann-Herder-Straße 11, D-7800 Freiburg

HERRMANN, F., Prof. Dr., Medizinische Universitätsklinik und Poliklinik, Abteilung Innere Medizin I – Hämatologie, Onkologie – Hugstetter Straße 55, D-7800 Freiburg

HESS, G., Prof. Dr., I. Medizinische Klinik und Poliklinik,
Johannes-Gutenberg-Universität Mainz, Langenbeckstraße 1, D-6500 Mainz

HUBER, CH., Prof. Dr., III. Medizinische Klinik und Poliklinik, Abteilung
für Hämatologie, Klinikum der Johannes-Gutenberg-Universität,
Langenbeckstraße 1, D-6500 Mainz

JACOBSEN, H., Priv.-Doz. Dr., Deutsches Krebsforschungszentrum, Institut für
Virusforschung/ATV, Im Neuenheimer Feld 506, D-6900 Heidelberg

JAKSCHIES, D., Abteilung Immunologie und Transfusionsmedizin,
Medizinische Hochschule Hannover, Konstanty-Gutschow-Straße 8,
D-3000 Hannover 61

KLÖPPEL, G., Prof. Dr., Academisch Ziekenhuis, Vrije Universiteit Brussel,
Laarbeeklaan 101, B-1090 Brussel

KLOKE, O., Dr., Innere Klinik und Poliklinik (Tumorforschung),
Universitätsklinikum Essen, Hufelandstraße 55, D-4300 Essen 1

KUMMER, G., Dipl. Biol. cand. med., Innere Klinik und Poliklinik
(Tumorforschung), Universitätsklinikum Essen, Hufelandstraße 55,
D-4300 Essen 1

LOHMEYER, J., Priv.-Doz. Dr., Medizinische Klinik der Justus-Liebig-Universität,
Klinikstraße 36, D-6300 Gießen

LUDWIG, H., Prof. Dr., II. Medizinische Universitäts-Klinik,
Garnisonsgasse 13, A-1090 Wien

MICKSCHE, M., Prof. Dr., Institut für angewandte und experimentelle
Onkologie der Universität Wien, Borschkegasse 8A, A-1090 Wien

NIEDERLE, N., Prof. Dr., Innere Klinik und Poliklinik (Tumorforschung),
Universitätsklinikum Essen, Hufelandstraße 55, D-4300 Essen 1

OTTO, B., Priv.-Doz. Dr., Fraunhofer-Institut für Toxikologie und
Aerosolforschung, Nikolai-Fuchs-Straße 1, D-3000 Hannover 61

OTTO, U., Prof. Dr., Urologische Universitätsklinik Hamburg
Eppendorf, Martinistraße 52, D-2000 Hamburg 2

PFIZENMAIER, K., Prof. Dr., Klinische Arbeitsgruppe, „Biologische
Regulation der Wirt-Tumor-Interaktion" der MPG, Goßlerstr. 10d,
D-3400 Göttingen

PRALLE, H. W., Prof. Dr., Zentrum für Innere Medizin am Klinikum
der JL-Universität, Klinikstraße 36, D-6300 Gießen

PRANGE, H. W., Prof. Dr., Neurologische Klinik und Poliklinik,
Georg-August-Universität, Robert-Koch-Straße 40, D-3400 Göttingen

SCHMITZ-DRÄGER, B. J., Priv.-Doz. Dr., Urologische Klinik der Universität
Düsseldorf, Moorenstraße 5, D-4000 Düsseldorf

SELIGER, B., Dr., Klinische Arbeitsgruppe, „Biologische Regulation der Wirt-Tumor-Interaktion" der MPG, Goßlerstr. 10d, D-3400 Göttingen

STAEHELI, P., Prof. Dr., Institut für Immunologie und Virologie, Universität Zürich, Gloriastraße 30, CH-8028 Zürich

STOLZENBURG, T., Dr., Medizinische Poliklinik der Universität, Klinikstraße 8, D-8700 Würzburg

SUNDMACHER, R., Prof. Dr., Zentrum für Operative Medizin II, Augenklinik, Moorenstraße 5, D-4000 Düsseldorf

WILMS, K., Prof. Dr., Medizinische Poliklinik der Universität, Klinikstraße 8, D-8700 Würzburg

VON WUSSOW, P., Dr., Medizinische Hochschule Hannover, Abteilung Immunologie und Transfusionsmedizin, Konstanty-Gutschow-Straße 8, D-3000 Hannover 61

Struktur und Wirkung von Interferonen

H. JACOBSEN

Einleitung

Die Interferone lassen sich begrifflich und geschichtlich auf Untersuchungen zur „viralen Interferenz" zurückführen, die ca. 1955 von A. Isaacs und J. Lindenmann durchgeführt wurden. Virale Interferenz ist eine frühe Beobachtung in der virologischen Forschung; sie besagt, daß in vielen Virus-Wirtssystemen, Zellkultur oder Organismen, eine primäre Infektion mit Virus A eine nachfolgende Infektion mit Virus A oder nicht verwandtem Virus B, C, D hemmt. Dieser Hemmung können verschiedene Ursachen zugrunde liegen; Virus A kann z.B. den Oberflächenrezeptor für homologes oder heterologes Virus inaktivieren und somit den ersten Schritt der Virus-Zellbeziehung, die Adsorption des Virus an die Zellmembran, blockieren oder Virus A kann defekte interferierende Partikel bilden, welche selbst nicht mehr zur Replikation befähigt sind, aber die Replikation des homologen Wildtypvirus hemmen. In ihrem klassischen Experiment demonstrierten Isaac und Lindenmann eine weitere Form der Interferenz, die sich auf einen löslichen Faktor im Kulturüberstand virus-infizierter Zellen zurückführen ließ [45]. Sie infizierten Hühnereimembranen mit inaktiviertem Influenzavirus und inkubierten diese für wenige Stunden bei 37 °C. Danach übertrugen sie den Kulturüberstand auf frische Hühnereimembranen, inkubierten diese für mehrere Stunden in dem Überstand und infizierten sie anschließend mit aktivem Influenzavirus. Sie beobachteten, daß in so vorbehandelten Membranen die Virusvermehrung erheblich vermindert war. Eine solche Hemmung wurde nicht gefunden, wenn die Inkubation in Überständen von Membranen erfolgte, die nicht mit Virus behandelt waren. Isaac und Lindenmann schlossen aus diesen Befunden, daß Virus, in diesem Fall auch inaktives Virus, in infizierten Zellen die Bildung eines Faktors induziert, der sezerniert wird und in uninfizierten Zellen eine Resistenz gegen eine nachfolgende Virusinfektion bewirkt, d.h., mit Virusvermehrung interferiert. Folgerichtig wurde dieser Faktor Interferon benannt. Nachfolgende Untersuchungen etablierten schnell einige grundlegende Eigenschaften des Interferons

a) Interferon ist ein Protein,

b) Interferon hat keine Virusspezifität, d.h., durch Virus A induziertes Interferon hemmte Virus B, C, D und umgekehrt,

c) Interferon ist artspezifisch, z.B., von Hühnerzellen produziertes Interferon hat keine Schutzwirkung auf menschliche Zellen.

Hieraus folgte, daß das eigentliche Ziel des Interferons nicht das Virus selbst ist, sondern die Zelle, die durch Interferon in eine Abwehrbereitschaft gegen Virusinfektion versetzt wird.

Diese Basiskriterien eines Interferons – Protein, nicht virusspezifisch, aber artspezifisch – gelten heute noch, aber sind nachfolgend durch einige Zusatzkriterien ergänzt worden: Die antivirale Wirkung darf nicht auf Zelltoxizität zurückzuführen sein, die Ausprägung der antiviralen Aktivität erfordert RNA und Proteinsynthese, Interferone können das Zellwachstum hemmen und Interferone können ihre eigene Produktion positiv und negativ beeinflussen (priming, blocking).

Historisch gesehen folgte der Erstbeschreibung des Interferons eine Periode von fast zwei Jahrzehnten, in denen die Interferonforschung nur zögernde Fortschritte machte. Diese relative Stagnation läßt sich rückblickend damit erklären, daß keine effizienten Methoden zur Interferonproduktion und Reinigung gefunden wurden und somit kein hinreichend definiertes Material für die Forschung zur Verfügung stand. Diese Situation hat sich im vergangenen Jahrzehnt grundlegend geändert. Die Interferone – es gibt nicht ein Interferon, wie ursprünglich angenommen, sondern eine ganze Gruppe – und ihre Gene sind im Detail beschrieben worden; Interferone lassen sich gentechnisch in praktisch unbegrenzten Mengen herstellen und durch moderne Methoden der Proteinreinigung als Reinsubstanzen darstellen. Für die forschungs- und anwendungsrelevanten Interferontypen stehen monoklonale Antikörper bzw. spezifische Antiseren zur Verfügung, die für Reinigung, quantitative Bestimmung und Wirkungsbeschreibung eingesetzt werden können. Der gegenwärtig begrenzende Faktor bei der therapeutischen Anwendung der Interferone ist nicht ihre Verfügbarkeit, sondern das noch begrenzte Wissen um ihre Aktivitäten und deren Mechanismen.

Klassifizierung, Biochemie und Genetik der Interferone [54]

Die bislang charakterisierten Interferone lassen sich anhand einer Anzahl von Kriterien eindeutig in drei Klassen einteilen: Interferon-α (IFN-α), Interferon-β (IFN-β) und Interferon-γ (IFN-γ). Die wesentlichen Kriterien der historischen Einteilung waren Antigenität, typische Produzentenzellen, typische Induzenten und biochemischen Eigenschaften wie Stabilität gegenüber Säurebehandlung und Detergenzien. Die typischen Produzentenzellen führten auch zu der historisch gebräuchlichen Einteilung in Leukocyteninterferon (IFN-α), Fibroblasteninterferon (IFN-β) und Immuninterferon (IFN-γ). Wie später ausgeführt werden wird, stimmt dieses Konzept einer typischen Produzentenzelle nur sehr bedingt und diese Bezeichnungen sind daher eher irreführend. Das Prinzip der Einteilung in die drei Klassen hat jedoch seine Rechtfertigung durch die molekularbiologische Charakterisierung der Interferone erhalten, welche aufgrund völlig anderer Kriterien – i.e., die DNA-Sequenzen – die Dreiteilung in IFN-α, -β, und -γ bestätigte (Tabelle 1). In den folgenden Abschnitten sollen die Protein- und Genstruktur der Interferone

Tabelle 1. Einteilung der Interferone

Interferontyp	α	β	γ
Anzahl der Interferone	15	1	1
Molekulargewicht	ca. 19000d	ca. 24000d	ca. 45000d (Dimer)
Chromosom	9	9	12
Rezeptortyp	I	I	II
Induzenten	– Viren	– Viren	– T-Zell-Mitogene
	– bakterielle Produkte	– bakterielle Produkte	– Antigene
	– Synthetische Induzenten	– Synthetische Induzenten	
Produzentenzelle	– Leukocyten	– Leukocyten	– T-Zellen
	– Fibroblasten	– Fibroblasten	
	– andere?	– andere?	

beschrieben werden. Diese Beschreibung beschränkt sich im wesentlichen auf das Interferonsystem des Menschen. In ihren grundlegenden Aussagen gilt sie jedoch auch für andere bislang charakterisierte Spezies, z. B. Maus, Ratte, Rind.

Interferon-α

Das IFN-α ist der komplexeste Interferontyp, da er im Gegensatz zu den anderen nicht aus einer Spezies besteht, sondern aus einer Gruppe engverwandter Proteine. Dieser Befund ergab sich zuerst aus der Reinigung des IFN-α aus induzierten Leukozytenkulturen mittels hochauflösender chromatographischer Methoden und Bestimmung der Amino-terminalen Proteinsequenzen der aufgetrennten Subtypen. Er wurde wenig später durch molekularbiologische Analysen bestätigt, die zu der Identifizierung verschiedener IFN-α-Gene führten. Diese Gene weisen Unterschiede in ihrer Basensequenz auf, die zu einer unterschiedlichen Aminosäuresequenz der korrespondierenden Proteine führen. Es handelt sich somit bei den Subtypen des IFN-α nicht um sekundäre Modifikationen eines einheitlichen Ausgangsproteins, sondern um unabhängige Produkte einer Gruppe verwandter Gene. Bislang sind ca. 15 Gene identifiziert worden, die für funktionelle Proteine kodieren könnten. Weiterhin wurden einige „Pseudogene" des IFN-α gefunden. Dies sind solche Gene, deren Sequenz durch Mutation wie Einbringung eines Stopkodons im Leserahmen bzw. Verschiebung des Leserahmens durch Insertion/Deletion von Basen so verändert wurde, daß die korrespondierende mRNA nicht mehr für ein funktionelles Protein kodiert.

Die Aminosäuresequenzen der IFN-α weisen untereinander ein hohes Maß an Homologien auf. Das biologisch aktive, sezernierte Protein besteht primär aus 165 bis 166 Aminosäuren. Von diesen sind ca. 50% identisch in den verschiedenen Subtypen und viele der Sequenzunterschiede an den anderen Positionen sind konservative Mutationen, d. h., eine basische, aliphatische etc. Aminosäure wurde gegen eine andere gleicher biochemischen Eigenschaften ausgetauscht. Die Region zwischen Aminosäure 110–155 weist eine im Vergleich zum Restprotein besonders hohe Homologie (75%) auf und es gibt Hinweise, daß in diesem Bereich die Rezeptorbindungsstelle lokalisiert ist. Da die dreidimensionale Struktur des IFN bislang jedoch nicht erarbeitet wurde, sind solche Funktionszuweisungen einzelner Sequenzabschnitte noch hypothetisch. Alle IFN-α haben Cysteine an homologen Positionen (1, 29, 99, 139), wobei Disulfidbrücken zwischen Aminosäuren 29–139 und Aminosäuren 1–99 vorliegen. Die Bindung 29–139 ist essentiell für die biologische Aktivität des IFN-α, während Cys 1 und 99 durch gezielte Mutagenese entfernt werden konnten, ohne daß ein Aktivitätsverlust im antiviralen Assay auftrat. Das Molekulargewicht der IFN-α beträgt ca. 18–19 kd. Es gibt Hinweise, daß einige Subtypen als Glykoproteine vorliegen, die Mehrzahl der IFN hat jedoch keine Kohlehydratseitenketten.

Wie erwähnt, wurden bislang ca. 15 funktionelle IFN-α-Gene identifiziert. Es ist jedoch nicht nachgewiesen, daß alle Gene auch exprimiert werden bzw. es gibt konkrete Befunde, daß in den bislang analysierten Zellsystemen einige Subtypen (α 1, α 2, α 4) weit stärker vertreten sind als andere. Hieraus ergibt sich die Frage nach der biologischen Bedeutung dieser Vielzahl von IFN-α-Subtypen. Ein Vergleich des Aktivitätsspektrums reiner IFN-α-Subtypen ergab, daß prinzipiell alle IFN-α in den drei Assaysystemen (antiviral, antiproliferativ, Aktivierung von „natural killer" (NK)-Zellen) eine Aktivität aufwiesen. Sie unterschieden sich jedoch in den relativen Aktivitäten, d. h., einige waren stärker antiviral aber weniger antiproliferativ etc. Es ist später ein Subtyp beschrieben worden, der praktisch keine Aktivität im NK-Assay aufweist [63]. Diese relativen Unterschiede scheinen jedoch insgesamt zuwenig ausgeprägt, um auf eine unterschiedliche biologische Funktion hinzuweisen. Möglicherweise ist unser Verständnis der biologischen Aktivitäten von Interferon in dieser Hinsicht noch zu beschränkt und andere Fragestellungen könnten signifikantere Unterschiede der relativen Aktivitäten aufweisen. Die Frage nach der Bedeutung der verschiedenen IFN-α wird noch dadurch interessanter, daß auch in anderen Spezies (Maus, Ratte, Rind) eine Multigenfamilie gefunden wurde, molekular-phylogenetische Analysen aber darauf schließen lassen, daß diese Gen-Multiplikationen in Maus und Mensch unabhängig voneinander erfolgt sind. Die Entwicklung verschiedener Subtypen könnte daher ein wichtiger Faktor für die physiologische Bedeutung des IFN-α sein.

Im Gegensatz zu IFN-β und IFN-γ ist humanes IFN-α nur eingeschränkt artspezifisch, erhebliche antivirale Aktivität wird auch auf Maus- und Rindzellen gefunden. Für den Subtyp IFN-α$_2$ wurden kürzlich 3 Aminosäurereste identifiziert, deren experimentelle Veränderung durch gerichtete Mutagenese zu einer mehr als hundertfachen Zunahme der antiviralen Aktivität auf Mauszellen führte [87]. Interessanterweise liegen diese Aminosäuren in dem Bereich, der als mögliche Rezeptorbindungsstelle beschrieben wurde. Hieraus ist zu folgern, daß die Artspezifität der Interferone allein auf die sterische

Spezifität der Rezeptor-Ligand-Wechselwirkung zurückzuführen ist, die Mechanismen der intrazellulären Aktivität in den verschiedenen Spezies jedoch identisch sind.

Interferon-β

Zur Klasse des IFN-β gehört nach gegenwärtigem Kenntnisstand ein Protein und das korrespondierende Gen. Mehrfach beschriebene weitere IFN-β beim Menschen bzw. der Maus sind in keinem Fall biochemisch und molekularbiologisch eindeutig charakterisiert worden, lediglich beim Rind wurden drei verschiedene IFN-β-Gene nachgewiesen. Ein kürzlich beschriebenes IFN-β_2, dessen Verwandtschaft zum klassischen IFN-β jedoch fragwürdig ist, wird am Ende dieses Abschnitts kurz diskutiert werden.

Die sezernierte Form des IFN-β ist ein Protein bestehend aus 166 Aminosäuren. Das theoretische Molekulargewicht hieraus wäre ca. 20 kd, daß wirkliche Molekulargewicht des natürlichen IFN-β liegt jedoch bei ca. 25 kd, da das Protein durch Glykosilierung modifiziert wird. Sequenz- und Zuckeranalysen weisen auf eine N-glykosidische Modifikation hin, wobei die wahrscheinlichste Anheftungsstelle dieser Seitenkette an Position 80 der Aminosäuresequenz liegt (Asn80-Glu81Thr82). Diese Zuckerseitenketten sind nicht notwendig für die biologische Aktivität des Proteins in vitro, da ihre enzymatische Entfernung bzw. ihre primäre Abwesenheit in rekombinanten IFN-β aus E. coli nicht zu einem Aktivitätsverlust führen. IFN-β hat 3 Cysteinreste (Position 17, 31, 141) mit einer essentiellen Disulfidbrücke zwischen Position 31–141. Disulfidbrücken zwischen Cystein 17 und einem der anderen Cysteine führen zu inaktivem IFN-β. Aus diesem Grunde ist in manchen rekombinanten IFN-β das Cystein 17 durch ein Serin ersetzt worden, ohne daß sich Änderungen in der biologischen Aktivität ergeben haben [57]. IFN-β wirkt ausschließlich auf Primatenzellen, wie es die klassische IFN-Definition fordert.

Sequenzvergleiche von IFN-β und IFN-α belegen ein signifikantes Maß an Homologie; an ca. 30% der Positionen der Proteinprimärsequenz sind identische Aminosäurereste. Diese hohe Homologie legt nahe, daß IFN-β und IFN-α phylogenetisch aus einem gemeinsamen Urgen entstanden sind. Die beiden IFN-Klassen weisen weitere prinzipielle Gemeinsamkeiten auf. Ihre Gene sind gekoppelt in einem Gencluster auf Chromosom 9 (Chromosom 4 bei der Maus) lokalisiert. Direkte DNA-Analysen von klonierten, überlappenden Chromosomabschnitten, Segregationsanalysen an somatischen Zellhybriden und RFLP-Analyse (RFLP = restriction fragment length polymorphism) belegen eine enge Nachbarschaft dieser Gene auf dem Chromosom [62]. Weder das IFN-β-Gen noch die IFN-α-Gene enthalten Introns, was für Eukaryontengene ungewöhnlich ist und die Vorstellung eines gemeinsamen Urgens erhärtet. IFN-β und IFN-α weisen auch in ihren biologischen Eigenschaften eine hohe Ähnlichkeit auf. Sie binden an den gleichen Zellrezeptor mit ähnlicher Affinität und haben ein identisches Aktivitätsspektrum. Die oben gestellte Frage nach der biologischen Bedeutung der verschiedenen IFN-α Subtypen läßt sich hier für IFN-α und IFN-β wiederholen.

In den letzten Jahren ist ein weiteres Protein isoliert und molekularbiologisch charakterisiert worden, welches u. a. auch als IFN-β_2 bezeichnet wurde [90]. Diese Bezeichnung rührt daher, daß das Protein in einigen Zellkulturen mit IFN-β coinduziert wird und nach Ergebnissen einiger Arbeitsgruppen eine antivirale Aktivität besitzt, die durch ein Antiserum gegen klassisches IFN-β von Fibroblasten neutralisierbar ist. Diese Befunde werden aber z. Z. noch kontrovers diskutiert. Sequenzanalysen des IFN-β_2 lassen keine Homologie zu IFN-β oder IFN-α erkennen, so daß eine phylogenetische Verwandtschaft zu diesen Interferonen nicht besteht. Die funktionelle Verwandtschaft muß noch bestätigt werden. Neben der diskutierten antiviralen Aktivität wird dem IFN-β_2 eine antiproliferative Aktivität zugesprochen, die es mit klassischen Interferonen teilen würde. Die primäre Aktivität dieser Substanz scheint jedoch eine Stimulation der B-Zellaktivierung/Differenzierung und eine Hepatozyten-stimulierende Aktivität zu sein [31, 92]. Dementsprechend ist es in der Literatur auch als B-cell stimulating factor-2 (BSF-2), hybridoma-plasmocytoma-growth-factor (HPGF) und als hepatozyte-stimulating-factor (HSF) beschrieben worden. Als Konsensus wurde Interleukin 6 (IL 6) eingeführt (Tabelle 2).

Tabelle 2.   Eigenschaften von Interferon-β_2/Interleukin 6

Name:	IFN-β-2/*IL 6*/BSF-2/HPGF/HSF/26kd protein
Struktur:	222 Aminosäuren 23–27 kd Molekulargewicht, abhängig von Glycosilierung
Gen:	organisiert in Introns/Exons lokalisiert auf Chromosom 7 keine Sequenzhomologie zu anderen Interferonen
Rezeptor:	nicht identisch mit IFN-β- oder IFN-α-Rezeptor, keine Kompetition mit Interferonen
Induzenten:	TNF, IL 1, PDGF, IFN-β_1, Virus, dsRNA, Cycloheximid
Produzentenzellen:	Fibroblasten, Epithelzellen, Hepatocyten, T-Zellen, Monocyten, Makrophagen

Aktivitäten:	a) z. Z. akzeptiert
	  – Wachstums-/Differenzierungsfaktor für B-Zellen
	  – Wachstumsfaktor für Knochenmarkzellen
	  – Stimulierung von Hepatocyten (Mediator der „acute-phase protein response")
	b) z. Z. kontrovers
	  – antiviral
	  – Induction der 2′,5′-Oligoadenylatsynthetase
	  – antiproliferation auf Fibroblasten

Interferon-γ [86]

Auch die dritte Interferonklasse wird durch nur ein Protein und ein Gen dargestellt. Das native IFN-γ ist ein Protein von ca. 45 kd, welches sich unter denaturierenden Bedingungen in zwei Untereinheiten von ca. 20 kd und 25 kd auflösen läßt. Protein- und DNA-Daten belegen eindeutig, daß diese zwei Untereinheiten eine identische Aminosäuresequenz besitzen. Unterschiede im Molekulargewicht oder Untereinheiten entstehen durch Glycosilierung, wobei zwei potentielle Positionen für eine N-glycosidische Modifizierung aus der Aminosäuresequenz ableitbar sind (Asn 28 und Asn 100). Die 20 kd-Untereinheit ist an Position 28 glykosiliert, während die 25 kd-Untereinheit an beiden Positionen Seitenketten trägt. Die sezernierten Untereinheiten bestehen primär aus 143 Aminosäureresten. Sekundär kann der C-Terminus des Proteins um einige Aminosäuren verkürzt werden, ohne daß sich die biologische Aktivität vermindert. Ähnliches ist für IFN-α beschrieben worden, welches physiologisch mehrfach als ein um 10 Aminosäuren am C-terminus verkürztes Protein isoliert wurde. Das IFN-γ hat zwei Cysteine, bildet jedoch keine Disulfidbrücke aus.

Interferon-γ ist nach einer Reihe von Kriterien eindeutig von IFN-α und IFN-β abzugrenzen. Die Proteinsequenz weist keinerlei Homologie zu den anderen Interferonen auf, d.h., IFN-γ hat sich phylogenetisch unabhängig von der IFN-α/β-Gruppe entwickelt. Das Gen des IFN-γ ist auf Chromosom 12 lokalisiert. Abweichend von IFN-α/β weist es die für eukaryontische Gene typische Organisation in Introns und Exons auf. Physikochemisch unterscheidet sich IFN-γ durch seine Säurelabilität und eine größere Empfindlichkeit gegenüber Hitzebehandlung und Detergentien von IFN-α/β. Jedoch auch hinsichtlich seiner Biologie ist IFN-γ abgrenzbar. Es bindet an einen anderen Zelloberflächenrezeptor, hat ein teilweise abweichendes Aktivitätspektrum (z.B. Induktion von MHC-class 2 Antigenen) und wird wahrscheinlich ausschließlich von einem Zelltyp (T-Lymphozyten) gebildet. Historisch wird IFN-γ als Interferon-TypII von den anderen, als Interferon-TypI bezeichneten Klassen abgegrenzt.

Interferoninduktion und Induzenten

Wenn Interferone ausschließlich antivirale Eigenschaften hätten, so wäre im Prinzip ihre dauernde Bildung im Organismus wünschenswert, um das allgegenwärtige Risiko einer Virusinfektion zu vermindern. Interferone haben jedoch eine Vielzahl von Wirkungen auf Zellmetabolismus, Wachstum und Differenzierung; und ihre dauernde Anwesenheit (in für uns nachweisbaren Mengen!) erscheint daher für den Organismus unerwünscht. Dementsprechend sind alle Interferone induzierbare Proteine, die auf Genaktivierung durch spezifische Induzenten hin gebildet werden. Der gesunde Organismus bildet kein nachweisbares Interferon bzw. der Nachweis von Interferonen in der Zirkulation deutet auf einen pathologischen Zustand hin. Dies soll nicht im Gegensatz zu einigen neueren Hinweisen stehen, daß im Rahmen einer physiologischen Wachstumskontrolle eine autokrine Interferonproduktion eine wichtige Regulationsfunktion ausübt oder das Makrophagen des Peritoneums auch in Abwesenheit von Virus Interferon sezernieren [4, 66]. Auch diese quantitativ geringe, auch „physiologisch" genannte Interferonproduktion erfolgt wahrscheinlich nicht konstitutiv, sondern auf Induktion hin, wobei im letzteren Fall das normalerweise allgegenwärtige bakterielle LPS die Rolle eines solchen „Dauerinduzenten" ausüben könnte.

Virale Interferoninduzenten [75]

Unter der Annahme, daß Interferone endogene antivirale Substanzen sind, sollten Viren selbst potente Interferoninduzenten sein. Dies gilt in der Tat für viele Viren der verschiedensten Gruppen. Die Stärke dieser Interferonproduktion variiert stark in Abhängigkeit von Virus- und Zellsystem; es scheint jedoch eine Extrapolation vorliegender Daten dahingehend gerechtfertigt zu sein, daß im geeigneten Zellsystem alle Viren Interferoninduzenten sein können. Es ist daher umso überraschender, daß die virale Struktur, welche als Induzent wirkt, noch immer nicht eindeutig beschrieben werden konnte. Es gibt jedoch einen starken Kandidaten, welcher in einer Vielzahl von Fällen diese Rolle ausüben könnte: doppelsträngige RNA (dsRNA). Diese Substanz ist im Organismus wie in der Zellkultur als Induzent von IFN-α und IFN-β nachgewiesen worden, wobei die Herkunft der dsRNA für deren Induktionspotential unerheblich ist. Induzenten sind die genomische dsRNA animaler Viren (z. B. Reovirus), dsRNA-Plasmide aus Hefen oder synthetische RNA, deren gebräuchlichste Form in der Interferonforschung das polyI: polyC ist, ein Doppelstrang bestehend aus je einem homopolymeren poly-Cytidyl- und einem poly-Inosylsäure-Strang. Bedeutsam für die Interferoninduktion ist die Länge (50 bp) und Stabilität der dsRNA. Doppelsträngige DNA bzw. DNA:RNA Heteroduplexe haben keine Aktivität. Vermutete in-vivo-Induzenten sind die dsRNA-Intermediate, die im Replikationszyklus einzelsträngiger RNA-Viren auftreten. Hinweise für diese Annahme ergeben sich aus Versuchen mit inaktivierten RNA-Viren bzw. ts (= temperature-sensitive)-Mutanten, z. B., NewCastle Disease Virus, Sindbisvirus, Reovirus oder „defective interfering particles" (DI) des VSV. Letztere liegen im Gegensatz zum Wildtyp-VSV als partiell dsRNA im Genom vor und sind durchweg bessere Interferoninduzenten als der einzelsträngige Wildtyp. Insgesamt ist die Korrelation von Interferoninduktion und dem Vorliegen von dsRNA aber bei weitem nicht perfekt und die Beteiligung anderer Viruskomponenten z. B. viraler Proteine an der Induktion erscheint wahrscheinlich. Völlig offen ist die Frage der Interferoninduktion durch DNA-Viren wie z. B. Herpesviren, Poxvirus, Papovaviren. Auch hier wird die Bildung von dsRNA durch symmetrische Transkription von beiden DNA-Strängen postuliert, jedoch sind solche Produkte bisher nicht eindeutig nachgewiesen. Im Falle des Adenovirus Typ 12 wurde kürzlich gezeigt, daß die Expression des viralen E1B Gens in primären menschlichen Zellkulturen das IFN-β-Gen aktiviert. Umgekehrt wurde im Falle des Hepatitis B-Virus gezeigt, daß ein definiertes virales Gen, welches für das ‚core᾽ Antigen kodiert, die Induzierbarkeit des IFN-β-Gens durch dsRNA herabsetzt.

Nicht-virale-Induzenten [75]

Der Begriff „nicht-viral" deutet bereits an, daß die Mehrzahl der verbleibenden Induzenten nicht positiv zu klassifizieren ist. Von physiologischer Bedeutung ist möglicherweise die Induktion von Interferon in Leukozyten durch bakterielle Lipopolysaccharide, da sie zu einer ständigen Interferonproduktion im Organismus führen könnte. Synthetische Induzenten außer den dsRNAs sind das Tiloron und einigen Acridinderivate. Die Induktion des IFN-γ erfolgt im Rahmen einer Aktivierung der T-Lymphozyten, die Klonspezifisch durch das entsprechende Antigen und unspezifisch durch T-Zellmitogene wie Phytohämagglutinin oder Concanavalin A erfolgen kann.

Mechanismen der Interferonfunktion [12]

Die Regulation der Genexpression, für welche die Interferoninduktion nur ein Einzelbeispiel ist, kann prinzipiell auf verschiedenen Ebenen erfolgen; deren wesentlichsten sind:
a) Transkriptionsaktivität des Gens,
b) Stabilität der mRNA,
c) Translationskontrolle oder
d) die Modifikation und Sekretion des „de novo" synthetisierten oder präexistierenden Proteins.

Für die Interferonexpression scheinen die zwei ersteren die entscheidenen Regulationsebenen zu sein. Im nicht-induzierten Zustand ist keine Transkriptionsaktivität der Interferongene nachweisbar. Innerhalb eines variablen, aber relativ kurzen Zeitraums nach Induktion steigt die Transkriptionsaktivität an und die IFN mRNA akkumuliert im Zytoplasma. Die Höhe und Dauer der mRNA Akkumulation korreliert mit der extrazellulär meßbaren IFN-Produktion, so daß translationelle und posttranslationelle Regulation von geringer Bedeutung zu sein scheinen. Wie die Wechselwirkung von Induzent und Zelle in Genaktivierung umgesetzt wird ist nicht bekannt, man geht jedoch davon aus, daß der Induzent in die Zelle aufgenommen wird und hier das Signal für die Expression der Interferongene erzeugt. Welches Interferon induziert wird, hängt sowohl vom Induzenten wie vom Zelltyp ab. Klassische Induzenten der experimentellen Interferonforschung sind die Paramyxoviren NewCastle Disease Virus (NDV) und Sendai Virus sowie die synthetische dsRNA polyI:polyC. Induziert man Kulturen von Namalva Zellen (eine humane, lymphoblastoide Linie) mit NDV, erhält man ein Gemisch aus ca. 85% IFN-α und 15%

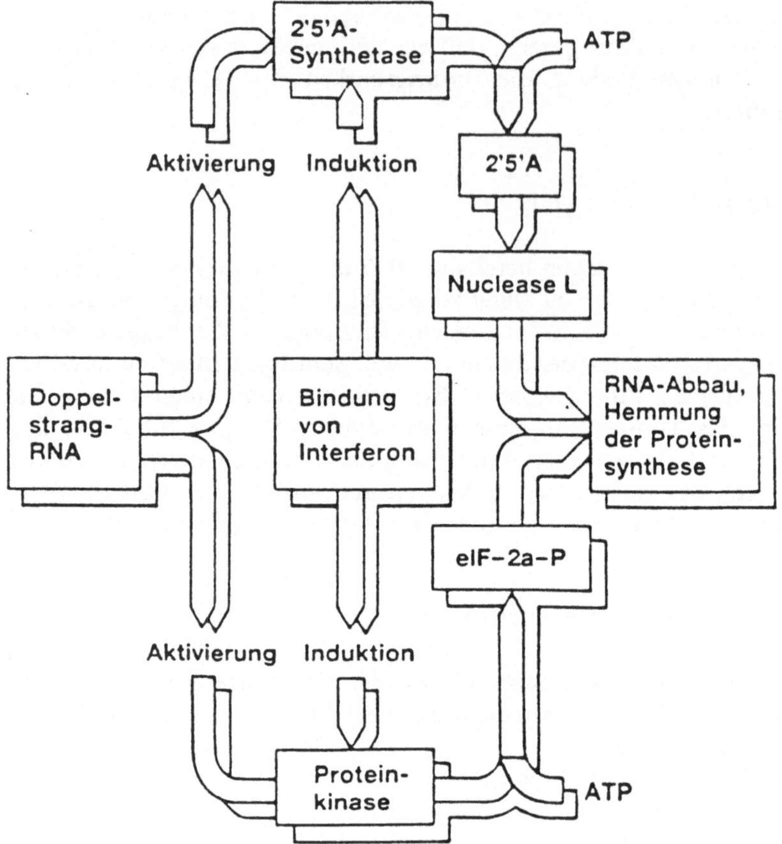

Abb. 1.   IFN-induzierte Regulationsmechanismen der Proteinbiosynthese

IFN-β; behandelt man Fibroblastenkulturen mit dem gleichen Induzenten, so ist der Anteil an IFN-β erheblich höher. Werden Fibroblastenkulturen mit dsRNA induziert, so wird ausschließlich IFN-β synthetisiert. In vielen Fällen werden IFN-α und IFN-β ko-induziert, was auf einen ähnlichen Induktionsmechanismus hinweist. Diese Hypothese ist durch molekularbiologische Analyse der Interferoninduktion bestätigt worden. Sequenzbestimmungen an genomischen Klonen verschiedener IFN-α-Gene und des IFN-β-Gens haben gezeigt, daß die Sequenzhomologien zwischen IFN-α und IFN-β nicht auf die kodierenden Genbereiche beschränkt sind, sondern sich auch auf die 5'-Promotorregionen erstrecken. Diese Promotorregionen enthalten die regulatorischen Elemente der Interferongene, d. h., jene DNA-Bereiche, die in spezifischer Wechselwirkung mit Aktivator- und Repressorproteinen der Genaktivität stehen. Sequenzhomologien in diesem Bereich deuten auf verwandte Regulationsmechanismen hin. Die regulatorischen Promotorbereiche des IFN-β-Genes sind detailliert analysiert worden. Die hierzu angewandten experimentellen Strategien sind u. a. die Isolierung des Promotorbereichs und anschließende Modifizierung der Sequenz durch Deletion bestimmter Bereiche, Insertion einer „zufälligen" Fremd-DNA und der gezielte Austausch einzelner Basen durch in-vitro-Mutagenese. Derartig modifizierte Promotor-Gen-Konstrukte werden dann in Zellen zurückgeführt und ihre Aktivität anhand der IFN-Produktion oder der mRNA-Menge bestimmt. Diese Arbeiten haben einen Bereich von ca. 110 Basenpaaren im Promotor der IFN-α/β-Gene identifiziert, welcher für die geregelte Expression des Interferongens essentiell ist. Wird dieser Sequenzabschnitt in den 5'-Bereich eines Fremdgens insertiert, z. B. des Globins, so wird dieses Gen wie ein Interferongen exprimiert, d. h. es wird durch Virus oder dsRNA induzierbar. Feinanalysen haben innerhalb dieses Sequenzabschnittes Subregionen identifiziert, die für positive oder negative Kontrolle notwendig sind [32, 50]. In einem einfachen, experimentell schon teilweise belegten Modell geht man davon aus, daß im negativen Kontrollbereich der nicht-induzierten Zelle ein Repressorprotein bindet, welches das Gen für den die RNA-Polymerase enthaltenden Transkriptionskomplex blockiert. Nach Induktion binden Aktivatorproteine an die positiven Kontrollbereiche, lösen den Repressor und öffnen dem Transkriptionskomplex den Weg zum Strukturgen. Diese Aktivatorproteine müßten direkt oder indirekt mit dem Induzenten wechselwirken, um als Boten der Induktion zu fungieren.

Die Stärke der Interferoninduktion läßt sich positiv modulieren durch das „priming" und die Superinduktion. Unter „priming" versteht man Vorbehandlung der Zellkultur mit geringen Mengen von Interferon vor der eigentlichen Induktion mit z. B. Virus. Dieses „priming" führt zu einer erheblichen Steigerung der IFN-Produktion. Die mechanistische Grundlage ist bislang nicht aufgeklärt, die biologische Bedeutung ist jedoch einleuchtend. Eine Virus-infizierte Zelle wird häufig Interferon sezernieren, bevor Virus freigesetzt wird. Für benachbarte Zellen hieße dies, daß sie durch dieses IFN ein „priming" erfahren und bei nachfolgender Infektion verstärkt IFN bilden; Interferon wirkt hier als ein „Autokatalysator".

Die normale Interferoninduktion ist selbstbegrenzend, auch bei ständiger Gegenwart des Induzenten ist die Genaktivität nur transient erhöht. Führt man jedoch die IFN-Induktion in Gegenwart eines Inhibitors der Proteinsynthese durch (z. B. Cycloheximid), so wird die Genexpression verstärkt und verlängert und erheblich größere Mengen an IFN-mRNA akkumulieren in dem Zytoplasma. Diese RNA wird nach Entfernen des Inhibitors in eine entsprechend größere Menge Protein translatiert. Diese „Superinduktion" hat wahrscheinlich zwei mechanistische Grundlagen; einerseits wird die Stabilität der mRNA erhöht, andererseits wird die Transkriptionsaktivität des Gens verstärkt [20]. Beide Effekte lassen sich damit erklären, daß bei Hemmung der Proteinbiosynthese zwei kurzlebige Repressoren der Interferonexpression entfernt werden, im ersteren Fall eine nukleolytische Aktivität, im zweiten ein Repressor der Interferongentranskription. Sowohl „priming" wie auch Superinduktion werden bei der Produktion von natürlichem Interferon aus Zellkulturen angewandt.

Interferonproduktion

In diesem Abschnitt müßten zwei Themenkomplexe diskutiert werden;
a) die natürliche Interferonproduktion im Organismus, insbesondere im Verlauf viraler und bakterieller Infektionen und
b) die Interferonproduktion in Zellkulturen, deren wesentlicher Zweck die Herstellung von Interferon für Klinik und Forschung ist.

Ich möchte mich hier im wesentlichen auf den zweiten Aspekt beschränken und werde auf ersteren Gesichtspunkt im Rahmen der antiviralen und antiproliferativen Aktivität zurückkommen.

Zu der Interferonproduktion in vivo liegen eine Vielzahl Untersuchungen vor, in denen Interferon in den verschiedensten Kompartimenten des Organismus nach Induktion mit natürlichen oder synthetischen Induzenten nachgewiesen wurde. Wie zu erwarten, sind im Verlaufe vieler viraler Infektionen Interferone nachweisbar, wobei Stärke und Lokalisierung der Interferonantwort nur teilweise mit Ort und Ausmaß der Virusinfektion korreliert sind. Die relevante Frage nach den natürlichen Produzentenzellen in vivo ist jedoch noch weitgehend unbeantwortet und wird wohl auch für verschiedene Virustypen unterschiedlich beantwortet werden müssen. Eine Zusammenstellung aller Arbeiten zur Interferonproduktion im Organismus findet sich bei W. E. Stewart. Neuere Untersuchungen zu diesem Thema liegen kaum vor, obwohl sie zu unserem Verständnis der physiologischen Bedeutung des Interferonsystems erheblich beitragen könnten.

Ich möchte mich jetzt der „technischen" Herstellung von Interferon in Zellkulturen bzw. Mikroorganismen zuwenden. Das hier gewonnene Interferon läßt sich prinzipiell in natürliches Interferon und rekombinantes Interferon einteilen – natürlich, wenn das Interferon das Produkt eines unmodifizierten Gens ist, wie es normalerweise im Genom vorliegt, rekombinant, wenn das Gen bzw. eine Kopie des Gens isoliert und nachfolgend in einer heterologen Zelle, zumeist in E. coli, exprimiert wurde. Natürliches und rekombinantes Interferon können Unterschiede aufweisen, die weiter unten diskutiert werden.

Zur Produktion von natürlichem Interferon werden solche Zellen verwendet, die in großen Mengen kultivierbar und gute IFN-Produzenten sind. Drei Kultursysteme werden im wesentlichen benutzt:
1. Leukozyten aus Spenderblut
2. die Namalva-Zelle, eine von einem Burkitt-Lymphom abgeleitete lymphoblastoide Linie und
3. diploide Fibroblastenkulturen.

Leukozyteninterferon (LeIFN-α)

Das Verfahren zur Herstellung von Leukozyteninterferon wurde entwickelt von K. Kantell. Historisch war es das erste Interferonpräparat, welches in klinischen Versuchen eingesetzt wurde. Bei diesem Verfahren werden Leuko-

zyten aus Spenderblut isoliert und in Kultur genommen. Die Interferoninduktion erfolgt durch Infektion mit Sendaivirus (Paramyxovirus) nach vor-
hergehendem „priming" mit exogenem Interferon. Dieses Induktionsproto-
koll ist nicht spezifisch für einen Typ des IFN-α, sondern induziert eine
Gruppe von IFN-α. Leukozyteninterferon ist somit ein Mischpräparat von
letzlich unbestimmter Zusammensetzung aus verschiedenen IFN-α-Subtypen,
welches u. U. zusätzlich zu den Interferonen noch weitere Lymphokine und
Monokine enthält. Es ist vorstellbar, daß diese „biologische" Vielfalt des Leukozyteninterferon bei manchen Anwendungen dessen Wirksamkeit im Vergleich zu IFN-α-Monopräparaten, wie sie über gentechnische Produktions-
techniken erzeugt werden, erhöht, obwohl eindeutige Beweise hierfür noch
erbracht werden müssen.

Lymphoblastoides Interferon (LyIFN-α)

Zur Produktion werden Namalva-Zellkulturen eingesetzt, die mit Sendaivirus
oder NDV induziert werden. Auch hier erhält man eine Anzahl von IFN-
α-Subtypen ähnlich dem Leukozytenpräparat plus einem variablen Anteil an
IFN-β. LyIFN-α ist daher wie Leukozyteninterferon ein Mischpräparat von
nur teilweise definierter Zusammensetzung.

Natürliches IFN-β

Zur Produktion von natürlichem IFN-β werden Fibroblastenkulturen eingesetzt. Die Induktion erfolgt mit dsRNA nach dem Superinduktionsproto-
koll. Bei diesem Verfahren wird in Fibroblasten ausschließlich IFN-β induziert, d. h., hinsichtlich des Interferonanteils ist Fibroblasteninterferon ein
Monopräparat. Hinsichtlich anderer Kontaminationen mit aktiven Substanzen müssen ähnliche Einschränkungen wie bei den anderen natürlichen Interferonen gemacht werden.

Rekombinante Interferone

Als Alternative zu Gewinnung von Interferonen aus ihren natürlichen Produzentenzellen wird heute weitgehend rekombinantes Interferon aus gentechnisch modifizierten Mikroorganismen oder Zellinien für die klinische Forschung hergestellt. Das Prinzip dieser Methode ist die Isolierung oder „de
novo" Synthese der DNA-Sequenz, die für das gewünschte Protein kodiert
und ihr Einbau in das Genom eines Fremdorganismus, z. B. des Bakteriums
E. coli, der Hefe Saccharomyces oder in Säugerzellen wie der CHO-Linie
(Chinese hamster ovary). Vorteile der gentechnischen Herstellung sind:
a) Mikroorganismen sind leichter zu manipulieren und kultivieren als Säu-
    gerzellen,

b) das Gen wird seiner natürlichen, im Falle der Interferone sehr stringenten Kontrolle entzogen und unter die Kontrolle eines expressionsaktiven bakteriellen oder viralen Promotors gesetzt und

c) man kann das Gen und somit die Struktur des Proteins gezielt verändern.

Über gängige Verfahren sind inzwischen IFN-β, IFN-γ und mehrere Subtypen des IFN-α kloniert und produziert worden. Natürliche und rekombinante Interferone haben zumeist eine identische Primärstruktur ($=$ Aminosäuresequenz). Einige sekundäre Unterschiede und ihre potentiellen Konsequenzen sollen kurz diskutiert werden. Natürliches IFN-β und IFN-γ und möglicherweise Subtypen des IFN-α werden als Glykoproteine sezerniert. Diese Modifikation wird von Bakterienzellen nicht durchgeführt und das so produzierte Interferon ist daher nicht glykosiert. Es gibt bislang keinen Hinweis, daß hierdurch das biologische Aktivitätsspektrum des Proteins modifiziert wird, es sind jedoch Unterschiede in der biologischen Stabilität, der Pharmakokinetik und Antigenität denkbar. Als Alternative zur Expression in Bakterien können klonierte Gene unter der Kontrolle eines Fremdpromotors in Zellinien exprimiert werden, im Falle der humanen Interferone z.B. in den heterologen CHO-Zellen. In diesem System werden alle Modifikationen durchgeführt und das rekombinante Produkt ist mit dem natürlichen Interferon identisch.

Natürliches Interferon wird – wie alle Glykoproteine – in der „precursor"-Form mit N-terminalem Signalpeptid synthetisiert. Dieses Signalpeptid wird während des Sekretionsprozesses proteolytisch abgespalten. Rekombinante, in Bakterien exprimierte Gene, enthalten diese Signalsequenz nicht und das Protein akkumuliert als partiell denaturiertes Produkt in intrazellulären Granula [64]. Neben der Reinigung muß eine Renaturierung durchgeführt werden, um biologisch aktives Protein zu erhalten. Wenn die Effizienz dieses Schrittes nicht 100% ist, kann das Endpräparat u.U. noch denaturiertes Protein enthalten. Hierdurch bedingte antigene Eigenschaften könnten während einer längerfristigen Therapie zur Antikörperbildung führen.

Eines der besonderen Probleme bei der Produktion in E. coli ist neben der Renaturierung die Ausbildung der Disulfidbrücken in der korrekten, nativen Konfiguration, wenn mehrere Isomere möglich sind. Im Falle eines rekombinanten IFN-β hat man dieses Problem umgangen, indem man ein nicht-essentielles Cystein (Cys17) durch Mutagenese in ein Serin umwandelte, so daß die zwei verbleibenden Cysteine nur noch die native Disulfidbrücke ausbilden können.

Anschließend sei für den Fall des IFN-α noch einmal darauf hingewiesen, daß rekombinantes IFN-α im Gegensatz zur natürlichen Situation ein Monopräparat ist, im allgemeinen der Subtyp α_2. Dieser Subtyp weist in Zellkulturen alle Aktivitäten auf, die für z.B. Le IFN-α berichtet wurden. Ob hieraus allerdings eine 100%-Übereinstimmung der Aktivitäten für die wesentlich komplexere Situation im Organismus folgt, kann beim gegenwärtig limitierten Kenntnisstand dieser Aktivitäten nur angenommen werden.

Zum Abschluß dieses Abschnitts zur Biochemie der Interferone möchte ich noch eine kurze Darstellung zu ihrer spezifischen Aktivität geben. Die biologische Aktivität wird gängigerweise in einem Virus-Reduktionsassay bestimmt und dabei in Vergleich zu einem Standardpräparat von bekannter Aktivität gesetzt. Die Aktivitätsangabe erfolgt in IU (IU = international unit), wobei eine Einheit die Interferonaktivität ist, die eine 50%-Reduktion der Virusausbeute bewirkt. Die spezifische Aktivität von natürlichem reinen IFN-α und IFN-β in diesem Assay beträgt ca. 10^8 IU pro mg Protein. Bei einem angenäherten Molekulargewicht von 20000 dalton entspricht somit eine Aktivität von 1 IU pro Milliliter einer Interferonkonzentration von 2.5×10^{-13} M bzw. 5×10^{-12} g (entsprechend 5 pg) pro Milliliter [67].

Die biologischen Aktivitäten von Interferon

Interferon in der ursprünglichen Definition war ein endogenes antivirales Protein. Diese Definition muß heute in zwei Richtungen erweitert werden:
a) Es gibt nicht ein Interferon, sondern z. Z. drei Interferonklassen mit mindestens 15–20 Einzeltypen, und
b) Interferone sind auch antiviral, haben aber eine Vielzahl anderer Aktivitäten.

Das Aktivitätsspektrum der Interferone läßt sich in drei Aktivitätsgruppen einteilen (Abb. 2):
1. Die antivirale Aktivität
2. Die antiproliferative Aktivität
3. Die immunregulatorische Aktivität

von denen die ersten zwei hier besprochen werden. Diese Einteilung erfolgt primär aus Gründen der Darstellung, sie soll nicht beinhalten, daß es sich um mechanistisch gänzlich abgrenzbare Aktivitätskomplexe handelt. Insbesondere hinsichtlich der antiviralen und antiproliferativen Aktivität gibt es deutliche Hinweise auf überlappende Mechanismen. Bei den komplexeren Aktivitäten, wie der antitumoralen Wirkung der Interferone im Organismus, muß mit Sicherheit davon ausgegangen werden, daß diese eine Funktion mehrerer Basisaktivitäten sind. Auch die antivirale Wirkung im Organismus hat neben der intrazellulären antiviralen Aktivität, deren Ziel das replizierende Virus ist, eine immunologische Komponente, deren Ziel die Virus-infizierte Zelle ist. Unsere Vorstellung von der physiologischen Rolle der Interferone ist durch neue Befunde erweitert worden, die eine „spontane" Interferonproduktion in proliferierenden Zellkulturen nachweisen und Interferone in den Rahmen einer endogenen Wachstumskontrolle rücken.

Voraussetzungen der biologischen Aktivitäten

In ihrer prinzipiellen Wirkungsweise weisen die Interferone weitgehende Parallelen mit Peptidhormonen und Wachstumsfaktoren auf. Ihre primäre Wechselwirkung mit der Zelle ist die Bindung an einen spezifischen Rezeptor

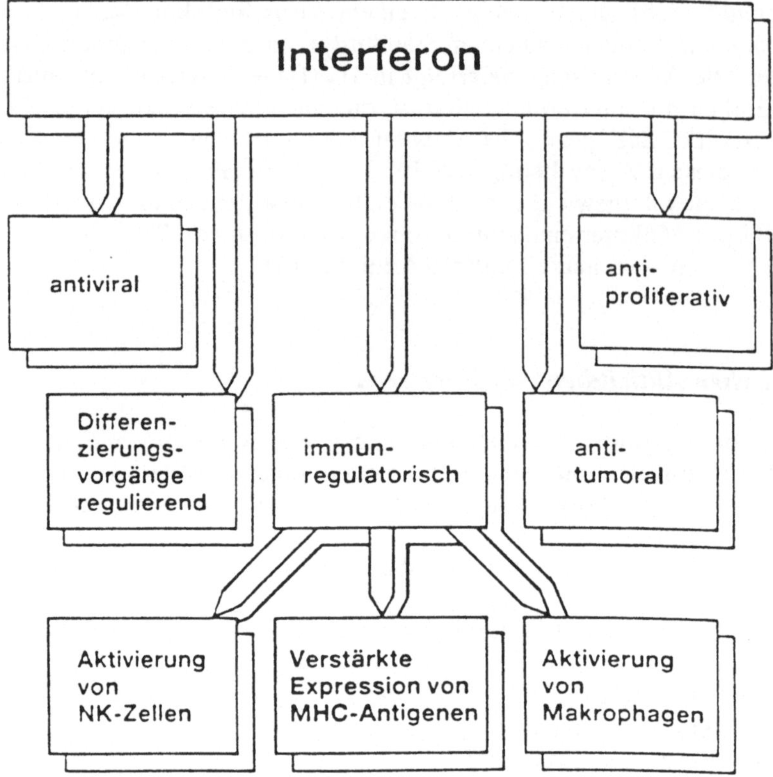

Abb. 2.   Das biologische Wirkungsspektrum der Interferone

auf der Zelloberfläche [93]. Diese Bindung löst eine Signalübermittlung zum Zellkern aus und bewirkt die Aktivierung einer Gruppe von Genen [28, 69]. Die „de novo" Synthese der entsprechenden Proteine führt zu den Veränderungen im Phänotyp der Zelle, die mit o. g. Aktivitäten verbunden sind. Die Wirkung der Interferone erfordert also eine aktive RNA- und Proteinsynthese. Die Aktivierung spezifischer Gene läßt sich bereits wenige Minuten nach Bindung des Interferons an den Rezeptor nachweisen. Nach ca. 1 h akkumulieren die entsprechenden Transkripte im Zytoplasma und werden translatiert. Die Mechanismen dieser spezifischen Genaktivierung durch Interferon beruhen sowohl auf einer Erhöhung der Transkriptionsaktivität der entsprechenden Gene als auch auf einer vermehrten Stabilität der induzierten mRNA. Die Genaktivierung ist transient und fällt auch in ständiger Gegenwart von Interferon wieder ab. Wieviele Gene durch Interferon direkt aktiviert werden ist noch unbekannt, die Tabelle 3 gibt einen ungefähren Überblick. IFN-α/β einerseits und IFN-γ andererseits zeigen ein teilweise abweichendes Aktivitätsprofil. So werden z. B. die MHC class II Antigene primär

Tabelle 3.   Interferon-induzierte Gene (nach M. Revel, J. Chebath, 1986)

Bezeichnung	RNA	Protein	Funktion	Interferon
2–5A Synthetase	3,6 1,8 1,6	100,67 48 40	dsRNA-aktivierte Translationshemmung	α β > γ
dsRNA-stimulierte Proteinkinase	?	60–70	dsRNA-aktivierte Translationshemmung	α β > γ
C56	2,0	56	?	
pIf1	2,9	42 58	?	α β
1–8 Genfamilie	0,8	?	?	α β > γ
G-16	1,0	13	?	α β
Thymosin β4	0,8	5,25	Induktion der terminalen Transferase in B-Lymphocyten	
HLA-A,B,C	1,8	44	MHC Klasse 1	γ > α β
B2-Mikroglobulin	0,9	14	MHC Klasse 1	γ > α β
HLA-DR α HLA-DR β	1,3	34 29	MHC Klasse 2	γ ≫ α
MT-IIa	0,5	7	Metallothionin	α β γ
GBP	4,0	67	GTP/GDP-Bindungs Protein	
MX (Maus)	3,5	72	antiviral gegen Influenzavirus	α β

durch IFN-γ induziert, während das Maus-Mx-Gen ausschließlich durch IFN Typ 1 induziert wird. Dies gilt auch für das menschliche Mx-homologe Protein [89].

Es sind Beispiele einer negativen Genregulation durch Interferon beschrieben worden, z. B. das Proto-Onkogen c-myc. Im Gegensatz zur hier aufgeführten Genaktivierung scheint diese Genrepression jedoch ein sekundäres Ereignis zu sein, d. h., es wird nicht durch Interferonbindung per se vermittelt, sondern durch ein sekundär gebildetes Protein [23, 24, 48].

Die antivirale Aktivität der Zelle [27, 46]

Die antivirale Aktivität des Interferons läßt sich durch zwei Eigenschaften grundlegend von der antiviralen Aktivität der spezifischen Immunantwort des Organismus abgrenzen: 1. Interferon ist nicht virusspezifisch, aber 2. IFN ist artspezifisch.

Die „negativ" Eigenschaft – nicht virusspezifisch – hat ihre Ursache darin, daß das Ziel der Interferonwirkung niemals das freie Virus, sondern die Zelle ist. Diese wird durch Interferon dahingehend modifiziert, daß die Vermehrung eines infizierenden Virus blockiert wird. Die Artspezifität hat ihre Grundlage in der Spezifität der Interferon-Rezeptor-Wechselwirkung. Aufgrund der unterschiedlichen Konfiguration erkennt der humane Interferonrezeptor z. B. ein IFN der Maus wesentlich schlechter (und umgekehrt). Die intrazellulären Mechanismen der antiviralen Aktivität scheinen bei den verschiedenen Spezies identisch zu sein.

Die Induktion des antiviralen Zustands der Zelle erfordert RNA- und Proteinsynthese. Zwischen IFN-Behandlung und optimaler Induktion der antiviralen Aktivität liegen ca. 8 bis 12 Stunden. Hieraus ergibt sich, daß bei lytischen Viren mit kurzem Replikationszyklus die Interferonbehandlung der Virusinfektion zeitlich um mehrere Stunden vorausgehen muß, um einen Schutz zu bewirken. Bei Viren mit längeren Replikationszyklen, bei nicht-lytischen oder chronischen Infektionen gilt diese Bedingung nicht. Der virale Replikationszyklus läßt sich typischerweise in eine Anzahl von Einzelschritten unterteilen. In seinen Details unterscheidet sich dieser Zyklus natürlich erheblich zwischen den einzelnen Virusgruppen, da z. B. ein negativ-strängiges Rhabdovirus (VSV) eine andere Replikationsstrategie verfolgt als ein doppelsträngiges DNA-Virus (z. B. Herpes, SV40) oder ein chronisch infizierendes Retrovirus. Es gibt jedoch einige prinzipielle Schritte, die allen Viren zu eigen sind. In Tabelle 4 sind die Schritte eines typischen Replikationszyklus aufgeführt. Jeder dieser Schritte ist ein potentielles Ziel für eine antivirale Aktivität und parallel zu diesen Replikationsstadien sind Viren aufgeführt, deren Vermehrung an dem betreffenden Punkt durch Interferon gehemmt wird. Die Darstellung demonstriert, daß die Hemmung nicht an nur einem Punkt des Zyklus ansetzt, sondern daß verschiedene Hemmpunkte entlang des ganzen Zyklus identifiziert worden sind. Dies soll am Beispiel einiger Viren diskutiert werden [77].

Vesicular Stomatitis virus (VSV)

VSV gehört zur Gruppe der Rhabdoviren. Sein Genom ist eine einzelsträngige RNA negativer Polarität, welche für fünf Virusproteine kodiert. VSV ist stark hemmbar durch Interferon und wird daher im IFN-Assays häufig als Indikatorvirus eingesetzt. Für dieses relativ unkomplizierte Virus sind vier voneinander abgrenzbare Hemmpunkte identifiziert worden.
1. Das Virus bindet an einen Rezeptor an der Zelloberfläche und wird in die Zelle durch Endocytose aufgenommen. Untersuchungen mit markierten Viruspartikeln demonstrieren, daß diese Aufnahme durch Vorbehandlung mit Interferon reduziert wird.
2. Das aufgenommene Genom wird durch eine im Kapsid mitgeführte virale RNA-Polymerase transkribiert. Diese primäre Transkription ist in IFN-behandelten Zellen erheblich verringert.

Tabelle 4.   Primäre Hemmpunkte der viralen Replikation durch Interferon

Replikationsphase	gehemmt bei
Adsorption	
Penetration	VSV
uncoating	HSV, SV40
primäre Transkription	VSV
Translation	EMC, VSV, Reovirus, SV40
	Vacciniavirus u. a.
Genomreplikation	
Reifung/Freisetzung	Retroviren, VSV, HSV

3. Durch primäre oder sekundäre Transkription synthetisierte mRNA wird in virale Proteine translatiert und diese Synthese viraler Proteine scheint im Falle des VSV der quantitativ bedeutendste Hemmpunkt zu sein. Ein Grund für die geringe Translationseffizienz der viralen mRNA in IFN-behandelten Zellen wird in der verringerten Methylierung ihrer 5'-cap-Struktur gesehen, eine Beobachtung, die außer bei VSV auch bei verschiedenen anderen Viren gemacht wurde.
4. Eines der fünf Proteine des VSV ist ein Glykoprotein, welches in der äußeren Lipidhülle des Virions vorliegt und essentiell für die Infektiösität des Viruspartikels ist. In IFN-behandelten Mausfibroblasten (L929-Zellen) ist die Glykosilierung des Proteins reduziert, und als Folge wird von diesen Zellen nicht-infektiöses Virus freigesetzt [29, 56, 5] (Tabelle 4).

Simian Virus-40 (SV40)

SV40 ist ein dsDNA-Virus aus der Gruppe der Papovaviren. SV-40 durchläuft einen lytischen Replikationszyklus in Affenzellen, dem natürlichen Wirt des Virus. Nicht-permissive Nagerzellen werden durch SV40 transformiert, bilden jedoch keinen Nachkommenvirus. SV40 gehört zu den am häufigsten charakterisierten Viren; das Genom kodiert für zwei regulatorische frühe Proteine (large (T) und small (t) tumor antigens) und drei späte Strukturproteine. Das virale Genom ist in der transformierten Zelle in das Wirtsgenom eingebaut; unter diesen Bedingungen werden nur die frühen viralen Gene exprimiert. SV40 hat einen vergleichsweise langen lytischen Replikationszyklus (> 24 h). Die Wirkung von Interferon auf SV40 konnte daher unter zwei verschiedenen Versuchsbedingungen untersucht werden,
a) IFN-Behandlung ging der Virusinfektion zeitlich voraus, oder
b) IFN-Behandlung erfolgte nach Infektion, d. h., nach Beginn der viralen Genexpression und DNA-Replikation.
ad a) In den Interferon-vorbehandelten Zellen erfolgen die ersten Schritte des Replikationszyklus normal, das sind: Adsorption, Penetration, Transport zum

Zellkern. Es wird jedoch signifikant weniger RNA der frühen Genen synthetisiert, gefolgt von einer entsprechenden Verringerung an T- und t- Antigen. Eine verstärkte Degradation der infizierenden viralen DNA in IFN-behandelten Zellen konnte als Ursache ausgeschlossen werden. Wird das zur DNA-Replikation notwendige T-Antigen in „trans" bereitgestellt, so verläuft die Replikation auch in behandelten Zellen normal. Eine Hemmung der Transkription „per se" ist wenig wahrscheinlich, da reine virale DNA, in die Zellen durch Transfektion eingebracht, in IFN-behandelten und Kontroll-Zellen die gleiche Transkriptionsaktivität hat. Nach den gegenwärtigen Vorstellungen wird in IFN-behandelten Zellen ein Schritt des „uncoating" von SV40, d. h. die Entfernung des Kapsids vom viralen Genom nicht durchgeführt und der zelluläre Transkriptionskomplex kann daher an der viralen DNA nicht initiieren [9].

ad b) Ein völlig anderes Bild ergibt sich, wenn Interferon zu Zellkulturen gegeben wird, die schon replizierendes Virus enthalten. Unter diesen Bedingungen ist der unter a) eingegrenzte frühe Hemmpunkt schon überschritten, dennoch wird eine Reduktion der Virusmehrung durch Interferon erreicht. Diese wird durch eine Translationskontrolle bewirkt, die mit hoher Selektivität die Synthese viraler Proteine unterdrückt. Da T-Antigen für virale DNA-Replikation benötigt wird, wird diese sekundär auch gehemmt. Virale RNA-Synthese und RNA-Reifung (Splicing, Poly-Adenylierung) verlaufen in IFN-behandelten Zellen normal und die Stabilität der viralen RNA ist unverändert. Die Hemmung der SV40-spezifischen Proteinsynthese ist ein Idealbeispiel für eine selektive, virusgerichtete Translationskontrolle durch Interferon. Sie funktioniert nur in intakten Zellen; stellt man sich aus SV40-infizierten, IFN-behandelten Zellen zellfreie Translationssysteme her, so wird diese Selektivität nicht mehr beobachtet. Der Mechanismus dieser Translationskontrolle ist nicht erfaßt.

Neben dem Zeitpunkt der IFN-Behandlung wird die Hemmbarkeit von SV40 durch den genetischen Kontext des Virusgenoms modifiziert. Ist die virale DNA in das zelluläre Genom eingebaut, so hat Interferon keinen Effekt auf virale Transkription und Translation, obwohl über-infizierendes SV40-Virus in der gleichen Zelle hemmbar ist. Einen ähnlichen Schutz erreicht man durch Einbau der SV40 DNA in das Genom eines IFN-resistenten Adenovirus; in solchen Hybridviren ist die SV40-Genexpression gegen IFN-Behandlung resistent.

Herpes simplex Virus Typ 1 (HSV1)

HSV1 ist ein lytisches DNA Virus aus der Herpesgruppe. Sein Genom hat eine Größe von ca. 150 Kilobasen und kodiert für 50–80 virale Gene. Die Gene werden nach dem Zeitpunkt ihrer Expression im Replikationszyklus in drei Klassen eingeteilt – „immediate early" (ie), „early" und „late". Proteine der „ie" Gene sind Aktivatoren/Regulatoren der beiden späteren Gengruppen, „early" Gene kodieren für Funktionen der Virusreplikation und „late"

Gene hauptsächlich für Strukturproteine des Virions. Die Analyse der viralen Replikation in Makrophagen und Fibroblasten zeigte eine Hemmung der Genexpression aller drei Gengruppen durch Interferon. Virusaufnahme und Transport der DNA zum Zellkern waren identisch in Kontroll- und IFN-behandelten Kulturen. Die virale DNA-Replikation war jedoch stark reduziert als Folge der gehemmten „ie" und „early" Expression. Als wahrscheinlicher Hemmpunkt konnte die Transkription der „ie" Gene identifiziert werden, die nach Interferonbehandlung signifikant reduziert war. Das sich abzeichnende Bild ähnelt dem bei SV40 und deutet auf einen möglichen generellen Hemmechanismus für solche DNA-Viren, die im Kern der Wirtszelle replizieren [81, 21, 22, 58].

Neben dieser „frühen" Hemmung wurde ein weiterer Zielpunkt der antiviralen Aktivität spät im Zyklus des HSV1 beschrieben, der analog zu dem Befund mit VSV zu einer verminderten Synthese eines bestimmten Virusglykoproteins führte und somit zu einer Hemmung der Virusreifung und Freisetzung [13].

Eine späte Hemmung jenseits viraler Nukleinsäure- und Proteinsynthese ist für die Gruppe der Retroviren in chronisch-infizierten Zellen beschrieben worden. Wegen des inhaltlichen Zusammenhangs von Retroviren mit zellulärer Transformation und Onkogenen ist diese Hemmung in dem Kapitel über Interferon und Onkogene dargestellt.

DsRNA-aktivierte antivirale Mechanismen

Im Vorhergehenden wurde die antivirale Aktivität aus der Perspektive der viralen Replikation betrachtet mit der Fragestellung, welche Virusfunktion durch IFN-Behandlung beeinflußt wird. Im Folgenden soll die Perspektive verändert werden in Richtung auf die Frage, welche IFN-regulierten, zellulären Faktoren diese Virushemmung bewirken. Ich werde die Diskussion dieser Frage auf die Hemmung der viralen Translation durch Interferon beschränken, da nur zu diesem Punkt experimentell hinreichend abgesicherte Modelle existieren. In diesem Zusammenhang wird die doppelsträngige RNA (dsRNA) wieder eine zentrale Rolle einnehmen, wie schon zuvor bei der IFN-Induktion.

Das 2-5A-System [47]

Die Proteinbiosynthese in zellfreien Extrakten aus IFN-behandelten Zellen ist hemmbar durch dsRNA in der Gegenwart von ATP. Als ein Mediator dieser Hemmung wurde ein Adenyl-oligonukleotid der allgemeinen Formel $ppp(A2'p)_nA(2', 5')$-Oligoadenylat (im Folgenden abgekürzt als 2-5A) identifiziert. Die Länge dieses 2-5A beträgt 1 bis 15 Nukleotide, wobei die physiologisch dominierenden Spezies die Dimere bis Tetramere sind. Das Trimer ist die kleinst inhibitorische Form des 2-5A. Gebildet wird das 2-5A durch das IFN-induzierte Enzym Oligoadenylatsynthetase (2-5A-Synthetase). Dieses

Enzym ist innerhalb weniger Stunden nach IFN-Behandlung in der Zelle nachweisbar, ist jedoch primär inaktiv. Die Aktivierung erfolgt durch dsRNA, welche in direkte Wechselwirkung mit der 2-5A-Synthetase treten muß. Das Substrat der Reaktion ist ATP, das Produkt die verschiedenen Formen des 2-5A und Pyrrophosphat.

Es sind verschiedene Formen der humanen 2-5A-Synthetase nachgewiesen worden von 40-, 46-, 67- und 100 kd Molekulargewicht [14]. Die Gene der beiden kleinen Formen sind identifiziert und sequenziert worden. Antikörper gegen die 40 kd- und 46 kd-Form kreuzreagieren mit den großen Spezies, so daß auf erhebliche Homologien geschlossen werden kann. Die vier Formen der 2-5A-Synthetase sind möglicherweise auf verschiedene Zellkompartemente verteilt; sie unterscheiden sich in den zur Aktivierung notwendigen Konzentrationen von dsRNA. Hinweise auf funktionelle Unterschiede gibt es bisher nicht. Das Produkt der Synthesereaktion, das 2-5A, bindet spezifisch an ein zelluläres Protein. Dieses Protein von ca. 80 kd wurde als eine zumeist konstitutiv expremierte Endoribonuklease identifiziert, die aber wie die Synthetase primär inaktiv ist. Die Aktivierung erfolgt durch Bindung von 2-5A an diese Nuklease. Die aktivierte Nuklease spaltet einzelsträngige RNA am 3' der Sequenzen UA, UG oder UU, sie zeigt in vitro keine Selektivität für virale RNAs. Die Bindung von 2–5A an das Protein ist reversibel, nach Dissoziation des Liganden geht die Nuklease wieder in den inaktiven „Normalzustand" über. Das 2-5A in Zellextrakten hat eine biologische Halbwertzeit in der Größenordnung weniger Minuten, die Inaktivierung erfolgt zum einen über Abspaltung der 5'-Phosphatgruppen durch unspezifische Phosphatasen, zum anderen durch eine spezifische 2',5'-Phosphodiesterase. Die 5'-monophosphorylierten bzw. dephosphorylierten Formen des 2-5A binden zwar noch an die Nuklease, aktivieren diese jedoch nicht mehr und können wegen der Bindungskompetition als physiologische Antagonisten der aktiven 5'-Tri- und Diphosphat-Formen angesehen werden.

Wie lassen sich nun diese Einzelkomponenten zu einer IFN-induzierten Translationskontrolle zusammenstellen, die eine selektive Hemmung viraler Proteinsynthese ausübt? In der IFN-behandelten Zelle ist die 2-5A-Synthetase um das 10–100fache der Kontrollzellen erhöht, sie ist jedoch primär inaktiv, da der Aktivator *dsRNA* fehlt. Die dsRNA wird erst gebildet, wenn Virus die Zelle infiziert und dort repliziert. Da die 2-5A-abhängige Nuklease jedoch keine Spezifität für virale RNA aufweist, sollte ein aktiviertes 2-5A-System via erhöhter RNA-Degradation zu einer generellen Hemmung der Proteinsynthese führen. Diese wird auch beobachtet, wenn 2-5A selbst durch experimentelle Manipulation in Zellen eingebracht wird. Im Falle einer Virusinfektion mit wenigen infektiösen Partikeln pro Zelle läßt sich jedoch eine selektive Hemmung viraler Proteinsynthese nachweisen. Dieser scheinbare Widerspruch wird mit der Hypothese einer „localized activation" der 2-5A-abhängigen Nuklease erklärt. Die zur Aktivierung der Synthetase notwendige dsRNA wird durch die partiell doppelsträngige Form replizierender und transkribierender RNA-Viren bereitgestellt. An diesem Synthetase-dsRNA-Komplex wird 2-5A gebildet. Wegen der geringen biologischen Stabilität des

2-5A kommt es aber nur in der Nähe dieses Komplexes zu einem Anstieg der 2-5A-Konzentration, der zur Aktivierung der Nuklease ausreicht. Aktivierte Nuklease ist somit auch auf die Nachbarschaft aktivierter Synthetase beschränkt und wird deshalb nur in diesem Bereich RNA abbauen. Zu dieser präferentiell abgebauten RNA sollte mit einiger Wahrscheinlichkeit der einzelsträngige Anteil der viralen RNA sein, z. B. naszierende mRNA, die noch mit dem Virusgenom verbunden ist. Für dieses Modell gibt es einige experimentelle Belege. Es ist gezeigt worden, daß in Extrakten von IFN-behandelten Zellen ein partiell doppelsträngiges RNA Hybrid (z. B. eine mRNA, die durch Hybridisierung mit synthetischem polyU am 3'Ende in eine partiell doppelsträngige Form überführt wurde) deutlich weniger stabil ist als die rein einzelsträngige (ss) Form [61]. Eine selektive Degradation viraler mRNA wurde bei der in vitro Transkription an Reoviruscapsiden in Extrakten von IFN-behandelten Zellen gefunden. Diese Degradation war durch Antagonisten des 2-5A hemmbar, ein Indiz für eine kausale Rolle des 2-5A-Systems [1].

2-5A wurde auch in IFN-behandelten Zellen nach Infektion mit DNA-Viren (HSV-1, Vaccinavirus, SV40) gefunden. Dies ist ein Hinweis, daß auch in diesen Infektionen dsRNA gebildet wird, z. B. durch überlappende Transkripte von komplementären DNA-Abschnitten. Im Falle dieser Viren wird das Bild jedoch weiter kompliziert, da neben authentischem, aktiven 2-5A auch in hohen Konzentrationen 2-5A-ähnliche Oligonukleotide gefunden wurden, die zwar mit authentischem 2-5A um Bindung an die Nuklease kompetieren können, diese aber nicht aktivieren. Sie bewirken somit eine kompetetive Hemmung des 2-5A-Systems. Chemisch sind diese Antagonisten des 2-5A bislang nur unvollkommen charakterisiert. Man könnte sie als eine virale Verteidigungsstrategie gegen einen zellulären, antiviralen Mechanismus betrachten [42, 71].

Es gibt Hinweise auf eine Bedeutung des 2-5A-Systems außerhalb der antiviralen Mechanismen. Eine Erhöhung der 2-5A-Synthetase und Nuklease wurde in wachstumsgehemmten und differenzierenden Zellkulturen gemessen, desgleichen wurde unter diesen Bedingungen 2-5A in der Zelle nachgewiesen. Die Rolle eines zellulären Aktivators der Synthetase kann durch nicht-prozessierte mRNA (hnRNA) im Nukleus übernommen werden. Im regenerierenden Lebergewebe der Maus wurden deutlich geringere Synthetaseaktivitäten gemessen als im normalen Lebergewebe, desgleichen veränderte sich die Synthetaseaktivität in Oviduktzellen des Huhns umgekehrt zur Östrogen-abhängigen Zellstimulation [25]. Diese reziproke Korrelation von Synthetaseaktivität und Zellwachstum könnte auf eine Rolle in der Wachstumskontrolle hindeuten.

Das 2-5A-System ist sicherlich nur eine Komponente einer multifaktoriellen antiviralen und antiproliferativen Aktivität von Interferon und es wäre unzulässig vereinfachend, die Vielzahl der biologischen Aktivitäten des Interferons primär mit diesem System erklären zu wollen. Die vorhandenen Befunde stützen dessen Rolle als einen Mechanismus in der Abwehr einer Anzahl von RNA-Viren, alle weiteren Funktionen aber sind momentan noch hypothetisch und müßten experimental belegt werden. Die Bestimmung der 2-5A-Synthetaseaktivität jedoch ist ein spezifischer und sensitiver Marker für eine vorhergehende „produktive" Interaktion von Interferon und Zelle und als solcher für viele Fragestellungen auch in der klinischen Forschung aussagekräftig.

Die dsRNA-aktivierte Proteinkinase (dsRNA-PK) [47]

Die IFN-induzierte Proteinkinase ist die zweite Komponente der dsRNA-abhängigen Translationskontrolle. Die PK wird durch Interferon induziert, ist aber wie die 2-5A-Synthetase primär inaktiv und wird wie diese durch dsRNA in der Gegenwart von ATP aktiviert. Die aktivierte Proteinkinase phosphoryliert a) sich selbst und b) die kleine Untereinheit (α) des Initiationsfaktors 2 der Proteinsynthese eIF-2α. Die physiologische Relevanz der Autophosphorylierung ist ungeklärt, die Phosphorylierung von eIF-2α jedoch ist ein bekanntes Regulationsprinzip, wie es z.B. auch bei der Hämin-abhängigen Translationskontrolle der Globinsynthese in Retikulocyten gefunden wird. Initiationsfaktor eIF-2α bildet mit GTP und Met-tRNA den „ternären" Komplex, der Basis ist für einen frühen Schritt der Translationsinitiation, nämlich die Anlagerung freier mRNA an die kleine (48s) ribosomale Untereinheit. Im weiteren Verlauf löst sich der eIF-2/GTP-Komplex unter Hydrolyse des GTP zu GDP und die große ribosomale Untereinheit bindet an die 48s Einheit unter Bildung des 80s Initiationskomplexes, von dem die Elongation, d.h. die eigentliche Synthese des Proteins, startet. Um eIF-2 in die Initiations-aktive Form zurückzuführen, muß das gebundene GDP gegen GTP ausgetauscht werden. Dieser Austausch wird durch ein weiteres Protein bewirkt, das der begrenzende Faktor in dieser Reaktionskette ist. Phosphorylierung des eIF-2α durch die dsRNA-PK hemmt diese GDP/GTP-Austauschreaktion durch irreversible Bindung des Austauschfaktors an den eIF-2/GDP-Komplex. Die Folge ist eine Akkumulation von eIFN$_2$ als inaktiver eIF-2/GDP-Komplex und als Konsequenz eine Hemmung der Proteinsynthese auf der Stufe der Initiation.

Ähnlich dem 2-5A-System fehlt auch der PK-vermittelten Hemmung primär eine Selektivität für virale mRNA, so daß auch ihre Aktivierung eine generelle Hemmung der Proteinsynthese zur Folge haben sollte. Kürzlich sind aber auch hier Daten für einen „localized activation"-Mechanismus vorgelegt worden. Selektive Phosphorylierung von eIF-2α in Iniationskomplexen mit naszierender mRNA von Reovirus-Transkriptionskomplexen führte zu einer bevorzugten Anhäufung von inaktiven eIF-2 in 48s-Iniationskomplexen mit viraler mRNA, während die Initiation mit zellulärer mRNA im gleichen System nicht gehemmt war.

Insgesamt ist die Rolle der dsRNA-PK in der antiviralen Aktivität weniger belegt als die des 2-5A-Systems, jedoch sind auch hier Modelle einer Infektion mit RNA-Viren gute Kandidaten, und eine Phosphorylierung von PK und eIF-2α in IFN-behandelten, Reovirus oder VSV infizierten Zellen ist wiederholt gezeigt worden.

Wie beim 2-5A-System, so auch im Falle der PK scheinen DNA-Viren Strategien entwickelt zu haben, um diese Hemmung zu umgehen. Dies wurde für Vaccinia und Adenovirus berichtet. Für beide Viren ist gezeigt worden, daß Überinfektionen mit VSV in IFN-behandelten Zellen die normalerweise beobachtete Hemmung des VSV aufheben und diese Reversion der Virushemmung mit einer Reduktion der PK-Aktivität verbunden ist. Im Falle von Adenovirus konnte die virale Funktion, welche die PK blockiert, identifiziert werden. Es handelt sich um die VAI-RNA, eine ca. 160 Basen große RNA, die hauptsächlich spät im Replikationszyklus synthetisiert wird. VAI-RNA blockiert die Aktivierung vor PK durch dsRNA in vitro und in vivo und eliminiert somit diesen dsRNA-aktivierten antiviralen Mechanismus. VAI-RNA bildet einen direkten Komplex mit der PK und unterbindet möglicherweise so die Bindung von dsRNA, ohne jedoch selbst die PK zu aktivieren. Adenoviren, aus deren Genom das VAI-Gen deletiert wurde, bewirkten keine Hemmung der PK [26, 88, 49, 70].

Andere antivirale Aktivitäten, wie z.B. verringerte Methylierung der 5'-Cap-Struktur von mRNA, verringerte Glycosilierung viraler Proteine bzw. Hemmung des „uncoating" oder der Transkription sind beschrieben worden. Da jedoch in keinem dieser Fälle die zellulären Komponenten dieser Aktivitäten identifiziert worden sind, können sie hier nicht hinsichtlich ihres Mechanismus diskutiert werden.

Antivirale Aktivität im Tiermodell [35]

Die Untersuchungen zur antiviralen Aktivität von Interferon im Tiermodell lassen sich in zwei grundlegende Fragestellungen untergliedern:
a) Bewirkt exogenes Interferon einen Schutz in experimentellen Virusinfektionen, und
b) wird während experimenteller Infektionen endogenes Interferon gebildet, und hat dieses endogene Interferon eine Bedeutung für den Verlauf der Infektion.

Die erste Frage ist in vielen Modellen verschiedener Tierspezies positiv beantwortet worden und in Anbetracht der gegenwärtigen klinischen Anwendung des Interferons bei Virusinfektionen von eher historischem Interesse [44]. Ich möchte mich hier der zweiten Frage zuwenden, in der es um die physiologische Relevanz des Interferons geht und möchte diese am Beispiel einiger Mausmodelle versuchen zu beantworten.

Das Mx-Modell

Ingezüchtete Mäusestämme unterscheiden sich in ihrer Resistenz gegen Orthomyxoviren; resistent sind z.B. Mäuse des A2G-Stammes, susceptibel sind Balb/c-Mäuse. Diese Unterschiede wurden in intracerebralen, intranasalen und intraperitonealen Infektionsmodellen gefunden und deuten somit im Falle der A2G-Maus auf eine systemische Resistenz hin. Die Unterschiede wurden nicht mit Stämmen des Influenzavirus gefunden, die vergleichsweise schlechte IFN-Induzenten waren, waren aber sehr ausgeprägt bei „gut induzierten" Virusstämmen. Ein neutralisierendes Antiserum gegen IFN-α/β durchbrach die Abwehr resistenter A2G-Mäuse, während aber andererseits suszeptible Balb/c-Mäuse durch exogenes Interferon nicht resistent wurden; Unterschiede in der Interferoninduktion per se schieden somit aus. Makrophagen, Hepatocyten oder Fibroblasten von A2G-Mäusen, jedoch nicht von Balb/c, waren in Kultur durch Behandlung mit Interferon gegen Influenzavirus schützbar. Mit Picorna-, Rhabdo- oder Herpes-Viren wurden diese Unterschiede nicht beobachtet. Insgesamt sprachen diese Befunde für einen zellulären, IFN-induzierten, antiviralen Mechanismus mit hoher Spezifität für Orthomyxoviren in A2G-Mäusen und dessen Abwesenheit in Balb/c-Tieren [38, 39].

In einer Serie von Experimenten wie Einkreuzung des Resistenzlocus (genannt: Mx) in den genetischen Hintergrund vor Balb/c, Identifizierung des Mx-Proteins durch monoklonale Antikörper, Klonierung der Mx-cDNA bzw. des Mx-Gen und dessen Expression in Mx-negativen Rezipienten ist dieser antivirale Mechanismus inzwischen weitgehend aufgeklärt [80]. Resistenz wird bewirkt durch ein Protein (Mx-Protein), das durch IFN-α/β, aber nicht durch IFN-γ, induziert wird. Das Mx-Protein ist im Nukleus lokalisiert, wo auch die Replikation von Influenzavirus erfolgt. In Mx-positiven Kernen ist die Replikation dieser Viren unterdrückt. Die Biochemie dieser Hemmung ist noch nicht vollständig verstanden, die bisherigen Daten sprechen für eine Reduktion der primären Transkription von Influenzavirus [53].

Das HSV1-Modell

Auch bei diesem Modell war der Ausgangspunkt die Frage nach der physiologischen Grundlage einer genetisch determinierten Resistenz verschiedener ingezüchteter Mausstämme, in diesem Falle gegen Herpes simplex Virus Typ 1 (HSV1). In suszeptiblen DBA/2 oder Balb/c Mäusen nimmt eine intraperitoneale Infektion mit wenigen infektiösen Viruspartikeln einen letalen Verlauf, während resistente C57 BL/6 Mäuse eine Infektion mit 100–1000fach höheren Virusdosis überleben. Es wurde gezeigt, daß in diesem Modell die Interferonproduktion, oder exakter, die Kinetik der Interferonproduktion von entscheidender Bedeutung für den Infektionsverlauf ist und daß Peritonealmakrophagen hier eine wichtige Rolle spielen. Diese Makrophagenpopulation ist ein Zielpunkt des Virus, in der primäre Infektion und Replikation ablaufen. Gleichzeitig induziert HSV1 Interferon, welches von den Makrophagen sezerniert wird. Der weitere Verlauf der Infektion kann als das Ergebnis eines Wettlaufs zwischen Interferonproduktion und Virusreplikation betrachtet werden. In resistenten C57BL/6-Mäusen ist innerhalb weniger Stunden nach Infektion Interferon im Peritoneum nachweisbar. Dieses frühe Interferon kann in den Peritonealzellen eine antivirale Aktivität induzieren und diese somit vor sekundärer Virusinfektion schützen – die Virusinfektion bleibt infolgedessen weitgehend auf die primär infizierten Zellen beschränkt. In suszeptiblen DBA/2-Mäusen erfolgt die IFN-Produktion weniger schnell und weniger stark. Das Nachkommenvirus der Primärinfektion erreicht somit seine Zielzellen vor dem Interferon und kann eine nächste Replikationsrunde beginnen, die letztlich zur lethalen Virämie führt. Eine Injektion von exogenem Interferon in suszeptible Mäuse zum Zeitpunkt der Infektion gibt diesen den Phänotyp der resistenten Tiere, während umgekehrt resistente Mäuse durch Injektion eines IFN-α/β-Antiserums suszeptibel für HSV1 werden. Im Gegensatz zum Mx-Modell ist in diesem HSV1-Modell nicht ein IFN-induzierter, antiviraler Mechanismus, sondern die Interferonproduktion per se der kritische Faktor der determinierten Resistenz. Aus diesem Modell läßt sich ein Schluß ableiten, der wahrscheinlich generelle Bedeutung für die Rolle des IFN-Systems hat. Interferonproduktion ist ein früher Abwehrmechanismus des Organismus, der innerhalb weniger Stunden nach Infektion aktiviert wird. Strategisches Ziel dieses Abwehrmechanismus ist wahrscheinlich nicht so sehr die Elimination einer Virusinfektion, sondern deren lokale Begrenzung und Verzögerung bis zum Einsetzen anderer, spezifischer Abwehrreaktionen des Immunsystems [91].

Neutralisierendes Antiserum gegen IFN-α/β ist in einer Reihe von Maus-Virus-Modellen eingesetzt worden, um die Rolle der endogenen IFN-Produktion zu untersuchen, z. B. bei EMCV, Polyomavirus, Moloney Sarcoma Virus und Coronavirus. In einer Anzahl dieser Experimente wurden durch Injektion des Antiserums die Symptome der Infektion verstärkt, es wurden generalisierte Virämien beobachtet und eine Erhöhung der Mortalitätsrate festgestellt [35]. In ihrer Gesamtheit demonstrieren diese Daten eine signifikante Beteiligung der Interferone an der Abwehr viraler Infektionen im Organismus.

Mechanismen der antiviralen Aktivität im Tiermodell

In den vorangehenden Kapiteln wurden am Beispiel einiger Viren bzw. der dsRNA-aktivierten Enzymsysteme die antiviralen Mechanismen dargestellt, die in der infizierten, IFN-behandelten Zelle ablaufen und deren Angriffspunkt das replizierende Virus selbst ist. Diese Darstellung impliziert natürlich, daß diese Mechanismen auch bei der antiviralen Aktivität des Interferons im Organismus eine Rolle spielen. Diese Annahme ist gerechtfertigt, aber nicht eindeutig bewiesen, da vergleichbare biochemische Untersuchungen im Tier nicht durchzuführen sind. Es gibt indirekte Hinweise in Einzelbeispielen, wie z. B. die Rolle des Mx-Gens in der Resistenz gegen Influenzavirus oder der Nachweis von 2-5A in Virus-infizierten Organen der Maus [41]. Zusätzlich zu diesen „direkten" Mechanismen gibt es aber mit Sicherheit im Organismus weitere Funktionen der unspezifischen und spezifischen Abwehr, die durch Interferon aktiviert werden und zur antiviralen Aktivität beitragen,

z. B. Aktivierung von Makrophagen, NK-Zellen oder cytotoxische T-Zellen. Das Ziel dieser Mechanismen wäre also nicht das Virus per se, sondern die infizierte Zelle.

Es ist gezeigt worden, daß systemische Behandlung mit IFN-α Rhesusaffen gegen intradermale Infektion mit Vacciniavirus schützt, primäre Hautfibroblasten und Nierenzellen jedoch durch IFN-α nicht schützbar waren. Dies kann als ein Hinweis für eine indirekte antivirale Aktivität von Interferon in diesem Infektionsmodell gelten [73]. Die gleiche Arbeitsgruppe untersuchte den Effekt von immunosupressiven Therapeutika auf die Aktivität von Interferon bei VSV- und Pseudorabies-Infektionen in der Ratte. Cyclosporin A, Azothioprim und Prednisolon hatten keinen Einfluß auf den IFN-vermittelten Schutz, während Cyclophosphamid diesen Schutz partiell aufhob [74]. In vitro wurde gezeigt, daß Interferon die Suszeptibilität von LCMV (Lymphocytäres Choriomeningitis Virus)- oder Vacciniavirus-infizierten Fibroblasten gegen cytotoxische T-Zellen erhöhte [9]. Wahrscheinlicher Mechanismus ist die verstärkte MHC Klasse 1-Expression durch Interferon, durch welche die Virus-infizierten Zellen zu einem besseren Ziel der zytolytischen Aktivität werden.

Synergismus

Das komplexe Bild der antiviralen Aktivität von Interferon müßte noch erweitert werden durch die Einbeziehung anderer Cytokine bzw. Kombination von IFN-α/β mit IFN-γ. Ich habe bei der Beschreibung der Interferone erwähnt, daß IFN-α/β einerseits und IFN-γ andererseits ein teilweise unterschiedliches Aktivitätsspektrum haben. Übereinstimmend hiermit ist mehrfach gefunden worden, daß sich bei kombinierter Behandlung mit IFN-α oder IFN-β und IFN-γ die antiviralen bzw. antiproliferativen Aktivitäten potenzieren [19]. Dieser synergistische Effekt ist ein Hinweis auf verschiedene Wirkungsmechanismen. Desgleichen läßt sich die antivirale Aktivität von Interferon in Zellkulturen durch geringe Mengen von Tumor-Nekrose Faktor (TNF) synergistisch steigern. Da möglicherweise alle diese Cytokine in vivo unter den Bedingungen einer Virusinfektion gebildet werden, könnte dieser in Zellkulturen beobachtete Synergismus von biologischer und therapeutischer Relevanz sein.

Die antiproliferative Aktivität

Die Erstbeschreibung einer Wachstumshemmung durch Interferon in Kulturen von Mausfibroblasten erfolgte schon kurz nach dessen Entdeckung als antivirale Substanz. Wegen der möglichen Kontamination der verwendeten Interferonpräparationen mit anderen Proteinen erfuhr diese Aktivität des Interferons jedoch nur eine geringe Akzeptanz. Erst der Nachweis einer Wachstumshemmung durch biochemisch reines bzw. rekombinantes Interferon vor

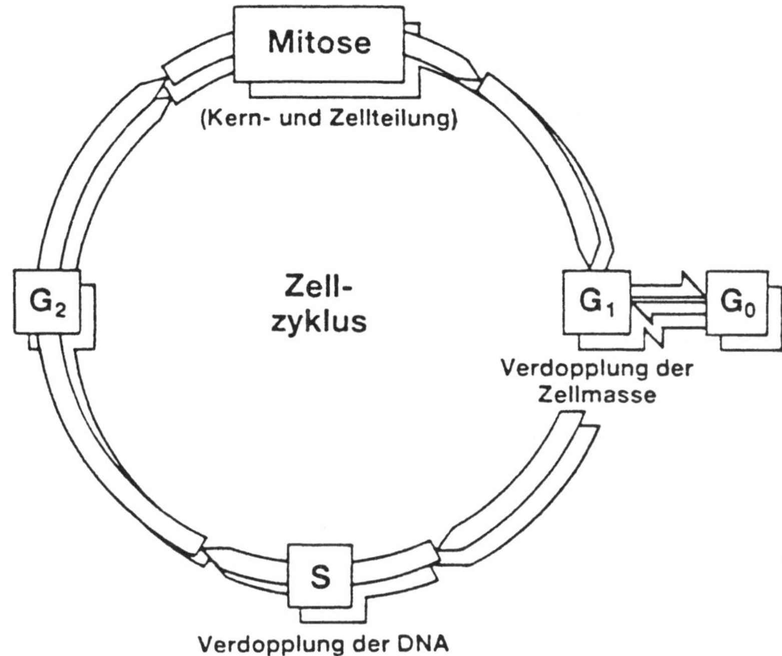

Abb. 3.   Die Phasen des Zellteilungszyklus

ca. 10 Jahren führt zur Anerkennung der antiproliferativen Aktivität als eine intrinsische Eigenschaft von Interferon. De facto sind Interferone heute die am weitesten charakterisierten „negativen" Wachstumsfaktoren, obwohl unser Verständnis dieser antiproliferativen Wirkung noch weniger entwickelt ist als das der antiviralen Wirkung. Antiproliferativ wirken Interferone aller drei Typen; frühere Berichte, wonach IFN-γ in dieser Hinsicht eine höhere spezifische Aktivität aufweist als IFN-α/β haben sich nicht als generelles Phänomen bestätigt. Wie beim antiviralen, so auch beim antiproliferativen Effekt führt Kombination von IFN-α/β mit IFN-γ zu einer synergistischen Wirkung. Die Wachstumshemmung durch Interferone ist reversibel, für IFN-γ wurde in Einzelfällen eine zytotoxische Wirkung berichtet, es ist jedoch nicht bewiesen, daß diese mechanistisch mit der zytostatischen Wirkung verbunden ist (Abb. 3).

Interferon und Zellzyklus [79]

Als Einstieg in die Analyse der antiviralen Mechanismen sind die Wirkungen von Interferon auf die Replikationszyklen verschiedener Viren beschrieben worden. Auch im Falle der antiproliferativen Aktivität war eine mehrfach versuchte experimentelle Annäherung an ihre Mechanismen die Beschreibung der Effekte von Interferon auf die verschiedenen Phasen des zellulären Replikationszyklus. Ich möchte einige dieser Arbeiten aus zwei Perspektiven diskutieren:

a) Wirkung von Interferon auf die Stimulierung von wachstumsarretierten Zellen, und

b) Wirkung von Interferon auf proliferierende Zellkulturen.

ad a) Das typische System dieser Arbeiten sind primäre Fibroblastenkulturen von Balb/c- oder Swiss3T3-Mäusen. Diese Zellen zeigen normales Wachstumsverhalten, d. h., sie brauchen exogene Wachstumsfaktoren (zumeist durch Serum bereitgestellt, aber durch definierte Wachstumsfaktoren ersetzbar), sie brauchen eine feste Oberfläche zur Anheftung (anchorage-dependence) und sie stellen das Wachstum bei Konfluenz des Zellrasens ein (density dependent growth inhibition). In wachsenden Kulturen sind die Zellen statistisch über die verschiedenen Zyklusphasen (G_1-S-G_2-M) verteilt. Durch Manipulation der Kulturbedingungen, typischerweise Reduktion der Serumkonzentration oder Überwachsen des Zellrasens, läßt sich die gesamte Population in dem Wachstum-inaktiven G_0/G_1-Zustand arretieren. Der experimentell interessante Aspekt dieses Systems ist die Möglichkeit, durch Zugabe von Wachstumsfaktoren/Serum eine G_0/G_1-arretierte Kultur synchron in Richtung S-Phase/Replikationszyklus zu bewegen und somit die Physiologie des Übergangs vom inaktiven zum aktiven Wachstumszustand zu analysieren. Die hierbei wesentlichen Wachstumsfaktoren sind z. B. PDGF, EGF, IGF, Insulin. Funktionell lassen sie sich untergliedern in Kompetenzfaktoren (PDGF) und Progressionsfaktoren (EGT, IGF, u. a.). Kompetenzfaktoren bewirken eine Prä-Aktivierung der inaktiven Zellen, sind aber allein nicht ausreichend, um den G_1/G_0 nach S-Übergang zu induzieren. Dieser erfolgt innerhalb von ca. 10–20 Stunden nach gleichzeitiger oder sukzessiver Behandlung mit Kompetenz- und Progressionsfaktoren. PDGF induziert eine Anzahl von „Kompetenzgenen", zu denen u. a. die Proto-Onkogene c-myc und c-fos gehören.

Die Wirkung von Interferon-α/β auf den G_1/G_o-S-Übergang ist eingehend untersucht worden. Behandlung mit Interferon vor der Stimulation mit PDGF verringert den Anteil der Zellen, die diesen Übergang durchlaufen. Diese Hemmung korreliert mit verringerter c-myc- und c-fos-Expression. Es erfolgt jedoch keine generelle Hemmung der biologischen Wirkung von PDGF, da z. B. die PDGF-aktivierte Glucoseaufnahme durch Interferon nicht reduziert wird. Die Hemmung der PDGF-Wirkung durch Interferon erfolgt daher nicht auf der Ebene des PDGF-Rezeptors, sondern an einem nachfolgenden Schritt. Für c-myc wurde gezeigt, daß dessen Hemmung durch ein IFN-induziertes Protein vermittelt wird. Neben c-myc und c-fos wird auch die PDGF bzw. Serum vermittelte Induktion der Ornithindecarboxylase und Poly(ADP-Ribose)-Synthetase durch Interferon reduziert, die beide eine Funktion für die DNA-Replikation haben. Zusammenfassend beweisen diese Daten eine Hemmung der PDGF-abhängigen „Kompetenzinduktion" durch Interferon [23, 24].

Ähnliche Ergebnisse wurden an primären Endothelzellkulturen vom Rind erhalten. In diesem System wurde weiterhin durch IFN-Behandlung zu verschiedenen Zeiten nach PDGF-Stimulierung der Einfluß von Interferon auf die Progressionsphase untersucht. Bestimmung der DNA-Synthese in der S-Phase ergab, daß auch in der Progressionsphase die Wachstumsstimulation durch Interferon noch hemmbar ist, was auf einen weiteren Hemmpunkt jenseits der „Kompetenzinduktion" schließen läßt. Durch Erhöhung der Wachstumsfaktorkonzentration bzw. Zugabe mehrerer Wachstumsfaktoren war die anti-mitogene Wirkung von Interferon teilweise reversibel [43].

ad b) In aktiv-wachsenden Kulturen sind die Zellen statistisch über die verschiedenen Zyklusphasen verteilt. Dieser Zustand ist typisch für normale Zellen in der Gegenwart von Wachstumsfaktoren und insbesondere für Kulturen transformierter Zellen, da diese häufig wegen einer autokrinen Produktion von Wachstumsfaktoren nur eine geringe Abhängigkeit von exogener Wachstumsstimulation aufweisen. Interferonbehandlung führte auch hier zur Wachstumshemmung, wobei Grad der Hemmung und notwendige IFN-Menge eine ganz erhebliche Bandbreite aufweisen. Spezielle Effekte auf eine bestimmte Zellphase wurden primär nicht beobachtet. Berichtet wurden Verlängerung von G_1, $S + G_2$-Phase oder auch Mitose. In einigen Systemen kam es letztlich zur Arretierung des Zellwachstums in einer Phase, wobei diese nicht unbedingt in G_1/G_0 erfolgte, sondern z. B. im Falle einer Glioma-Linie auch in der S-Phase [23, 24, 55].

Generelle Unterschiede zwischen normalen und transformierten Zellen hinsichtlich ihrer Sensivität zu Interferon bestehen nicht.

Wirkung auf Zellphysiologie und -morphologie [83]

Der Zellteilungszyklus läßt sich in zwei Subzyklen zerlegen: Die Replikation des Genoms in der S-Phase und dessen Aufteilung in der M-Phase einerseits und die Verdopplung der Zellmasse (Membranen, Organellen, Zytoplasma) andererseits. Diese Wachstums- und Verteilungszyklen laufen normalerweise koordiniert ab. Die antiproliferative Wirkung von Interferon äußert sich zuerst in einer gegenüber unbehandelten Zellkulturen verminderten Teilungsrate und einer parallelen Reduktion der DNA-Synthese. Protein- und RNA-Synthese können für einen gewissen Zeitraum noch normal verlaufen, so daß eine IFN-Behandlung zu einer Zunahme des Zellvolumens und der Zellmasse führen kann [72]. Sekundär werden auch diese Synthesen reduziert. Von der Hemmung der DNA-Replikation nimmt man an, daß sie in einem kausalen Zusammenhang zur Proliferationshemmung steht. Biochemische Analyse dieser Hemmung ergaben ein komplexes, nur teilweise verstandenes Bild. Interferonbehandlung bewirkt keine Hemmung der DNA-Synthese „per se", da die Sytheserate, gemessen als Einbau von Nukleotiden in DNA-Fragmente (Okazaki-Fragmente), nur unwesentlich verändert ist. Verringert hingegen ist der Einbau dieser Fragmente in stabile, hochmolekulare DNA und eine wahrscheinliche Erklärung ist eine erhöhte „turnover" Rate dieser neugebildeten DNA. Dieser verstärkte „turnover" könnte verschiedene Ursachen haben; es könnte erhöhte Nukleasenaktivität sein, es könnte aber auch ein Ungleichgewicht zwischen DNA-Synthese und Synthese von Kernproteinen, z. B. Histonen, sein, welche für die Chromatisierung und somit Stabilisierung „de novo" synthetisierter DNA essentiell sind [17].

In diesem Zusammenhang sind zwei andere Beobachtungen interessant:
1. Bei akuten Infektionen mit Retroviren verlaufen virale RNA und cDNA-Synthese in Kontroll- und IFN-behandelten Zellen gleich ab, in letzteren ist jedoch die Integration viraler DNA in das Zellgenom reduziert. Diese Integration der viralen DNA in die Wirts-DNA ist der entscheidende Schritt bei der Etablierung einer chronischen Infektion und Transformation.
2. Bei Transfektionen mit reiner DNA vermindert Interferon die Zahl der stabil transfektierten Zellen, d.h., diejenigen Zellen, welche die Fremd-DNA in das Zellgenom einbauen und exprimieren. Es wäre vorstellbar, daß die antivirale Wirkung bei akuten Retrovirusinfektionen, die Hemmung einer „artifiziellen" Transfektion und die Hemmung der zellulären DNA-Replikation auf den gleichen Mechanismus zurückzuführen sind.

In Interferon-behandelten Daudi-Zellen nahm die Zahl der Membranrezeptoren für Transferrin und Insulin innerhalb von 24 Stunden erheblich ab [8, 65]. Im Falle des Insulinrezeptors wurde diese Abnahme nur in IFN-sensitiven Daudi-Zellen, jedoch nicht in IFN-resistenten Subklonen gemessen. Beide Effekte könnten mit der Wachstumsbehandlung in einem kausalen Zusammenhang stehen, sind aber sicherlich nicht die primären Schritte einer solchen Hemmung.

Interferon-γ erhöht in menschlichen Zellen die Aktivität der Indolamin-2,3-Dioxygenase, ein Enzym, welches den Abbau der Aminosäure Tryptophan einleitet. Die Induktion erfolgt innerhalb von 12–18 Stunden nach Interferonzugabe. Interferon-α/β induziert diese Aktivität nicht. In Interferon-γ behandelten Zellen nahm die Konzentration von Tryptophan im Medium stark ab. Die parallel dazu beobachtete Hemmung des Zellwachstums ließ sich in einigen Linien durch wiederholte Zugabe von Tryptophan partiell aufheben. Möglicherweise läßt sich also im Falle des Interferon-γ die komplexe antiproliferative Aktivität teilweise auf vergleichsweise „banale" Mechanismen wie verstärkte Degradation einer essentiellen Aminosäure zurückführen [82].

Abschließend noch einige Beobachtungen zu morphologischen Veränderungen und Änderungen in der cytoplasmatischen Membran von IFN-behandelten Zellen. Beobachtet wurde eine verstärkte Assoziation von Aktinfilamenten mit der cytoplasmatischen Membran sowie eine erhöhte Tubulin- und Fibronektinproduktion. Die Reorganisation der Aktinfilamente im Bereich der Cytoplasmamembran steht möglicherweise im Zusammenhang mit einer ebenfalls beobachteten Erhöhung der Membranrigidität und einer damit verbundenen Verringerung der lateralen Diffusion von Proteinkomplexen in der Membran.

Interferone als physiologische Wachstumsinhibitoren [51]

Die Vielzahl der experimentellen Beobachtungen, die hier in einem kleinen Ausschnitt dargestellt wurden, belegt jenseits jedes Zweifels eine intrinsische antiproliferative Aktivität von Interferon. Sie beantwortet jedoch nicht die Frage, ob diese Aktivität eine wünschenswerte und biologisch wichtige Eigenschaft ist oder der Ausfluß eines „überschießenden" antiviralen Mechanismus. Wäre Wachstumsregulation eine physiologische Eigenschaft von Interferon, so sollte in normalen Zellkulturen, d.h., nicht Virus-infiziert oder andersweitig induziert, Interferon direkt oder indirekt nachweisbar sein. Einige neuere Arbeiten, die einen indirekten Nachweis einer physiologischen Interferonproduktion führen, möchte ich hier anführen.

1. Die Hemmung der PDGF-induzierten Kompetenzgene (c-fos, c-myc u.a.) durch exogen zugeführtes Interferon ist beschrieben worden (s. 2.6.1). In dem gleichen System, d.h., G_1/G_0-arretierte Balb/c-Fibroblasten, wurde kürzlich gefunden, daß PDGF-Behandlung selbst zu einer Aktivierung des IFN-Systems führt. RNA-Analysen demonstrieren eine Induktion des IFN-β und der 2-5A-Synthetase. Maximale Induktion erfolgte ca. 12 h nach PDGF-Behandlung, d.h. zu einem Zeitpunkt, an dem die Induktion der Kompetenzgene ihr Maximum weit überschritten und die Kultur den G_1-S-Übergang durchlaufen hatte [94]. Andere Arbeitsgruppen fanden einen Aktivitätspeak der 2-5A-Synthetase in der späten S-Phase.

2. Tumor Nekrose Faktor (TNF) wirkt auf normale menschliche Fibroblasten als Wachstumsfaktor. Behandlung solcher Fibroblastenkulturen mit TNF und einem IFN-β-neutralisierenden Antiserum stimulierte diese mitogene Aktivität erheblich über das hinaus, was mit TNF alleine gefunden wurde. RNA-Analysen demonstrierten die Induktion von 2–5A-Synthetase und IFN-β durch TNF. Die Steigerung der mitogenen Aktivität war bei 1% stärker ausgeprägt als bei 10% Serum. TNF-Behandlung induzierte in den Fibroblasten eine antivirale Aktivität.

3. Letzteres wurde auch für primäre Mausmakrophagen berichtet, die mit „colony stimulating factor 1" (CSF-1) stimuliert wurden. CSF1 ist ein für Makrophagen spezifischer Wachstums- und Differenzierungsfaktor, der ähnlich dem PDGF die Gruppe der Kompetenzgene aktiviert [68, 59].

Aus diesen unabhängig gewonnenen Daten läßt sich eine physiologische Wachstumsregulation durch endogenes Interferon postulieren. Wachstumsfaktoren verschiedenster Zellspezifität würden in ihren Zielzellen primär die „Wachstumsgene" aktivieren, aber zeitlich verzögert auch im geringen Umfang die Bildung von Interferon induzieren. Diese IFN-Produktion erfolgt zu spät, um im initiierten Zyklus noch eine Hemmung zu bewirken. Das Interferon könnte jedoch durch seine antiproliferative Aktivität die Schwelle für den nächsten G_1/S-Übergang heraufsetzen, wobei das Ausmaß der resultierenden Proliferationshemmung von dem quantitativen Verhältnis Interferon zu Wachstumsfaktoren bestimmt würde bzw. im Organismus Interferon synergistisch mit weiteren, noch zu beschreibenden Wachstumsinhibitoren wechselwirken könnte.

Interferone und Differenzierung

Das letzte Beispiel einer IFN-Produktion in CSF1-stimulierten Makrophagen ist von weiterem Interesse wegen des möglichen Zusammenhangs von Interferon mit der Differenzierung hämopoetischer Zellen. Interferone, insbesondere Interferon-γ, sind bekannte Makrophagen-aktivierende Faktoren, und diese Aktivierung entspricht funktionell einer Enddifferenzierung. Ein anderes Beispiel ist die Induktion von IFN-β in differenzierenden Friend-Leukämie-Zellen. Diese Zellen lassen sich durch definierte Substanzen, z. B. Dimethylsulfoxid (DMSO), in Richtung auf Erythrozyten differenzieren. Diese Differenzierung ist verbunden mit einer Wachstumshemmung und u. a. einer Induktion der 2-5A-Synthetase. Beides wird durch ein neutralisierendes Antiserum gegen IFN-β deutlich vermindert [30]. Exogenes Interferon kann die DMSO-induzierte Differenzierung verstärken. Ein ähnlicher Effekt wurde auf der humanen Erythroleukämie-Zellinie K562 gefunden. Die humanen Leukämielinien HL-60 und U_{937} lassen sich durch DMSO oder Retinolsäure entlang der Monocytenlinie differenzieren. Auch hier verstärken IFN-α und IFN-β diese induzierte Differenzierung, sind hier jedoch selbst nicht (HL-60) oder nur schwach (U_{937}) differenzierend. Interferon-γ allein induziert zu einem gewissen Ausmaß die Differenzierung beider Linien [37, 60].

Diese Ergebnisse zeigen Interferone als Differenzierungsfaktoren bzw. positive Modulatoren von Differenzierungsprozessen, die durch andere Faktoren ausgelöst werden. Interferone können aber auch als negative Modulation einer Differenzierung nicht-hämopoetischer Zellen auftreten. Dies ist u. a. gezeigt worden für die Insulin-induzierte Differenzierung von Maus-3T3-Fibroblasten zu Adipocyten, die durch IFN-α/β und auch durch Tumor Nekrose Faktor hemmbar ist [37]. Ob diese Wirkungen eine „erwünschte" physiologische Aktivität von Interferon sind, ist derzeit wie bei der antiproliferativen Aktivität noch offen. Indirekt läßt sich jedoch schließen, daß die Anwesenheit von Interferon in frühen Entwicklungsstadien des Embryos „unerwünscht" ist. Zellinien aus embryonalen Karzinomen, d. h. aus undifferenzierten Stammzellen, können weder zur Interferonproduktion induziert werden noch induziert exogenes Interferon eine antivirale oder antiproliferative Aktivität in diesen Zellen. Gleiches wurde in Geweben aus frühen Mausembryos gefunden, die mit NDV zur Interferonproduktion induziert wurden. Die Fähigkeit zur Interferonbildung ließ sich frühestens am Tag 8 der Embryogenese nachweisen, primär in dem Trophoblasten und nachfolgend in den anderen embryonalen Geweben mit Ausnahme des embryonalen Ectoderms. Das sich daraus ableitende Embryogewebe erlangte die Fähigkeit zur NDV-induzierten Interferonproduktion am Tag 13 der Entwicklung [3, 11].

Werden undifferenzierte Embryonalzellen in Kultur zur Differenzierung induziert, z. B. durch Behandlung mit Retinolsäure, so erlangen sie innerhalb weniger Tage die Fähigkeit, auf exogenes Interferon eine antivirale Aktivität auszubilden. Biochemische Analysen ergaben, daß undifferenzierte Embryozellen über einen funktionsfähigen Interferonrezeptor verfügen, da die dsRNA-aktivierte Proteinkinase und 2-5A-Synthetase induzierbar waren. Undifferenzierte Zellen hatten jedoch nur sehr geringe Aktivitäten der 2-5A-abhängigen Nuklease und somit auch nach Induktion der 2-5A-Synthetase durch Interferone und deren Aktivierung durch dsRNA kein funktionsfähiges 2-5A-System. Der Gehalt an Nuklease stieg während der Differenzierung durch Retinolsäure parallel zur Induzierbarkeit der antiviralen Aktivität durch Interferon. Diese Beobachtung steht im Einklang mit der beschriebenen Rolle des 2-5A-Systems als antiviralen Mechanismus, sollte aber nicht so interpretiert werden, daß die Induzierbarkeit der antiviralen und antiproliferativen Aktivität in differenzierten Embryonalzellen ausschließlich an das 2-5A-System gebunden ist. Neben der 2-5A-abhängigen Nuklease gibt es mit Sicherheit noch weitere intrazelluläre Komponenten, die für eine Interferonantwort essentiell sind und deren Expression differenzierungsabhängig reguliert wird [52].

Auch Zellinien aus humanen Embryonalkarzinomen sind hinsichtlich des Interferonsystems analysiert worden und die publizierten Ergebnisse sind analog zu denen mit mäuslichen Zellinien, d. h. diese Zellen hatten weder die Fähigkeit zur Interferonproduktion noch zur Antwort auf exogenes Interferon [76].

In Primärkulturen von Hamsterembryonen wurde nach Induktion mit NDV ein Interferontyp gefunden, welcher sich biochemisch und funktionell von dem „adulten" Interferon unterscheiden ließ. Dieses „embryonale" Interferon hatte eine antivirale und antiproliferative Aktivität wie der „adulte" Typ, hemmt aber im Gegensatz zu letzterem nicht die Adipozytendifferenzierung. Möglicherweise gibt es also enwicklungsspezifische Interferone, die in ihren Eigenschaften von den bekannten Interferontypen abweichen und daher mit den besonderen Bedingungen der frühen Embryogenese kompatibel sind [34].

Die antitumorale Aktivität im Tiermodell [2, 36]

Für diese komplexe biologische Aktivität von Interferonen sollen abschließend Beispiele für eine antitumoralen Wirkung in Tiermodellen beschrieben werden. Das Versuchstier ist in allen Fällen die Maus, die vorgestellten Tumore sind viralen Ursprungs, es ist in diesen Modellen jedoch ausgeschlossen, daß die antitumorale Aktivität primär eine antivirale Wirkung des Interferon ist.

Tumore von Adenovirus-transformierten Zellen

Humane Adenoviren transformieren nicht-permissive Nagerzellen in Kulturen und verursachen Tumore bei Mäusen, Ratten, Hamstern etc. Transformation von Zellen in Kultur ist eine allgemeine Eigenschaft dieser Adenoviren, die transformierten Zellen zeigen aber erhebliche Unterschiede in ihrer Tumorigenität in der syngenen Maus und zwar abhängig vom Adenovirus Sub-

typ, der zur Tranformation eingesetzt wurde. Adenovirus 5-transformierte
Zellen sind z. B. wenig tumorigen, während Adenovirus 12-transformierte Zellen nach Injektion in die Maus zu Tumoren auswachsen. Ein entsprechendes
Ergebnis erhält man bei Infektion von Nagern mit den entsprechenden Adenoviren. Die virale Funktion, die für Transformation/Tumorigenität essentiell
ist wurde identifiziert, es sind die Produkte der frühen E1A- und E1B-
Gene.

Die Transformation von Mauszellen durch Adenovirus 12 reduziert die Expression der MHC Klasse 1-Antigene (H-2K, -D, -L), die Hemmung der Expression der H-2 „heavy chain" ist auf mRNA-Ebene nachweisbar. Die Expression des β_2-Mikroglobulins wird nicht gehemmt. Der nicht-tumorigene
Adenovirus 5 bewirkt nach Transformation keine Repression der H-2-Expres-
sion. Da MHC Klasse 1-Antigene essentiell für die Erkennung Virus-transfor-
mierter Zellen durch zytotoxische T-Lymphocyten sind, beruht die Tumorigenität von Adenovirus 12 wahrscheinlich darauf, daß durch ihn transformierte
Zellen wegen der fehlenden H-2-Antigene der zellulären Immunität im Organismus entgehen.

Interferone aller drei Typen stimulieren die Expression von MHC Klasse
1-Antigenen. Adenovirus 12-transformierte Mauszellen wurden mit IFN-α/β
oder IFN-γ behandelt und in Tiere injiziert. Die Tumorigenität wurde mit der
von unbehandelten, transformierten Zellen verglichen. Interferonbehandlung
vor Injektion verstärkte die H-2-Expression und erniedrigte Tumorwachstum
im Organismus und erhöhte die Überlebensrate der Tiere. Das gleiche wurde
beobachtet, wenn unbehandelte, transformierte Zellen injiziert und die Tiere
nachfolgend mit Interferon behandelt wurden; nach initialem Tumorwachstum wurde später eine z. T. vollständige Remission beobachtet.

Die Ergebnisse werden dahingehend diskutiert, daß durch IFN-stimulierte
MHC-Expression die Adenovirus 12-transformierten Zellen sensitiv für zytotoxische T-Lymphocyten werden und dadurch ihr tumorigenes Potential verlieren, obwohl im Falle der Behandlung von Tieren mit Interferon auch andere antitumorale Mechanismen, wie z. B. die Aktivierung von Makrophagen
in Betracht kommen könnte [40] (Abb. 4).

Das „Friend Erythroleukämiezellen" Modell

Die Friend-Leukämiezellen (FLZ) sind Vorläufer der roten Blutzellen der
Maus. Sie sind chronisch infiziert mit einem Retrovirus (Friend Leukemia
Virus) und bilden in syngenen Mäusen Tumore, die je nach Injektion (i. p.,
s. c.) als Aszites oder solide Tumore auswachsen. Normale FLZ sprechen in
Kultur auf Interferon an, d. h., Interferone bewirken sowohl eine antivirale
Aktivität gegen infizierendes Virus wie auch eine Wachstumshemmung. Es
wurden IFN-α/β-resistente Sublinien von FLZ isoliert, die zwar noch einen
IFN-Rezeptor besitzen, jedoch nach einer Reihe von Kriterien nicht auf Interferon reagieren, z. B. sie waren nicht antiviral, nicht Wachstums-gehemmt,
es wurde keine Induktion der 2-5A-Synthetase oder Stimulation der MHC

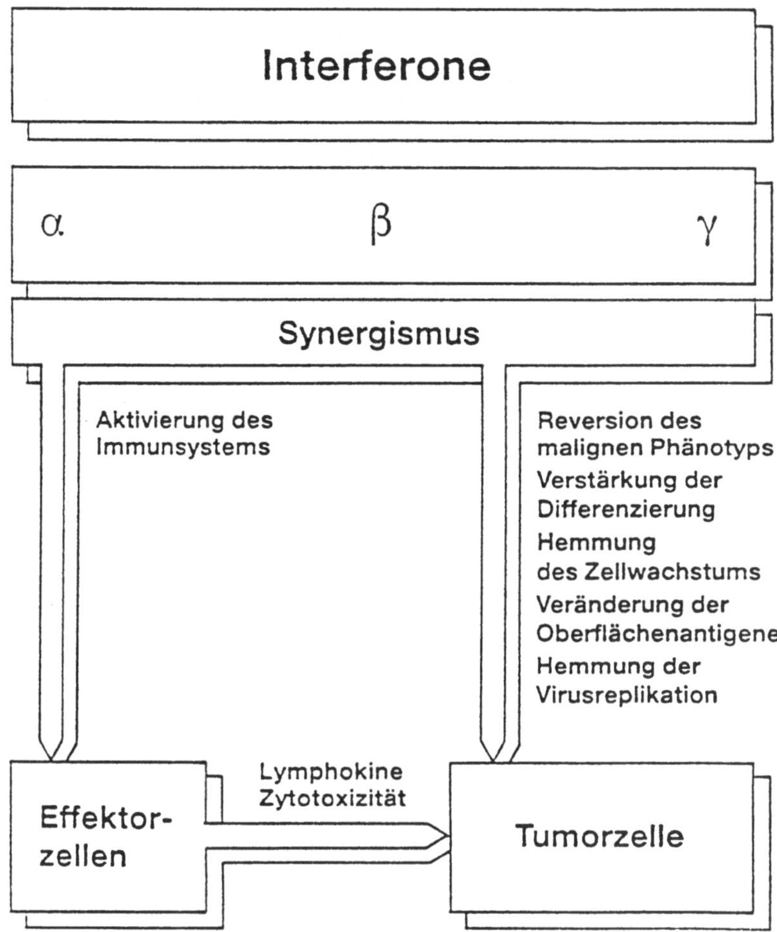

Abb. 4.   Mögliche Mechanismen der Hemmung von Tumoren durch Interferon

Klasse 1-Expression nach IFN-α/β-Behandlung beobachtet. Der molekulare Defekt in der Interferonantwort ist nicht definiert worden.

Interferon-sensitive FLZ und der -resistente Subklon wurden in einem Maus-Tumormodell verglichen hinsichtlich der Wirkung von IFN-Therapie auf Tumorwachstum und Überlebensrate. Wiederholte Behandlung mit IFN-α/β nach Injektion der Tumorzellen führte zu einer dramatischen (ca. 100fach) Abnahme der FLZ im Peritoneum innerhalb von zwei bis vier Tagen. Die Behandlung mit Interferon vor Injektion von Tumorzellen war weit weniger wirksam. Bei subkutanen Tumoren war lokale Injektion von Interferon wirkungsvoller als i.p. Applikation. Sowohl hinsichtlich der Reduktion der Tumorzellen im Peritoneum wie auch hinsichtlich der Überlebensrate wurden zwischen IFN-sensitiven und -resistenten FLZ keine Unterschiede gemessen. Der resistente Phänotyp war stabil bei wiederholter Passage im

Tier, d. h., es erfolgte im Organismus keine Selektion auf den IFN-sensitiven Phänotyp.

Ein qualitativ gleiches Ergebnis erhielt man, wenn statt der FLZ die Lymphomlinie L_{1210} verwendet wurde. Hiervon gibt es eine Sublinie, die keinen Rezeptor für IFN-α/β expremiert und infolgedessen auf Interferon nicht reagiert. Der resistente Subklon und die sensitive Ausgangslinie wurden in einem i. p. Modell gleichermaßen durch Interferon gehemmt.

Es stellt sich natürlich die Frage nach dem Mechanismus der antitumoralen Aktivität. Die gleiche Sensitivität normaler und- resistenter Zellen auf IFN im Tier sprechen eindeutig gegen eine direkte zytostatische oder zytotoxische Wirkung. Zytotoxische T-Lymphozyten oder Makrophagen als Basis der antitumoralen Wirkung sind wenig wahrscheinlich, da weder Bestrahlung der Mäuse noch Behandlung mit einem anti-Lymphozytenserum oder Silika-Partikeln die Wirkung aufgehoben und FLZ außerdem schlechte „targets" für NK-Zellen sind. Desgleichen sprechen „adoptive transfer" Experimente gegen eine Zell-vermittelte Zytotoxizität noch ließ sich in der Peritonealflüssigkeit nach IFN-Behandlung ein extrazellulärer zytotoxischer Faktor nachweisen. Lokale Applikation von Interferonen bei subkutanen Tumoren führten zu einer Nekrose, ohne daß eine Infiltration mit Leukozyten erfolgte. Obwohl die antitumorale Wirkung in diesem Modell eindeutig indirekter Natur ist, läßt sie sich durch keines der gängigen Erklärungsschemata erfassen und bislang nicht erkannte Aktivitäten von Interferon, die eventuell erst in Kombination mit weiteren Cytokinen auftreten, müssen hier postuliert werden [35].

Zusammenfassung

Dieses Kapitel ist der Versuch, einen Überblick über den gegenwärtigen Stand der Interferonforschung zu geben, als Grundlage für nachfolgende Kapitel, in denen spezifischere Fragestellungen abgehandelt werden. Beschrieben wurden einerseits die Interferone „per se", d. h., die Biochemie und Molekularbiologie ihrer Struktur und Induktion und andererseits zwei ihrer wesentlichen biologischen Aktivitäten – die antivirale und die antiproliferative Wirkung. Sowohl die Breite dieses Forschungsgebietes wie auch der z. T. noch sehr fragmentarische Kenntnisstand machen eine inhaltliche Zusammenfassung dieses Kapitels schwierig. Stattdessen möchte ich versuchen, einige Fragestellungen für zukünftige Grundlagenforschung in diesen verschiedenen Gebieten zu entwickeln.

Die Beschreibung der Interferone „per se" ist am weitesten fortgeschritten, so daß hier wohl wenig grundlegend neue Erkenntnisse zu erwarten sind. Hiervon ausgenommen ist die Beschreibung der drei-dimensionalen Struktur der Interferone. Sehr viel unklarer ist allerdings der Wissensstand betreff der IFN-Induktion. Hier hat sich unser Verständnis von der Molekularbiologie des Induktionsvorgangs auf Ebene der DNA in den letzten Jahren wesentlich erweitert, es fehlt allerdings noch vollständig die Verbindung zwischen den biologischen Induzenten, z. B. Virus, dsRNA, LPS, und der eigentlichen Genregulation. Hierin beinhaltet ist die Frage nach der differentiellen Induktion von IFN-α und IFN-β bzw. den verschiedenen IFN-α-Subtypen, die sowohl vom Induzenten wie vom Zelltyp bestimmt wird wie auch die Frage nach den IFN-produzierenden Geweben in vivo.

Die Beschreibung der IFN-Rezeptoren ist zu diesem Zeitpunkt noch unvollständig und der Weg der Signalübertragung vom Rezeptor zum Zellkern ist unbekannt. Eine Anzahl IFN-induzierter Gene sind identifiziert worden und die Untersuchungen zum Mechanismus ihrer Induktion auf DNA-Ebene haben erhebliche Fortschritte gemacht. Bei der Mehrzahl der IFN-induzierten Gene muß allerdings die physiologische Bedeutung des entsprechenden Proteins für die IFN-Wirkung noch aufgeklärt werden.

Hinsichtlich der biologischen Aktiviäten von Interferon darf man wohl annehmen, daß die wesentlichen Aktivitätskomplexe, d.h. antiviral, antiproliferativ, immunregulatorisch, auf der Ebene ihrer Biologie erfaßt sind. Sehr fragmentarisch ist jedoch das Wissen von den Mechanismen dieser Aktivitäten und im Falle der antiproliferativen und differenzierungsmodulierenden Aktivität muß die Frage der physiologischen Bedeutung noch beantwortet werden. Mit der Aufklärung der dsRNA-aktivierten Translationskontrolle (2-5A-System, Proteinkinase-Pathway) ist ein antiviraler Mechanismus molekular charakterisiert worden. Gleichzeitig hat man jedoch erkannt, daß auch die antivirale Aktivität der Zelle eine Anzahl weiterer Mechanismen umfassen muß, deren Wirkungsweisen noch kaum verstanden sind; und mit einer ziemlichen Wahrscheinlichkeit sind gerade die Wirkungen von Interferon gegen klinisch relevante Viren, z.B. HSV, HBV, HPV, HIV, von den dsRNA-aktivierten Mechanismen unabhängig. Auch die Frage der relativen Bedeutung der direkten, zellulären antiviralen Aktivität im Gegensatz zu der indirekten, immunregulatorischen Aktivität bedarf der Aufklärung, da sie von Bedeutung für die therapeutische Anwendung der Interferone sein sollte.

Hinsichtlich der antiproliferativen Aktivität von Interferon sind einzelne, u.U. relevante Einzelbeobachtungen gemacht worden und das Fehlen eines Gesamtkonzepts ist wohl eher eine Reflektion des begrenzten Wissenstandes auf dem Gebiet der Zellwachstumskontrolle an sich. Von großem Interesse sind die Beobachtungen zur IFN-Induktion durch Wachstumsfaktoren, die der bislang konkreteste Hinweis auf eine Rolle von Interferon als endogene Wachstumsinhibitoren sind. Was zur Unterstützung dieser Hypothese allerdings noch fehlt sind experimentelle Belege für eine entsprechende IFN-Produktion in vivo in proliferierenden Geweben.

Abschließend sei noch ein Fragenkomplex erwähnt, der in diesem Kapitel nur kurz angesprochen wurde, aber mit Sicherheit in Zukunft größeres Interesse erfahren wird; die Wechselwirkung von Interferon mit anderen Cytokinen. Experimentell nachgewiesen sind synergistische Beziehungen zwischen IFN-α/β und IFN-γ einerseits und der Interferone mit Tumor Nekrose Faktor andererseits. Diese Synergismen wurden für alle wesentlichen Aktivitätsbereiche gefunden. Da diese Cytokine in vivo unter den gleichen Bedingungen (z.B. Virusinfektion), gebildet werden können, sollten diese Wechselwirkungen eine physiologische und ggf. auch therapeutische Relevanz haben.

Literatur

1. Baglioni C, Benedetti A, Williams G (1984) Cleavage of Nascent Reovirus mRNA by Localized Activation of the 2', 5'-Oligoadenylate-Dependent Endoribonuclease. J Virol 52:865–871
2. Balkwill FR (1985) Antitumour effects of interferons in animals. In: Finter NB, Oldham RK (eds) Interferon: In vivo and clinical studies. Elsevier Science Publishers, pp 23–45
3. Barlow DP, Randle BJ, Burke DC (1984) Interferon synthesis in the early post-implantation mouse embryo. Differentiation 27:229–235
4. Belardelli F, Vignaux F, Proietti E, Gresser I (1984) Injection of mice with antibody to interferon renders peritoneal macrophages permissive for vesicular stomatitis virus and encephalomyocarditis virus. Proc Natl Acad SCi 81:602–606
5. Belkowski CS, Sen GC (1987) Inhibition of vesicular stomatitis viral mRNA synthesis by interferons. J Virl 61:653–660
6. Benedetti A, Baglioni C (1984) Inhibition of mRNA binding to ribosomes by localized activation of dsRNA-dependent protein kinase. Nature 311:79–81
7. Benedetti A, Williams G, Comeau L, Baglioni C (1985) Inhibition of Viral mRNA Translation in Interferon-Treated L Cells Infected with Reovirus. J Virol 55:588–593
8. Besancon F, Silbermann F, Dron M, Tovey M, Thang MN, Bourgeade MF (1987) Relationship between Inhibition of Cell Growth and of Transferrin Receptor Expression by Interferon (IFN) Alpha: Studies in IFN-sensitive and IFN-resistant Daudi Cells. J. gen Virol 68:2647–2654
9. Brennan M, Stark G (1983) Interferon Pretreatment Inhibits Simian Virus 40 Infections by Blocking the Onset of Early Transcription. Cell 33:811–816
10. Bukowski J, Welsh R (1985) Interferon Enhances the Susceptibility of Virusinfected Fibroblasts to Cytotoxic T Cells. J Exp Med 161:257–262
11. Burke DC (1986) Interferon and cell differentiation. Br. J. Cancer 53:301–306
12. Burke DC, Shuttleworth J (1984) The control of interferon-alpha and interferon β gene expression. In: Friedman R (ed) Interferon: Mechanisms of production and action. Elsevier Science Publishers pp 85–111
13. Chatterjee S, Hunter E, Whitley R (1985) Effect of cloned human interferons on protein synthesis and morphogenesis of herpes simplex virus. J Virol 56:419–425
14. Chebath J, Benech P, Hovanessian A, Galabru J, Revel M (1987) Four Different Forms of Interferon-induced 2', 5'-Oligo (A) Synthetase Identified by Immunoblotting in Human Cells. J Biochem 262:3852–3857
15. Chebath J, Benech P, Hovanessian, Galabru J, Revel M (1987) Four Different Forms of Interferon-induced 2', 5'-Oligo (A) Synthetase Identified by Immunoblotting in Human Cells. J Biol Chem 262:3852–3857
16. Cayley PJ, Davies JA, McCullagh KG, Kerr I (1984) Inactivation of the ppp (A2'p)nA system and its prevention by interferon. Biochem Biophys Res Commun 140:165
17. Clemens MJ, McNurlan MA (1985) Regulation of cell proliferation and differentiation by interferons. J. Biochem 226:345–360
18. Collins J (1984) Interferon genes: gene structure and elements involved in gene regulation. In: Friedman R (ed) Interferon: Mechanisms of production and action. Elevier Science Publishers, pp 33–83
19. Czarniecki C, Fennie C, Powers D, Estell D (1984) Synergistic Antiviral and Antiproliferative Activities of Eschericia coli-Derived Human Alpha, Beta, and Gamma Interferons. J. Virol 49:490–496
20. Dinter H, Hauser H (1987) Superinduction of the human interferon-β promotor. EMBO J. 6:599–604
21. Domke I, Straub P, Jacobsen H, Kirchner H, Panet A (1985) Inhibition of replication of herpes simplex virus in mouse macrophages by interferons. J Gen Virol 66:2231–2236
22. Domke I, Straub P, Kirchner H (1986) Effect of interferon on replication of herpes simplex virus type 1 and 2 in human macrophages. J Virol 60:37–42

23. Einat M, Resnitzky D, Kimchi A (1985) Close links between reduction of c-myc expression by interferon and G0/G1 arrest. Nature 313:597–531

24. Einat M, Resnitzky D, Kimchi A (1985) Inhibitory effects of interferon on the expression of genes regulated by platelet-derived growth factor. Proc Natl Acad Sci 82:7608–7612

25. Etienne-Smekens M, Vandenbuscche P, Content J & Dumont JE (1983a) (2-5')oligoadenylate in rat liver; Modulation after partial hepatectomy. Proc Natl Acad Sci USA 80:4609–4613

26. Feduchi E, Carrasco L (1987) Adenovirus infection reverses the antiviral state induced by human interferon. FEBS Letters 214:153–157

27. Friedman R (1977) Antiviral Activity of Interferons. Bacteriol Rev 41:543–567

28. Friedman R, Manly S, McMahon M, Kerr I, Stark G (1984) Transcriptional and Post-transcriptional Regulation of Interferon-Induced Gene Expression in Human Cells. Cell 38:745–755

29. Friedman R, Pitha P (1984) The effect of interferon on membrane-associated viruses. In: Friedman RM (ed) Interferon: Mechanisms of production and action. Elsevier Science Publishers, pp 319–341

30. Friedman-Einat M, Revel M, Kimichi A (1982) Initial characterization of a spontaneous secreted interferon during growth and differentiation of Friend Erythroleukemia Cells. Mol Cell Biol 2:1472–1480

31. Gauldie J, Richards C, Harnish D, Lansdorp P, Baumann H (1987) Interferon $\beta2$/B-cell stimulatory factor type 2 shares identity with monocyte-derived hepatocyte-stimulating factor and regulates the major acute phase protein response in liver cells. (1987) Proc Natl Acad Sci 84:7251–7255

32. Goodbourn S, Maniatis T (1988) Overlapping positive and negative regulatory domains of the human β-interferon gene. Proc Natl Acad Sci 85:1447–1451

33. Gray PW, Goeddel DV (1982) Structure of the immune interferon gene. Nature 298:859

34. Greene JJ, Ts'O P (1986) Preferential Modulation of Embryonic Cell Proliferation and Differentiation by Embryonic Interferon. Exp Cell Res 167:400–406

35. Gresser I (1984) Role of interferon in resistance to viral infections in vivo. In: Vilcek J, De Maeyer E (eds) Interferon: Interferons and the immune system. Elsevier Science Publishers, pp 221–247

36. Gresser I (1985) How does Interferon Inhibit Tumor Growth? Academic Press, London

37. Grossberg S, Taylor J (1984) Interferon effects on cell differentiation. In: Friedman RM (ed) Interferon: Mechanisms of production and action. Elsevier Science Publishers, pp 299–317

38. Haller O (1981) Inborn resistance to orthomyxoviruses. Curr Top Microbiol Immunol 92:24–52

39. Haller O, Arnheiter H, Lindemann J, Gresser I (1980) Host gene influences sensitivity to interferon action selectively for influenza virus. Nature 283:660–662

40. Hayashi H, Tanaka K, Jay F, Khoury G, Jay G (1985) Modulation of the Tumorigenicity of Human Adenovirus-12-Transformed Cells by Interferon. Cell 43:263–267

41. Hearl W, Johnston M (1987) Accumulation of 2', 5'-Oligoadenylates in Encephalomyocarditis Virus-Infected Mice. J Virol 61:1586–1592

42. Hersh C, Brown R, Roberts W, Swyryd E, Kerr, Stark G (1984) Simian virus 40-infected, Interferon-treated Cells Contain 2', 5'-Oligoadenylates Which Do Not Activate Cleavage of RNA. J Biol Chem 259:1731–1737

43. Heyns A, Eldor A, Vlodavsky I, Kaiser N, Friedman R, Panet A (1985) The antiproliferative Effect of Interferon and the Mitogenic Activity of Growth Factors Are Independent Cell Cycle Events. Exp Cell Res 161:297–306

44. Hilfenhaus J, Polastri GD (1985) Antiviral effects of interferons in animals. In: Finter, NB, Oldham RK (eds) Interferon: In Vivo and clinical studies. Elsevier Science Publishers, pp 1–21

45. Issacs A, Lindenmann J (1957) Virus interference 1. The interferon. Proc R Soc B 147, 258
46. Jacobsen H (1986) Interferons and antiviral activity. Drug Rs 36:512–516
47. Johnston M, Torrence P (1984) The role of interferon-induced proteins, double-stranded RNA and 2', 5'-oligoadenylate in the interferon-mediated inhibition of viral translation. In: Friedman, RM (ed) Interferon: Mechanisms of production and action. Elsevier Science Publishers, pp 190–297
48. Jonak GJ, Knight E (1984) Selective reduction of c-myc mRNA in Daudi cells by human β interferon. Proc Natl Acad Sci 81:1747–1750
49. Katze M, DeCorato D, Safer B, Galabru J, Hovanessian A (1987) Adenovirus VAI RNA complexes with the 68000 M_r protein kinase to regulate its autophosphorylation and activity. EMBO J 6:689–697
50. Keller AD, Maniatis T (1988) Identification of an inducible factor that binds to a positive regulatory element of the human β-interferon gene. Proc Natl Acad Sci 85:3309–3313
51. Kimchi A (1987) Autocrine interferon and the suppression of the c-myc nuclear oncogene. Interferon 8:85–110
52. Krause D, Silverman RH, Jacobsen H, Leisy SA, Dieffenbach CW & Friedman RM (1985b) Regulation of ppp(A2'p)nA-dependent RNAse levels during interferon treatment and cell differentiation. Eur J Biochem. 611–615
53. Krug RM, Shaw M, Broni B, Shapiro G, Haller O (1985) Inhibition of influenza virus mRNA synthesis in cells expressing the interferon-induced Mx Gene product. J. Virol. 50:201–206
54. Langer J, Pestka S (1985) Structure of Interferons. Pharmac Terh 27:371–401
55. Lundblad D, Lundgren E (1981) Block of a Glioma Cell Line in S by Interferon (1981) Int J. Cancer 27:749–754
56. Maheshwari R, Husain M, Friedman R (1983) Low Infectivity of Vesicular Stomatitis Virus (VSV) Particles Released from Interferon-Treated Cells is Related to Glycoprotein Deficiency. Biochem Biophy Res Com 117:161–168
57. Mark D, Lu SD, Creasey A, Yamamoto R, Lin LS (1984) Site-specific mutagenesis of the human fibroblast interferon gene. Proc Natl Acad Sci 81:3662–5666
58. Mittnacht S, Straub P, Kirchner H, Jacobsen H (1988) Interferon Treatment Inhibits Onset of Herpes Simplex Virus Immediate- Early Transcription. Virol 164:201–210
59. Moore RN, Larsen HL, Horhov PW, Rouse BT (1984) Endogenous regulation of macrophage proliferative expansion by colony-stimulating factor-induced interferon. Science 223:178–181
60. Moritz T, Kirchner H (1986) The Effect of Interferons on Cellular Differentiation. Blut 53:361–370
61. Nilsen TW, Baglioni C (1979) Mechanism for discrimination between viral and host mRNA in interferon-treated cells. Proc Natl Acad Sci USA 76:2600–2604
62. Ohlsson M, Feder J, Cavalli-Sforza LL, von Gabain A (1985) Close linkage of alpha and β interferons and infrequent duplication of β interferon in humans. Proc Natl Acad Sci 82:4473–4476
63. Ortaldo J, Herberman R, Harvey C, Osheroff P, Yu-Ching E, Kelder B, Pestka S (1984) A species of human alpha interferon that lacks the ability to boost human natural killer activity. Proc Natl Acad Sci 81:4926–4929
64. Otto B (1985) Recombinant Human Interferons. Arzneim.-Forsch./Drug Res 35:1750–1752
65. Pfeffer L, Donners D, Tamm I (1987) Interferon-Alpha Down-regulates Insulin Receptors in Lymphoblastoid (Daudi) Cells. J of Biol Chem Vol 262:3655–3670
66. Proietti E, Gessani S, Belardelli F, Gresser I (1986) Mouse Peritoneal Cells Confer an Antiviral State on Mouse Cell Monolayers: Role of Interferon. J Virol 57:456–463
67. Rehberg E, Kelder B, Hoal E, Pestka S (1982) Specific Molecular Activities of Recombinant and Hybrid Leukocyte Interferons. J Biol Chem 257:11497–11502
68. Resnitzky D, Yarden A, Zipori D, Kimchi A (1986) Autocrine β-Related Interferon Con-

trols c-myc Suppression and Growth Arrest during Hematopoietic Cell Differentiation. Cell 46:31–40
69. Revel M, Chebath J (1986) Interferon-activated genes. TIBS 11:166–170
70. Rice A, Kerr I (1984) Interferon-Mediated, Double-Stranded RNA-Dependent Protein Kinase is Inhibited in Extracts from Vaccinia Virus-Infected Cells. J Virol 50:229–236
71. Rice A, Roberts W, Kerr I (1984) 2-5A Accumulates to High Levels in Interferon-Treated, Vaccinia Virus-Infected Cells in the Absence of Any Inhibition of Virus Replacation. J Virol 50:220–228
72. Richard L, Panniers V, Clemens M (1981) Inhibition of Cell Division by Interferon: Changes in Cell Cycle Characteristics and in Morphology of Ehrlich Ascites Tumor Cells in Culture. J Cell Sci 48:259–279
73. Schellekens H, Smiers-de Vreede E, de Reus A, Dijkema R (1984) Antiviral Activity of Interferon in Rats and the Effect of Immune Suppression. J. Gen Virol 65:391–396
74. Schellekens H, Weimar W, Cantell K, Stitz L (1979) Antiviral effect of interferon in vivo may be mediated by the host. Nature 278:742
75. Sehgal PB, Pfeffer LM, Tamm I (1982) Interferon and Its Inducers In: Carme PE, Calicuin LA (eds) Viral Infect, pp 205–311.
76. Sekiya S, Tomita Y, Chen H-Y, Kawata M, Oosaki T, Kuwata T, Takamizawa H (1987) Sensitivity of human germ-cell-tumor cell lines to human interferons. Differentiation 33:266–269
77. Sen G (1984) Biochemical Pathways in Interferon-Action. Pharmac Ther 24:235–257
78. Shiroki K, Toth M (1988) Activation of the Human Beta Interferon Gene by the Adenovirus Type 12 E1B Gene. J. Virol 62:325–330
79. Sreevalsan T (1984) Effects of interferons on cell physiology. In: Friedman RM (ed) Interferon: Mechanisms of production and action. Elsevier Science Publishers, pp 343–387
80. Staeheli P, Haller O, Boll W, Lindenmann J, Weissmann C (1986) Mx Protein: Constitutive Expression in 3T3 Cells Transformed with Cloned Mx cDNA Confers Selective Resistance to Influenza Virus. Cell 44:147–158
81. Straub P, Domke I, Kirchner H, Jacobsen H, Panet A (1986) Synthesis of herpes simplex virus proteins and nucleic acids in interferon-treated macrophages. Virol 150:411–418
82. Takikawa O, Kuroiwa T, Yamazaki F, Kido R (1988) Mechanism of Interferon-Gamma Action. J Biol Chem 4:2041–2048
83. Taylor-Papadimitriou J (1984) Effects of interferons on cell growth and function. In: Billiau A (ed) Interferon: General and applied aspects. Elsevier Science Publishers, pp 139–165
84. Twu JS, Lee CH, Lin PM, Schloemer RH (1988) Hepatitis B virus suppresses expression of human β-interferon. Proc Natl Acad Sci 85:252–256
85. Vilcek J (1984) Interferon production and its regulation. In: Friedman (ed) Interferon: Mechanisms of production and action. Elsevier Science Publishers, pp 1–10
86. Vilcek J, Kelker H, Le J, Yip YK (1985) Structure and Function of Human Interferon-Gamma. In: Ford R, Maizel A (eds) Mediators in Cell Growth and Differentiation. Raven Press, New York, pp 299–313
87. Weber H, Valenzuela D, Lubjber G, Gubler M, Weissmann C (1987) Single amino acid changes that render human IFN-alpha 2 biologically active on mouse cells. EMBO J. 6:591–598
88. Whitaker-Dowling P, Youngner J (1983) Vaccinia Rescue of VSV from Interferon-Induced Resistance: Reversal of Translation Block and Inhibition of Protein Kinase Activity. Virology 131:128–136
89. Wussow v P, Jakschies D, Hochkeppel HK, Fibich C, Penner L, Deicher H (1990) The human intracellular Mx-homologous protein is specifically induced by type-I-Interferons. Eur J Immun (in press)
90. Yasukawa K, Hirano T, Watanabe Y, Muratani K, Matsuda T, Nakai S, Kisimoto T (1987) Structure and expression of human β cell stimulatory factor-2 (BSF-2/IL-6) gene. EMBO J 6:2939–2945

91. Zawatzky R, Gresser I, DeMaeyer E, Kirchner H (1982) Role of IFN in the resistance of C57BL/6 mice to different doses of HSV type 1. J Infect Dis 146:405–410
92. Zilberstein A, Ruggeiri R, Korn JH, Revel M (1986) Structure and expression of cDNA and genes for human interferon-beta-2, a distinct species inducible by growth-stimulatory cytokines. EMBO J. 5:2529–2537
93. Zoon K, Arnheiter H (1984) Studies of the Interferon Receptors. Pharmac Ther 24:259–278
94. Zullo J, Cochran B, Huang A, Stiles C (1985) Platelet-Derived Growth Factor and Double Stranded Ribonucleic Acids Stimulate Expression of the Same Genes in 3T3 Cells. Cell 43:793–800

Proteinchemie der Interferone

B. OTTO

Einleitung

Im Kapitel von H. Jacobsen wurde die Einteilung der Interferone in 3 Klassen, die Interferone-α, Interferon-β und Interferon-γ, bereits vorgestellt. Alle in seinem Kapitel erwähnten menschlichen Interferone sind zumindestens auf der DNS-Ebene, von der sich die Aminosäuresequenz ablesen läßt, charakterisiert worden. Mit Ausnahme einiger weniger Interferone der α-Klasse sind diese Interferone gentechnologisch in verschiedenen Produktionssystemen wie Bakterien-, Hefe- oder Säugetierzellen exprimiert und von diesen Zellen ausgehend in großen Mengen und in großer Reinheit hergestellt worden und somit einer Charakterisierung als Protein zugänglich geworden. Zusätzlich zu den gentechnologisch hergestellten Interferonen, „rekombinante" Interferone genannt, sind auch Interferon-α, das β- und das γ-Interferon, aus menschlichen Zellkulturen isoliert und im weiteren Verlauf als „natürliche" Interferone bezeichnet, in hochreiner Form gewonnen und biochemisch charakterisiert worden.

Die Proteinchemie der Interferone, die sich im wesentlichen auf menschliche Interferone beschränken soll, wird in diesem Kapitel nicht klassenweise, sondern für alle Interferone zusammen nach folgenden Kriterien abgehandelt:
1. Primärstruktur
2. Sekundärstruktur
3. Modifikation
4. Molekulare Organisation
5. Expression und Reinigung
6. Proteindesign
7. Strukturanalyse
8. Mahnende Worte

Primärstruktur

Die Primärstruktur von Interferonen, die Aminosäuresequenz, wurde zunächst für alle Interferone von der Sequenz der Nukleotide der entsprechen-

Tabelle 1. Biochemische Eigenschaften der menschlichen Interferone

Inter-feron	Größe (Amino-säuren)	isoelek-trischer Punkt	Anzahl der Cysteine	Anzahl interner Disulfid-brücken	Glykosylie-rungs-stellen	Molekulare Organi-sation	Molekulargewicht Kilodaltons −/+ Glykosylierung
α	165–166	5,8	4	2	–	Monomer	20/–
β	165	7,5	3	1	1	Monomer	20/25
γ	143	10	–	–	2	Dimer	35/40–50

den DNS abgeleitet. Diese abgeleiteten Sequenzen wurden für alle auf Prote-inebene untersuchten Interferone durch eine Sequenzierung des Aminotermi-nus-Beginn des Proteins- und des Carboxylendes sowie Charakterisierung von internen Sequenzen bestätigt. Aus diesen Sequenzen lassen sich verschie-dene Eigenschaften der Interferone ablesen (Tabelle 1.)

Interferone sind verhältnismäßig kleine Proteine mit einer Länge von 165 oder 166 Aminosäuren für das Interferon-α und das Interferon-β sowie 143 Aminosäuren für das Interferon-γ. Biochemische und biologische Analysen haben die Stabilität für das Interferon-α und das Interferon-β gegenüber einer Behandlung mit Säuren oder ionischen Detergentien ergeben, die für das In-terferon-γ nicht gilt.

Die isoelektrischen Punkte (IP) der Interferone-α, -β und -γ liegen bei pH 5,8; 7,5 und 10. Das Interferon-γ mit einem IP von 10 ist also ein sehr basi-sches Protein, was Konsequenzen für die Formulierung hat.

Interferon-β ist ein stark hydrophobes Protein, während die Interferone-α und das γ-Interferon als hydrophile Proteine charakterisiert werden. Diese unterschiedlichen Eigenschaften werden bei der Reinigung durch chromato-graphische Verfahren ausgenutzt. Die Schwierigkeiten, ein hydrophobes Pro-tein wie das Interferon-β zu renaturieren oder für eine Strukturanalyse zu kri-stallisieren, werden später diskutiert.

Bis auf das Interferon-γ enthalten alle Interferone Cysteine, die unter Aus-bildung von internen Disulfidbrücken die Stabilität und die Sekundär- und Tertiärstruktur eines Proteins beeinflussen. Ein freies Cystein erhöht die Oxi-dationsempfindlichkeit eines Proteins und stellt erhöhte Anforderungen an die Formulierung. Die Interferone-α enthalten einheitlich Cysteine in den Po-sitionen 1, 29, 99 und 139, die intern zwei Disulfidbrücken ausbilden.

Das Interferon-β besitzt Cysteine in den Positionen 17, 31 und 141, bildet intern eine Disulfidbrücke aus und verbleibt mit einem freien Cystein in Po-sition 17. In rekombinantem Interferon-β ist dieses freie Cystein in einigen Präparaten durch die Aminosäure Serin ersetzt worden, um die Oxidations-empfindlichkeit zu eliminieren.

Das Interferon-γ ist frei von Cysteinen. In der Entwicklung dieses rekom-binanten Interferons wurde zunächst ein Protein hergestellt, das am Amino-terminus drei zusätzliche Aminosäuren Cystein, Tyrosin und Cystein trägt und somit 146 Aminosäuren lang ist. Diesen Irrtum, glücklicherweise ohne

Konsequenz, möchte ich erläutern. Alle natürlichen Interferone werden in spezialisierten Zellen in Form eines Vorläuferproteins synthetisiert; dem sogenannten reifen Interferon, das zum Beispiel an den Rezeptor bindet, geht eine hydrophobe „leader-Sequenz" von 23 Aminosäuren voraus, die für die Sekretion des Interferons aus den Produzentenzellen notwendig ist und bei diesem Sekretionsvorgang abgespalten wird. Wird ein rekombinantes Interferon in Bakterienzellen produziert, so enthält das entsprechende Gen diese „leader-Sequenz" nicht, da in Bakterienzellen der Enzymapparat für die Abspaltung fehlt. Ohne Kenntnis der Aminosäuresequenz am Aminoterminus des natürlichen Interferon-γ war auf DNS Ebene nicht klar, wo die „leader-Sequenz" aufhört und das reife Interferon-γ beginnt. In Analogie zum Interferon-α entschied man sich für eine „leader-Sequenz" von 20 und für das Interferon-γ von 146 Aminosäuren. Erst die später mögliche Sequenzierung des natürlichen Interferon-γ korrigierte diese Überlegungen und charakterisierte dieses Interferon als ein Protein mit 143 Aminosäuren, das kein Cystein enthält. Da die zusätzlichen 3 Aminosäuren weder die biologische Aktivität beeinflussen noch eine mögliche Antigenität hervorrufen, ist dieses längere Interferon-γ dem korrekten völlig gleichwertig. Diesen ausführlichen historischen Exkurs habe ich deshalb unternommen, weil diese Befunde anfangs unter Molekularbiologen für Verwirrung gesorgt haben, die sich unnötigerweise in die Klinik fortsetzen könnte, wenn unterschiedliche Präparate dieses Proteins eingeführt werden. Ein Unterschied, der jedoch wegen der Gleichwertigkeit der Proteine bedeutungslos ist.

Sekundärstruktur

Für Proteine können auf Grund der Aminosäuresequenz Wahrscheinlichkeitsberechnungen für die Verteilung von Sekundärstrukturmerkmalen wie α-Helices, β-Sheetstrukturen und „Turns" durchgeführt werden. Für alle Interferone konnte sowohl durch solche Berechnungen als auch durch direkte biophysikalische Messungen ein hoher α-helikaler Anteil von über 60% festgestellt worden.

Die im vorhergehenden Abschnitt erwähnten Disulfidbrücken für die Interferone-α und das Interferon-β werden hier ausführlicher diskutiert, auch wenn ihre Existenz noch stärker die bisher unbekannte Tertiärstruktur beeinflussen sollte. In den Interferonen-α bilden die Cysteine in den Positionen 1 und 99 eine interne Disulfidbrücke aus, die für die biologische Aktivität ohne Bedeutung ist. Dagegen ist die Dusulfidbrücke der Cysteine in den Positionen 29 und 139 essentiell für die biologische Aktivität und bestimmt damit wohl auch die räumliche Anordnung dieser Interferone. Das Interferon-β besitzt ein austauschbares Cystein in Position 17; die Disulfidbrücke zwischen den Cysteinen in den Positionen 31 und 141 ist notwendig für Aktivität und Struktur.

Modifikation

Interferone sind teilweise durch Glykosylierungen modifiziert. Diese Modifizierung gilt bei den Interferonen-α nur für einige Subtypen; die Mehrzahl dieser Interferone hat keine Kohlenhydratseitenketten.

Dagegen sind das Interferon-β und -γ in natürlicher Form durch Glykosylierungen modifiziert mit unterschiedlichem Einfluß auf Löslichkeitsverhalten und biologische Aktivität verglichen mit nichtmodifizierten, rekombinanten Interferonen. Das Interferon-β ist in der Position 80 an der Aminosäure Asparagin N-glykosidisch modifiziert. Da in Position 82 die Aminosäure Methionin gefunden wird, entspricht dies der Konsenssequenz für eine derartige Glykosylierung. Die Zuckerreste sind bekannt und tragen zu einer Vergrößerung des Molekulargewichtes unter denaturierenden Bedingungen von 20 auf 25000 daltons bei. Ob diese Modifizierung für die biologische Aktivität des Interferon-β notwendig ist, ist schwer zu beantworten, da die Modifizierung das Löslichkeitsverhalten dieses Proteins stark beeinflußt; nicht modifiziertes rekombinantes Interferon-β ist unter physiologischen Bedingungen schwer zu formulieren und löslich zu halten.

Das Interferon-γ besitzt zwei potentielle Asparagine in den Positionen 25 und 97, denen in einem Abstand von 2 Aminosäuren jeweils ein Threonin (Position 27) beziehungsweise ein Serin (Position 99) folgen (Abb. 1), an denen in der Tat das natürliche Interferon-γ N-glykosidisch modifiziert ist. Auch hier führt die Modifizierung zu veränderten Molekulargewichten: Von 18 auf 20 bei einfacher und 25.000 daltons bei zweifacher Glykosylierung, wobei bei einfacher Glykosylierung immer das Asparagin in Position 27 be-

```
Gln Asp Pro Tyr Val Lys Glu Ala Glu Asn Leu Lys Lys Tyr Phe Asn Ala Gly His Ser

Asp Val Ala Asp Asn Gly Thr Leu Phe Leu Gly Ile Leu Lys Asn Trp Lys Glu Glu Ser

Asp Arg Lys Ile Met Gln Ser Gln Ile Val Ser Phe Tyr Phe Lys Leu Phe Lys Asn Phe

Lys Asp Asp Gln Ser Ile Gln Lys Ser Val Glu Thr Ile Lys Glu Asp Met Asn Val Lys

Phe Phe Asn Ser Asn Lys Lys Lys Arg Asp Asp Phe Glu Lys Leu Thr Asn Tyr Ser Val

Thr Asp Leu Asn Val Gln Arg Lys Ala Ile His Glu Leu Ile Gln Val Met Ala Glu Leu

Ser Pro Ala Ala Lys Thr Gly Lys Arg Lys Arg Ser Gln Met Leu Phe Arg Gly Arg Arg

Ala Ser Gln
```

Abb. 1 Aminosäuresequenz des menschlichen Interferon-γ. Die beiden geschlossenen Pfeile zeigen die Glykosylierungsstellen, der offene Pfeil die proteaseempfindliche Stelle an

vorzugt wird. Die Modifizierung beeinflußt weder das hydrophile Interferon-γ im Löslichkeitsverhalten noch biologische Aktivitäten wie die antivirale oder antiproliferative Aktivität; dagegen zeigt sich eine Abhängigkeit bei der Fähigkeit, Makrophagenvorläufer zur Differenzierung zu aktivieren. Allgemein muß man davon ausgehen, daß die Modifizierung die Stabilität des Interferon-γ erhöht, auch wenn ein direkter Vergleich in der Pharmakokinetik bisher fehlt. Monoklonale Antikörper gegen rekombinantes, nicht modifiziertes und natürliches, modifiziertes Interferon-γ diskriminieren diese beiden Interferone. Es ist jedoch noch offen, inwieweit diese Diskriminierung nur die Präsenz der Zuckerseitenketten oder eine mögliche unterschiedliche Struktur anspricht. Klinische Versuche zeigen keine unterschiedliche Antigenität an.

Molekulare Organisation

Die Interferone-α und das Interferon-β liegen in einer monomeren Organisation vor. Unterschiede im Molekulargewicht des Interferon-β ergeben sich ausschließlich durch die erwähnte Modifizierung. Das Interferon-γ ist als ein dimeres Protein mit zwei identischen Untereinheiten organisiert. Das Molekulargewicht unter nativen Bedingungen läßt auf ein globuläres, kompaktes Protein schließen. Unter diesen Bedingungen zeigt das rekombinante Interferon-γ ein Molekulargewicht von 35 000 daltons; das natürliche Interferon-γ bewegt sich, bedingt durch unterschiedlich starke Glykosylierung und auch Verkürzungen am Carboxylende sehr heterogen in einem Molekulargewichtsbereich von 40 bis 50 000 daltons.

Expression und Reinigung

Prinzipiell können alle Interferone als rekombinante Proteine in den drei potentiellen Produktionssystemen Bakterien-, Hefe- und Säugetierzellen exprimiert werden, wobei aus ökonomischen Gründen das System Bakterienzellen immer erste Wahl ist. Diese erste Wahl verbietet sich jedoch dann, wenn eine Modifizierung wie die Glykosylierung notwendig ist, weil Bakterienzellen dieses Enzymsystem nicht besitzen, oder wenn die Reinigung der Interferone aus diesen Zellen unmöglich ist. Alle rekombinanten Interferone präzipitieren wie andere rekombinante Proteine bei hohen Expressionsraten in Bakterienzellen. Sie müssen mit individuellen Techniken in die richtige Struktur rückgefaltet und in hochreiner Form dargestellt werden. Während das Hochreinigen durch bekannte Verfahren kein Problem darstellte, mußten für die Rückfaltungstechniken, die wiederum jedem Interferon individuell angepaßt werden mußten, neue Strategien und Verfahren entwickelt werden. Diese Probleme der Proteinchemie sind für die Interferone-α und das Interferon-γ gelöst worden. Um nur zwei Schwierigkeiten zu nennen: Die Interferone-α können so rückgefaltet werden, daß sich die richtigen, essentiellen Disulfidbrücken ausbilden; das Interferon-γ konnte trotz stark basischen Charakters in die richtige, biologisch voll aktive Form renaturiert werden. Das Interferon-β dagegen ist wegen der Rückfaltungsschwierigkeiten aus Bakterienzellen nur sehr schwer zu gewinnen. Der stark hydrophobe Charakter und eine diese Eigenschaft mildernde, aber hier fehlende Glykosylierung haben dazu geführt, dieses Interferon aus Säugetierzellkulturen zu gewinnen.

Trotz biophysikalischer, biologischer und immunologischer Analytik konnte wegen fehlender Strukturkenntnisse nicht ausgeschlossen werden, daß die Struktur der rekombinanten Interferone aus Bakterienzellen nicht völlig identisch mit den natürlichen Interferonen war und deshalb antigen sein könnte. Das gilt in gleichem Maße jedoch auch für natürliche Interferone, die aus menschlichen Säugetierzellkulturen isoliert werden und im Laufe der Aufreinigung nicht verfolgbare Konformationsveränderungen erleiden könnten. Eine Antwort auf mögliche Antigenität der rekombinanten und natürlichen Interferone kann nur der klinische Versuch geben.

Proteindesign

Unter dem verheißungsvollen Namen Proteindesign verstehen wir die gezielte Veränderung eines Proteins, die im Falle der Interferone zu einer Optimierung der Aktivitäten oder der Stabilität führen sollte. Bis auf eine Ausnahme sind wir bisher weit von diesen ehrgeizigen Zielen entfernt, weil die Voraussetzung dafür, die Kenntnis der Tertiär-Struktur, fehlt.

Die erwähnte Ausnahme ist der Austausch des Cysteins in Position 17 im Interferon-β durch ein Serin, wodurch die Oxidationsempfindlichkeit herausgenommen, die Formulierung einfacher sowie die langfristige Stabilität erhöht wird.

Neben dem internen Aminosäureaustausch sind vorwiegend Versuche unternommen worden, in denen die Bedeutung des Aminoterminus und des Carboxylendes untersucht wurden. Diese Fragen sind aktuell, da das natürliche Interferon-α um 10 Aminosäuren am Carboxylende verkürzt ist und beim natürlichen Interferon-γ[6] verschiedene Populationen gefunden wurden, die ebenfalls am Carboxylende Verkürzungen aufweisen. Diese Verkürzungen beeinflussen die biologische Aktivität noch nicht. Das Interferon-γ besitzt jedoch eine proteaseempfindliche Stelle am stark basischen Carboxylende (Abb. 1) mit drastischen Konsequenzen für die Aktivität. Durch Herstellung gentechnologisch verkürzter Interferon-γ-Proteine konnte gezeigt werden, daß die Herausnahme der letzten 10 Aminosäuren das Interferon-γ stabilisiert, daß jedoch ein um 15 Aminosäuren verkürzter Interferon-γ alle biologischen Aktivitäten verliert; diese Verkürzung entspricht einem Interferon-γ nach Proteasebehandlung. Diese Proteaseempfindlichkeit könnte die geringe Halbwertszeit des Interferon-γ erklären.

Strukturanalyse

Aus vielen Gründen sollte die Struktur der Interferone aufgeklärt werden. Eine mögliche Antigenität, Fragen der Funktion und ein gezieltes Proteindesign können nur geklärt, beantwortet und durchgeführt werden, wenn die Struktur der Interferone bekannt ist.

Der Weg dahin führt nur über die Kristallisation mit einer folgenden Röntgenstrukturanalyse, weil einfachere Verfahren wegen der Größe der Interferonproteine ausscheiden. Um Proteine zu kristallisieren müssen sie in hochreiner, einheitlicher Form konzentriert werden. Aus Gründen, die sich in den vorhergehenden Abschnitten finden lassen, konnten bisher nur das Interferon-α und das -γ kristallisiert werden. Auch wenn das Interferon-α kristallisiert werden konnte, erfüllen diese Kristalle nicht alle Kriterien für eine erfolgreiche Strukturanalyse. Für das Interferon-γ sieht die Situation günstiger aus: Ein um 5 Aminosäuren am Carboxylende verkürztes Protein liegt in einer allen Erfordernissen entsprechenden Kristallform vor. Gleichwertige Kristalle des kompletten Interferon-γ (Abb. 2) mit der erforderlichen Größe, Auflösung und Ordnung konnten gewonnen werden, so daß die Hoffnung auf eine baldige Strukturaufklärung besteht.

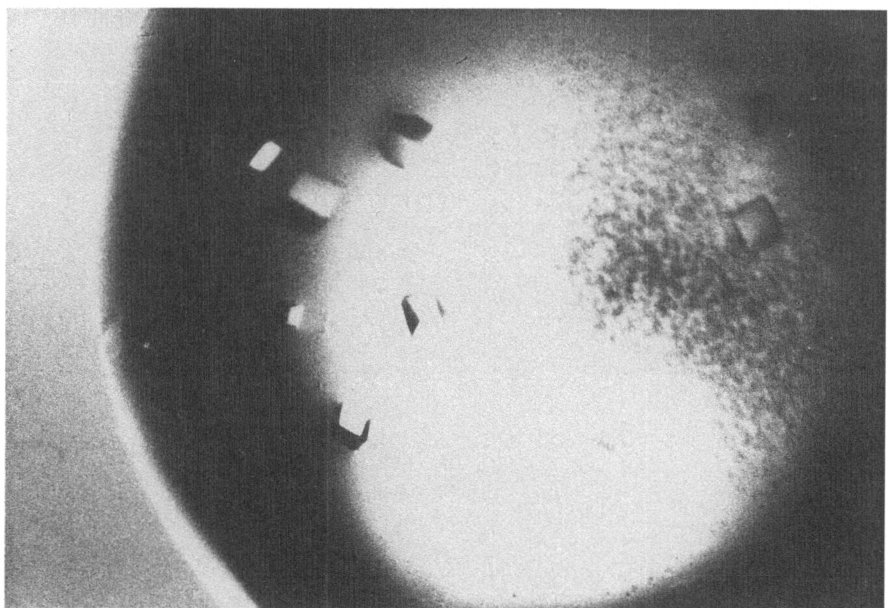

Abb. 2. Interferon-γ Kristall vom kompletten, menschlichen Interferon-γ; 25fach vergrößert (mit freundlicher Genehmigung durch O. Slodowski, B. Schöne, J. Hecht, D. Schomburg und B. Otto)

Mahnende Worte

Interferone sind als körpereigene Proteine biologisch hochaktiv und werden in unserem Körper sicherlich aus gutem Grund nur in geringen Mengen produziert, in geringen Konzentrationen transportiert und wirken auch bei niedriger Konzentration. Auf Grund der systemischen Applikation werden Interferone in unphysiologisch hohen Konzentrationen verabreicht. Neben den gelösten Schwierigkeiten der Rückfaltung und Reinigung stellte diese hohe Konzentration neue Anforderungen an die Formulierung der Interferone, die zu einer möglichen Antigenität beitragen könnte. Inwieweit diese Befürchtungen berechtigt sind, wird an anderer Stelle in diesem Buch diskutiert werden. Eine bessere Applikationsform, die einen lokaleren Einsatz ermöglicht, oder auch die Erkenntnis, daß diese hochaktiven Interferone auch bei niedrigen Konzentrationen gleichwertig oder sogar besser wirken, könnte diese Befürchtungen zerstreuen.

Weiterführende Literatur

1. Kirchner H., Schellekens H (1984) The Biology of the Interferon System. Elsevier Science Publishers, Amsterdam New York Oxford
2. Pestka S (1986) Interferons, in Methods in Enzymology Vol 119. Academic Press, Orlando et al.

Die Stellung der Interferone in der Zytokinkaskade

F. HERRMANN

Zytokine

Die während einer Entzündungsreaktion, spezifischen Immunantwort, Regulation der Blutzellneubildung und der Abwehr zellulärer Transformation ablaufenden interzellulären Kommunikationssignale werden durch lösliche Messenger-Moleküle, die sogenannten Zytokine, koordiniert (Abb. 1). Es handelt sich hierbei um zumeist glykosylierte Polypeptide, die als lösliche Produkte von Zellen des Immunsystems bzw. des hämatopoetischen Systems (Tabelle 1) ihre Targetzellen auf endokrinem, parakrinem oder autokrinem Wege erreichen und in deren funktionelles Repertoire aktivierend oder supprimierend eingreifen. In aller Regel werden Zytokine im Organismus nicht konstitutiv produziert, vielmehr bedarf ihre Sekretion induktiver Signale. Die Induktion folgt dabei zumeist einem 2-Signal-Modell, wobei das erste Signal

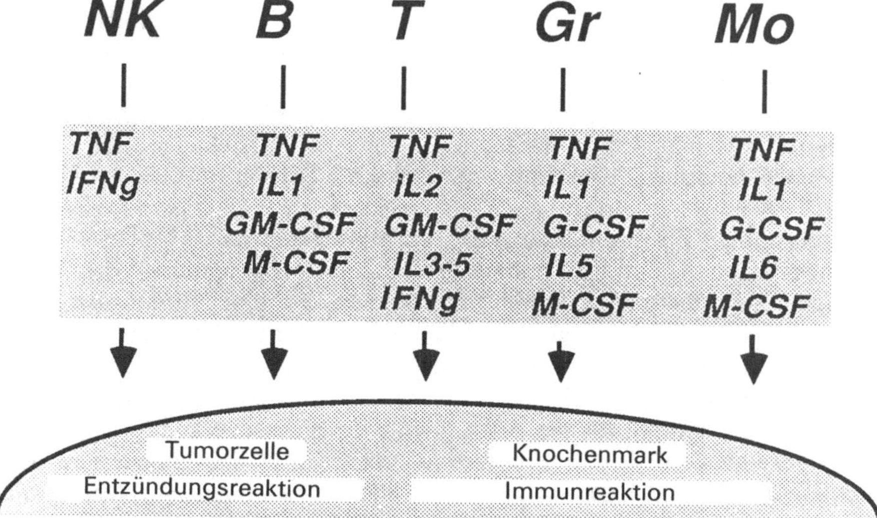

Abb. 1. Zytokine als Informationsüberträger zwischen Effektorzellen (NK-Zellen, B-Lymphozyten, T-Lymphozyten, Granulozyten, Monozyten) und Zielorganen (Tumorzellen, Knochenmark, Entzündungsreaktion, Immunantwort)

Tabelle 1. Zytokine

Molekül	Synonym	Chromosom	mRNA (kb)	MG (kD)	Sekretion
multi-CSF	IL 3	5q	1	14–28	e, p*
GM-CSF	CSF-α	5q21–32	1	14–35	e
G-CSF	CSF-β	17q11–22	1,6	18–22	e, p
M-CSF	CSF-1	5q33	1,5–4,5	36–90	e, a
EPO		7q11–22	1,6	34–39	e
IL 1-α	Hemopoietin-1	2q14	2,2	31, 17	e, p, a
IL 1-β		2q14	1,6	31, 17	e, p, a
IL 2	TCGF	4p	1,0	15	e, p, a
IL 3					
IL 4	BSF-1	5q	0,9	15–20	e, p, a
IL 5	BCGF-II, TRF	5q	1,7	12–18	e, p
IL 6	INF-β_2, BSF$_2$	7q	1,3	24	p
TNF-α	Cachectin	6p23	1,6	17	e, p, a
Lymphotoxin	TNF-β	6p23	1,4	25	p
IFN-γ	type-II IFN	12	1,7	15–45	p
IFN-α	type-I IFN	9p13–21	1,0	15–24	p
IFN-β_1	type-I IFN	9p22	0,9	20	e, p

* e = endokrin, p = parakrin, a = autokrin.

(priming agent) eine antigene Stimulation darstellt. Das zweite Signal (synergizing agent) wird von induktiven Zytokinen vermittelt [54] (Abb. 2). Es ist zunehmend klar geworden, daß die Aktivitäten von Zytokinen pleiotrop und nur mit wenigen Ausnahmen funktions- und zellspezifisch sind. Die ursprüngliche Hypothese „eine Produzentenzelle, ein Zytokin, eine Targetzelle" entspricht nicht der biologischen Realität. Zytokine agieren vielmehr in einem integrierten kaskadenartig ablaufenden Netzwerk, ähnlich dem des Gerinnungs- oder Komplementsystems. Fokus dieses Übersichtsartikels ist, Beitrag und Stellenwert der Interferone in diesem Netzwerk zu charakterisieren, wobei insbesondere die Interaktion von T-Lymphozyten und Monozyten/Makrophagen (Abb. 3) und ihre Funktionsmodulation beleuchtet werden soll.

Einige der in den letzten Jahren untersuchten Zytokine wurden ursprünglich auf der Basis ihrer biologischen Aktivität, zumeist im Zusammenhang mit ihrer Rolle in der Wirtabwehr gegen Pathogene (antivirale Aktivität oder Antitumoraktivität) identifiziert und benannt. So wurden die Interferone ursprünglich als Faktoren für die virale in vitro-Interferenz erkannt [26]. Später konnte gezeigt werden, daß Interferone Proliferation, Differenzierung und funktionelle Aktivität einer Vielzahl von Zellen verschiedenen Ursprungs regulieren. Insbesondere erscheinen die Interferone sowohl unter physiologischen wie pathologischen Bedingungen als bedeutende Regulation der Blutzellneubildung, des Zellenergiehaushaltes sowie der Wirtabwehr, vor allem als Träger der nicht-adaptiven Resistenz gegenüber Pathogenen.

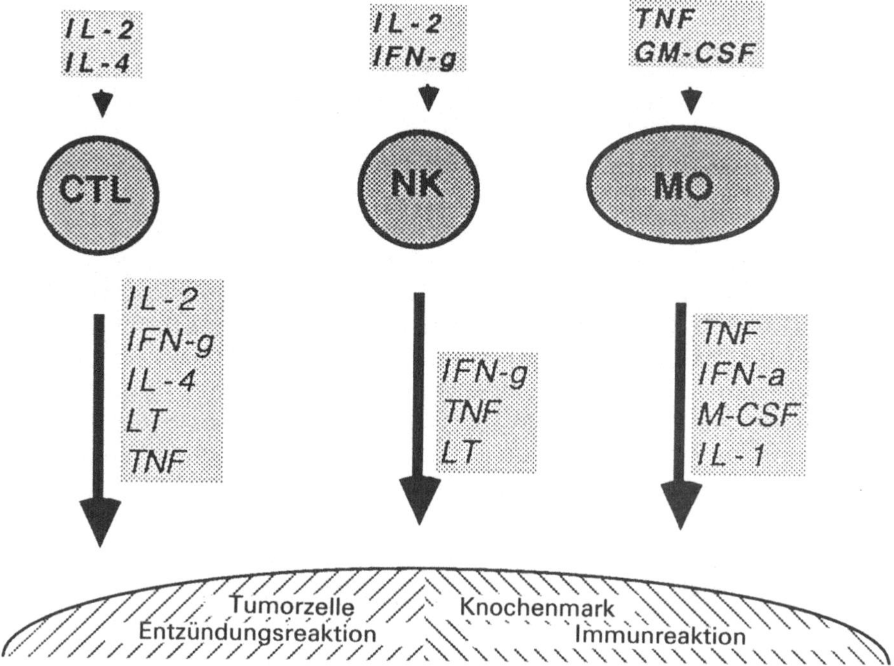

Abb. 2. Induktive Zytokine (1L 2 und IL 4, γ-Interferon, TNF und GM-CSF) induzieren in Effektorzellen (CTL; zytotoxische T-Lymphozyten. NK; natürliche Killerzellen. Mo; Monozyten) die Sekretion von Tumorzellwachstum-, Hämatopoese-, Entzündungsreaktion- und Immunantwort-modulierenden Zytokinen

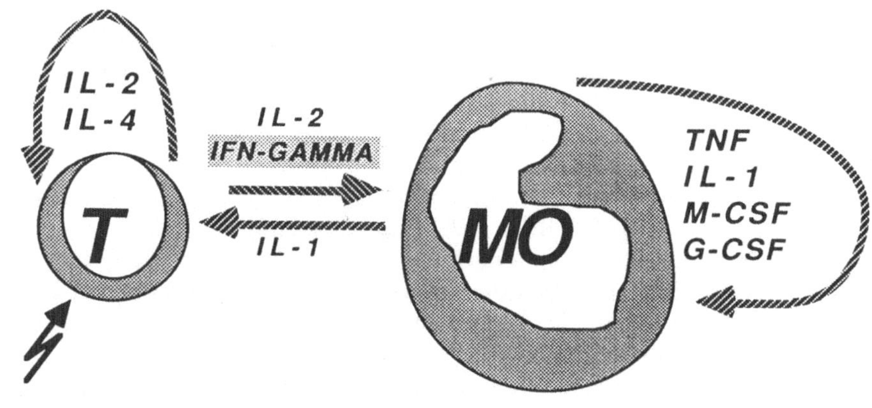

Initialstimulus

Abb. 3. Die Stellung von γ-Interferon in der Interaktion zwischen T-Lymphozyten und Monozyten: ein Initialsignal induziert die autokrine Sekretion von IL 2 und IL 4 sowie γ-Interferon. γ-Interferon und IL 2 induzieren IL 1-Sekretion durch Monozyten sowie Autokrinie von TNF, M-CSF und G-CSF

Interferone

Interferone konstituieren eine heterogene Familie von Proteinen (vgl. Jacobsen in diesem Band). Die Typ I (virale) Interferone setzen sich aus zumindest 20 α-Interferon- und 1(2) β-Interferon-Spezies zusammen. Sie werden von viral oder bakteriell infizierten Leukozyten und Fibroblasten synthetisiert. γ-Interferon (auch Immun-Interferon oder Typ 2-Interferon bezeichnet) wird hingegen überwiegend von T-Lymphozyten und natürlichen Killerzellen (NK-Zellen) produziert [17], wobei spezifische Antigene, Mitogene oder andere Zytokine in seine Induktion involviert sind. Die Homologie der Struktur von α- und $β_1$-Interferonen ist beträchtlich und entsprechend finden sich auch hohe Homologiegrade der Nukleotidsequenz [53]. Die strukturelle Ähnlichkeit dieser beiden Interferone legt die Annahme einer Abstammung von einem gemeinsamen Gen nahe. Im Gegensatz hierzu weist γ-Interferon nicht nur im Bezug auf seine Induktion, zelluläre Produktion und biologische Aktivität, sondern auch im Bezug auf seine chemische Struktur erhebliche Unterschiede auf. Entsprechend sind γ-Interferon-Rezeptoren different von denen der α- und β-Interferone, die sich bezüglich ihrer Targetzellbindung einer identen Rezeptorstruktur bedienen [3].

Interferone und das Zytokininteraktionsnetzwerk

Stimulierende Funktionen

Während die Rolle von α-Interferonen und $β_1$-Interferon in der Zytokinkaskade bzw. im Zytokininteraktionsnetzwerk nur wenig untersucht ist, ist γ-Interferon, aber auch möglicherweise $β_2$-Interferon (auch als Interleukin 6 bezeichnet) ein zentraler Koordinator für die T-Lymphozyten-Monozyten/Makrophagen-Interaktion (Abb. 3). T-Lymphozyten spielen eine zentrale Rolle in der funktionellen Koordinierung verschiedener Körperkompartimente innerhalb der Immunantwort und der Entzündungsreaktion [30] und sind Ausgangspunkt der funktionsadaptiert induzierten Hämatopoese [18]. T-Lymphozyten werden nach spezifischer Antigenerkennung im Kontext mit Antigenpräsentierenden MHC-identen Zellen (Monozyten oder B-Lymphozyten) aktiviert. Der erste Schritt wird durch Antigenbindung an den T-Zellantigen-Rezeptor initiiert. Nach Ligierung dieses Rezeptors werden spezifische extrazelluläre Antigenstimuli durch die Plasmamembran transduziert und generieren intrazelluläre Signale im Kontext mit Proteinkinase C-Aktivierung, intrazellulärer Kalziumakkumulation, G-Protein abhängiger Aktivierung der Phospholipase C und schließlich Interleukin 2-Sekretion. Interleukin 2 induziert den S-Phase-Eintritt und induziert messenger-RNA-Akkumulation und Proteinsekretion von γ-Interferon (Abb. 4) [46, 11]. In Abwesenheit von Interleukin 2 ist auch Interleukin 4 zur γ-Interferon-Induktion befähigt (eigene unveröffentlichte Ergebnisse (Abb. 4). γ-Interferon induziert die Sekretion von Tumor Nekrose Faktor-α durch Monozyten/Makrophagen [37, 40], ein

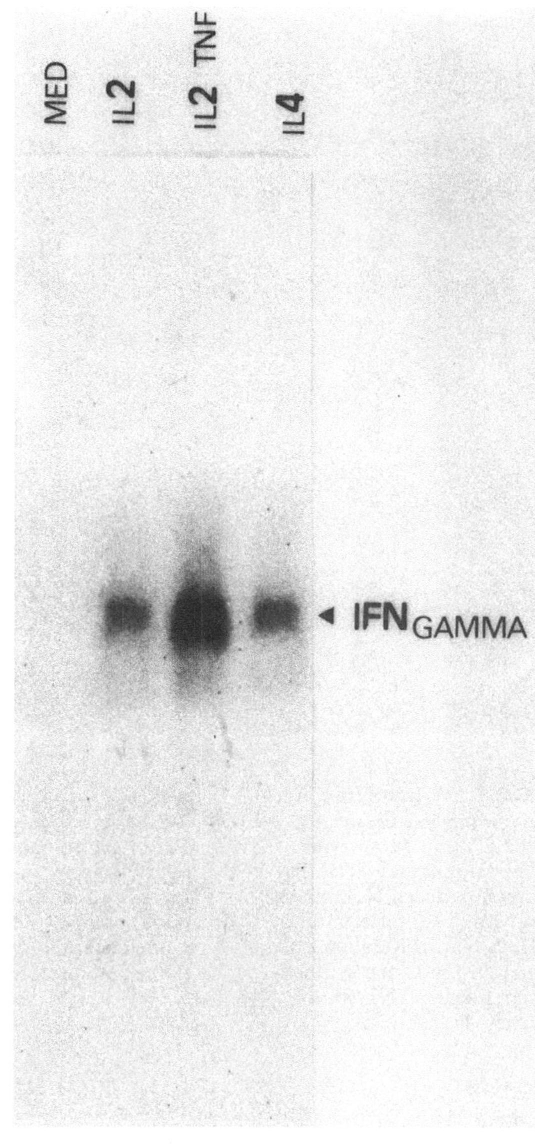

Abb. 4. IL 2 und IL 4 induzieren mRNA-Akkumulation von γ-Interferon. Ruhende T-Zellen, in Zytokinfreiem Medium (Med) inkubiert, synthetisieren keine γ-Interferon spezifischen Transkripte

Prozeß der die T-Lymphozytenproduktion von γ-Interferon perpetuiert (Abb. 5). Darüber hinaus induziert γ-Interferon die Expression einer Reihe von Oberflächenrezeptorproteinen durch Makrophagen (FcIgG- und FcIgE-Rezeptoren [55], MHC-Klasse I und Klasse II Moleküle [1], Transferrin-Rezeptoren [52], Interleukin 2-Rezeptoren; Abb. 6) [15, 23, 19, 44], TNF-Rezeptoren [49] sowie die Transkription hämatopoetischer Wachstumsfaktorgene (G-CSF und M-CSF) (Abb. 7) [16, 45, 38, 39] und des Urokinasegens [8]. Die Bindung von Interleukin 2 an γ-Interferon induzierte Interleukin 2-Rezeptoren von

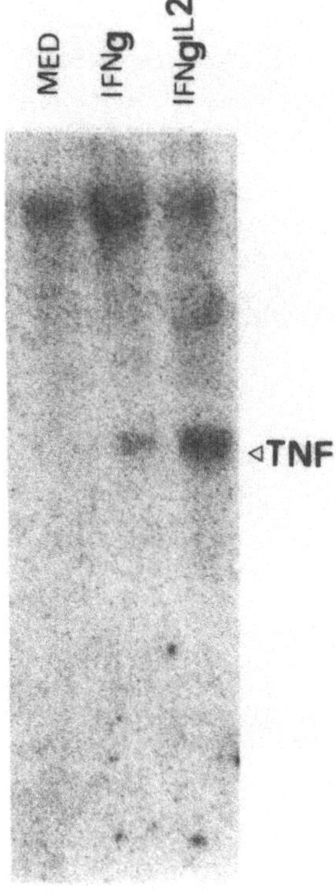

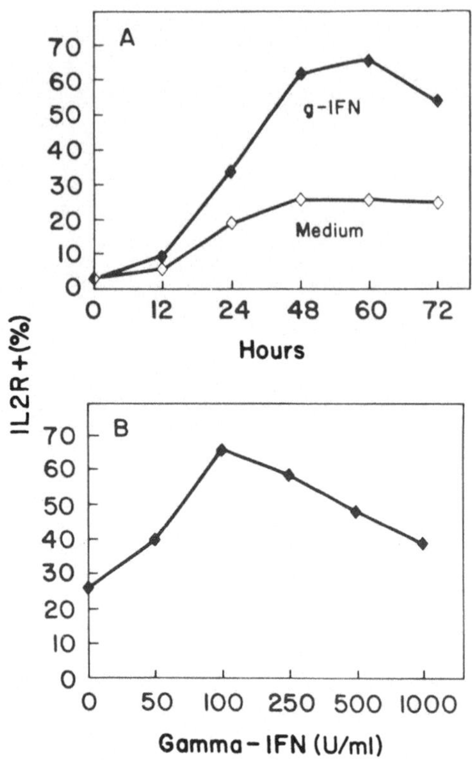

Abb. 5. γ-Interferon induzierte mRNA-Expression von TNF in Monozyten. Verstärkung der TNF-Expression durch Kokultivierung mit γ-Interferon und IL 2. Nur in Medium kultivierte Monozyten synthetisieren keine TNF spezifischen Transkripte

Abb. 6. γ-Interferon induziert die Expression von IL 2-Rezeptoren durch kultivierte Monozyten. Panel A 10^6/ml Blutmonozyten werden bis zu 20 h in Medium oder γ-Interferon-haltigem Medium (100 U/ml; vgl. Panel B) über einen Zeitraum bis zu 72 h inkubiert und die Expression des IL 2 Rezeptors durch einen monoklonalen Antikörper (anti P55, IL 2 R 1; CD 25) zytofluorographisch identifiziert

Monozyten/Makrophagen resultiert in einer gesteigerten Transkription und messenger-RNA-Akkumulation des Interleukin 1-Gens [20], vermutlich durch Inhibition kurzlebiger Repressoren (Abb. 8) [8]. Interleukin 1 steigert dann die autokrine Amplifikation von T-Lymphozyten durch Interleukin 2. Auf dem Blutwege in das Knochenmark gelangt, kann dort Interleukin 1 als „Hämatopoietin" synergistisch mit Interleukin 3 und Interferon β_2 (IL 6) Reduplikation und Kommittierung hämatopoetischer Stammzellen propagieren [25] bzw. die Sekretion von GM-CSF, G-CSF und M-CSF in Knochenmarksstromazellen und T-Lymphozyten induzieren (Abb. 9) [32, 50, 21]. Obwohl γ-Interferon auf das Proliferationsverhalten von T-Lymphozyten selbst keinen Einfluß hat [57, 43], vermag es die Immunantwort durch induzierte HLA-Ex-

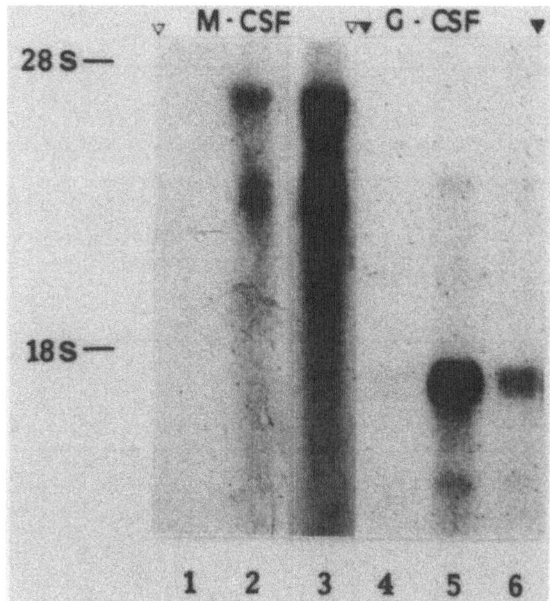

Abb. 7. Induktion von spezifischer messenger-RNS für M-CSF und G-CSF in γ-Interferon behandelten Monozyten. Die Banden 1 und 4 zeigen ruhende Monozyten (nur in Medium kultiviert), die Banden 2 und 5 die Expression des M- und G-CSF Gens nach 12stündiger Inkubation mit γ-Interferon; die Banden 3 und 6 nach 24stündiger Inkubation.

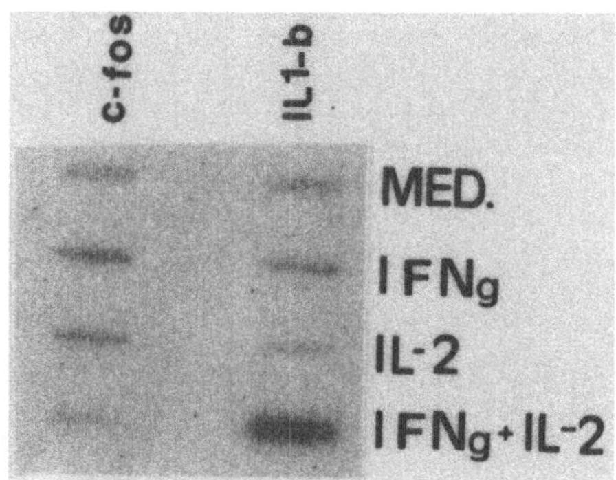

Abb. 8. Verstärkung der Transkription des IL 1 Gens durch Monozytenbehandlung mit γ-Interferon (250 U/ml) und IL 2 (20 U/ml). Die Kombination dieser beiden Zytokine hat nur marginalen Einfluß auf die Transkription eines Kontrollgens (c-fos)

pression [34], Alloreaktivität [28] und Immunglobulinsekretion [47] zu stimulieren.

Interferone sind auch wesentlich in die Aktivierung von Monozyten/Makrophagen involviert. Sowohl α-, β- als auch γ-Interferon haben sich als Modulatoren der endozytotischen, sekretorischen, lokomotorischen und zytotoxischen Potenz von Makrophagen erwiesen [24, 27, 36]. Den anderen Interferonen voran, ist γ-Interferon, bedingt durch seine Fähigkeit zur Stimulation von Sauerstoffradikalfreisetzung durch Makrophagen sowie Induktion anderer zytotoxischer Moleküle wie insbesondere Tumor Nekrose Faktor [22] das bedeutsamste tumorizidale Molekül. Die Makrophagen-vermittelte Inhibition

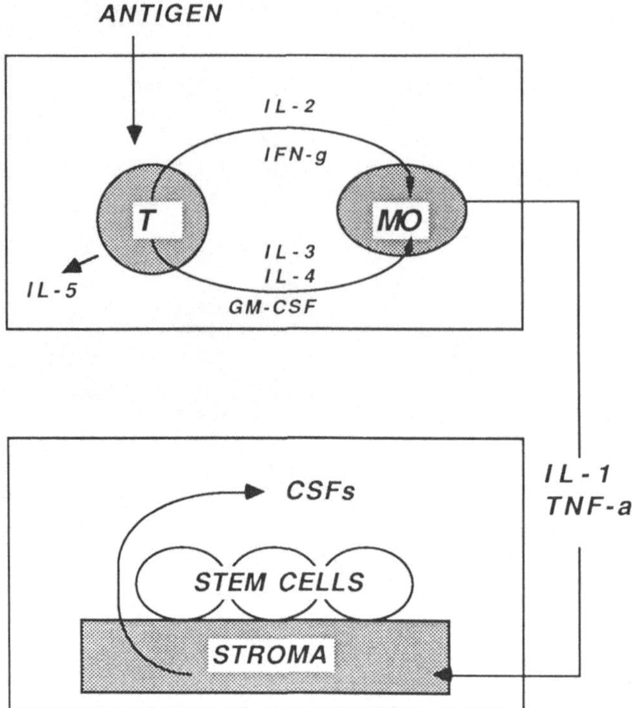

Abb. 9.   Die Bedeutung von γ-Interferon in der hämatopoetischen Stimulation: am Ort der Antigenaktivierung induziert γ-Interferon im Kontext mit IL 2 die Sekretion von IL 1 und TNF, die auf dem Blutweg die Sekretion hämatopoetischer Wachstumsfaktoren in Knochenmarksstromazellen induzieren. Der direkte CSF-induzierende Effekt von γ-Interferon in Monozyten (hier nicht dargestellt) scheint größere Bedeutung für das lokale Makrophagenverhalten zu haben (vgl. Abb. 3 und 7)

einer Vielzahl nicht viraler Pathogene einschließlich Toxoplasma [83], Schistosoma [10], Legionella [2], Leishmania [41], Chlamydia [48] sowie Rickettsia [56] ist durch γ-Interferon zu steigern, wobei Tumor Nekrose Faktor als induziertes Intermediat hierbei durchaus eine zentrale Rolle spielen könnte [42].

Inhibierende Funktionen

Interferone sind jedoch nicht nur Regulatormoleküle für die Stimulation von Endzellfunktionen oder Aktivatoren der Expression stimulierender Genprodukte, sondern sind auch an der Inhibition zellulärer Proliferation durch Induktion von Zyklusarrest in der G0/G1-Phase beteiligt [51]. α-Interferon hat sich als Inhibitor der Kompetenzetablierung in der G0/S-Phasen-Transition erwiesen [29], indem es die Aktivität Kompetenzetablierender Zytokine inhibiert [9]. Insbesondere hämatopoetische Progenitorzellen haben ihre Sensitivität für die antiproliferative Aktivität von Interferonen, allen voran α-Interferon, gezeigt [6]. Auch γ-Interferon kann die Hämatopoese inhibieren, insbesondere dann, wenn seine Aktivität durch andere Faktoren wie Tumor Nekrose Faktor [22], Lymphotoxin [33] oder α-Interferon [6] synergisiert wird. Auch innerhalb der Zytokinkaskade kann γ-Interferon ein hemmendes Molekül darstellen: so hemmt es die durch Interleukin 4 induzierte B-Zellproliferation und Immunglobulinsynthese [7, 31], inhibiert die durch Transforming Growth Factor-β (TGF-β) induzierte Typ I, II und III Kolagensynthese [12] und downreguliert die Interleukin 1-Autokrinie [13] und ist so entscheidend in die durch Interleukin 1 induzierte Prostaglandin E-Synthesehemmung involviert [5]. Diese inhibitorischen Aktivitäten reflektieren auch die wesentlichsten Rationalen des therapeutischen Interferon-Einsatzes. Insbesondere hämatopoetische Neoplasien [14] haben sich aufgrund ihrer Sensitivität gegenüber den direkten antiproliferativen Effekten von Interferonen auf Progenitorzellebene qualifiziert. Auch rheumatoide Arthritiden [4] sind aufgrund der anti-IL 1 und anti-TGF-β-Aktivitäten von Interferonen, als Zielgruppe für die therapeutische Intervention mit γ-Interferon geeignet. Weitere klinische Studien sollten jedoch noch einen tieferen Einblick in die Vielfalt der in-vivo-Interferon-Effekte erlauben und die Indikationsstellung für den klinischen Einsatz der Interferone präzisieren.

Literatur

1. Basham TY, Merigan TC (1983) Recombinant Interferon-g increases HLA-DR synthesis and expression. J Immunol 130:1492–1494
2. Bhardwaj N, Nash TW, Horwitz MA (1986) Interferon-g activated human monocytes inhibit the intracellular multiplication of Legionella pneumophila. J Immunol 137:2662–2669
3. Branca AA, Baglioni C (1981) Evidence that types I and II interferons have different receptors. Nature 294:768–770
4. Browning JL (1987) Interferone and rheumatoid arthritis: Insights into interferon biology? Immunol today 8:372–374
5. Browning JL, Ribolini A (1987) Interferons blocks interleukin 1-induced prostaglandin release from human monocytes. J Immunol 138:2857–2863
6. Broxmeyer HE, Cooper S, Rubin BY, Taylor MW (1985) The synergistic influence of human Interferon-g and Interferon-a on suppression of hematopoietic progenitor cells is additive with the enhanced sensitivity of these cells to inhibition by Interferons at low oxygen tension in vitro. J Immunol 135:2502–2506
7. Coffman RL, Carty J (1986) A T cell activity that enhances polyclonal IgE production and its inhibition by Interferon-gamma. J Immunol 136:949–954
8. Collart MA, Belin D, Vassalli JD, Kossodo de S, Vassalli P (1986) Gamma-Interferon enhances macrophage transcription of the Tumor Necrosis Factor/Cachectin, Interleukin 1, and Urokinase genes, which are controlled by short-lived repressors. J Exp Med 164:2113–2118
9. Einat M, Resnitzky D, Kimchi A (1985) Inhibitory effects of Interferon on the expression of genes regulated by platelet-derived growth factor. Proc Natl Acad Sci USA 82:7608–7612
10. Esparza I, Männel D, Ruppel A, Falk W, Krammer PH (1987) Interferon-g and Lymphotoxin or Tumor Necrosis Factor act synergistically to induce macrophage killing of tumor cells and schistosomula of schistosoma mansoni. J Exp Med 166:589–594
11. Farrar WL, Birchenal-Sparks MC, Young HB (1986) Interleukin 2 induction of Interferon-g mRNA synthesis. J Immunol 137:3836–3840

12. Freundlich B, Bomalski JS, Neilson E, Jiminez SA (1986) Regulation of fibroblast proliferation and collagen synthesis by cytokines. Immunol today 7:303–306
13. Ghezzi P, Dinarello CA (1988) IL-1 induces IL-1. III. Specific inhibition of IL-1 production by IFN-g. J Immunol 140:4238–4244
14. Gutterman JU (1988) The role of Interferons in the treatment of hematologic malignancies. Sem Hematol 25:3–8
15. Herrmann F, Cannistra SC, Levine H, Griffin JD (1985) Expression of IL-2 receptors and binding of IL-2 by gamma-Interferon induced human leukemic and normal monocytic cells. J Exp Med 162:1111–1116
16. Herrmann F, Cannistra SA, Griffin JD (1986) T cell-monocyte interactions in the production of humoral factors regulating human granulopoiesis in vitro. J Immunol 136:2856–2862
17. Herrmann F, Schmidt R, Ritz J, Griffin JD (1987) Regulation of hematopoiesis by NK-cells: Analysis at the clonal level. Blood 69:246–253
18. Herrmann F and Mertelsmann R (1989a) Polypeptides controlling myeloid cell development and function. Blut 58:173–179
19. Herrmann F, Lindemann A, Cannistra SA, Oster W, Griffin JD, Mertelsmann R (1989b) Monocyte Interleukin 1 secretion is regulated by the sequential action of Interferon and Interleukin 2 involving monocyte surface expression of Interleukin 2 receptors. Haematol Blood Transfus 31:299–315
20. Herrmann F, Cannistra SA, Mertelsmann R, Rambaldi A, Griffin JD (1989c) Functional consequences of monocyte interleukin-2 receptor expression: Induction of interleukin-2 secretion by gamma-interferon and interleukin-2. J Immunol 142:139–143
21. Herrmann F, Oster W, Meuer SC, Klein K, Lindemann A, Mertelsmann R (1988 d) Interleukin 1 stimulates T-lymphocytes to produce GM-CSF. J Clin Invest 81:1415–1419
22. Herrmann F, Bambach T, Lindemann A, Riedel D, Oster W, Mertelsmann R (1988e) The suppressive effects of recombinant human Tumor Necrosis Factor-alpha on normal and malignant myelopoiesis: Synergism with Interferon-gamma. Int J Cell Clon 6:1–20
23. Holter W, Grunow R, Stockinger H, Knapp W (1986) Recombinant Interferon-gamma induces Interleukin-2 receptors in human peripheral blood monocytes. J Immunol 136:2171–2175
24. Hovi T, Sasela O, Linnavouri K, Vaheri A, Cantell K (1981) Activation of monocyte functions by Interferons. In the Biology of the Interferon system. Maeyer de E, Galasso G, and Schellekens H, Hrsg. Elsevier/North Holland, New York, pp 217–220
25. Ikebuchi K, Wong G, Clark SC, Ihle J, Hirai Y, Ogawa M (1987) Interleukin 6 enhancement of Interleukin 3-dependent proliferation of multipotential hemopoietic progenitors. Proc Natl Acad Sci USA 84:9035–9039
26. Isaacs A, Lindenmann J (1957) Virus interference: The Interferon. Proc Roy Soc London Ser B 147:258–267
27. Jett R, Mantovani A, Herberman RB (1980) Augmentation of human monocyte-mediated cytolysis by Interferon. Cell Immunol 54:425–432
28. Londolfo S, Cofano F, Giovarelli M, Prat M, Cavallo G, Forni G (1985) Inhibition of Interferon-gamma may suppress allograft reactivity by T lymphocytes in vitro and in vivo. Science 229:176–179
29. Lin SL, Kikuchi T, Pledger WJ, Tamm I (1986) Interferons inhibits the establishment of competence in G0/S-phase transition. Science 233:356–359
30. Miyajima A, Miyatake S, Schreurs J, de Vries J, Arai N, Yokota T, Arai K-I (1988) Coordinate regulation of immune and inflammatory responses by T-cell derived lymphokines. FASEB J 2:2462–2473
31. Mond JJ, Carman J, Sarma C, Ohara J, Finkelman FD (1986) Interferon-g suppresses B cell stimulation factor induction of class II MHC determinants on B cells. J Immunol 137:3534–3537
32. Munker R, Gasson J, Ogawa M, Koeffler HP (1986) Recombinant human TNF induces production of granulocyte-monocyte colony stimulating factor. Nature 323:79–82

33. Murphy M, London R, Kobayashi M, Trinchieri G (1986) Gamma-Interferon and Lymphotoxin, released by activated T cells, synergize to inhibit granulocyte/monocyte colony formation. J Exp Med 164:263–279
34. Nakamura M, Manser T, Pearson GDN, Daley MJ, Geiter ML (1984) Effect of IFN-g on the immune response in vivo and on gene expression in vitro. Nature 307:381–382
35. Nathan C, Murphy HW, Wiebe ME, Rubin BF (1983) Identification of Interferon-g as the lymphokine that activates human macrophage oxidative metabolism and antimicrobial activity. J Exp Med 158:670–676
36. Nathan CF, Prendergast TJ, Wiebe ME, Stanley ER, Platzer E, Remold HG, Welte K, Rubin BY, Murray HW (1984) Activation of human macrophages. Comparison of other cytokines with Interferon-g. J Exp Med 160:600–605
37. Nedwin GE, Svedersky LP, Bringman TS, Palladino MA, Goeddel DV (1985) Effect of Interleukin 2, Interferon-g, and mitogens on the production of Tumor Necrosis Factor alpha and beta. J Immunol 135:2492–2497
38. Oster W, Lindemann A, Horn S, Mertelsmann R, Herrmann F (1987a) Tumor Necrosis Factor alpha (TNF alpha) but not TNF beta induces secretion of Colony stimulating factor for macrophages (CSF-1) by human monocytes. Blood 70:1700–1705
39. Oster W, Lindemann A, Mertelsmann R, Herrmann F (1987b) Gamma-Interferon transcriptionally regulates secretion of colony-stimulating factors in human monocytes. In: The Biology of the Interferon System. Cantrell K, Schellekens H (Hrsg.), Nijhoff Publishers, Dordrecht, pp 243–247
40. Oster W, Lindemann A, Riedel D, Cicco NA, Mertelsmann R, Herrmann F (1988) Monokines: Stimulatory and inhibitory regulator molecules of myelopoiesis in vitro. J Biol Regul Homeost Agents 2:134–138
41. Passwel JH, Shor R, Shoman J (1986) The enhanded effects of Interferon beta and -gamma on the killing of leishmania tropica major in human mononuclear phagocytes in vitro. J Immunol 136:3062–3067
42. Philip R, Epstein LB (1986) Tumor Necrosis Factor as immunomodulator and mediator of monocyte cytotoxicity induced by itself, gamma Interferon and Interleukin-1. Nature 323:86–90
43. Pischedda F, Landolfo S, Kirchner H (1985) Lack of inhibition of mitogen-induced lymphoproliferation by Interferon-g. Europ J Immunol 15:413–415
44. Rambaldi A, Young DC, Herrmann F, Cannistra SA, Griffin JD (1987a) Gamma-Interferon induces expression of the Il-2 receptor gene in human monocytes. Europ J Immunol 17:153–157
45. Rambaldi A, Young DC, Griffin JD (1987b) Expression of the M-CSF gene by human monocytes. Blood 69:1409–1413
46. Reem GH, Yeh N-H (1984) Interleukin 2 regulates expression of its receptor and synthesis of g-Interferon by human T lymphocytes. Science 225:429–430
47. Romagnani S, Gindizi MG, Biagiotti R, Almerigogna F, Mingari C, Maggi E, Liang C-M, Moretta L (1986) B cell growth factor activity of Interferon-g. Recombinant human Interferon-g promotes proliferations of anti-u-activated human B-lymphocytes. J Immunol 136:3513–3516
48. Rothermel CD, Rubin BY, Jaffe EA, Murrey HW (1986) Oxygen-independent inhibition of intracellular chlamydia psitacci growth by human monocytes and Interferon-g activated macrophages. J Immunol 137:689–694
49. Ruggiero V, Tavernier J, Fiers W, Baglioni C (1986) Induction of the synthesis of Tumor Necrosis Factor receptors by Interferon-g. J Immunol 136:2445–2450
50. Sieff CA, Schickwann T, Faller DV (1987) Interleukin 1 induces cultured human endothelial cell production of granulocyte-macrophage colony stimulating factor. J Clin Invest 79:48–51
51. Sokowa Y, Watanabe Y, Kawade Y (1977) Interferon suppresses the transition of quiescent 3T3 cells to a growing state. Nature 268:238–23.
52. Taetle R, Honeyset JM (1988) Gamma-Interferon modulates monocyte/macrophage transferrin receptor expression. Blood 71:1590–1595

53. Taniguchi T, Mantei N, Schwarzstein M, Nagata S, Maramatsu, Weissmann C (1980) Human leukocyte and fibroblast interferons are structurally related. Nature 285:547–549
54. Torok-Storb B (1988) Cellular interactions. Blood 72:373–385
55. Toth ANF, Guyre PM (1984) Recombinant human immune Interferon induces increased IgE receptor expression on the human monocyte cell line U-937. J Immunol 133:1914–1919
56. Turco J, Winkler H (1983) Cloned mouse Interferon-g inhibits the growth of rickettsia prowazekii in cultured mouse fibroblasts. J Exp Med 158:2159–2164
57. Wilkinson M, Morris A, Leung H, Crane I, Meager A (1985) Interferon g produced by mitogen activated T lymphocytes does not directly mediate lymphoproliferation. Europ J Immunol 15:404–407

Interferonrezeptoren:
Charakterisierung und mögliche klinische Bedeutung

G. KUMMER, O. KLOKE und N. NIEDERLE

Einleitung

Moleküle der interzellulären Kommunikation mit Proteinstruktur, wie z. B. Lymphokine, Wachstumsfaktoren und Hormone, vermitteln ihre Wirkung auf die Zielzellen über spezifische Bindungsstellen auf der Zelloberfläche, die Rezeptoren. Dabei handelt es sich meist um Glykoproteine, die als integrale Bestandteile der Zellmembran häufig in Form von dimeren oder tetrameren Strukturen mit homologen oder heterologen Untereinheiten organisiert sind (Abb. 1). Je nach Zell- bzw. Rezeptortyp, aber auch beeinflußt durch ihr Differenzierungsstadium, besitzt die einzelne Zelle einige hundert bis mehrere zehntausend Rezeptoren.

Die Wechselwirkungen zwischen Ligand- und Rezeptormolekülen sind durch einige klar definierte Eigenschaften charakterisiert. So besitzt der Ligand eine hohe Affinität zum Rezeptor. Damit reichen bereits geringe Ligandkonzentrationen in dem die Zielzelle umgebenden Medium aus, eine

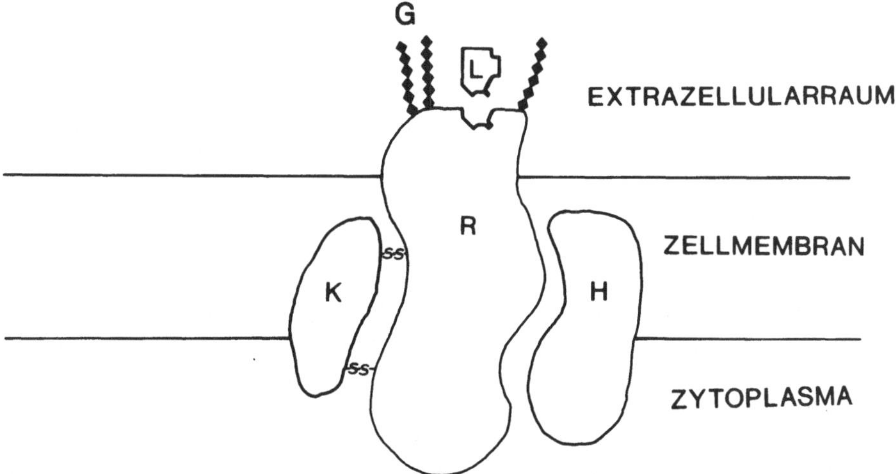

Abb. 1. Schematische Darstellung möglicher Rezeptorstrukturen. (Abk.: R = ligandbindende Untereinheit, L = Ligand, K = kovalent gebundene Untereinheit, H = nicht kovalent gebundene Untereinheit, G = Glykosidreste)

große Zahl der spezifischen Rezeptoren zu besetzen. Höhere Ligandkonzentrationen bewirken eine Saturierung der vorhandenen Bindungsstellen. Oft ist allerdings die annähernd maximale zelluläre Antwort bereits durch die Besetzung eines geringen Teils der Rezeptoren zu induzieren, wie beispielsweise beim Insulin, aber offensichtlich auch bei den Interferonen [44]. Die damit für die Vermittlung des maximalen biologischen Effektes scheinbar überzähligen Rezeptoren werden als sogenannte „spare receptors" bezeichnet.

In vielen Fällen, so auch bei den Interferonen, folgt nach der Bindung des Substrates an den Rezeptor eine endozytotische Aufnahme des Komplexes in Form von Vesikeln. Ihr geht oft eine Aggregation der Ligand-Rezeptorkomplexe in sogenannten „coated pits" voraus, die ultrastrukturell auf der zytoplasmatischen Membranseite durch eine bürstenförmige Auflagerung von fibrösem Protein, in erster Linie Clathrin, charakterisiert sind. Diese Rezeptosomen können mit Vesikeln des Golgi-Apparates konfluieren, was entweder zu einem Abbau des Gesamtkomplexes oder nur des Liganden führt [56]. Im zweiten Fall, der für die Interferone zutrifft, erfolgt ein Recycling der Rezeptoren an die Zelloberfläche [3, 9, 86]. Umstritten ist nach wie vor die Bedeutung dieser Internalisierung des Ligand-Rezeptorkomplexes für die Vermittlung der biologischen Wirkung. Sicher ist jedoch, daß Internalisierung und anschließender teilweiser oder gesamter Abbau des Komplexes zu einer Reduzierung der Rezeptorzahlen auf der Zelloberfläche führt, sofern Synthese und Transport neuer Rezeptoren zur Zelloberfläche langsamer als der Abbau erfolgen. Diese sogenannte „Down"-Regulation kann zu einem reduzierten Ansprechen auf einen erneuten Stimulus führen [8, 10].

Durch die Bindung des Liganden an den Rezeptor wird ein Signal induziert, das intrazellulär durch verschiedene „Second Messenger"-Systeme vermittelt und kaskadenartig verstärkt wird. Die Weiterleitung des Signals kann durch Veränderung der Konzentration zyklischer Nukleotide (cAMP, cGMP) oder Ionen, insbesondere Kalzium, aber auch durch eine erhöhte Spaltung von Diacylinositoltriphosphat zu Diglycerid und Inositol erfolgen (Abb. 2). Die verschiedenen „Second Messenger"-Systeme können sich in ihren Wirkungen verstärken, aber auch antagonisieren.

Drei der verschiedenen „Second Messenger"-Systeme seien im Zusammenhang mit der IFN-Rezeptor-Wechselwirkung erwähnt. Das Phosphoinositase C-Phosphatidylinositoltriphosphat-Diacylglycerid-System [79, 80] bewirkt neben einer Aktivierung diacylglyceridabhängiger Kinasen auch eine Erhöhung des zellulären Ca^{++}-Spiegels und steuert damit die Ca^{++}/Calmodulin-abhängige Proteinkinase [49, 62]. Yap und Mitarbeiter wiesen bei humanen Daudi-Zellen, einer Lymphoblastoidzellinie und menschlichen Fibroblasten unter Einwirkung von IFN-α/β einen schnell einsetzenden, aber nur kurzzeitigen Anstieg des intrazellulären Diglyceridspiegels nach, der positiv mit der Zahl der IFN-Rezeptoren auf der Zelloberfläche korrelierte [80]. Neuere Untersuchungen an den Zellinien U937 und HL60 haben für IFN-γ neben der inositoltriphosphatvermittelten Ca^{++}-Mobilisierung aus intrazellulären Ca^{++}-Speichern auch eine Mobilisierung über rezeptorabhängige Kalziumkanäle erkennen lassen. IFN-γ kann über diesen intrazellulären Ca^{++}-An-

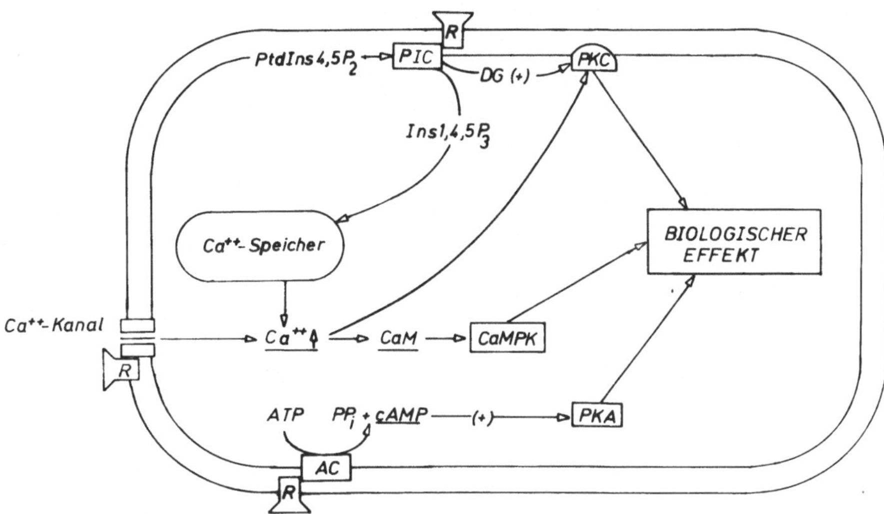

Abb. 2. Schematische Darstellung rezeptoraktivierter „Second Messenger"-Systeme. (Abk.: AC = Adenylatzyklase, ATP = Adenosintriphosphat, cAMP = zyklisches Adenosinmonophosphat, CaM = Calmodulin, CaMPK = CaM-abhängige Proteinkinase, DG = Diglycerid, PIC = Phosphoinositidase C, PKA = Proteinkinase A, PKC = Proteinkinase C, PtdIns 4,5 P_2 = Phosphatidylinositol 4,5 Diphosphat, Ins 1,4,5 P_3 = Inositol 1,4,5 Triphosphat, R = Rezeptor)

stieg und damit vermutlich über den Ca^{++}/Calmodulin-Weg die Expression von HLA-Klasse-II-Antigenen induzieren [34, 36]. Weiterhin scheint eine Beteiligung der Proteinkinase C bei der Aktivierung IFN-γ-induzierter Gene möglich [21].

Daneben besteht das Adenylat-Zyklase/cAMP-System, das seine Wirkung über cAMP-abhängige Proteinkinasen vermittelt und den durch andere Effektoren erhöhten Ca^{++}-Spiegel negativ beeinflussen kann [47, 62, 67]. An ausgewählten Mutanten einer murinen Makrophagenzellinie, J774.2, mit Resistenz gegen die antiproliferative Interferonwirkung und einem Defekt im cAMP-produzierenden System, wurde festgestellt, daß die antiproliferativen, nicht aber die antiviralen Eigenschaften der Interferone über einen cAMP-abhängigen Mechanismus vermittelt werden können.

Eigenschaften der Interferon-Rezeptorbindung

Untersuchungen zur Charakterisierung entsprechender Rezeptoren wurden schon bald nach der Beschreibung der Interferone als selbständige Gruppe von Mediatoren der interzellulären Kommunikation durchgeführt [25]. Aber erst die Entwicklung geeigneter Präparationstechniken zur quantitativen Anreicherung von Interferonen [57–59] und schließlich die Produktion rekombinanter Interferone mittels gentechnischer Methoden erlaubten verbindlichere Aussagen.

Ausschlaggebend für die qualitative und quantitative Bewertung der Ligand-Rezeptor-Wechselwirkung ist neben der Rezeptorzahl die Affinität bzw. die Dissoziationseigenschaft des Liganden zum Rezeptor. Methodisch bedient man sich bei solchen Analysen radioaktiv markierter Liganden hoher spezifischer Aktivität, die in ihren Bindungseigenschaften den unmarkierten und zu untersuchenden Liganden möglichst gleich sind. Über das Verhältnis von gebundenen zu freien Ligandenkonzentrationen sind mit Hilfe mathematischer Modelle quantitative Aussagen möglich. Das ursprünglich von Scatchard [66] entwickelte Modell ist inzwischen vielfach erweitert und an die Methoden der modernen Datenverarbeitung angepaßt worden [46].

Die Untersuchungen zur Rezeptorzahl und -affinität der Interferone sind bisher vorzugsweise an adhärent wachsenden Zellen, an permanenten Zelllinien in Suspensionskultur und an peripheren Blutzellen durchgeführt worden. Dabei ließen sich im Regelfall Dissoziationskonstanten von 2×10^{-9}–3×10^{-11} und Rezeptorzahlen von ca. 200–10000 pro Zelle, vereinzelt aber auch höhere Werte, bestimmen (Tabelle 1). Die ermittelten Werte werden dabei von den gewählten Inkubationsbedingungen wie Temperatur und Zeitdauer deutlich beeinflußt [38]. Allgemein verbindliche „Standardbedingungen" konnten bisher nicht erstellt werden. Die z. Z. vorliegenden Daten wurden unter Analysebedingungen gewonnen, die von einer vierzigminütigen Inkubationszeit bei 37°C bis zu einer zwei- bis dreistündigen Inkubationszeit bei 4°C reichten. Das dabei anvisierte Ziel, stets eine Saturierung der vorhandenen Rezeptoren zu erreichen, ist bei höheren Temperaturen allerdings schwer zu erfüllen, da durch die schnell einsetzende Internalisierung der Ligand-Rezeptorkomplexe und das Recycling der freien Rezeptoren nach Abbau des Liganden höhere Rezeptorzahlen und veränderte Dissoziationskonstanten bestimmt werden [59].

Untersuchungen mit humanen Interferonpräparationen unterschiedlicher Herkunft (z. B. IFN-α = Leukozyteninterferon, IFN-β = Fibroblasteninterferon und IFN-γ = Immuninterferon) zeigten bei kompetitiven Bindungsexperimenten mit homologen und heterologen nicht markierten Interferonen als Konkurrenten zu den jeweils markierten Liganden, daß IFN-α und IFN-β einen gemeinsamen Rezeptor besitzen, von dem sie durch IFN-γ nicht verdrängt werden können. Andererseits konkurrieren IFN-α und IFN-β_1 im allgemeinen nicht mit IFN-γ um dessen Rezeptor [7, 60]. Nur bei einzelnen Populationen peripherer Blutzellen (aktivierte Makrophagen) und Zellinien hämatopoetischen Ursprungs wurde bisher von einer Blockierung hochaffiner IFN-γ-Rezeptoren durch Klasse-I-Interferone berichtet [71, 83]. IFN-β_2 (umbenannt in Interleukin 6) verfügt ebenfalls über einen distinkten, von den anderen Interferonen nicht zu okkupierenden Rezeptor [12]. Diese Beobachtungen korrespondieren gut mit weitergehenden Strukturhomologien zwischen IFN-α und -β_1, die wiederum nur geringe Gemeinsamkeiten in der DNA- und Proteinstruktur mit IFN-γ und IFN-β_2 (IL-6) aufweisen [15, 85].

Tabelle 1. Bindungscharakteristika der Interferone bei verschiedenen Zelltypen

Interferon	Zelltyp	Bindungskonstante (Kd in M)	Rezeptoren pro Zelle	Literatur-hinweis
nat.	Daudi	$2,0 \times 10^{-10}$	4200	44
Leukozyten	Raji	$5,0 \times 10^{-10}$	900	
rek. -αA	T-Zellen	$1,8 \times 10^{-10}$	230	20
	Daudi	$1,6 \times 10^{-10}$	7300	
	Lymphozyten	$2,2 \times 10^{-10}$	500	
	Lymphozyten	$2,3 \times 10^{-10}$	185	39
	Daudi	$0,9 \times 10^{-10}$	3550	
rek. -αJ	Daudi	$2,3 \times 10^{-9}$	3550	
	Lymphozyten	$4,3 \times 10^{-9}$	185	
rek. α₂	B-Lymphozyten	$5,0 \times 10^{-10}$	444	29
	Lymphozyten	$3 \times 10^{-10}\text{--}9 \times 10^{-10}$	ca. 100	43
	HEp-2	$2,0 \times 10^{-10}$	1000	
	A549	$4,0 \times 10^{-10}$	1000	
	Daudi	$2,0 \times 10^{-10}$	500– 1000	
rek. β₁	HEp-2	$7,0 \times 10^{-10}$	1000	
	A549	$3,0 \times 10^{-11}$	400	
	Lymphozyten	$3 \times 10^{-11}\text{--}5 \times 10^{-10}$	ca. 60	
rek. -β₂	CESS	$3,0 \times 10^{-11}$	1500	12
rek. -γ	WISH	$1,4 \times 10^{-9}$		52
	HEp-2	10^{-9}	7500–15000	
	A549	10^{-10}	4000	
	Daudi	$5 \times 10^{-10}\text{--}1 \times 10^{-9}$	3500– 7000	
	Lymphozyten	$0,5 \times 10^{-10}\text{--}2 \times 10^{-10}$	ca. 200	
	T-Zellen	$1,5 \times 10^{-11}$	520	20
	Daudi	$5,1 \times 10^{-11}$	7900	
	Lymphozyten	$3,3 \times 10^{-11}$	760	
	aktivierte	$4,3 \times 10^{-10}$ (Klasse 1)	2000	83
	Makrophagen	$6,4 \times 10^{-9}$ (Klasse 2)	23000	

Rezeptoren für IFN-α/β₁

Klasse-I-Interferone (IFN-α und IFN-β₁) binden, wie kinetische Untersuchungen zeigen, offensichtlich mit hoher Affinität an eine einheitliche Klasse von Rezeptoren auf der Zelloberfläche der jeweiligen Zielzellen [59]. Lediglich in wenigen Ausnahmen ergeben sich Anhaltspunkte für zwei Rezeptorklassen mit unterschiedlicher Affinität [28, 29], deren funktionelle Bedeutung jedoch ungeklärt ist. Daneben existieren Hinweise darauf, daß auch in der Membran des Nukleus IFN-α/β₁-Rezeptoren in großer Zahl und mit hoher Affinität vorhanden sind [37]. Erkenntnisse über die Herkunft im Sinne des kodierenden Genortes und die funktionelle Bedeutung der nukleären Rezeptoren für die Vermittlung der biologischen Wirkung von Klasse-I-Interferonen liegen bisher nicht vor.

Die Solubilisierung (Extraktion mit Detergenzien) und Auftrennung mit verschiedenen Elektrophorese- und Gelfiltrationsverfahren von kovalent an Rezeptoren der Zellmembran gekoppelten markierten Liganden ergab, daß es sich bei der IFN-bindenden Struktur um ein Glykoprotein mit einem Molekulargewicht von 110–140 kD handelt [19, 31, 84]. Eine längerdauernde Inkubation der Liganden mit den Rezeptoren vor der Extraktion führte zur Anreicherung zusätzlicher, größerer Komplexe mit einem Molekulargewicht zwischen 300 und 500 kD. In ihnen war jeweils die kleinere IFN-bindende Untereinheit von 110–140 kD enthalten (Übersicht bei [59]). Andere Extraktionsmethoden führten zur Isolation eines IFN-Rezeptorkomplexes mit einem MG von 230 kD, der bei längerer Inkubation mit dem Liganden zur Aggregation in einem größeren Komplex (MG etwa 650 kD) neigt [17].

Durch die direkte und indirekte Bestimmung (Radioligandenassay, Bioassay) der Expression von IFN-α/β_1-Rezeptoren auf Mensch/Meerschweinchen- und Mensch/Maus-Hybridzellen mit unterschiedlichen Anteilen des menschlichen Chromosomensatzes wurde der Genlocus für den IFN-α/β_1-Rezeptor (IFRC-Locus) auf dem kurzen Arm des Chromosoms 21 lokalisiert [18]. Gleichzeitig konnte ausgeschlossen werden, daß sich das Gen für den IFN-γ-Rezeptor auf dem gleichen Chromosom befindet [63]. Auf Zellen von Patienten mit einem Down-Syndrom (Trisomie 21) wurde eine Überexpression des Klasse-I-Rezeptors beobachtet [45]. Sie geht mit einer verstärkten biologischen Wirkung von IFN-α/β_1 einher [18, 76].

Natürliche Subspezies und biochemisch veränderte rekombinante Analoga von IFN-α ließen in kompetitiven Bindungsstudien deutliche Unterschiede in der Affinität zum Rezeptor erkennen [2, 27, 42, 75, 81]. Damit verbunden waren Unterschiede in der Fähigkeit, die entsprechenden biologischen Effekte zu vermitteln. So zeigten sich bei verschiedenen IFN-α-Subtypen Diskrepanzen zwischen ihren jeweiligen antiviralen und antiproliferativen Aktivitäten [24], aber auch zwischen ihrer antiproliferativen Aktivität und der Fähigkeit zur Induktion von Oberflächenantigenen [26]. Andere Untersuchungen fanden Unterschiede zwischen der antiviralen bzw. antiproliferativen Aktivität und dem Einfluß auf die NK-Zell-vermittelte Zytotoxizität [53, 54].

Diese Beobachtungen dürfen jedoch nicht zu dem Fehlschluß verleiten, daß alleine Anzahl und Affinität der IFN-Rezeptoren oder die Wahl einer geeigneten IFN-Subspezies für die Vermittlung und Ausprägung des biologischen Effektes ausschlaggebend sind. Das Vorhandensein von spezifischen Rezeptoren ist nur *die notwendige, aber keine hinreichende Voraussetzung* für die Wirkung der Interferone. So zeigen zwar Zellen ohne erkennbare spezifische Rezeptoren kein Ansprechen auf Interferone [4, 31, 82], andererseits fanden sich bei interferonresistenten Zellen z.T. sehr hohe Rezeptorzahlen [1, 16, 28]. Mögliche Ursachen für diese Resistenz könnten jüngst beschriebene Defekte der Vermittlung auf nukleärer Ebene sein [33]. So konnte eine Störung in einem spezifischen promotorbindenden Faktor nachgewiesen werden, der unmittelbar für die Induktion der Transkription bestimmter interferonstimulierter Gene (ISG) verantwortlich ist. Diesem Defekt dürfte, zumindest in den

Tabelle 2. Die verschiedenen Interferonklassen und ihre Rezeptoren (p = kurzer Arm eines Chromosoms, q = langer Arm)

	α	β_1	β_2 (IL6)	γ
Chromosom	9p	9p	7	12q
Gene	>20	1	1	1
Aminosäuren	154–166	166	184–212	143
Molekulargewicht (kD)	16–20	19	21–26	17
Glykolysiert				
– natürliche Form	–	+	+	+
– rekombinierte Form	–	–	–	–
produzierende Zellen	Monozyten B-Lymphozyten	Fibroblasten Monozyten	Fibroblasten T-Lymphozyten Monozyten	T-Lymphozyten
Lokalisation des Rezeptorgens (Chromosom)	21q – identisch – 21q		21	6q
Molekulargewicht (kD) der IFN-bindenden Untereinheit	– identisch – 110–140		drei Untereinheiten? <90, 140, 170	Monozyten 130–145*, ca. 90* Fibroblasten ca. 90

* Unterschiedliche Angaben bei verschiedenen Autoren

untersuchten Zellinien, die beobachtete Resistenz gegenüber der antiviralen Aktivität von IFN-α zuzuschreiben sein.

Zum Rezeptor für IFN-β_2/IL6

Interferon-β_2/IL6 erhielt entsprechend des Nachweises seiner pleiotropen Effekte auf Wachstum und Differenzierung verschiedener Zellen zunächst unterschiedlichste Bezeichnungen. Sie beschrieben den jeweils isoliert beobachteten Effekt wie „B cell differentiation factor (BSF-2), monocyte-derived human B cell growth factor, hybridoma/plasmocytoma growth factor (HPGF), hepatocyte stimulation factor (HSF)" und Interleukin-6 (IL6) [11, 68, 69, 72]. Alle Wirkungen konnten schließlich dem bereits in den frühen achtziger Jahren aus Fibroblasten [77], später auch aus T-Lymphozyten, isolierten IFN-β_2 zugeschrieben werden [30, 69, 85]. Der Genort für IFN-β_2 befindet sich auf Chromosom 7 [70], während IFN-α und -β_1 durch DNA-Sequenzen auf dem Chromosom 9 kodiert werden (Tabelle 2).

An Zellinien der Hämatopoese konnte gezeigt werden, daß IFN-β_2 oft andere Wirkungen als die Typ-I-Interferone aufweist [35, 55]. Einen Beitrag zur Erklärung dieser Beobachtungen lieferten erste Befunde zu den Bindungseigenschaften von IFN-β_2 an einen spezifischen, sich von dem der Typ I-IFN unterscheidenden Rezeptor [12]. So wurden kompetitive Bindungsstudien mit radioaktiv markierten Interferonen-β_2 und -α an der IFN-β_2-sensiblen Lymphoblastoidzellinie CESS und den Zellinien U937, K562 sowie an Daudi-Zellen durchgeführt, die alle über IFN-α/β₁ Rezeptoren verfügen. CESS-Zellen wiesen eine große Zahl (1500 pro Zelle) spezifischer Rezeptoren für IFN-β₂/IL6 auf, wobei eine Verdrängung durch IFN-α/β₁ nicht möglich war. Ebenso vermochte IFN-β₂/IL6 nicht die Bindung markierten IFN-α₂ an die spezifischen Rezeptoren zu verhindern. Auch U937 besitzt offensichtlich IFN-β₂/IL6-Bindungsstellen, die jedoch nicht weiter untersucht worden sind. Demgegenüber weisen K562- und Daudi-Zellen nach bisherigen Befunden keine IFN-β₂/IL6-Rezeptoren auf.

Elektrophoretische Untersuchungen mit solubilisierten Membranproteinen nach kovalenter Kopplung von markiertem IFN-β₂/IL6 bzw. IFN-α₂ wiesen ebenfalls auf Unterschiede im Molekulargewicht und der Zusammensetzung der Bindungsproteine hin. Für IFN-α₂-Rezeptoren wurde in der Elektrophorese die schon bekannte einzelne Bande (Rezeptor + Ligand) mit einem Molekulargewicht von ca. 130 kD gefunden. Bei der Markierung mit IFN-β₂/IL6 fanden sich dagegen zwei Banden mit 190 bzw. 160 kD neben einer schwächer markierten Bande von 110 kD. Die Membranproteine besitzen demnach ein Molekulargewicht von 170, 140 bzw. ungefähr 90 kD. Weitere Untersuchungen werden diese Befunde noch zu bestätigen haben und müssen auch zur Klärung der Frage beitragen, ob IFN-β₂/IL6 nicht doch treffender der Gruppe der Interleukine (IL6) zugerechnet werden muß. Trotz der partiellen Strukturhomologie mit den Klasse-I-Interferonen und der, allerdings vergleichsweise schwachen, antiviralen Aktivität scheinen doch Wirkungen auf hämatopoetische Zellen zu dominieren, die sich deutlich von den Effekten, die für Klasse-I-IFN typisch sind, unterscheiden [51, 78].

Der IFN-γ-Rezeptor

Große Teile der bisher untersuchten Zelltypen besitzen Rezeptoren für IFN-γ mit Bindungscharakteristika, die denen der Typ-I-Rezeptoren entsprechen (Tabelle 1). Auch nukleäre IFN-γ-Rezeptoren waren an murinen Fibroblasten nachweisbar, deren funktionelle Bedeutung ebenso wie beim nukleären IFN-α/β₁-Rezeptor unbekannt ist [40]. Wie schon für IFN-α/β₁ beschrieben, erfolgt auch nach der Bindung von IFN-γ eine Internalisierung des Ligand-Rezeptorkomplexes mit nachfolgendem Abbau des Liganden und häufigem Recycling des Rezeptors. Oft bestand eine Korrelation zwischen der Anzahl der exprimierten Rezeptoren und der Stärke des vermittelten biologischen Effektes [5, 73]. Unterschiede scheinen zwischen Fibroblasten und Monozyten zu bestehen. Während nach Inkubation mit IFN-γ die Rezeptorzahl auf Fibroblasten nicht abnahm, wiesen Monozyten eine rasche „Down"-Regulation auf, die mit einem Abbau des gesamten internalisierten Ligand-Rezeptorkomplexes einherging [65].

In weiteren Untersuchungen fanden sich Unterschiede im Bindungsverhalten von IFN-γ zwischen mononukleären hämatopoetischen Zellen und nicht-hämatopoetischen Zellen, die entweder dahingehend interpretiert wurden, daß hämatopoetische Zellen im Gegensatz zu nichthämapoetischen Zellen über verschiedene Bindungsstellen unterschiedlicher Affinität verfügen, oder aber daß zwischen den IFN-γ-Rezeptoren der Monozyten eine negative Kooperativität besteht [22, 52, 83]. Neuere Untersuchungen an adhärenten Monozyten führten zur Charakterisierung von zwei Rezeptortypen. Sie kommen in unterschiedlicher Anzahl pro Zelle vor und weisen neben unterschiedlichen Affinitäten auch ein unterschiedliches Molekulargewicht auf [23]. Beobachtet wurde ein hochaffines monomeres Rezeptorprotein mit einem MG von 90 Kd und ein niederaffines, offensichtlich heterodimeres, über Disulfidbrücken verbundenes, IFN-γ-bindendes Aggregat mit einem MG von 156 Kd. Andere Befunde sprechen für nur eine Bindungsstelle mit einheitlicher Affinität [43, 65, 74].

Sicher erscheint, daß sich die Rezeptoren der Monozyten von denen der Fibroblasten unterscheiden: Eine Säurebehandlung von IFN-γ bei Fibroblasten führt zwar zum Verlust der antiviralen Aktivität, nicht jedoch zu einer wesentlichen Reduktion seiner Affinität zum Rezeptor [52]. Dagegen geht die Affinität zum Rezeptor der Monozyten weitgehend verloren. Damit verbunden ist, im Gegensatz zu Fibroblasten, ein Verlust der Fähigkeit, die Expression von HLA-DR-Antigenen auf Monozyten zu induzieren.

Die Bestimmung der Größe des Rezeptors mit Hilfe elektrophoretischer Methoden ließ weitere Unterschiede zwischen dem IFN-γ-Rezeptor hämatopoetischer und nichthämatopoetischer Zellen erkennen. Bei Fibroblasten wurde die Größe der IFN-γ-bindenden Rezeptoruntereinheit mit ca. 80–95 kD bestimmt, während sie bei lymphoblastoiden Zellen bzw. Monozyten 130–145 kD betragen dürfte [50, 64, 65, 74]. Erschwert wurde eine eindeutige Bestimmung durch das Auftreten weiterer markierter Banden in der Elektrophorese, die entweder als proteolytische Abbauprodukte, oder aber als Aggregate verschiedener Rezeptoruntereinheiten gedeutet werden [74].

Übereinstimmung besteht für die Rezeptoren hämatopoetischer und nichthämatopoetischer Zelltypen in der Lokalisation des entsprechenden Gens auf dem langen Arm des Chromosoms 6 (6q) [61]. An der Weiterleitung des rezeptorvermittelten Stimulus scheint zusätzlich ein Faktor beteiligt zu sein, der von einem Gen auf Chromosom 21 kodiert wird [32].

Die klinische Bedeutung der Interferonrezeptoren

Der Bestimmung von Interferonrezeptoren auf malignen Zellen oder Gewebeproben kann bisher keine eindeutige klinische Bedeutung zugerechnet werden. Gründe bestehen zunächst in dem großen Aufwand und der schwierigen Handhabung der Testsysteme. Von besonderer Bedeutung ist aber die bisher nur geringe prädiktive Aussagekraft angesichts der primären und sekundären Resistenzen auf eine Interferontherapie trotz der im Normbereich liegenden Rezeptorexpression. So konnte eine quantitative Beziehung zwischen Anzahl bzw. Affinität der Rezeptoren und dem klinischen Ansprechen nur in Ausnahmefällen beobachtet werden [14] – selbst bei der Haarzellen Leukämie, die sich regelhaft von IFN-α, kaum jedoch von IFN-γ therapeutisch positiv beeinflussen läßt [13, 48]. Ebenfalls ungeklärt für das Therapieansprechen ist die Bedeutung der Rezeptorexpression bzw. der „Down"-Regulation der Rezeptoren unter Interferongabe [6, 40]. Neben Veränderungen auf Rezeptorebene ist für die Bewertung des Interferoneffektes eher die Bestimmung von Parametern, die die biologische Antwort der Zellen widerspiegeln, ohne daß sie direkt mit dem Proliferationsverhalten der Zellen in Verbindung stehen, von Bedeutung [64].

Insgesamt sind für das Verständnis der pleiotropen Wirkungen der Interferone Untersuchungen zur Struktur der Rezeptoren, zum Aufbau von Untereinheiten und zur Vermittlung des Stimulus der Rezeptorbindung an intrazelluläre Signale von Bedeutung. Genauere Kenntnisse über diese Zusammenhänge dürften zur Klärung der vielfältigen, teilweise additiven bzw. synergistischen, aber auch antagonistischen Wirkungen der verschiedenen Interferone und ihres Zusammenwirkens mit anderen Zytokinen beitragen.

Literatur

1. Affabris E, Romeo G, Belardelli F, Jemma C, Mechti N, Gresser I, and Rossi GB (1983) 2-5A synthetase activity does not increase in interferon-resistant Friend leukemia cell variants treated with α/β interferon despite the presence of high-affinity interferon receptor sites. Virology 125:508–512
2. Aguet M, Grobke M, and Dreiding P (1984) Various human interferon-α subclasses cross-react with common receptors: Their binding affinities correlate with their specific biological activities. Virology 132:211–216
3. Anderson P, Yip YK, and Vilcek J (1983) Human interferon-γ is internalized and degraded by cultured fibroblasts. J Biol Chem 258:6497–6502
4. Baglioni C, Branca AA, D'Alessandro SB, Hossenlopp D, and Chadha KC (1982) Low interferon binding activity of two human cell lines which respond poorly to the antiviral and antiproliferative activity of interferon. Virology 122:202–206
5. Berkovic D, Bartsch HH, Scheurich P, Ücer U, Pfizenmaier K (1986) IFN-γ receptors on human tumor cells: Relationship between receptor ligand interactions and induction of IFN-γ response. Immunobiology 172:243–249
6. Billard C, Sigaux F, Castaigne S, Valensi F, Flandrin G, Degos L, Falcoff E, Aguet M (1986) Treatment of hairy cell leukemia with recombinant alpha interferon. II. In vivo down-regulation of alpha interferon receptors on tumor cells. Blood 67:821–826
7. Branca AA and Baglioni C (1981) Evidence that types I and II interferons have different receptors. Nature 294:768–770
8. Branca AA and Baglioni C (1982) Down-regulation of the interferon receptor. J Biol Chem 257:13197–13200
9. Branca AA, Faltynek CR, D'Alessandro SB, and Baglioni C (1982) Interaction of interferon with cellular receptors. Internalization and degradation of cell-bound interferon. J Biol Chem 257:13291–13296
10. Brown MS, Anderson RGW, and Goldstein JL (1983) Recycling receptors: the round-trip itinerary of migrant membrane proteins. Cell 32:663–667
11. Chen L, Mory Y, Zilberstein A, Revel M (1988) Growth inhibition of human breast carcinoma and leukemia/lymphoma cell lines by recombinant interferon-β_2. Proc Natl Acad Sci USA 85:8037–8041
12. Coulie PG, Vanhecke A, Van Damme J, Cyphas S, Poupart P, De Wit L, Content J (1987) High-affinity binding sites for human 26-kDa protein (interleukin 6, B cell stimulatory factor-2, human hybridoma plasmacytoma growth factor, interferon-β_2), different

of those of type I interferon (α, β), on lymphoblastoid cells. Eur J Immunol 17:1435–1440

13. Dadmarz R, Evans T, Secher D, Marshall N, Cawley JC (1987) Hairy cells possess more interferon receptors than other lymphoid cell types. Leukemia 1:357–361

14. Dadmarz R, Cawley JC (1988) Heterogeneity of CLL: high CD23 antigen and αIFN receptor expression are features of favourable disease and of cell activation. Br J Haematol 68:279–282

15. DeGrado WF, Wasserman ZR, Chowdhry V (1982) Sequence and structural homologies among type I and type II interferons. Nature 300:379–381

16. Dron M, Tovey MG, and Uze G (1986) Isolation of Daudi cells with reduced sensitivity to interferon. IV. Characterization of clones with altered binding of human interferon α sub-species. J Gen Virol 67:663–669

17. Eid P, Mogensen KE (1983) Isolated interferon α-receptor complexes stabilized in vitro. FEBS Lett 156:157–160

18. Epstein CJ, McManus NH, Epstein LB, Branca AA, D'Alessandro SB, and Baglioni C (1982) Direct evidence that the gene product of the human chromosome 21 locus, IFRC, is the interferon-α receptor. Biochem Biophys Res Commun 107:1060–1066

19. Faltynek CR, Branca AA, McCandless S, and Baglioni C (1983) Characterization of an interferon receptor on human lymphoblastoid cell lines. Proc Natl Acad Sci USA 80:3269–3273

20. Faltynek CR, Princler GL, Ortaldo JR (1986) Expression of IFN-α and IFN-τ receptors on normal human small resting T lymphocytes and large granular lymphocytes. J Immunol 136:4134–4139

21. Fan X-D, Goldberg M, Bloom BR (1988) Interferon-γ-induced transcriptional activation is mediated by protein kinase C. Proc Natl Acad Sci USA 85:5122–5125

22. Finbloom DS, Hoover DL, and Wahl LM (1985) The characteristics of binding of human recombinant interferon-γ to its receptor on human monocytes and human monocyte-like cell lines. J Immunol 135:300–305

23. Finbloom DS, Wahl LM (1989) Characterization of a novel low affinity receptor for IFN-γ on adherent human monocytes by radioligand binding studies and chemical cross-linking. J Immunol 142:2314–2320

24. Fish EN, Banerjee K, Stebbing N (1983) Human leukocyte interferon subtypes have different antiproliferative and antiviral activities on human cells. Biochem Biophys Res Commun 112:537–546

25. Friedmann RM (1967) Interferon binding: the first step in establishment of antiviral activity. Science 156:1760–1761

26. Greiner JW, Fisher PB, Pestka S, Schlom J (1986) Differential effects of recombinant human leukocyte interferons on cell surface antigen expression. Cancer Res 46:4984–4990

27. Hannigan GE, Gewert DR, Fish EN, Read SE, Williams BRG (1983) Differential binding of human interferon-α subtypes to receptors on lymphoblastoid cells. Biochem Biophys Res Commun 110:537–544

28. Hannigan GE, Gewert DR, and Williams BRG (1984b) Characterization and regulation of α-interferon receptor expression in interferon-sensitive and -resistant human lymphoblastoid cells. J Biol Chem 259:9456–9460

29. Hannigan GE, Lau AS, and Williams BRG (1986) Differential human interferon-α receptor expression on proliferating and nonproliferating cells. Eur J Biochem 157:187–193

30. Hirano T et al. (1986) Complementary DNA for a novel human interleukin (BSF-2) that induces B lymphocytes to produce immunoglobulin. Nature 324:73–76

31. Joshi AR, Sarkar FH, and Gupta SL (1982) Interferon receptors. Cross-linking of human leukocyte interferon α2 to its receptor on human cells. J Biol Chem 257:13884–13887

32. Jung V, Rashidbaigi A, Jones C, Tischfield JA, Shows TB, Pestka S (1987) Human chromosome 6 and 21 are required for sensitivity to human interferon gamma. Proc Natl Acad Sci USA 84:4151–4155

33. Kessler DS, Pine R, Pfeffer LM, Levy DE, Darnell JE Jr (1988) Cells resistant to interferon are defective in activation of a promotor-binding factor. EMBO J 7 (12):3779–3783

34. Klein JB, McLeish KR, Sonnenfeld G, Dean WL (1987) Potential mechanisms of cytosolic calcium modulation in interferon-γ treated U937 cells. Biochem Biophys Res Commun 145 (3):1295–1301

35. Kohase M, May LT, Tamm I, Vilcek J, Sehgal PB (1987) A cytokine network in human diploid fibroblasts: interactions of β-interferons, tumor necrosis factor, platelet-derived growth factor, and interleukin-1. Molec cell Biol 7:273–280

36. Koide Y, Ina Y, Nezu N, Yoshida TO (1988) Calcium influx and the Ca^{2+}-calmodulin complex are involved in interferon-γ-induced expression of HLA class II molecules on Hl-60 cells. Proc Natl Acad Sci USA 85:3120–3124

37. Kushnaryov VM, MacDonald HS, Sedmak JJ, Grossberg SE (1985) Murine interferon-β receptor-mediated endocytosis and nuclear membrane binding. Proc Natl Acad Sci USA 82:3281–3285

38. Langer JA, Pestka S (1986) Procedures for studying binding of interferon to human cells in suspension cultures. In: Pestka S, (ed) Methods Enzymol., interferons, Part C, Vol. 119:305–311. Academic Press, New York, USA

39. Langer JA, Ortaldo JR, Pestka S (1986) Binding of human α-interferons to natural killer cells. J Interferon Res 6:97–105

40. MacDonald HS, Kushnaryov VM, Sedmak JJ, Grossberg SE (1986) Transport of γ-interferon into the cell nucleus may be mediated by nuclear membrane receptors. Biochem Biophys Res Commun 138:254–260

41. Maxwell BL, Talpaz M, Gutterman JU (1985) Down-regulation of peripheral blood cell interferon receptors in chronic myelogenous leukemia patients undergoing human interferon (HuIFNα) therapy. Int J Cancer 36:23–28

42. Meister A, Uzé G, Mogensen KE, Gresser I, Tovey MG, Grütter M, Meyer F (1986) Biological activities and receptor binding of two human recombinant interferons and their hybrids. J Gen Virol 67:1633–1643

43. Merlin G, Falcoff E, Aguet M (1985) ^{125}I-labelled human interferons alpha, beta and gamma: Comparative receptor-binding data. J Gen Virol 66:1149–1152

44. Mogensen KE, Bandu MT, Vignaux F, Aguet M, and Gresser I (1981) Binding of ^{125}J-labeled human α-interferon to human lymphoid cells. Int J Cancer 28:575–582

45. Mogensen KE, Vignaux F, and Gresser I (1982) Enhanced expression of cellular receptors for human interferon-α on peripheral lymphocytes from patients with Down's syndrome. FEBS Lett 140:285–287

46. Munson PJ, Rodbard D (1980) Ligand: a versatile computerized approach for characterization of ligand-binding systems. Anal Biochem 107:220–239

47. Nagata Y, Rosen OM, Makman MH, Bloom BR (1984) Biochemical analysis of mutants of a macrophage cell line resistant to the growth-inhibitory activity of interferon. J Cell Biol 98:1342–1347

48. Niederle N, Kloke O (1987) Interferon in the treatment of hairy cell leukemia and chronic myelogenous leukemia. In: Smyth JF (ed) Interferons in Oncology, Springer, Heidelberg, 11–24

49. Nishizuka Y (1984) Protein kinases in signal transduction. TIBS 9 (4):163–166

50. Novick D, Orchansky P, Revel M, Rubinstein M (1987) The human interferon-γ receptor. Purification, characterization, and preparation of antibodies. J Biol Chem 262:8483–8487

51. O'Garra A (1989) Interleukins and the immune system 1. Lancet 1:943–947

52. Orchansky P, Rubinstein M, Fischer DG (1986) The interferon-γ receptor in human monocytes is different from the one in nonhematopoietic cells. J Immunol 136:169–173

53. Ortaldo JR, Manson A, Rehberg E, Moschera J, Kelder B (1984) Effects of recombinant and hybrid recombinant human leukocyte interferons on cytotoxic activity of natural killer cells. J Biol Chem 258:15011–15015

54. Ortaldo JR, Herberman RB, Harvey C, Osheroff P, Pan Y-C et al. (1984) A species of human α interferon that lacks the ability to boost human natural killer activity. Proc Natl Acad Sci USA 81:4926–4929
55. Paganelli KA, Evans SS, Han T, Ozer H (1986) B cell growth factor-induced proliferation of hairy cell lymphocytes and inhibition by type I interferon in vitro. Blood 67:937–942
56. Pastan I, Willingham MC (1983) Receptor-mediated endocytosis: coated pits, receptosomes and the Golgi. TIBS 8 (7):250–254
57. Pestka S, ed (1981) Methods Enzymol., Interferons, Part A, Vol 78:417–596, Academic Press, New York
58. Pestka S, ed (1986) Methods Enzymol., Interferons, Part C, Vol 119:153–232, Academic Press, New York
59. Pestka S, Langer JA, Zoon KC, Samuels CE (1987) Interferons and their actions. Ann Rev Biochem 56:727–777
60. Rashidbaigi A, Kung HF, and Pestka S (1985) Characterization of receptors for immune interferon in U937 cells with ^{32}P-labeled human recombinant immune interferon. J Biol Chem 260:8514–8519
61. Rashidbaigi A, Langer JA, Jung V, Jones C, Morse HG, Tischfield JA, Trill JJ, Kung HF, Pestka S (1986) The gene for the human immune interferon receptor is located on chromosome 6. Proc Natl Acad Sci USA 83:384–388
62. Rasmussen H (1986) The calcium messenger system I. New Engl J Med 314:1094–1101
63. Raziuddin A, Sarkar FH, Dutkowski R, Shulman L, Ruddle FH, and Gupta SL (1984) Receptors for human α and β interferon but not for γ interferon are specified by human chromosome 21. Proc Natl Acad Sci USA 81:5504–5508
64. Rosenblum MG, Maxwell BL, Talpaz M, Kelleher PJ, McCredie KB, Gutterman JU (1986) In vivo sensitivity and resistance of Chronic Myelogenous Leukemia cells to α-interferon: Correlation with receptor binding and induction of 2′,5′,-oligoadenylate synthetase. Cancer Res 46:4848–4852
65. Rubinstein M, Fischer DG, Orchansky P (1986) In: Friedman RM, Merigan T, Srevalsan T, ed, Interferons as Cell Growth Inhibitors and Antitumor Factors, 269–278, Liss, New York
66. Scatchard G (1949) The attraction of proteins for small molecules and ions. Ann NY Acad Sci 51:660–672
67. Schneck J, Ranger-Zisman B, Rosen OM, Bloom BR (1982) Genetic analysis of the role of cAMP in mediating effects of interferon. Proc Natl Acad Sci USA 79:1879–1883
68. Sehgal PB, May LT (1987) Human interferon-beta 2. J. Interferon Res 7:521–527
69. Sehgal PB, May LT, Tamm I, Vilcek J (1987) Human β₂ interferon and B-cell differentiation factor BSF-2 are identical. Science 235:731–732
70. Sehgal PB, Zilberstein A, Ruggieri R-M, May LT, Ferguson-Smith A, Slate DL, Revel M, Ruddle F (1986) Human chromosome 7 carries the β₂ interferon gene. Proc Natl Acad Sci USA 83:5219–5222
71. Thompson MR, Zhang Z-Q, Fournier A, Tan YH (1985) Characterization of human β-interferon-binding sites on human cells. J Biol Chem 260:563–567
72. Tosato G, Seamon KB, Goldman ND, Sehgal PB, May LT, Washington GC, Jones KD, Pike SE (1988) Monocyte-derived human B-cell growth factor identified as interferon-β₂ (BSF-2, IL-6). Science 239:502–504
73. Ücer U, Bartsch H, Scheurich P, Pfizenmaier K (1985) Biological effects of γ-interferon on human tumor cells: Quantity and affinity of cell membrane receptors for γ-IFN in relation to growth inhibition and induction of HLA-DR expression. Int J Cancer 36:103–108
74. Ücer U, Bartsch H, Scheurich P, Berkovic D, Ertel C, Pfizenmaier K (1986) Quantitation and characterization of γ-interferon receptors on human tumor cells. Cancer Res 46:5339–5343
75. Uze G, Mogensen KE, Agnet M (1985) Receptor dynamics of closely related ligands: 'fast' and 'slow' interferons. EMBO J 4:65–70

76. Weil J, Tucker G, Epstein LB, and Epstein CJ (1983) Interferon induction of (2′-5′)oligoisoadenylate synthetase in diploid and trisomy 21 human fibroblasts: Relation to dosage of the interferon receptor gene (IRFC). Hum Genet 65:108–111
77. Weissenbach J, Chernajovski Y, Zeevi M, Shulam L, Soreq H, Nir V, Wallach D, Perricandet M, Tiollais P, Revel M (1980) Two interferon mRNAs in human fibroblasts: In vitro translation and Escherichia coli studies. Proc Natl Acad Sci USA 77:7152–7156
78. Wong GG, Clark CC (1988) Multiple actions of interleukin 6 within a cytokine network. Immunol Today 9 (5):137–139
79. Yap WH, Teo TS, McCoy E, and Tan YH (1986a) Rapid and transient rise in diacylglycerol concentration in Daudi cells exposed to interferon. Proc Natl Acad Sci USA 83:7765–7769
80. Yap WH, Teo TS, and Tan YH (1986b) An early event in the interferon-induced transmembrane signaling process. Science 234:355–358
81. Yonehara S, Yonehara-Takahashi M, Ishii A, Nagata S (1983) Different binding of human interferon α1 and α2 to common receptors on human and bovine cells. J Biol Chem 258:9046–9049
82. Yonehara S, Yonehara-Takahashi M, Ishii A (1983) Binding of human interferon α to cells of different sensitivities: studies with internally radiolabeled interferon retaining full biological activity. J Virol 45:1168–1171
83. Yoshida R, Murray HW, Nathan CF (1988) Agonist and antagonist effects of interferon-α and -β on activation of human macrophages. Two classes of interferon-γ receptors and blockade of the high affinity sites by interferon-α or -β. J Exp Med 167:1171–1185
84. Zhang Z-Q, Fournier A, Tan YH (1986) The isolation of human β-interferon receptor by wheat germ lectin affinity and immunosorbent column chromatographies. J Biol Chem 261:8017–8021
85. Zilberstein A, Ruggieri R, Korn JH, Revel M (1986) Structure and expression of cDNA and genes for human interferon-β-2, a distinct species inducible by growth-stimulatory cytokines. EMBO J 5:2529–2537
86. Zoon KC, Arnheiter H, Zur Nedden D, Fitzgerald DJP, Willingham MC (1983) Human interferon alpha enters cells by receptor-mediated endocytosis. Virology 130:195–203

Interferon-Antikörper – Phantasie oder Faktum?

P. von Wussow und D. Jakschies

Einleitung

Bereits seit Jahrzehnten werden Proteine therapeutisch beim Menschen eingesetzt. Eine wesentliche Komplikation der Behandlung mit heterologen Proteinen (z.B. Insulin) ist die Bildung von Antikörpern gegen das injizierte Protein [1]. Sind Insulin-Antikörper genügend hochavide und/oder hochtitrig,
führen sie zur partiellen oder völligen Unwirksamkeit des injizierten Proteins
und zwingen zur Dosiserhöhung oder gar zum Absetzen des jeweiligen Insulins [2, 3]. Bereits der Unterschied von einer Aminosäure zwischen zwei Insu-
linen (Schweine versus menschliches Insulin) führt zu einer deutlich meßbaren Differenz in der Immunogenität der beiden Stoffe [4]. Die Hoffnung, daß
humane Proteine – auf rekombinantem Wege hergestellt – nicht immunogen
sind, hat sich leider nicht vollkommen erfüllt. Die Therapie mit humanem
rekombinanten Insulin führt in ca. 4% von neu diagnostizierten und nicht
vorbehandelten Diabetikern zur Antikörperbildung [4]. Auch die beiden bereits in der Klinik verwandten rekombinanten Wachstumshormon-Präparate
der Firmen Lilly und Genetech induzieren nach Angaben der jeweiligen Her-
stellerfirma Antikörper in 30% bzw. in 2% der chronisch behandelten Patienten. In einem Patienten führten die hochtitrigen Antikörper zu einem Wirkungsverlust des Wachstumshormones [5]. Auch gegen Interleukin 2 und
GM-CSF wurden bereits Antikörper in mit diesem Lymphokin (Cetus) behandelten Patienten gefunden [37].

Antikörper gegen verschiedene Interferon-Präparationen

1981 wurde erstmalig, mehr als 10 Jahre nach Einführung von Interferonen in
die Klinik, über einen Patienten mit Interferon-Antikörpern berichtet, der mit
natürlichem IFN-β behandelt wurde. Dieser Patient mit einem Nasopharynxkarzinom sprach zunächst auf die Therapie an und entwickelte nach Bildung
von hochtitrigen Antikörpern gegen Interferon-β ein Rezidiv [6].
  Mogensen beschrieb als erster einen Patienten, der vor einer Interferon-
Therapie bereits Interferon-Antikörper gegen Interferon-α in seinem Blut aufwies [7]. Im Rahmen der daraufhin eingeleiteten Screeninguntersuchungen vor
Interferon-Therapien wurden in weiteren Patienten, die nie eine Interferon-
Therapie erhalten hatten, spezifische Antikörper gegen diese Lymphokine

nachgewiesen. Die Inzidenz derartiger Antikörper in der Normalbevölkerung ist jedoch extrem niedrig. Spiegel berichtete über 7 von 2017 getesteten Patienten vor einer Interferon-Therapie, die bereits Antikörper gegen das rekombinante Interferon-α_{2b} aufwiesen [8]. Itri fand in 4 von 883 Patienten Interferon-Antikörper gegen rekombinantes Interferon-α_{2a} vor einer Interferon-Therapie [9]. Patienten mit Autoimmunerkrankungen haben jedoch eine deutlich höhere Inzidenzrate. Wir fanden in 4 von 61 Patienten mit einer gesicherten SLE-Diagnose hochtitrige Interferon-Antikörper, die sowohl rekombinantes Interferon-α_{2a} und α_{2b} als auch natürliches Interferon-α erkannten [10]. Auch bei Patienten mit rheumatoider Arthritis, Diabetes mellitus und anderen Kollagenosen wurden Interferon-Antikörper gefunden [11, 12].

Mogensen beobachtete einen Patienten mit einem generalisierten Herpes zoster, der Interferon-Antikörper aufwies [7]. Dieser Patient wirft die interessante Frage auf, ob Patienten mit Interferon-Antikörpern vermehrt und/oder verstärkt virale Erkrankungen durchmachen. In Mäusen konnte eindrucksvoll gezeigt werden, daß ein exogen verabreichtes Interferon-α, β-Antiserum den Verlauf zahlreicher Viruserkrankungen erheblich verstärkt [31, 32]. Bis auf oben erwähnten Patienten ist jedoch bislang nicht über schwer verlaufende Viruserkrankungen in Interferon-Antikörper-positiven Patienten berichtet worden. Gründe für die diskrepanten Beobachtungen in Mensch und Maus könnten sein, daß ein Teil der humanen Interferon-Antikörper nur rekombinante Interferone-α, nicht aber natürliche Interferone erkennt, zum anderen, daß endogen gebildetes Interferon-β von den Anti-Interferon-α-Antikörpern nicht neutralisiert wird und somit ein Teil des Interferon-Systems noch funktionsfähig ist. Die Entwicklung von Interferon-Antikörpern bei Autoimmunkrankheiten ist vermutlich mit dem Phänomen in Beziehung zu setzen, daß ein Teil dieser Patienten, in Abwesenheit von klinisch nachweisbaren Viruserkrankungen, Interferon-Aktivität im Serum aufweist [13].

Interferon-α-Antikörper

Die meisten Daten zu Interferon-Antikörpern liegen derzeit für die rekombinanten Interferone-α_2 vor. Die angegebenen Inzidenzen für Interferon-Antikörper-positive Patienten schwanken erheblich und liegen zwischen 0 und 61% [14].

Quesada berichtete über 20 von 53 mit Interferon-α_{2a} behandelten Hypernephrompatienten, die neutralisierende Antikörper entwickelten. Itri beobachtete eine 34%ige Inzidenz von Interferon-bindenden Antikörpern bei Kaposi-Patienten, die mit Interferon-α_{2a} behandelt wurden [9]. Umeda fand in 13 von 108 Patienten mit Nierenkarzinom unter IFN-α_{2a}-Therapie (14%) Antikörper gegen Interferon-α_{2a} [16]. Muss beobachtete in 7 von 130 Nierenkarzinom-Patienten (5%) sich allmählich entwickelnde Interferon-Antikörper unter Interferon-α_{2b} [17]. Anti-Interferon-Antikörper wurden auch in 3 von 21 Patienten mit Karzinomtumoren gefunden [30]. Wir wiesen in 17 von 74 Patienten mit chronisch myeloischer Leukämie neutralisierende oder nicht neutralisierende Interferon-Antikörper nach. Die Patienten wurden mit IFN-α_{2b} behandelt. Auch in Patienten mit Haarzelleukämie wurden Interferon-Antikörper gefunden. Queseda berichtete kürzlich, daß 8 von 40 Patienten mit Haarzelleukämie Interferon-bindende Antikörper zeigten [20]. Steis konnte sogar in 61% von 51 behandelten Haarzelleukämie-Patienten Antikörper gegen Interferone nachweisen [14]. In nichtmalignen Erkrankungen ist ebenfalls eine Antikörperbildung unter Interferon-Therapie beobachtet worden. Inglada fand 4 von 20 Patienten mit Hepatitis B [21] und Lassus 18 von 60 mit Interferon-α_2 behandelten Condylomata-accuminata-Patienten, die unter einer Interferon-Therapie Antikörper entwickelten [22]. Auch partiell gereinigtes natürliches Interferon-α induziert Antikörper in Patienten. Trown berichtete über einen Patienten, der unter einer Therapie mit Cantell-Interferon Antikörper entwickelte [11]. Zwei andere Patienten, die vor Therapie Interferon-Antikörper aufwiesen, zeigten einen Anstieg der Interferon-Antikörper im Serum. Die Antikörper des Patienten konnten 5 von 6 untersuchten natürlichen Interferon-α-Subtypen neutralisieren [11]. Unseres Wissens ist in der Weltliteratur bisher nur ein Patient beschrieben, der unter einer Therapie mit natürlichem Interferon-neutralisierende Antikörper entwickelte [1]. Strander konnte in seinen mit natürlichem Interferon-behandelten Osteosarkom-Patienten keine Antikörper gegen Interferon entdecken [25]. Lymphoblastoides Interferon, ein Gemisch von natürlichen Interferon-Subtypen, synthetisiert von einer B-Zellinie, induziert neutralisierende Antikörper zwischen 0 und 10%. Die höchste Inzidenz an Antikörper-positiven Patienten für diese IFN-Präparation wurde für Patienten mit einer juvenilen laryngialen Papillomatosis berichtet [23].

Gegen jede klinisch eingesetzte Interferon-Präparation sind Interferon-Antikörper beschrieben. Die angegebenen Inzidenzen für die Entwicklung dieser Antikörper unter Therapie schwanken – wie bereits erwähnt – erheblich. Die bisher zur Verfügung stehenden Daten erlauben jedoch nicht, diese Unterschiede klar zu interpretieren – z.B. in der Weise, daß natürliche Interferon-α-Präparationen weniger immunogen sind als rekombinante. Dennoch kristallisieren sich eine Reihe von Faktoren heraus, die die Inzidenzzahlen beeinflussen. Diese Faktoren und ihre Wertigkeit werden nachfolgend einzeln diskutiert, bevor die klinische Relevanz des Phänomens „Interferon-Antikörper" untersucht wird.

Interferon-Antikörper-Assays

Ein wichtiger Faktor, der die Inzidenz von Interferon-Antikörpern bestimmt, ist die Labormethodik der Interferon-Antikörper-Bestimmungen. Vier methodisch verschiedene Interferon-Antikörper-Assays mit unterschiedlicher Sensitivität und Spezifität sind entwickelt worden:
1. Enzymimmunoassay (EIA)
2. ELISA
3. IRMA
4. Bioassay (CPE).

Die verschiedenen Bestimmungsmethoden unterscheiden sich in ihrer Sensivität, Spezifität und der Empfindlichkeit gegenüber freiem Interferon. Während die chemischen Nachweismethoden Interferon-bindende Antikörper messen, weisen die biologischen Assays Interferon-neutralisierende Antikörper nach. Die Wahl der Screening-Methode zur Erfassung von Interferon-Antikörper-haltigen Seren beeinflußt erheblich, welche und wieviele Patienten mit Interferon-Antikörpern erfaßt werden. Im folgenden werden die vier Bestimmungsmethoden mit ihren Vor- und Nachteilen vorgestellt, um die erheblichen technischen Probleme darzustellen und die daraus resultierenden Inzidenzzahlen von Interferon-α-Antikörper-positiven Patienten zu relativieren.

Enzymimmunoassay [24]

Der Enzymimmunoassay ist ein extrem empfindlicher Assay für Interferon-bindende Antikörper. Mit Interferon-α kovalent gekoppelte Plastikkügelchen werden in Serum inkubiert. Gegebenenfalls vorhandene Interferon-Antikörper binden sich an das am Plastik haftende Interferon. Die Interferon-Konzentration auf der Plastikoberfläche ist so gewählt, daß die Antikörper nur mit einer Antigenbindungsstelle haften können. Nach Entfernung des Serum wird Peroxidase-gekoppeltes Interferon auf die Plastikkügelchen gegeben, das sich mit hoher Affinität an die freien Antigenbindungsstellen der Antikörper anlagert. Dieser Assay ist derzeit sowohl für rekombinantes Interferon-α_{2b} als auch für Interferon-α_{2a} etabliert [24]. Für lymphoblastoides und natürliches (Cantell) Interferon gibt es diesen Assay bislang nicht. Diese Assaymethode zeigt in unseren Händen sämliche Seren mit nachweisbaren Interferon-neutralisierenden Antikörpern positiv an, erkennt aber zusätzlich Seren mit Interferon-bindenden Antikörpern. Der Assay wird durch niedrige Interferon-Konzentrationen im Serum (bis 200 IU/ml) kaum beeinflußt. Somit ist der EIA empfindlicher als der biologische Assay (s. u.). Dieser Assay eignet sich hervorragend als Screening-Methode zur Erfassung von Interferon-Antikörper-positiven Patienten.

ELISA

Der Interferon-Antikörper ELISA ist weniger sensitiv als der EIA. Insbesondere ist der Assay störanfällig für unspezifische Bindungen von Antikörpern an Interferon-α. Er mißt ebenfalls Interferon-bindende Antikörper. Interferon-α wird an der Plastikoberfläche gebunden. Menschliches Serum wird nachfolgend mit diesem Interferon-adsorbierten Plastik inkubiert und nachfolgend weggewaschen. Menschliche Antikörper, die an den Interferon-Molekülen haften, werden dann mittels eines Anti-Human-IgG Peroxidase-gekoppelten Antikörper nachgewiesen. Dieser Assay wurde bereits für verschiedene Interferon-α- oder -β-Präparaten etabliert [26, 36].

IRMA [28]

Der immunoradiometrische Assay ist ein abgewandelter Radioimmunoassay. Polyklonales, hochspezifisches Antiserum wird an eine Plastikoberfläche gebunden und nachfolgend mit einer konstanten Menge von Interferon, z. B. 50 IE, inkubiert. Da dieses Interferon chemisch nicht verändert ist, kann jede Interferon-α-Präparation in diesem Assay gemessen werden. Nachfolgend werden die an Plastik gebundenen Antikörper-Interferon-Komplexe mit menschlichem Serum inkubiert. Sind Interferon-bindende Antikörper in diesem Serum erhalten, binden sie sich an das Interferon. Nach Entfernung des menschlichen Serum wird ein radioaktiv markierter monoklonaler Maus-Antikörper zum Testansatz gegeben. Dieser Antikörper erkennt das an den polyklonalen im Serum haftende Interferon, es sei denn, daß aus dem Serum stammende Antikörper einen Teil des Interferons blockieren [23, 37]. Auch dieser Assay mißt Interferon-bindende Antikörper. Dieser Assay weist eine vergleichbare Sensivität gegenüber dem EIA und eine höhere gegenüber dem Bioassay auf. Ein schwerwiegender Nachteil des Assays ist die hohe Quote falsch negativer Resultate. Insbesondere freies Interferon, das ja häufig im Serum von Interferon-behandelten Patienten vorkommt, stört diesen Assay; er ist deshalb als Screening-Test ungeeignet.

Bioassay

Die Interferon-neutralisierende Wirkung kann in verschiedenen biologischen Assays, üblicherweise jedoch im zytopathischen Effekt-Inhibitionsassay, nachgewiesen werden [29]. Ein Monolayer von menschlichen oder bovinen Zellen wird mit Interferon und Serum überschichtet, die zuvor für 1 Std. zusammen inkubiert wurden. Nach einer Inkubationszeit zwischen 6 und 24 Std. wird dieser Überstand der Zellen entfernt und der Monolayer mit einem Virus infiziert. Sind die Zellen zuvor mit Interferon inkubiert worden, so sind sie während der ersten 1–2 Tage resistent gegen die Virusinfektion. Wird das Interferon durch Vorinkubation mit Serum inaktiviert, können die Viren die Zellen infizieren und nachfolgend den Zellmonolayer zerstören. In einem Neutralisationsassay zeigt somit der lysierte Zellrasen an, daß im Serum enthaltene Antikörper in Gegenwart von zellulären Interferon-Rezeptoren Interferon biologisch inaktivieren können. Dieser Assay besitzt den Nachteil wie auch andere biologische Assays, daß er quantitativ ungenau ist. Er hat aber den entscheidenden Vorteil, daß er die biologische Neutralisierung des jeweiligen Interferons nachweist. Dieser Neutralisations-Bioassay kann dadurch empfindlicher gemacht werden, daß nach der Virusinkubation die Zellen mit einem Farbstoff (MTT) inkubiert werden, der in den Mitochondrien der Indikatorzellen umgebaut wird. Mit Hilfe dieser Variation kann der Assay um das 10- bis 100fache sensitiver gemacht werden [30]. Damit erfaßt der Bioassay die wichtigste Eigenschaft der Interferon-Antikörper, nämlich daß diese in Gegenwart von Membran-Interferon-Rezeptoren von lebenden Zellen das Interferon langfristig binden und so neutralisieren können. Deshalb sollten zumindest alle Interferon-bindende Antikörper-positive Patientenseren im Bioassay daraufhin überprüft werden, ob sie das Interferon auch zu neutralisieren vermögen. Der Bioassay ist gegenwärtig sicher der „Goldstandard" für Interferon-Antikörper. Eine internationale Standardisierung dieser Methode ist in Aussicht. Bei der Frage nach der klinischen Signifikanz von Interferon-Antikörpern sollte daher zunächst zwischen bindenden und neutralisierenden Antikörpern unterschieden werden.

Zeitpunkt der Blutentnahme

Der Entnahmezustand von Blut hat einen deutlichen Einfluß auf die gemessenen Antikörpertiter, wie in Hannover an Interferon-α_{2b}-behandelten Patienten untersucht wurde [38]. Blut wurde nach 0, 2, 4, 6, 8 und 24 Stunden nach einer subkutanen Gabe von Interferon-α_{2b} entnommen und der Antikörpertiter im biologischen Assay, im IRMA und im EIA bestimmt. Diese Bestimmungen zeigten deutliche Titerschwankungen. Bereits 1–2 Std. nach der subkutanen Injektion fielen die Antikörper um 20–61% ihres Ausgangswertes und erreichten 6 Std. nach Injektion den niedrigsten Wert. Nach 24 Std. begannen die Antikörpertiter wieder zu steigen, erreichten zu diesem Zeitpunkt jedoch nicht den Ausgangswert. Dieses erfolgte erst nach 48 Std. bei den Patienten, die dreimal pro Woche eine Interferon-Injektion erhielten. Wurde die Interferon-Therapie abgesetzt, so stieg der Antikörpertiter bis zu 7 Tage nach der Therapie, um erst zu diesem Zeitpunkt ein Plateau zu erreichen. Diese Schwankungen im Antikörpertiter waren nicht erklärbar durch eventuell vorhandenes freies Interferon im Serum. Die Daten aus Hannover wurden durch Untersuchungen in Basel bestätigt, bei denen in 14 von 15 Patienten nach 6 Std. ein erheblicher Abfall des Antikörpertiter beobachtet wurde. Diese Untersuchungen führten zu den von uns ausgesprochenen Empfehlungen, Blut zur Messung von Interferon-Antikörper nur 48 Std. nach einer Interferon-Injektion abzunehmen. Auch sollte nach Beendigung einer Therapie Blut zur Antikörperbestimmung erst 5–7 Tage nach der letzten Interferon-Injektion abgenommen werden, um den maximalen Interferon-Antikörperspiegel bestimmen zu können. Sollte zu beliebigen Zeitpunkten Blut zur Antikörpermessung entnommen werden, so können Titerschwankungen im Verlauf einer Therapie auftreten. Niedrigtitrige Antikörper können falsch negativ gemessen und so die Inzidenz der Entwicklung von Antikörpern unterschätzt werden.

Applikationsmodus

Auch die Applikationsweise hat einen gesicherten Einfluß auf die Häufigkeit vom Auftreten von Interferon-Antikörpern. Konrad verglich den Effekt von i.m.- und i.v.-Gaben von Interferon-β-Seren auf die nachfolgende Entwicklung von Antikörpern [26]. Während nur 2 von 36 Patienten nach i.v.-Infusionen Antikörper im Blut aufwiesen, entwickelten 20 von 25 Patienten nach wiederholten i.m.-Injektionen Interferon-Antikörper. Dieser Unterschied ist statistisch signifikant. Dagegen existieren Daten für einen Vergleich subkutan versus i.m. nicht [24]. Spiegel berichtete über vergleichende Inzidenzen zwischen systemischer Therapie bei Malignompatienten und intranasaler Therapie bei Probanden. Die Inzidenz der Interferon-Antikörper-positiven Patienten nach der Interferon-Therapie lag bei 423 getesteten Patienten bei 2,4%, während sie nach intranasaler Gabe nur bei 0,2% lag [8]. Dosis und Therapiedauer in beiden Gruppen ist jedoch unterschiedlich. Lassus behandelte Patienten mit Condylomata accuminata lokal und systemisch mit Interferon. Keiner dieser Patienten, mit Interferon-Salbe behandelt, entwickelte Antikörper. Hingegen entwickelten 20% der Patienten nach täglichen subkutanen Interferon-Injektionen Interferon-Antikörper [22].

Einzeldosis

Ein Einfluß der Antigen-Dosis pro Injektion auf die Antikörperbildung gegen das verabreichte Antigen ist wahrscheinlich. Im Falle des rekombinanten Interferone-α ist eine häufigere Antikörperbildung bei höheren Einzeldosen jedoch nicht zu belegen. Zu dieser Fragestellung liegt bislang nur eine randomisierte Studie vor. Queseda fand in dieser Studie, daß Patienten mit einem Hypernephrom, die nur 2 Mio IE täglich bekamen, genauso häufig Antikörper gegen Interferon-α_{2a} ausbildeten wie Patienten, die 20 Mio. IE Interferon erhielten (31 vs 37%) [15]. Die Patientenzahl in dieser Studie liegt jedoch mit 40 zu niedrig, um einen mäßigen Unterschied feststellen zu können. Vergleich von Interferon-Studien mit unterschiedlichen Interferon-Dosen, aber auch unterschiedlichen Erkrankungen, ergaben ebenfalls keinen wesentlichen Unterschied zwischen hohen und niedrigen Dosen. Queseda fand 20% von Interferon-behandelten Haarzelleukämikern Antikörper-positiv (8 von 40 bei einer Dosierung von 5 Mio. IE Interferon-α_{2a} täglich) [20]. Steis beobachtete in 61% seiner Haarzelleukämie-Patienten Interferon-Antikörper (Dosierung 3 Mio. IE Interferon-α_{2a} täglich) [14]. Itri berichtete über 34% Interferon-Antikörper-positive Patienten mit Kaposi-Sarkom, die mit 18 bzw. 36 Mio. IE dreimal pro Woche behandelt wurden [9]. Dosierungen von 3–36 Mio. IE führten also zu einer vergleichbaren Rate von Interferon-Antikörper-positiven Patienten. So muß vermutet werden, daß die Höhe der Einzeldosen der Interferon-Injektionen keinen entscheidenden Einfluß auf die Inzidenz von Interferon-Antikörpern hat. Allerdings weicht die Dauer der verschiedenen hier zitierten Interferon-Therapien zum Teil erheblich voneinander ab (2 Monate vs. 24 Monate), so daß eine endgültige Bestimmung der Wichtigkeit des Faktors Einzeldosis noch nicht vorgenommen werden kann. Möglicherweise ist die kumulative Dosis (Verbindung von Einzeldosis mit Therapiedauer) ein wichtigerer Faktor als die Therapiedauer alleine.

Dauer der Behandlung

Erfahrungen bei der Diabetes-Therapie zeigen, daß die Dauer einer Behandlung entscheidenden Einfluß auf die Rate von Antikörper-positiven Patienten hat [3]. Bisher veröffentlichte Interferon-Studien weisen darauf hin, daß Patienten, die länger mit Interferon behandelt werden, auch ein höheres Risiko für die Entwicklung von Interferon-Antikörpern haben [9]. So konnte Itri zeigen, daß Antikörper-positive Patienten mit Nierenkarzinomen und Lymphomen signifikant länger behandelt wurden, als in den gleichen Studien Patienten, die Interferon-Antikörper-negativ blieben (Gesamtzahl der Patienten: 267, Anzahl der Antikörper-positiven Patienten: 101). In einer Hannoverschen CML-Studie mit 27 Patienten wurde mit Hilfe der Kaplan-Meyer-Methode nach 12 Monaten bzw. 24 Monaten kontinuierlicher Interferon-Therapie eine 15%ige und eine 50%ige Wahrscheinlichkeit errechnet, Interferon-Antikörper zu entwickeln [31]. Hingegen fand Spiegel für Interferon-α_{2b} keinen Zusammenhang zwischen Dauer der Behandlung und dem Auftreten von neutralisierenden Antikörpern [8]. Diese Aussage stützt sich jedoch nur auf 16 Interferon-Antikörper-positive Patienten aus mindestens 8 Studien [8]. Die Zunahme der Antikörper-positiven Patienten im Laufe einer Therapie zeichnet sich bislang am deutlichsten bei der Haarzelleukämie ab. Während Itri bei 82 Patienten bei einer durchschnittlichen Behandlungsdauer von 10 Monaten über nur 4% Interferon-Antikörper-positive Patienten berichtete [14], fand Queseda, daß 20% von 40 über 1–2 Jahre lang behandelten Haarzell-Leukämie-Patienten Interferon-Antikörper entwickelten. Schließlich fand Steiß sogar, daß 61% von 51 Haarzelleukämie-Patienten, die alle über 2 Jahre mit Interferon-α behandelt wurden, Antikörper entwickelten. In allen drei Studien wurde Interferon-α_{2a} verwendet. In Hannover entwickelte der einzige von 29 Interferon-Antikörper-positive Haarzelleukämie-Patienten erst nach 3 Jahren kontinuierlicher Interferon-Therapie Antikörper gegen Interferon-α_{2b}. Diese Daten belegen, daß die Dauer der Therapie einen signifikanten Einfluß auf die Interferon-Antikörper-Inzidenz haben. Gegenwärtig laufen Studien, vornehmlich in den USA, nach einer halbjährigen Induktions-Interferon-Therapie eine Erhaltungstherapie gegenüber keiner Therapie zu testen. Diese Studien könnten eindeutig be- oder widerlegen, ob eine längerfristige Interferon-Therapie eine höhere Inzidenz Interferon-Antikörper-positiver Patienten bedingt.

Verwendete IFN-Präparation

Aufgrund der vielen Variablen (Applikationsform, Dosis, Dauer der Therapie, Assaymethode) ist ein direkter Vergleich der Immunogenizität von Interferon-α_{2a}, Interferon-α_{2b} und Interferon-α_{2c} derzeit nicht möglich. Studien, die zwei rekombinante Interferone-α bei der gleichen Krankheit und gleicher Dosierung verwenden, sind derzeit in München und in Housten bei der CML begonnen worden. Erst die Ergebnisse dieser Studien werden zeigen können, ob diese beiden rekombinanten Interferone sich in ihrer Potenz, Antikörper zu induzieren, unterscheiden. Auch ist die Frage, ob natürliche Interferone weniger immunogen sind als die rekombinanten Interferone, derzeit nicht zu beantworten. Erst standardisierte Bedingungen bei der Assay-Methodik, der Blutentnahme etc. werden hier einen sinnvollen Vergleich der Inzidenzzahlen ermöglichen.

Auch natürliche Interferon-β-Präparationen können Antikörper diesen Interferon-Subtypen induzieren. 1981 wurde von einem Patienten mit einem Nasopharynxkarzinom berichtet, bei dem zum ersten Mal Interferon-Antikörper entdeckt wurden. Dieser Patient entwickelte ein Jahr nach Initiierung der Interferon-β-Therapie neutralisierende Antikörper, unter denen auch bei i.v.-Applikation keine Interferon-β-Spiegel mehr nachweisbar waren [6]. Wolf berichtet über 10%ige Inzidenz in Interferon-β-Patienten [40].

Interferon-β-Serin, ein in der Primärstruktur von seinem natürlichen Counterpartner abweichendes Interferon, induziert in 70% der subkutan oder intramuskulär behandelten Patienten Interferon-Antikörper [26]. Allerdings sind dies weitgehend Interferon-bindende Antikörper und nicht Interferon-neutralisierende Antikörper. Serumspiegel von Interferon-Antikörper β-Serin-positiven und Interferon-Antikörper β-Serin-negativen Patienten zeigen keinen signifikanten Unterschied, so daß derzeit unklar ist, was für eine Bedeutung die Interferon-bindenden Antikörper bei diesem Interferon-Subtyp haben. Ob langjährige Interferon-β-Serin-Therapien nicht auch zu hohen Inzidenzen von Interferon-neutralisierenden Antikörpern führt, muß noch gezeigt werden.

Auch rekombinante Interferone-γ können Antikörper in Patienten erzeugen. Allerdings scheint die Inzidenz dieser Ereignisse deutlich niedriger zu liegen als bei den Interferon-α-Präparationen. Übereinstimmend berichten sowohl Genetech als auch Biogen über Indzidenzen, die deutlich unter 1% liegen [34]. Die sich neuerdings abzeichnende Indikation für Interferon-γ, die chronische Granulomatose, wird in Zukunft zeigen, ob nicht dauerhaft Interferon-γ-behandelte Patienten auch Antikörper entwickeln [27].

Klinische Signifikanz von Interferon-Antikörpern

Nach der Feststellung, daß Interferon-Antikörper von nahezu allen Gruppen, die danach gesucht haben, gefunden wurden, rückte die klinische Interpretation dieses Laborphänomens in den Vordergrund. Wichtig ist, daß Interferon-Antikörper – soweit bisher bekannt – keine allergischen Reaktionen oder Symptome einer Immunkomplexerkrankung hervorrufen. In fünf Studien, zwei mit Interferon-α_{2b} und drei mit Interferon-α_{2a}, war das Auftauchen von Interferon-Antikörpern mit dem Rezidiv der Grunderkrankung assoziiert. Queseda berichtete, daß von 12 Patienten mit Nierenzellkarzinom, die eine objektive Remission unter einer täglichen Interferon-α_{2a}-Therapie von 20 Mio. IU/m^2 erreichten, 7 Interferon-neutralisierende Antikörper entwickelten. In allen 7 Patienten entwickelte sich ein Rezidiv des Hypernephroms beim Auftreten der Antikörper. Die Remissionsdauer der Interferon-Antikörper-positiven Patienten war signifikant kürzer (p = 0,09) gegenüber der Remissionslänge der Patienten ohne Nachweis von Interferon-Antikörpern [15]. Patienten mit Interferon-Antikörpern zeigten auch signifikant weniger Interferon-Nebenwirkungen. Ebenfalls Quesada veröffentlichte 8 von 40 behandelte Patienten die unter Interferon-α_{2a} Interferon-Antikörper entwickelten. Die Patienten mit den fünf höchsten Antikörper-Titern bildeten ein Rezidiv ihrer Haarzelleukämie unter einer Interferon-Dauertherapie aus, während keiner der übrigen 32 Antikörper-negativen Patienten klinische Zeichen einer Interferon-Resistenz zeigten [20]. Steis beobachtete ein Rezidiv der Haarzellleukämie in 6 von 16 Patienten, die Interferon-neutralisierende Antikörper entwickelten während einer kontinuierlichen Interferon-Therapie. Keiner der 35 Patienten ohne neutralisierende Antikörper verlor sein Ansprechen auf Interferon-α_{2a} in dieser Studie [14]. Wir beobachteten in 8 von 27 Patienten in der chronischen Phase einer CML unter einer Interferon-α_{2b}-Therapie (3×5 Mio./Woche) das Auftreten von Interferon-neutralisierenden Antikörper. Ein Patient zeigte zu keinem Zeitpunkt der Therapie ein Ansprechen. 5 Patienten zeigten nach einem Ansprechen auf das rekombinante Interferon-α_{2b} ihrer Erkrankung nach Entwicklung der Antikörper ein Rezidiv ihrer Erkrankung. 2 Patienten – mit den niedrigsten Antikörpertitern – sprechen weiter auf die Interferon-Therapie an [19]. Die Interferonspiegel (biologisch gemessen) waren bei den hochtitrigen Interferon-Antikörper-positiven Patienten deutlich erniedrigt gegenüber Spiegeln in Interferon-Antikörper-negativen Patienten. In 2 von 6 getesteten Interferon-Antikörper-positiven Patienten konnte Interferon-α_{2b} mittels eines RIA gemessen werden, ohne Nachweis biologischer Interferon-Aktivität im Serum. Die chemische gemessene Abklingzeit des rekombinanten Interferon-α_{2b} im Serum dieser Patienten war deutlich verlängert. Diese Daten zeigen, daß die Antikörper im Serum das Interferon binden, so daß es biologisch inaktiv wird. Schließlich berichtete Öberg, daß 3 von 21 Patienten mit einem Karzinoid-Tumor eine Interferon-Residenz entwickelten. Alle 3 Patienten entwickelten Interferon-Antikörper [39].

Diesen Ergebnissen stehen Daten von Muss, Krown und Itri gegenüber, die zwar das Auftreten von Interferon-Antikörpern messen konnten, aber keinen klinischen Effekt dieser Antikörper beobachteten [9, 17, 41]. Itri veröffentlichte, daß 25% von 43 Interferon-Antikörper-positiven Patienten und 24% von 112 Interferon-Antikörper-negativen Patienten eine objektive Remission ihrer Tumorerkrankung erlebten. Weder die Zeit bis zur Erlangung einer Remission noch die Remissionsdauer waren statistisch signifikant unterschiedlich zwischen Interferon-Antikörper-positiven und -negativen Patienten. Die 50% Überlebenszeit war für Antikörper-positive Patienten signifikant länger (17 Monate) als die der Antikörper-negativen (11,4 Monate). Allerdings war die Interferon-Behandlung der Interferon-Antikörper-positiven Patienten signifikant länger, so daß ein Vergleich beider Patientengruppen schwierig zu interpretieren ist. Wichtig ist auch, daß nicht unterschieden wurde zwischen niedrig- und hochtitrigen Antikörpern. Denn es ist zu vermuten, daß nur hochtitrige Interferon-Antikörper das zirkulierende Interferon signifikant neutralisieren und damit einen klinischen Effekt verursachen können.

So waren nur Antikörpertiter über 800 INU/ml bei Quesada mit der Entstehung eines Rezidivs (Haarzelleukämie) verbunden. Bei der CML entwikkelten alle Patienten mit einem Antikörpertiter über 500 INU/ml eine Interferon-α-Resistenz.

Die Spezifität der Interferon-Antikörper wurde bislang nur sporadisch untersucht. Sowohl Quesada als auch Steis fanden, daß die unter einer Therapie mit rekombinantem Interferon-α entstandenen Antikörper zwar rekombinantes Interferon-α_{2a}, nicht aber natürliches Interferon-α neutralisierten [14, 20]. Von Wussow et al. zeigten, daß die Interferon-Antikörper der mit Interferon-2$_b$ behandelten CML-Patienten rekombinantes Interferon-α_{2b} und rekombinantes Interferon-α_{2a} neutralisieren [19]. Auch natürliches Interferon-α wurde neutralisiert, jedoch in deutlich niedrigeren Verdünnungsstufen. Auch Trown berichtet von 3 Patienten, die Antikörper nur gegen rekombinantes Interferon-α_{2a}, nicht aber gegen andere Interferon-α-Subtypen entwickeln [11]. Diese Labordaten belegen die enorme Spezifität der immunologischen Antwort der Interferon-behandelten Patienten. Sollten rekombinante Interferon-Antikörper-positive Patienten ein Rezidiv entwickeln, so müßte den Spezifitätsdaten zufolge natürliches Interferon-α diese klinische Resistenzentwicklung überwinden können. Dies wurde bisher in 15 Patienten von uns beobachtet [33].

Zusammenfassung

Es besteht kein Zweifel mehr, daß Anti-Interferon-Antikörper existieren. Sämtliche bisher in der Klinik verwendeten Interferon-Präparationen induzieren zumindest in wenigen Patienten Antikörper. Mittels vier verschiedener Techniken können genügend hochtitrige Antikörper in Patientenseren sicher gefunden werden. Die Inzidenz von Interferon-Antikörpern in Patienten unter Interferon-Therapie variiert erheblich, da diese vier Methoden in unterschiedlichen Kombinationen zur Erfassung von Interferon-Antikörpern angewendet werden. Auch Applikationsform und Dauer der Behandlung haben einen gesicherten Einfluß auf die Inzidenz von Interferon-Antikörpern. Ob die zugrunde liegende Krankheit, die Einzeldosis oder das Dosisregimen (3 × pro Woche/tgl.) ebenfalls die Antikörperinzidenz beeinflussen, ist derzeit ungewiß.

Wenige Studien zeigen bisher, daß neutralisierende Antikörper eine klinische Signifikanz besitzen. In diesen Studien konnte jedoch klar gezeigt werden, daß
1. die Interferon-Spiegel im Blut in vivo in Gegenwart von Antikörpern reduziert oder nicht mehr meßbar sind,
2. die Interferon-Nebenwirkungen in den Patienten deutlich reduziert oder nicht mehr vorhanden sind und/oder
3. Interferon-Antikörper-positive Patienten eine signifikant kürzere Remission unter Interferon aufweisen.

Damit reduzieren im Serum auftretende IFN-Antikörper die Effektivität einer rIFN-α-Therapie.

Zur Untersuchung von Serum-IFN-Antikörpern sollen einige klinische Richtlinien empfohlen werden. Zunächst sollten Ärzte, die Patienten mit Interferon behandeln, ihre Patienten auf Interferon-Antikörper untersuchen, insbesondere dann, wenn diese kaum noch oder keine Nebenwirkungen der

Interferon-Therapie aufweisen. Sie sollten bei der Blutentnahme sorgfältig darauf achten, daß die Blutproben 48 Std. nach der letzten Interferon-Injektion oder 7 Tage nach Beendigung der Therapie entnommen werden. Dieses Vorgehen ist deshalb so wichtig, weil Patienten, die z. B. auf rekombinante Interferone resistent werden, auf natürliche Interferone umgesetzt werden können, wenn die Ursache der Resistenz Interferon-Antikörper und diese Antikörper spezifisch für bestimmte rekombinante Interferone sind. Ein Patient mit Haarzelleukämie könnte so gegebenenfalls jahrelang effektiv mit einer veränderten Interferon-Therapie behandelt werden.

Literatur

1. Klaff LJ, Vinik AI, Berelowitz M, Jackson WPU (1978) Circulating antibodies in diabetics treated with conventional and purified insulins. S Afr Med J 54:149–153
2. Kahn RC, Rosenthal AS (1979) Immunologic reactions to insulin: Insulin allergy, insulin resistance and the autoimmune insulin syndrome. Diabetes Care 2:283–295
3. Walford S, Allison SP, Reeves WG (1982) The effect of insulin antibodies on insulin dose and diabetic control. Diabetologia 22:106–110
4. Fineberg SE, Galloway JA, Fineberg NS, Rathebun MJ, Hufferd S (1983) Immunogenicity of recombinant DNA human insulin. Diabetologia 25:465–469
5. National Drug Application. Somatrem, Genetech, Inc 19–107
6. Vollbracht A, Tremer J, Flekning B, Joester KE, Niethammer D (1981) Interferon-neutralizing antibodies in a patient with fibroblast interferon. Nature 289:496–497
7. Mogensen KE, Daubas P, Gresser I, Serini D, Varet B (1981) Patient with circulating antibodies to α-interferon. Lancet II:1227–1228
8. Spiegel JR, Spicehändler JR, Jacobs SL, Oden ME (1986) Low incidence of serum neutralizing factors in patients receiving recombinant alpha-2b interferon. Am J Med 80:223–228
9. Itri LM, Campion M, Demin R, Palleroni A, Gutterman JU, Groopman J, Trown PW (1986) Incidence and clinical significance of neutralizing antibodies in patients receiving Roferon A by intramuscular injection. Cancer 59:668–674
10. v Wussow P, Jakschies D, Hartung K, Deicher H (1988) Presence of interferon and anti-interferon in patients with systemic lupus erythematosus. Rheumatol Int 8:225–230
11. Trown PW, Kramer MJ, Demin RA Jr, Connell EV, Palleroni AV, Quesada J, Gutterman FU (1983) Antibodies to human leukocyte interferons in cancer patients. Lancet I:81–84
12. Panem S, Check IJ, Henriksen D, Vilcek J (1982) Antibodies to α-interferon in a patient with systemic lupus erythematosus. J Immunol 129:1–3
13. Hookers JJ, Montsopoulos HM, Geiss SA, Stahl NI, Decker IJ, Notkins AL (1979) Immune interferon in the circulation of patients with autoimmune disease. N Engl J Med 301:5–8
14. Steis RG, Smith II JW, Urba WJ, Clark JW, Itri LM, Evans LM, Schoenberger C, Longo DL (1988) Resistance to recombinant interferon-alpha 2a in hairy cell leukemia associated with neutralizing anti-IFN-antibodies. N Engl J Med 318:1409–1413
15. Quesada JR, Rios A, Swanson D, Trown P, Gutterman JU (1985) Antitumor activity of recombinant-derived interferon-alpha in metastatic renal cell carcinoma. J Clin Oncol 3:1522–1528
16. Umeda T, Niijima T (1986) Phase II study of alpha-interferon on renal cell carcinoma. Summary of three collaborative trials. Cancer 58:1231–1235
17. Muss HB, Costanzi JJ, Kavit R, et al. (1987) Recombinant alpha-interferon in renal cell carcinoma: A randomized trial of two routes of administration. J Clin Oncol 5:286–291
18. de Weck P, Leventhal BG, Brand C, Fisher N (1989) Detection and incidence of neutralizing antibodies to interferon alpha-N-1. J Int Res

19. v Wussow P, Freund M, Block B, Diedrich H, Poliwoda H, Deicher H (1987) Clinical significance of anti-IFN-alpha antibody titres during interferon therapy. Lancet II:635–636
20. Quesada JR, Itri LM, Gutterman JU (1987) Alpha interferons in hairy cell leukemia: a five year follow up in 100 patients. J Interferon Res
21. Inglada L, Porres JC, La Banda F, Mora I, Carrcuo V (1987) Anti-IFN-titers during interferon therapy. Lancet II:1521
22. Lassus A, Bergelin I, Paloranta A, Rinne E, Eskelinen A, Säilä K (1987) Efficacy of IFN and planto in the treatment of recurrent genital herpes. Sex Transm Dis 14:185–190
23. Protzman WP, Jacobs SL, Minnicozzi M, Oden EM, Kelsey DK (1984) A radioimmunologic technique to scree antibodies to α-2-interferon. J Immunol Meth 75:317–323
24. Hennes U, Jucker W, Fischer EA, Krummacher TH, Palleroni AV, Trown PW, Linder-Ciccolunghi S, Rainisso M (1987) The detection of antibodies to recombinant interferon alpha 2a in human serum. J Biol Stand 15:231–244
25. Ingimarsson S, Cantell K, Carlstrom G, Dalton B, Paucker K, Strander H (1981) Immune reactions and long-term therapy with human leukocyte interferon. Acta Med Scand 209:17–19
26. Konrad MW, Childs AL, Merigan TC, Borden EC (1987) Assessment of the antigenic response in humans to a recombinant mutant interferon. J Clin Immunol 7:365–375
27. Ezekowitz RAB, Dinauer MC, Jaffe HS, Orkin SH, Newburger PE (1988) Partial correction of the phagocyte defect in patients with X-linked chronic granulomatous disease by subcutaneous IFN-γ. N Engl J Med 319:146
28. Protzman WT, Jacobs SLE, Minnicozzi M, et al. (1984) A radioimmunologic technique to screen for antibodies to alpha-2-interferon. J Immunol Meth 75:317–323
29. Rubinstein S, Familletti PC, Pestka S (1981) Convenient assay for interferons. J Virol 37:757–758
30. Hansen MB, Ross C, Berg K (1990) A sensitive antiviral neutralization bioassay for measuring antibodies to interferons. J Immunol Meth 127:241–248
31. Gresser I, Tovey MG, Bandu MT, Maury C, Bronty-Boye D (1976) Role of interferon in the pathogenesis of virus disease in mice as demonstrated by the use of anti-interferon serum. Rapid evolution of EMC virus infection. J exp Med 144:1305–1315
32. Gresser I, Tovey MG, Maury C, Bandu MT (1976) Role of interferon in the pathogenesis of virus diseases in mice as demonstrated by the use of anti-interferon serum. J exp Med 144:1316–1327
33. v Wussow P, Hartmann F, Freund M, Poliwoda H, Deicher H (1988) Successful treatment of rIFN-α2b-antibody-positive patients with natural IFN-α. Lancet I:882–883
34. Jaffe HS, Chen AB, Kramer S, Sherwin SA (1987) The absence of interferon antibody formation in patients receiving recombinant human interferon-gamma. J Biol Response Modifiers 6:576–580
35. Jacobs SJ, Sullivan LM, Salfi M, Grossberg H, Spiegel RJ, Leikowitz PJ, Oden EM, Kelsey DK, Trauhaft MW (1988) Minimal antigenicity of Intron A in human recipients demonstrated by three analytical methods. Annual Meeting of ISIR, Kyoto, abstract:I-53
36. Allegretta M, Atkins MB, Dempsey RA, Bradley EC, Konrad MW, Childs A, Wolfe SN, Mier JW (1986) The development of anti-Interleukin-2 antibodies in patients treated with recombinant human Interleukin-2. J Clin Immunol 6:481–490
37. v Wussow P, Freund M, Hartmann F, Dietrich H, Poliwoda H, Deicher H (1988) In: Huhn, Hellriegel, Niederle (eds). Chronic myelocytic leukemia and interferon. Springer Heidelberg Berlin
38. Kawade Y (1986) Quantitation of neutralization of interferon by antibody. Meth Enzymol 119:558–573
39. Öberg K, Alm GV (1989) Development of neutralizing antibodies after treatment with rIFN-α$_{2b}$ in patients with malignant carcinoid tumors. J Interferon Res 9 Suppl. 1:S45–S51
40. Wolf A. 3. Hannover IFN-Workshop 1988
41. Krown SE, Real FX, Einzig AI et al. (1985) The interferon system, in: H. Kirschner and H. Schillekens (eds.) Treatment of Kaposi's Sarcoma and Renal Cell Carcinoma with r Leukocyte A Interferon. Heidelberg Elsevier Science, pp 523–527

Interferone und Onkogene

B. SELIGER und K. PFIZENMAIER

Einleitung

Interferone gehören zu einer Gruppe von Polypeptidhormonen, die nicht nur antivirale, sondern auch immunmodulatorische und antitumorale Wirkung besitzen [1–5]. Seit kurzem wird IFN-α bei der Haarzellen-Leukämie und chronischen myeloischen Leukämie in der Klinik erfolgreich eingesetzt [6–8], jedoch ist der jeweilige Wirkmechanismus weitgehend ungeklärt. Aus zahlreichen in-vitro-Studien ist bekannt, daß Interferone ausschließlich über Bindung an spezifische, hochaffine Membranrezeptoren wirken und, über einen noch undefinierten Weg der Signalvermittlung, im Zellkern Veränderungen der Genexpression hervorrufen [5, 9, 10]. Von besonderer Bedeutung scheinen hier Befunde, nach denen Interferone insbesondere solche Gene beeinflussen, die Zellproliferation und Differenzierung regulieren. In vitro kann die Behandlung von Tumorzellen mit Interferonen zu einer Reversion des neoplastischen Phänotyps führen [11, 12], wobei hier neben differenzierungsinduzierenden Eigenschaften vor allem auch die zytostatische Wirkung der Interferone von Interesse ist [3, 13, 14]. Da man gegenwärtig davon ausgeht, daß eine deregulierte Expression von Onkogenen wesentlich am Prozeß der malignen Entartung von Zellen beteiligt ist, und da eine erhöhte Expression spezifischer Onkogene bei verschiedenen Leukämien und Karzinomen nachgewiesen werden konnte [15, 16], stellte sich schon bald die Frage, ob die in einigen Fällen durch Interferonbehandlung erzielbare Inhibition des Tumorwachstums in kausalem Zusammenhang mit der Modulation bestimmter Onkogene steht.

Nach einer kurzen Übersicht bisher charakterisierter Onkogene faßt der vorliegende Artikel wesentliche Befunde aus verschiedenen Laboratorien über den Einfluß von Typ I- (α, β) bzw. Typ II- (γ) Interferonen auf die Onkogenexpression zusammen.

Onkogene und ihre Klassifizierung

Der Begriff der Onkogene geht zurück auf die Definition von Genen akut transformierender Retroviren, die für Initiation und Aufrechterhaltung der neoplastischen Transformation in vivo und in vitro mitverantwortlich sind [17–20]. Bis heute wurden mehr als 20 dieser transformierenden Gene, die

viralen Onkogene (v-onc), identifiziert. Hierbei handelt es sich um zelluläre
Gene, die über einen noch unbekannten Rekombinationsprozeß von Retroviren aufgenommen werden können. Die zellulären Homologe der v-onc nennt
man Protoonkogene (c-onc); sie sind im Genom verschiedener Spezies enthalten und stark konserviert [21–25]. Man nimmt heute an, daß Protoonkogene bei der Proliferation und Differenzierung von normalen Zellen eine wesentliche Rolle spielen [26, 27]. Dafür spricht, daß bestimmte Protoonkogene
im Normalgewebe vorübergehend exprimiert werden, zum Beispiel nach Induktion zellulärer Differenzierung oder aber durch Wachstumsstimulation
ruhender Zellen [28, 29].

Bei Tumoren verschiedener Tiermodelle wie auch bei einigen menschlichen Tumoren wurden Veränderungen in der Expression von c-onc festgestellt [15, 16, 29–41] (Tabelle 1). Diese Aktivierung der c-onc kann durch Mutation [42, 43], chromosomale Translokation [16, 44], retrovirale Insertion [45]
oder auch durch Genamplifikation [46] hervorgerufen werden. In vitro läßt
sich nachweisen, daß eine erhöhte Expression von Protoonkogenen zur Induktion neoplastischer Transformation bestimmter etablierter Zellinien führen kann. Man weiß allerdings mittlerweile, daß Tumorentstehung bzw.
-progression als ein mehrstufiger Prozeß zu verstehen sind, bei dem verschiedene, unabhängige Ereignisse, etwa die Aktivierung bestimmter Onkogene,
eintreten müssen, damit es zur vollen Ausprägung eines malignen Phänotyps
kommt [47–59]. In vitro etablierte, aber nicht tumorigene Zellinien müssen
dementsprechend als konditioniert für eine maligne Entartung betrachtet

Tabelle 1. Expression zellulärer Onkogene in menschlichen Tumorzellen

Name der Tumorzellinie	Ursprung	Onkogen	Amplifikation	erhöhte Expression	Referenz Nr.
HL60	AML	c-myc	20×	ja	30
ML1	AML	c-myb	5–10×	ja	31
K562	CML	c-abl	10×	ja	32
U937	Histiozytom	c-myc	bis zu 20×	ja	16
Daudi	B-Zellymphom	c-myc	bis zu 40×	ja	16
Colo320	Kolonkarzinom	c-myc	20×	ja	33
Colo201/205	Kolonkarzinom	c-myb	10×	ja	34
SK BR-3	Mammakarzinom	c-myc	10×	ja	35
		c-erb-B2/neu	4–8×	ja	36
BT474	Mammakarzinom	c-erb-B2/neu	4–8	ja	36
Y1	adrenocorticoider Tumor	c-Ki-ras	50×	ja	37
A431	epidermoides Karzinom	c-erb-B	10–20×	ja	38
Lu-65	Bronchialkarzinom	c-myc	8×	n.d.	39
		c-Ki-ras	10×	n.d.	39
–	kleinzelliges Bronchialkarzinom	L-myc/c-myc	bis zu 80×	ja	40
–	Neuroblastom	N-myc	bis zu 250×	ja	41

werden. Die experimentelle neoplastische Transformation solcher Zellinien, z. B. durch Aktivierung von Protoonkogenen, läßt sich in vitro leicht beobachten: Die transformierten Zellen besitzen eine erhöhte Wachstumsrate, zeigen oft phänotypische Veränderungen und bilden Tumoren im Tier-Modell. Im Falle von adhärent wachsenden Zelltypen (Fibroblasten, Epithelzellen) ist der Verlust der Kontaktinhibition und damit die Fähigkeit zur Focusbildung in vitro ein zusätzliches Merkmal der Transformation [48–50].

Aufgrund der unterschiedlichen Struktur, Funktion und zellulären Lokalisation werden heute Onkogene in 4 Gruppen eingeteilt [25, 29] (Tabelle 2). Zur ersten Gruppe zählen die Onkogene, deren Genprodukte die Phosphorylierung von Polypeptidsubstraten katalysieren. Man nimmt an, daß diese Proteinkinasen das maligne Wachstum von Zellen durch Modulation der Aktivität oder Funktion von zytoplasmatischen und Plasmamembran-Proteinen induzieren [51, 52]. Die src-, yes-, fps-, fes-, fgr-, ros-, fms-, kit-, abl-, neu- und erb-B-Gene kodieren für tyrosinspezifische Proteinkinasen. Verwandt mit diesen Tyrosinkinasen sind die Gene mos, raf und mil, die serin- bzw. threoninspezifische Kinaseaktivität besitzen. In die zweite Gruppe gehören Onkogene, die für Wachstumsfaktoren kodieren. Hier ist bis heute nur das sis-Gen bekannt, das für die β-Kette des Thrombozytenwachstumsfaktors PDGF kodiert [53]. Die dritte Gruppe umfaßt die ras-Familie; ihre Produkte scheinen ebenfalls an der Transduktion von wachstumsstimulierenden Signalen beteiligt zu sein. Es handelt sich um Plasmamembran-assoziierte, GTP-bindende Proteine mit GTPase-Funktion [54]. In der vierten Gruppe werden Onkogene zusammengefaßt, deren Produkte ausschließlich im Zellkern nachweisbar sind. Hierzu zählen die Onkogene myc, myb, fos, p53 und ski [25, 55]. Auch diese Gene scheinen eine wesentliche Rolle bei der Differenzierung und Regulation der Zellproliferation zu spielen, wobei die Wirkmechanismen noch weitgehend ungeklärt sind. Es wird vermutet, daß die myc-, myb- und fos-Genprodukte durch eine direkte, jeweils spezifische Bindung an bestimmte DNA-Sequenzen die Transkription anderer zellulärer Gene und die DNA-Replikation kontrollieren [56–58].

Interferon-induzierte Modulation der Expression zellulärer Onkogene

In-vitro-Studien mit verschiedenen humanen und Säugetier-Tumorzellen haben gezeigt, daß eine Interferon-induzierte Wachstumshemmung mit einer Reduktion der Expression bestimmter Onkogene assoziiert ist, wobei jedoch die Frage nach der Kausalität in vielen Fällen nicht eindeutig beantwortet werden kann [3, 13, 59]. Das Fehlen einer eindeutigen Kausalkette scheint nicht nur in der Komplexität des Prozesses der malignen Entartung begründet zu sein, sondern ebenso in der Vielfalt der potentiell antitumoralen Wirkmechanismen der Interferone, jeweils Vorgänge, die derzeit noch ungenügend verstanden werden. Dementsprechend begrenzt sind die bisherigen Erfahrungen über Interferonwirkungen auf Onkogene, die sich im wesentlichen auf die im folgenden zusammengefaßten und nach Onkogenen gegliederten Befunde beschränken.

Tabelle 2. Onkogen-Klassifizierung*

Klasse	Onkogen	Ursprung		zelluläre Lokalisation	Genprodukt/Funktion	
		Retrovirus	Tumor			
1a	src	Hühnchensarkom			$pp60^{src}$	
	yes	Hühnchensarkom			$pP90^{yes}$	
	fgr	Katzensarkom			$pP70^{fgr}$	
	abl	Mausleukämie			$pP120^{abl}$	
	fes	Katzensarkom		Zellmembran	$pP85^{fes}$	Tyrosinkinase
	fps	Hühnchensarkom			$pP150^{fps}$	
	ros	Vogelsarkom			$pP68^{ros}$	
	kit	Katzensarkom			$p145^{kit}$	
	erb-B	Vogelleukämie			p170, EGF-Rezeptor	
	fms	Katzensarkom			p165, CSF-1-Rezeptor	
	neu/erbB2		Glioblastom		p185	
1b	mil				$p100^{mil}$	
	raf	Maussarkom		Zytoplasma	$p75^{raf}$	Serin/Threoninkinase
	mos				$p37^{mos}$	
2	sis	Affensarkom		sezerniert	PDGF	Wachstumsfaktor
3	Ha-ras	Rattensarkom				GTP-Bindung/
	Ki-ras	Rattensarkom		Zellmembran	p21	GTPase
	N-ras		Neuroblastom			
4	fos	Maussarkom			$p55^{fos}$	
	myc	Vogelleukämie			$p62^{myc}$	
	myb	Vogelleukämie			$p75^{myb}$	
	N-myc		Neuroblastom	Zellkern	?	DNA-bindende Proteine
	L-myc		Bronchialkarzinom		?	
	p53		MethA-induziertes Sarkom		p53	
	ski	Hühnchensarkom			?	

* modifiziert nach Bishop (1985) und Weinberg (1985)

c-fos

Das c-fos-Gen ist das zelluläre Homolog des murinen Osteosarkomvirus-Gens v-fos [58, 60, 61]. In der Maus ist die Expression von c-fos mRNA und Protein pränatal und auch postnatal nachweisbar, so daß dem c-fos-Gen eine wesentliche Rolle in der Embryogenese zugeschrieben wird [62]. Zusätzlich konnte gezeigt werden, daß das c-fos-Gen in hämatopoetischen Zellen sowie in ruhenden diploiden Mausfibroblasten nach Stimulation mit Wachstumsfaktoren transient induziert werden kann [63, 64].

Der Einfluß von Typ I-Interferon (IFN-α/β) auf die c-fos-Expression in Korrelation zum Zellwachstum wurde von Einat und Mitarb. [65] untersucht. Die durch PDGF hervorgerufene Induktion der c-fos mRNA in ruhenden Balb/c 3T3-Zellen wird durch IFN-Behandlung um 50–80% inhibiert, wobei jedoch IFN nicht die Bindung von PDGF an seinen Rezeptor verhindert. Offensichtlich besitzt in diesen Zellen IFN-α/β eine breite antagonistische Wirkung zu den wachstumsstimulierenden Effekten von PDGF, denn neben c-fos wird die Induktion anderer zellulärer Gene, so auch des c-myc, unterbunden [65].

c-myc

Das c-myc-Gen ist das zelluläre Homolog des v-myc-Onkogens des Virus der Vogelmyelozytomatose [66]. Die Expression des c-myc-Gens ist in diploiden, ruhenden Zellen stimulusabhängig und läßt sich bei allen proliferierenden Zellen nachweisen [67–69]. Eine verminderte Expression von c-myc ist in ausdifferenzierten, in der Proliferation arretierten Zellen zu beobachten [70–72]. Diese Befunde lassen vermuten, daß das c-myc-Gen eng mit der Kontrolle des Zellwachstums assoziiert ist, wobei c-myc abhängig vom Wachstumsstimulus und vom Zelltyp sowohl transkriptionell als auch posttranskriptionell reguliert werden kann [63, 73–75]. Wie erwähnt, können Typ-I-Interferone die PDGF-induzierte Stimulation von c-myc mRNA in Balb/c 3T3-Zellen inhibieren, wobei eine 95%ige Reduktion der c-myc mRNA nach einer 3stündigen IFN-Behandlung beschrieben wird [65].

Eine deregulierte Expression des c-myc-Gens kann am Prozeß der neoplastischen Transformation von Zellen beteiligt sein [48, 49]. Die Aktivierung des c-myc kann durch verschiedene Alterationen am Gen entstehen, etwa durch Insertion von viralen Transkriptionsregulatoren (Insertionsmutagenese) in B-Zellymphomen [45] und in T-Zelleukämien [76], durch chromosomale Translokation (Burkitt-Lymphom, murines Plasmacytom) [44, 77] oder durch Genamplifikation wie etwa bei bestimmten myeloischen Zellinien [32].

In der Burkitt-Lymphom-Zellinie Daudi wird die Expression des c-myc-Gens selektiv durch Typ-I-Interferone inhibiert [72, 78–80]. Hier bewirkt IFN-α/β über unterschiedliche Mechanismen, die jeweils von einer Proteinneusynthese unabhängig sind, eine sehr drastische Reduktion des myc-Onkogenproduktes (p62) [59]. Diese Reduktion kann einerseits über eine Regulation der Transkriptionsrate des c-myc-Gens erfolgen [72, 81, 82], andererseits wurde eine erhöhte Degradation der onkogenspezifischen mRNA nachgewiesen [79, 83]. In Daudi-Zellen geht die IFN-induzierte Modulation der Onkogenexpression mit einer Inhibition der Zellproliferation einher. Da gezeigt werden konnte, daß IFN-behandelte Daudi-Zellen in der G_O/G_1-Phase des Zellzyklus arretiert werden, wurde vermutet, daß in diesen Zellen die zytostatische Wirkung von IFN durch eine Blockade der Transition von der G_O/G_1- zur S-Phase hervorgerufen wird. Interessanterweise war in Daudi-Zellvarianten [84] und verschiedenen anderen Burkitt-Lymphomzellen (Raji, Namalva, BL67, Manca), die sich als resistent gegenüber der antiproliferativen Wirkung von IFN erwiesen, c-myc mRNA nicht reduziert [65, 78, 83, 85]. Weitere Untersuchungen zeigten jedoch schon bald, daß nicht in jedem Fall eine Korrelation zwischen Reduktion der c-myc-Expression und IFN-induzierter Hemmung des Zellwachstums gefunden wird. So führte eine IFN-α-Behandlung von HL60-, U937- und Friend-Erythroleukämiezellen nicht zu einer Reduktion der c-myc mRNA, obwohl das Zellwachstum durch IFN inhibiert wurde [13]. Darüber hinaus wurde gezeigt, daß in HeLa-Zellen, in welchen die durch IFN-α bewirkte Wachstumshemmung mit einer Reduktion der c-myc-Expression einherging, IFN-γ die c-myc-Expression bei gleichzeitiger antiproliferativer Wirkung stimulierte [86]. Diese Befunde verdeutlichen, daß die Regulation des c-myc-Gens nur einer von mehreren möglichen Mechanismen ist, über die Interferone Zytostase bewirken können.

c-ras/N-ras

Die c-ras-Onkogene stellen zelluläre Homologe der viralen Onkogene des Harvey- (v-Ha-ras) oder Kirsten- (v-Ki-ras) Sarkomvirus dar [19], während das zelluläre N-ras-Onkogen offenbar kein virales Äquivalent besitzt. N-ras wurde aus Tumorzell-DNA isoliert und kann bei verschiedenen menschlichen Tumoren, wie z. B. dem Neuroblastom und dem kleinzelligen Bronchialkarzinom nachgewiesen werden [43, 87]. Das c-ras/N-ras-Genprodukt ist ein Protein mit einem Molekulargewicht von 21 kDa (p21), welches sowohl in seiner normalen als auch in seiner mutierten Form Adenylatzyklaseaktivität besitzt [88, 89]. Transformierende Eigenschaften von c-ras/N-ras entstehen durch quantitative (erhöhte Expression) oder aber durch qualitative Änderungen (Punktmutation im ras-Gen) [42, 88, 90, 91].

Die Wirkung von Typ I-Interferon auf die Expression der endogenen ras-Onkogene (c-Ha-ras/N-ras) ist an einigen Zellinien untersucht worden. In der humanen Nierenkarzinomzellinie RT4 ist das c-Ha-ras-Gen verstärkt exprimiert. Die bei dieser Tumorzellinie beobachtete zytostatische Wirkung von IFN-β ließ sich auf die Reduktion des Ha-ras-Onkogenproduktes p21 zurückführen, wobei gezeigt werden konnte, daß IFN-β auf der Ebene der Transkription des Onkogens wirksam wird [92]. Untersuchungen an Daudi-Zellen zeigten, daß IFN-β neben dem c-myc-Gen (siehe auch 2.2.) auch die Expression des N-ras-Gens beeinflußt [80]. Jedoch unterscheidet sich die IFN-β-induzierte Modulation der N-ras- und c-myc-Genexpression: Während die

Inhibition des c-myc eine direkte Folge des Interferonstimulus zu sein scheint, ist die Modulation des N-ras-Gens eher ein indirekter Vorgang, da er abhängig von der IFN-induzierten Neusynthese zellulärer Proteine ist. Darüber hinaus ergaben sich für das N-ras-Gen nicht nur quantitative, sondern auch qualitative Veränderungen nach IFN-β-Behandlung von Daudi-Zellen: Die noch verbleibende N-ras spezifische mRNA zeigte eine verringerte elektrophoretische Mobilität, d.h. sie ist größer als die N-ras-mRNA unbehandelter Zellen. Es wurde vermutet, daß IFN-β entweder Änderungen im Transkriptionsstartpunkt des N-ras-Gens bewirkt oder aber die Prozessierung der N-ras-mRNA beeinflußt [59].

Andere Onkogene

Die Frage, in welchem Umfang das Wirkungsspektrum der Interferone eine Regulation der Vielzahl der mittlerweile bekannten Onkogene beinhaltet, ist derzeit noch schwer abzuschätzen. Hinweise für ein breiteres Wirkungsspektrum, welches über eine Inhibition der o.g. Onkogene hinausgeht, ergaben sich in einzelnen Experimentalmodellen, in welchen das mos-, das src- sowie das p53-Onkogen untersucht wurde.

Das zelluläre Onkogen p53, benannt nach seinem 53 kDa-Genprodukt, spielt als nukleäres Onkogen möglicherweise eine Rolle bei der Zellproliferation [93]. p53 mRNA und Protein lassen sich jedenfalls nach Wachstumsstimulation sowohl in Fibroblasten als auch in Lymphozyten nachweisen [94]. Wie c-myc und N-ras wird auch p53 in IFN-sensitiven Daudi-Zellen durch IFN-α supprimiert [81]. Die Tatsache, daß in diesen Tumorzellen gleichzeitig drei verschiedene Onkogene durch Typ-I-Interferone moduliert werden, macht deutlich, daß die Frage nach kausalen Zusammenhängen zwischen der Inhibition eines definierten Onkogens und dem Tumorzellwachstum in vielen Fällen nicht klar zu beantworten ist.

Das c-src-Gen stellt das zelluläre Homolog des transformierenden Gens des Rous Sarkomvirus (RSV) v-src dar. Das entsprechende Genprodukt ist eine Proteinkinase mit einem Molekulargewicht von 60 kDa (pp60^{src}) [95, 96]. Eine IFN-α-Behandlung von RSV-transformierten Rattenfibroblasten führt zu einer Reduktion der intrazellulären pp60^{src}-assoziierten Kinaseaktivität. Auch hier geht die IFN-induzierte Reduktion der pp60^{src}-Synthese mit einer Inhibition des Zellwachstums und einer Reversion des transformierten Phänotyps einher [97]. Ähnliche Befunde wurden mit IFN-β an den Nierenkarzinomzellen RT4 erhoben [92]. Im Gegensatz zum IFN-β inhibiert IFN-γ in diesen Zellen weder die Transkription des c-src-Onkogens noch die Aktivität der exprimierten pp60^{src}-Kinase [98].

Das zur Gruppe der Kinasen zählende v-mos-Onkogen wird ebenfalls durch Typ-I-Interferone inhibiert. V-mos-exprimierende Fibrosarkome der Maus revertieren nach IFN-α/β-Behandlung zum normalen Phänotyp. In diesen Revertanten konnte die Reduktion der mos-Expression auf eine posttranskriptionelle Regulation zurückgeführt werden [99].

Onkogen-induzierte Transformation:
Ein in-vitro-Modell zur Untersuchung von Interferon-Wirkmechanismen auf die Onkogenexpression

Die oben geschilderten Befunde wurden mit Tumorzellen erhalten, in denen der Vorgang der malignen Transformation entweder spontan oder auch induziert durch Mutagenese, in jedem Fall aber ungerichtet abgelaufen war. Da bei solchen Tumoren das für die Transformation letztendlich kritische Ereignis meist unbekannt ist, sind hier nur begrenzt Aussagen über die molekularen Mechanismen möglich, die einer antitumoralen Interferonwirkung zugrunde liegen. Die Einführung exogener definierter Gene in eukaryontische Zellen mit den Methoden des Gentransfers ermöglicht es jedoch, diesen analytischen Engpaß zu umgehen. Mit diesem Verfahren können zelluläre oder virale Onkogene transferiert und, experimentell wählbar, entweder unter der Kontrolle ihres homologen Promotors oder auch unter der Kontrolle von heterologen zellulären bzw. viralen Promotoren exprimiert und deren Funktion und Einfluß auf die Zelle studiert werden. Im Falle von Mausfibroblastenzelllinien bewirkt die konsitutive, unter Kontrolle von retroviralen Promotoren, sogenannten long terminal repeats (LTR), stehende Expression von Onkogenen eine neoplastische Transformation (Abb. 1). Solche in-vitro-Modelle der onkogeninduzierten Transformation wurden zur Untersuchung der molekluaren Wirkungsmechanismen von Interferonen herangezogen [100–104].

Die von uns in diesem Modell durchgeführten Untersuchungen befaßten sich mit den potentiellen Wirkungsmechanismen von IFN-γ auf drei Onkogene unterschiedlicher zellulärer Lokalisation und Funktion, dem Ha-ras-, dem mos- und dem myc-Onkogen, die sich zumindest in diesem Modell erheblich in ihrem tumorigenen Potential unterscheiden (Tabelle 3). Es konnte für alle drei Onkogene gezeigt werden, daß eine IFN-γ-Behandlung zu einer starken Reduktion der onkogenspezifischen mRNA im Zytoplasma führt, wobei der inhibitorische Effekt jeweils selektiv für das entsprechende Onkogen war; konstitutiv exprimierte, zelluläre Gene, wie z.B. das β-Aktin-Gen, wurden nicht beeinflußt, andere zelluläre Gene, wie z.B. die MHC-Gene, wurden verstärkt exprimiert. Die Regulation der retroviral kontrollierten Onkogene erfolgte auf der Ebene der Gentranskription offenbar durch eine direkte Beeinflussung der LTR-Aktivität [102, 103]. Ein Sequenzvergleich verschiedener IFN-γ-sensitiver bzw. IFN-γ-resistenter viraler Gene führte nun zur Definition einer in den Promotorregionen befindlichen Sequenz, die allen durch IFN-γ regulierbaren Genen gemeinsam und damit möglicherweise Zielpunkte der IFN-γ-Wirkung darstellt (Seliger et al., Manuskript in Vorbereitung). Diese (retro)virale DNA-Sequenz besitzt starke Homologie zu der bekannten Konsensussequenz IFN-γ-induzierbarer, zellulärer Gene [104], so daß hier hinsichtlich der Regulation zellulärer und viraler Gene gemeinsam IFN-γ-Wirkmechanismen denkbar sind.

Im Hinblick auf die Wirkung des IFN-γ auf Ha-ras-, mos- bzw. myc-Transformanten wurde festgestellt, daß trotz gleichsinniger Suppression der Onko-

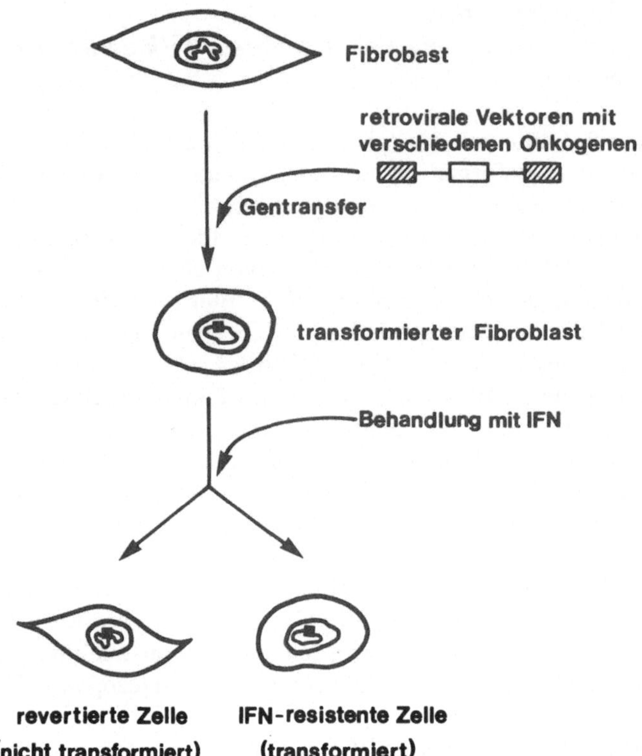

Abb. 1.   Experimentalschema der onkogeninduzierten Transformation von Mausfibroblasten

Tabelle 3.   Eigenschaften Retrovirus-transformierter Mausfibroblasten

Zellinien	relative Wachstums-rate[a]	Wachstum in 1% Serum[b]	Bildung von Kolonien in Weichagar (Klonie-rungseffizienz in %)	MHC-Klasse I Antigen-expression[c]	Tumor-igenität
3T3	1,0	−	0,1	100	−
3T3mos	3,6	+	90	35	+++
3T3myc	3,7	+	10	12	+
3T3ras	4,3	+	90	18	+++

[a] Die in-vitro-Proliferationsrate von Retrovirus-transformierten Zellen wurde unter optimalen Zellkulturbedingungen (10% Serum) durch Einbau von ^{3}H-Thymidin bestimmt und mit derjenigen parentaler NIH3T3-Zellen ($= 1.0$) verglichen
[b] + bedeutet eine 4- (3T3myc) bis 10fache (3T3mos, 3T3ras) Zunahme der Zellzahl innerhalb einer Kulturdauer von 6 Tagen
[c] MHC-Klasse I-Antigenexpression wurde anhand von Immunfluoreszenzanalysen unter Verwendung eines H-2D^d-spezifischen Antikörpers bestimmt. Die spezifische Fluoreszenzintensität (FI) der parentalen NIH3T3-Zellen (FI$= 121$) ist als 100%-Wert angegeben

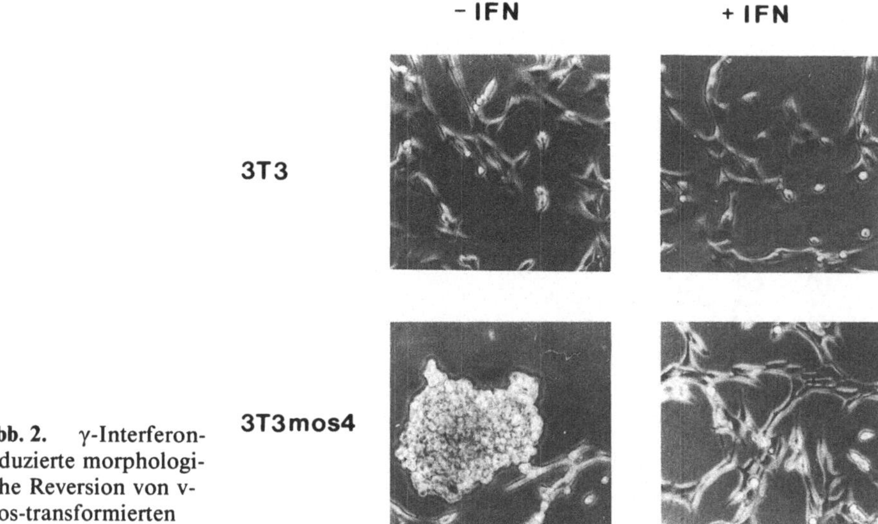

Abb. 2. γ-Interferon-induzierte morphologische Reversion von v-mos-transformierten Zellen

genexpression der neoplastische Phänotyp dieser Zellen unterschiedlich beeinflußt wird. Interferon-γ-behandelte mos- und myc-Transformanten sind phänotypisch revertiert, d.h. sie sind im Wachstum gehemmt und zeigen Kontaktinhibition (Abb. 2). Diese IFN-γ-induzierte Inhibition des transformierten Phänotyps ist jedoch reversibel; nach Absetzen der IFN-γ-Behandlung kommt es zur vollständigen Retransformation [102].

Im Gegensatz zu mos- und myc-Transformanten behalten Ha-ras-transformierte Zellen unter IFN-γ ihren neoplastischen Phänotyp. Dieser zunächst überraschende Befund erklärt sich durch die Tatsache, daß die Konzentrationen des Ha-ras-Genproduktes p21 trotz der Reduktion onkogenspezifischer mRNA in IFN-γ-behandelten Zellen unverändert bleiben (Abb. 3). Dies zeigt, daß im Falle des Ha-ras-Genes sehr geringe mRNA-Konzentrationen ausreichend sind, um die für Transformation kritische Konzentration des Genproduktes p21 aufrechtzuerhalten, während im Falle von mos- und myc-Transformanten die Reduktion der onkogenspezifischen mRNA-Menge ausreicht, um diesen kritischen Schwellenwert zu unterschreiten.

Interessanterweise wurde in einem vergleichbaren Transformationsmodell gezeigt, daß IFN-α nicht nur die Transkription eines LTR-kontrollierten ras-Gens (EJ/ras), sondern gleichzeitig die Menge an zytoplasmatischen p21 reduziert. Derart behandelte Zellen erwiesen sich als phänotypisch revertiert und nicht tumorigen im Experimentaltier [101, 102]. Zusammengenommen ergibt sich aus beiden Befunden die Schlußfolgerung, daß zumindest bei bestimmten retroviral kontrollierten Onkogenen IFN-γ hauptsächlich über eine Regulation der Onkogentranskription antitumoral wirkt, während bei IFN-α/β neben der Fähigkeit der Transkriptionshemmung noch andere und möglicherweise bedeutendere Mechanismen greifen, die posttranskriptionell/posttranslationell wirksam werden.

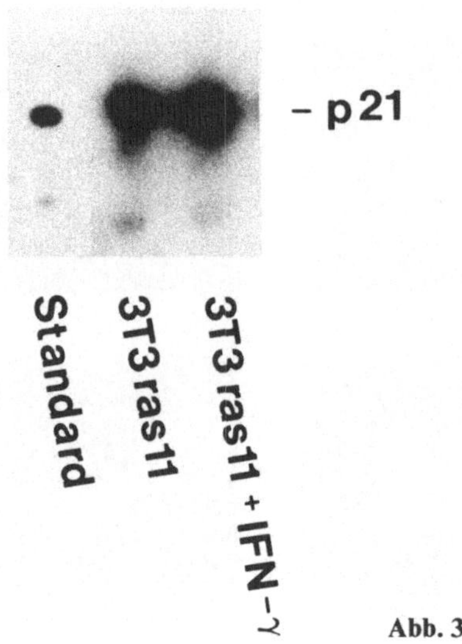

Abb. 3

Zusammenfassung und Schlußfolgerungen

Das pleiotrope Wirkungsspektrum von Interferonen beinhaltet selektive antitumorale Aktivitäten in vitro und in vivo. Grundlage dieser antitumoralen Eigenschaften sind neben indirekten, immunmodulatorischen Wirkungen direkte Interaktionen mit der Tumorzelle selbst. Hierbei steht die Fähigkeit zur Regulation von Onkogenen, deren anormale Expression mit dem malignen Wachstum assoziiert wird, im Vordergrund. Sowohl Typ I- (α/β) als auch Typ II- (γ) Interferone besitzen solche genregulatorischen Eigenschaften, die auf der Ebene der Transkription von Onkogenen und/oder auf einer posttranskriptionellen Ebene wirksam werden. Befunde an spontanen und an experimentell induzierten Tumoren weisen jedoch einerseits auf ein heterogenes, zelltypspezifisches Muster in der IFN-Sensitivität bestimmter Onkogene hin. Bei gleicher Fähigkeit zur spezifischen IFN-Bindung liegt es nahe, daß dieses heterogene Antwortmuster verschiedener Tumoren durch gewebsspezifische oder sogar klonal unterschiedlich ausgeprägte Signaltransduktionswege bedingt wird. Andererseits wird aus diesen Studien klar, daß die Beeinflussung eines gegebenen Onkogens nicht zwangsläufig bei jedem Tumor die gleichen phänotypischen Veränderungen hervorruft, ein Befund, der im Einklang mit der Multi-Gen-Theorie der Onkogenese steht. Diese Tatsache erschwert die Analyse kausaler Zusammenhänge zwischen IFN-induzierter Hemmung der Onkogenexpression und des Tumorzellwachstums. Als hilfreich zur Beantwortung dieser Frage sowie zur schrittweisen Entschlüsselung der molekularen IFN-Wirkmechanismen haben sich in-vitro-Transformationsmodelle erwiesen, die denen der Tumorphänotyp eine direkte Folge des Transfers und der Expression eines definierten Onkogens ist. Da hier in der gleichen Zelle verschiedene Onkogene selektiv untersucht werden können, sind zelltypspezifische Einflüsse auf die IFN-Antwort weitgehend ausgeschlossen. Bei den bisher in solchen Modellen untersuchten Onkogenen (ras, mos, myc) konnten für Typ I- und Typ II-Interferone unterschiedliche molekulare Angriffspunkte definiert werden. Während IFN-γ die Expression von LTR-kontrollierten Onkogenen vorwiegend auf der Ebene der Transkription reguliert, zeigen IFN-α/β offensichtlich ein breiteres Wirkungsspektrum; neben einer Transkriptionskontrolle kann auch über eine Regulation der Translation und der Halbwertszeit des synthetisierten Genproduktes die transformierende Wirkung eines Onkogenes vermindert oder vollständig aufgehoben werden.

Literatur

1. Friedman RM, Vogelstein B (1983) Adv Immunol 34:97–140
2. Kirchner H (1984) Springer Semin Immunopathol 7:347–374
3. Clemens MJ, McNurlan MA (1985) Biochem J 226:345–360
4. Trinchieri G, Perussia BJ (1985) Immunol Today 6:131–155
5. Pestka S, Langer JA, Zoon KC, Samid CE (1987) Ann Rev Biochem 56:727–777
6. Quesada JR, Reuben J, Mannige JT, Mersh EM, Guttermann JU (1984) New Engl J Med 310:15–18
7. Worman CP, Catovsky D, Beran PC, Lamba C, Joyner M, Green PJ, Williams HJH, Bottomsley JM, Gordon-Smith EC, Gawley JC (1985) Br J Haematol 60:759–763
8. Goldstein D, Laszlo J (1986) Cancer Res 46:4315–4329
9. Aguet M, Morgensen KE (1983) In: Gresser I (ed) Interferons, Academic press, p 1–22
10. Revel M, Chebath J (1986) TIBS 11:165–170
11. Bakhanasvili M, Salzberg S (1984) Virol 137:143–149
12. Brouty-Boyé DJ, Wytzier-Franqui J, Calvo C, Flunteun J, Gresser I (1984) Int J Cancer 34:107–112
13. Clemens M (1985) Nature 313:531–532
14. Burke DC (1986) Br J Cancer 53:301–306
15. Alitalo K (1984) Med Biol 62:304–317
16. Mushinsky JF, Dawidson WF, Morse HC (1987) Cancer Investig 5:345–368
17. Weiss R, Teich NM, Varmus H, Coffin J (1982) In: Molecular biology of tumor viruses. RNA tumor viruses, 2nd ed, New York
18. Bishop JM (1983) Ann Rev Biochem 52:301–354
19. Cooper GM, Lane M-A (1984) BBA 738:9–20
20. Weinberg RA, (1985) Science 230:770–776
21. Shilo B-Z, Weinberg RA (1981) Proc Natl Acad Sci USA 78:8789–6792
22. DeFoe-Jones D, Scolnick EM, Koller R, Dhar R (1983) Nature 306:707–709
23. Duesberg PH (1983) Nature 304:219–226
24. Duesberg PH (1985) Science 228:669–677
25. Bishop JM (1985) Cell 42:23–38
26. Kelly K, Cochran BH, Stiles CD, Leder P (1983) Cell 35:603–610
27. Verma IM, Curran T, Müller R, Van Straaten F, MacConnell W, Miller AD, van Beveren C (1984) In: Vande Woude G, Levine AJ, Topp WC, Watson JD (eds), Cancer Cell 2, Cold Spring Harbor, New York, p 309–321
28. Campisi J, Gray HE, Pardel AB, Dean M, Sonnenshein GE (1984) Cell 34:241–247
29. Curran T, Morgan GT (1985) Science 236:1265–1268
30. Dalla-Favera RD, Wong-Staal I, Gallo RG (1982) Nature 299:61–63
31. Harper ME, Franchini G, Love J, Simon MI, Gallo MC, Wong-Staal F (1983) Nature 304:169–171

32. Collins SJ, Groudine MT (1983) Proc Natl Acad Sci USA 80:4813–4817
33. Alitalo K, Schwab M, Lin CC, Varmus HE, Bishop JM (1983) Proc Natl Acad Sci USA 80:1707–1711
34. Alitalo K, Winqvist R, Lin CC, de la Chapelle A, Schwab M, Bishop JM (1984) Proc Natl Acad Sci USA 81:4535–4538
35. Kozbar D, Croce CM (1984) Cancer Res 44:438–441
36. Kraus MH, Popescu NC, Amsbaugh SC, Richterking CR (1987) EMBO J 6:605–610
37. Schwab M, Alitalo K, Varmus HE, Bishop JM, George D (1983) Nature 303:497–501
38. Ulrich A, Consens L, Hayklick JS, Dull TJ, Gray A, Tam AD, Lee J, Yarden Y, Libermann TA, Schlessinger J, Downward J, Mayer ELV, Whittle N, Waterfield MD, Seeburg PH (1984) Nature 309:418–425
39. Taya Y, Mesogai K, Hirohashi S, Shimosato Y, Tschuchiya R, Tschuchida N, Tushini M, Sekiya T, Nishimura S (1984) EMBO J 3:2943–2946
40. Little CD, Nau MM, Carney DN, Gazdor AF, Minna JD (1983) Nature 306:194–196
41. Schwab M, Alitalo K, Klempnauer KH, Varmus HE, Bishop JM, Gilbert F, Brodeur G, Goldstein M, Trent J (1983) Nature 305:245–248
42. Capon DJ, Seeburg PH, McGrath JP, Hayflick JS, Edenau U, Levinson AD, Goeddel DV (1983) Nature 304:507–512
43. Taparowsky E, Shimizu K, Goldfarb M, Wigler M (1983) Cell 34:581–586
44. Taub R, Kirsch I, Morton C, Lenoir G, Swan D, Tronick S, Aaronson S, Leder P (1982) Proc Natl Acad Sci USA 79:7837–7841
45. Hayward WC, Neel BG, Astrin SM (1982) Nature 290:475–480
46. Collins S, Groudine M (1982) 298:679–681
47. Rassoulzadegan M, Cowie A, Carr A, Glaichenhaus N, Kamen R, Cuzin F (1982) Nature 300:713–718
48. Land H, Parada LF, Weinberg RA (1983) Nature 304:596–602
49. Land H, Parada LF, Weinberg RA (1983) Science 222:771–778
50. Shih C, Shilo B-Z, Goldfarb MP, Dannenberg A, Weinberg RA (1979) Proc Natl Acad Sci USA 76:5714–5718
51. Sefton B (1985) TIG, November 306–308
52. Yarden Y, Unang W-J, Yang-Flug T, Loussens L, Munemitsu S, Dull TJ, Chen E, Schlessinger J, Francke U, Ulrich A (1987) EMBO 6:3341–3351
53. Waterfield MD, Scrace GT, Whittle N, Strooband P, Johnsson A, Wateson A, Westermark B, Heldin CH, Huang JS, Denel TF (1983) Nature 304:35–39
54. McGrath JP, Capon DJ, Goeddel DV, Levinson AD (1984) Nature 310:644–649
55. Hunter T (1985) Trends Biochem Sci 10:275–280
56. Persson H, Leder P (1984) Science 225:718–720
57. Beimling P, Benter T, Sander T, Moelling K (1985) Biochem 24:6349–6355
58. Müller R (1986) BBA 823:207–225
59. Jonak GJ, Knight E (1986) Interferon 7:167–183
60. Curran T, Peters G, van Beveren C, Teich NM, Verma IM (1982) J Virol 44:674–682
61. Verma IM (1986) TIBS April:93–96
62. Müller R, Müller AD, Guilbert L (1984a) EMBO J 3:1887–1890
63. Greenberg ME, Zift EB (1984) Nature 311:433–438
64. Müller R, Bravo R, Burckhardt J, Curran T (1984b) Nature 312:716–720
65. Einat M, Resnitzky D, Kimchi A (1985a) Proc Natl Acad Sci USA 82:7608–7612
66. Watt R, Stanton LW, March KB, Galls RC, Croce CM, Rovera G (1983) Nature 303:725–728
67. Hann SR, Thaupson CB, Eisenmann RL (1985) Nature 314:366–369
68. Thompson CB, Challoner PB, Neimann PE, Grondine M (1985) Nature 314:363–366
69. Kelly K, Siebenlist UJ (1985) Clin Immunol 5:65–77
70. Reitsma PH, Rothberg PG, Astrin SM, Trial J, Bar-Shavit Z, Hall A, Teitelbaum SL, Kahn AJ (1983) Nature 306:492–494
71. Dony C, Kessel M, Gruss P (1985) Nature 317:636–639
72. Einat M, Resnitzky D, Kimchi A (1985b) Nature 313:597–600

73. Blanchard J-M, Piechaczyk T, Dani C, Chambard JC, Franchi A, Pouyssegur J, Jeanteur P (1985) 317:443–445
74. Nepveu A, Levin RA, Campisi J, Greenberg ME, Ziff C, Marcu KB (1987) Oncogene 1:243–250
75. Marcu KB (1987) Bioassays 6:28–32
76. Corcoran LM, Adams JM, Dunn AR, Lory S (1984) Cell 37:113–122
77. Shen-Ong GLC, Keath EJ, Piccoli SP, Cole MD (1982) Cell 31:443–452
78. Jonak GJ, Knight E (1984) Proc Natl Acad Sci USA 81:1747–1750
79. Dani C, Mechti N, Piechaczyk M, Lebleu B, Jeanten P, Blanchard JM (1985) Proc Natl Acad Sci USA 82:4896–4899
80. Jonak GJ, Friedland BK, Anton ED, Fahey D, Knight E (1985) In: TNO-ISIR Meeting on the Interferon System, Clearwater Beach, USA, p 31
81. Kimchi A, Resnitzky D, Bendori R, Einat M (1985a) In: Kirchner H, Schellekens H (eds) The Biology of the Interferon System 1984, Elsevier, Amsterdam, pp 205–212
82. Kimchi A, Yarden A, Gat G, Resnitzky D (1985b) In: Williams BRG, Silberman RH (eds) Proceedings of the Sixth International Symposium of the Research Institute: The 2-5A System, Allan Liss, Inc, NY, 195–202
83. Knight E, Anton ED, Fahey D, Friedland BK, Jonak GJ (1985) Proc Natl Acad Sci USA 82:1151–1154
84. Dron M, Tovey MG (1983) J Gen Virol 64:2641–2647
85. Dron M, Modjtahedi S, Brison O, Tovey MG (1986) Mol Cell Biol 6:1374–1378
86. Kelly JM, Gilbert CS, Stark GS, Kerr IM (1985) Eur J Biochem 153:367–367–371
87. Shimizu K, Goldfarb M, Suard Y, Peruclio M, Li Y, Kamata T, Feramisco J, Stavneza E, Fogk J, Wigler MH (1983) Proc Natl Acad Sci USA 80:2112–2116
88. Tabin CY, Bradley SM, Berman UCI, Weinberg RA, Papageroge AG, Scolnick EM, Phar R, Lowy DR, Chang EH (1982) Nature 300:143–149
89. Traley M, McCormick F (1987) Science 238:542–545
90. Chang EH, Furth ME, Scolnick EM, Lowy PR (1983) Nature 297:479–483
91. Yuasa Y, Gol RA, Chang A, Chin I-M, Reddy EP, Ronick SR, Aaronson SA (1984) Proc Natl Acad Sci USA 81:3670–3674
92. Soslau G, Bogucki AR, Gillespie D, Hubbel HR, (1984) BBA 119:941–948
93. Lane PP, Gamon J, Winchester G (1982) Adv Viral Oncol 2:23–39
94. Reich NC, Oren M, Levine AJ (1983) Mol Cell Biol 3:2143–2150
95. Husiter T, Cooper JA (1985) Ann Rev Biochem 54:897–930
96. Iba H, Cross FR, Garber EA, Hanafusa H (1985) Mol Cell Biol 5:1058–1066
97. Lin SL, Garker EA, Wang E, Caliguiri LA, Schellekens H, Goldberg AR, Tamm I (1986) Mol Cell Biol 3:1656–1664
98. Friedman RM (1986) J Exp Pathol 2:223–228
99. Sergiescu D, Gerfaux J, Joret AM, Chang C (1986) Proc Natl Acad Sci USA 83:5764–5768
100. Samid D, Chang EH, Friedman RM (1984) BBA 119:21–28
101. Samid D, Chang EH, Friedman RM (1985a) BBA 126:509–516
102. Seliger B, Kruppa G, Pfizenmaier KJ (1987) Virol 61:2567–2562
103. Seliger B, Kruppa G, Schäfer R, Pfizenmaier KJ (1988) Virol 62:619–621
104. Benech P, Cohen B, Perez D, Vaiment D, Revel M, Chebath J (1987) J Interferon Res 7:726

Präklinische Testung und Verlaufsparameter bei Interferon-Therapie

G. GASTL, D. GEISSLER, W. AULITZKY, E. GREITER, M. BERGER und CH. HUBER

Einleitung

Interferon (IFN) bezeichnet eine Gruppe von Zytokinen mit multiplen biologischen Wirkungen [1]. Das Wirkspektrum dieser Mediatormoleküle umfaßt antivirale, antiproliferative, differenzierungsinduzierende und immunmodulierende Aktivitäten [2]. Präklinische Testungen einzelner IFN-Aktivitäten erlauben daher keine sichere Aussage über komplexe Wirkungen in vivo. Der adäquate und gezielte Einsatz von Zytokinen zwingt deshalb zu aufwendigen präklinischen Untersuchungen und extensiver Prüfung in klinischen Studien [3, 4, 5]. Ziel unserer Untersuchungen im Rahmen von onkologischen IFN-Phase-I/II-Studien war einerseits die Entwicklung prädiktiver Tests zur Selektion IFN-α-sensibler CML-Patienten, andererseits die Etablierung einer neuen Strategie zum optimalen Einsatz von IFN-γ in der Therapie des metastasierenden Hypernephroms.

Material und Methodik

PH1+ CML

Patienten: Im Rahmen einer klinischen Phase-II-Studie wurden bisher insgesamt 21 Patienten mit PH1+ CML unmittelbar vor Behandlungsbeginn mit rIFN-α_{2c} (Boehringer Ingelheim, BRD) auf ihre in-vitro- bzw. in-vivo-IFN-Sensitivität getestet. Nach einer einmaligen s.c. Injektion von 15 µg (= 5 Mio IE) rIFN-α_{2c} wurde vor bzw. 6, 10, 24, 48 und 72 h nach der IFN-Gabe je 20 ml heparinisiertes Venenblut entnommen. Vor der IFN-Applikation wurden auch 10–15 ml Knochenmark-Aspirat mittels Beckenkammpunktion gewonnen. Nach Abschluß der Blutabnahmen erhielt jeder Patient durch 3 Monate täglich 15 µg rIFN-α_{2c}; daran anschließend wurde dieselbe Dosis dreimal wöchentlich appliziert. Die Vortestung und IFN-Behandlung erfolgte nach vorheriger Aufklärung und schriftlicher Einverständniserklärung der Patienten.

Responsekriterien bei CML

Das klinische Ansprechen auf die IFN-Behandlung wurde entsprechend den Kriterien von Talpaz et al. [6] bewertet: Eine Normalisierung des peripheren Blutbildes und die Rückbildung jeder Organomegalie wurde als komplette, eine Reduktion der peripheren Leukozytenzahl um 50% auf Werte $< 20 \times 10^9/L$ als partielle hämatologische Remission gewertet.

Hypernephrom

Patienten: Im Rahmen einer Pilot-Phase-II-Studie wurden 16 tumornephrektomierte Hypernephrompatienten mit progredientem Krankheitsverlauf frühestens 3 Monate postoperativ mit rIFN-γ behandelt. Ziel der Studie war die klinische Prüfung einer optimal immunmodulatorischen Dosis von rIFN-γ [7]. Zur Dosisfindung wurden Neopterin und β-2-Mikroglobulin, zwei IFN-induzierbare Serummarker, gewählt. Die Studie gliederte sich in zwei Abschnitte:
1. eine Dosisfindungsphase (Woche 1–12) und
2. eine daran anschließende Phase der Erhaltungstherapie.

Das Behandlungsschema der Dosisfindung ist in Abbildung 1 im Detail dargestellt.

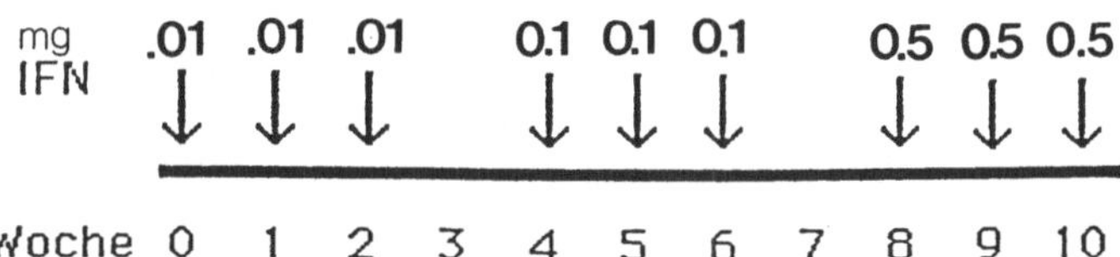

Abb. 1.   Behandlungsprotokoll zur Dosisfindung von rIFN-γ bei metastasierendem Hypernephrom. Die Applikationssequenz der drei unterschiedlichen IFN-γ-Dosen wurde für jeden Patienten in randomisierter Weise gewählt [7]

Jeder Patient erhielt in randomisierter Reihenfolge eine rIFN-γ-Dosis von 0.01, 0.1 und 0.5 mg s.c. einmal wöchentlich durch jeweils drei aufeinanderfolgende Wochen. Zum Abschluß von „carry over"-Effekten war die Applikation der drei Dosisstufen durch ein einwöchiges, therapiefreies Intervall getrennt.

Responsekriterien bei Hypernephrom

Entsprechend den WHO-Richtlinien [8] wurde ein vollständiges Verschwinden aller Tumorläsionen als komplette, eine $> 50\%$ Größenreduktion aller

Metastasen als partielle Remission, eine >25% Größenreduktion als „minor response" und eine Größenzunahme von Metastasen >25% bzw. das Auftreten neuer Tumorläsionen als Progression gewertet. Ein stabiler Krankheitsverlauf entsprach Größenveränderungen von Metastasen von <25%. Alle Größenänderungen von Tumorläsionen mußten durch mindestens 4 Wochen bestehen.

Substanzen

Beide klinisch verwendeten IFN-Typen, rIFN-α_2 und rIFN-γ stellte Boehringer-Ingelheim International (BRD) zur Verfügung. rIFN-α_2 und rIFN-γ standen in lyophilisierter Form zur Verfügung. Die spezifische Aktivität von rIFN-α_{2c} betrug 2×10^8 I.E/mg Protein, jene von rIFN-γ 2×10^7 I.E/mg Protein.

Laboruntersuchungen

Mikroagarkultur. Die IFN-Sensitivität von hämatopoetischen Vorläuferzellen des Knochenmarks wurde mittels eines von Konwalinka et al. modifizierten Mikroagarkultursystems bestimmt [9]. Dazu wurden über Ficoll-Hypaque separierte mononukleäre Knochenmarkszellen in McCoy's 5A Medium unter Zusatz von 10% humanem AB-Serum und 0.3% Agar-Agar (Merck, BRD) resuspendiert und ohne bzw. mit verschiedenen Konzentrationen von rIFN-α_{2c} (1, 10, 100, 1000, 10000 I.E/ml) in Multiwell-Gewebekulturplatten (NUNC, Dänemark) kultiviert. Dieser Zell-Layer (0.25 ml $= 1 \times 10^5$ Zellen) wurde nach Verfestigung bei Raumtemperatur mit 0.25 ml Medium unter Zusatz von vorgetestetem 20% Serum eines Patienten mit schwerer aplastischer Anämie überschichtet. Ansätze für CFU-GM wurden mit konditioniertem Medium der Zellinie GCT überschichtet [10]. Nach 12–14tägiger Inkubation in einer wasserdampfgesättigten 5% CO_2/95% O_2 Atmosphäre bei 37°C wurden die Zellen im Agar gefärbt und die Zahl von frühen erythrozytären (BFU-E), granulo-monozytären (CFU-GM) und megakaryozytären (CFU-Meg) Kolonien ausgewertet [10].

Neopterin. Guanosintriphosphat (GTP) wird in Monozyten und Makrophagen u.a. durch das Schlüsselenzym GTP-Zyklohydrolase I abgebaut [11, 12]. Das dabei synthetisierte Endprodukt Neopterin wird rasch aus diesen Zellen freigesetzt und ist in vivo in Serum und Harn nachweisbar [13]. IFN-γ ist ein potenter Stimulator der GTP-Zyklohydrolaseaktivität und führt bei endogener Bildung bzw. exogener Applikation in vivo und in vitro zu einer raschen Neopterin-Freisetzung. Der Nachweis von Neopterin im Serum der Hypernephrompatienten erfolgte mittels eines kommerziell erhältlichen RIA (Henning, Berlin, BRD). Neopterin wurde mehrfach vor und 4, 24, 48, 72 und 96 h nach Applikation von rIFN-γ bestimmt und als indirektes Maß der Monozyten-Makrophagen-Aktivierung verwendet.

β-2-Mikroglobulin. HLA-Klasse I-Antigene werden durch zwei Peptidketten, die polymorphe in die Zellmembran verankerte α-Kette und die nicht membrangebundene β-Kette, das β-2-Mikroglobulin, gebildet [14]. Die Expression von β-2-Mikroglobulin wird durch IFN induziert bzw. verstärkt, wobei β-2-Mikroglobulin z. T. auch in freier Form von Zellen in den Interzellularraum sezerniert wird. Da HLA-Klasse I-Antigene auch die zytotoxische T-Zellantwort gegenüber Tumorzellen restringieren [15], wurde β-2-Mikroglobulin als indirekter Marker für die Suszeptibilität von Tumorzellen gegenüber antitumoralen T-Lymphozyten gewählt. Zum Nachweis von β-2-Mikroglobulin im Serum verwendeten wir einen RIA der Firma Pharmacia Diagnostics AB, Uppsala, Schweden.

Northern-Blotting und RNS-Dot Blot-Analyse der C-MYC-Expression in mononukleären Blutzellen bei Ph1+ CML. Mononukleäre Blutzellen wurden durch Dichtezentrifugation über Ficoll-Hypaque separiert und in Lysebuffer (4 M Guanidin-Isothiocyanat, 10 mM EDTA, 2% Sarkosyl, 2% β-Mercaptoaethanol, 10 mM Tris HCL pH 6.0) lysiert. Das Zellysat wurde anschließend in flüssigem N_2 schockgefroren und bis zur weiteren Verarbeitung bei $-70\,°C$ kryopräserviert. Nach Homogenisierung des gefrorenen Zell-Lysates (Ultra-Frowax) durch 30 sec wurde die DNS- und RNS-Fraktion in einem CsCl-Buffer (CsCl RI 1.4, 10 mM EDTA) getrennt. Nach Äthanolpräzipitation der RNS und spektrophotometrischer Quantifizierung (bei 260 nm) wurden jeweils 20 µg RNS in 1% Agarose-Formaldehydgel elektrophoretisch aufgetrennt. Das anschließende Northern Blotting auf Hybond-N-Membranen (Amersham International, England) und die Hybridisierung (Rapid Hybridization Kit RPN 1503, Amersham International, England) mittels ^{32}P-markierter cDNS-Proben erfolgte nach Standardmethoden [16].

Proben

Zur Hybridisierung wurde eine C-MYC-Probe (3. Exon, 1800 bp, Oncor, USA) nach radioaktiver Markierung mit ^{32}P dCTP (3000 Ci/mmol; Amersham International, England) und ein kommerziell erhältlicher Nick-Translations-Kit (Amersham International, England) verwendet. Als Kontrollprobe diente β-Aktin (Oncor, USA).

Zur Quantifizierung der konstitutiven C-MYC-Expression in mononukleären Blutzellen von CML-Patienten wurde jeweils 5 µg RNS in einer Verdünnungsreihe (1:2) mit Hilfe eines Dot-Blot-Apparates (Schleicher-Schuell, BRD) auf Hybond-N Membranen aufgetragen. Nach Fixierung der RNS durch UV-Bestrahlung erfolgte die Hybridisierung in der oben angeführten Standardtechnik. Die gewaschenen Blots wurden bei $-70\,°C$ autoradiographisch auf Kodak XAR5-Film ausgewertet.

Ergebnisse

Ph1+ CML

Sensitivitätsprüfung hämatopoetischer Vorläuferzellen in vitro. Die Kolonien-
bildung sowohl normaler als auch leukämischer Knochenmarksstammzellen
war in vitro durch Zugabe von rIFN-α_2 dosisabhängig hemmbar (Abb. 2a).
Als Maß der IFN-Sensitivität wurde zum Vergleich mit Gesunden bzw. zum
Vergleich der Patienten untereinander die 50%-Hemm-Konzentration (IC50)
gewählt. Während die medianen IC50-Werte für erythrozytäre (BFU-E), gra-
nulo-monozytäre (CFU-GM) und megakaryozytäre Vorläuferzellen (CFU-
Meg) zwischen Gesunden und CML-Patienten nur geringe Unterschiede zeigten, waren die IC50-Werte bei CML-Patienten signifikant weiter gestreut

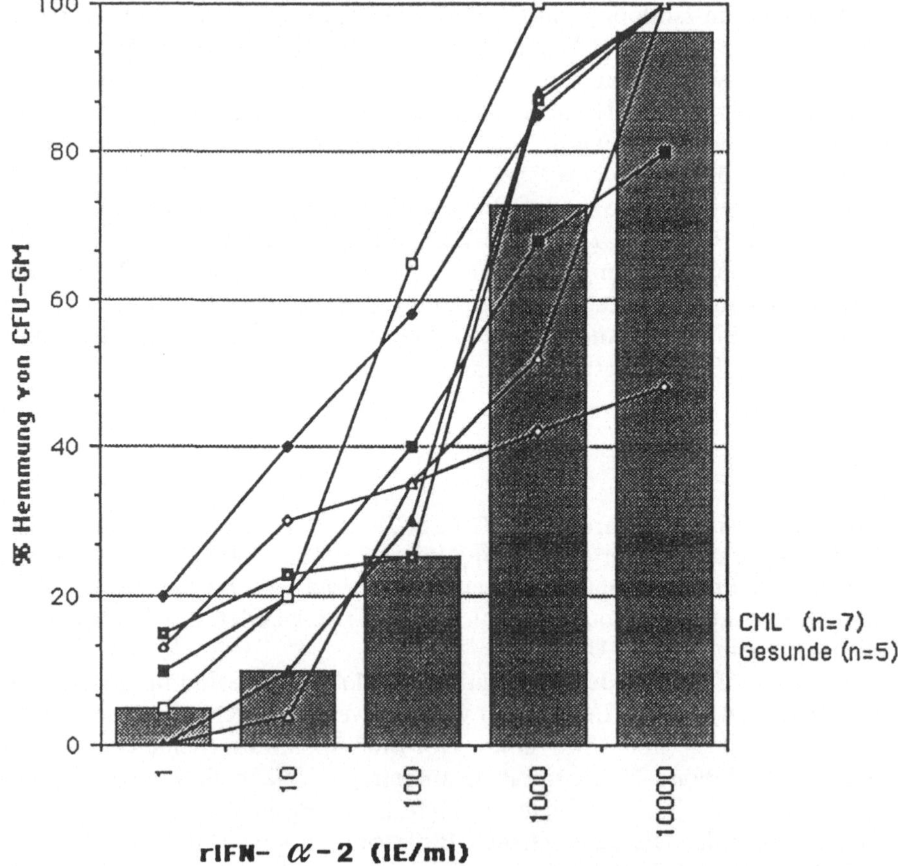

Abb. 2a. IFN-α-dosisabhängige Hemmung der CFU-GM-Kolonienbildung bei Ph1 +
CML im Vergleich zu Gesunden [37, 38]. Ergebnisse von 5 gesunden Probanden (Median-
werte als Säulen dargestellt) und 7 Patienten mit Ph1 + CML in chronischer Phase (individuelle Werte mit Kurven dargestellt)

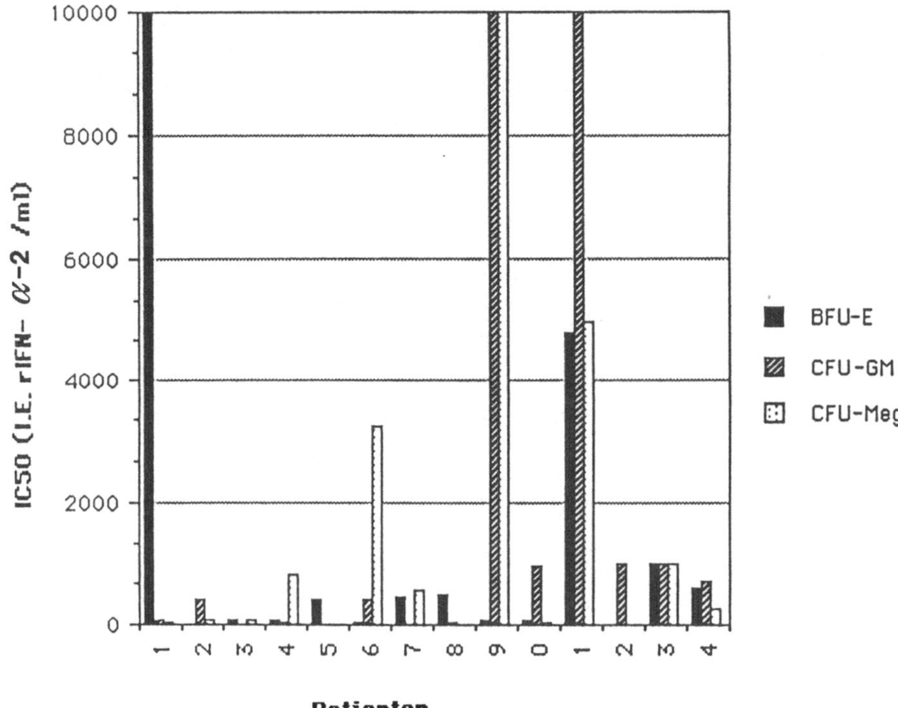

Abb. 2b.   In-vitro-Suppression des Kolonienwachstums (Knochenmark) bei 14 Patienten mit Ph1 + CML; eine IC50 für rIFN-α_2 von $\geq$ 10000 I.E./ml wurde als „in-vitro-resistent" gewertet

(Abb. 2b). Die IC50-Werte der verschiedenen Differenzierungsreihen schwankten bei CML-Patienten zwischen < 10 bis > 10000 IE/ml. Diese unterschiedliche IFN-α-Sensitivität war dem klinischen Ansprechen auf die nachfolgende IFN-Behandlung eng korreliert: Drei der 14 getesteten Patienten zeigten in vitro IC50-Werte von > 10000 I.E/ml („IFN-Resistenz"); alle drei Fälle sprachen auf eine mindestens dreimonatige Behandlung mit rIFN-α_2 nicht an. 10 von 11 klinischen Respondern waren in vitro „IFN-sensibel" (IC50 < 10000 I.E/ml) (Tabelle 1).

Tabelle 1.   Korrelation von in vitro IFN-α-Sensitivität und klinischem Ansprechen bei 14 Patienten mit PH1[+] CML

	Remission**	Therapieversagen
IC_{50}* $\geq$ 10000 IE/ml	0	3
IC_{50}* < 10000 IE/ml	10	1

 * 50%ige Hemmkonzentration für BFU-E, CFU-GM und/oder CFU-MEG
** entsprechend den Kriterien von Talpaz und Mitarbeitern [6]
p < 0,01 (Fisher's Exact Test)

Sensitivitätsprüfung durch Analyse der IFN-induzierten C-MYC-Expressionsänderung in vivo. Bei acht nicht vorbehandelten CML-Patienten in chronischer Krankheitsphase wurde der modulierende Einfluß von rIFN-α_2 auf die Expression von C-MYC in leukämischen mononukleären Blutzellen untersucht. Anschließend erfolgte im Rahmen einer klinischen Phase-II-Studie die Behandlung mit rIFN-α_2. Im Gegensatz zu Gesunden fand sich bei Ph1 + - CML-Patienten eine quantitativ stärkere, konstitutive Expression von C-MYC. Alle Patienten exprimierten in der mononukleären Blutzellfraktion ein normales 2.4 kb C-MYC Transkript. Die Stärke der C-MYC-Expression schwankte jedoch zwischen einzelnen Patienten deutlich (Abb. 3). Die Southern Blot-Analyse mit Hilfe von vier Restriktionsenzymen zeigte in kei-

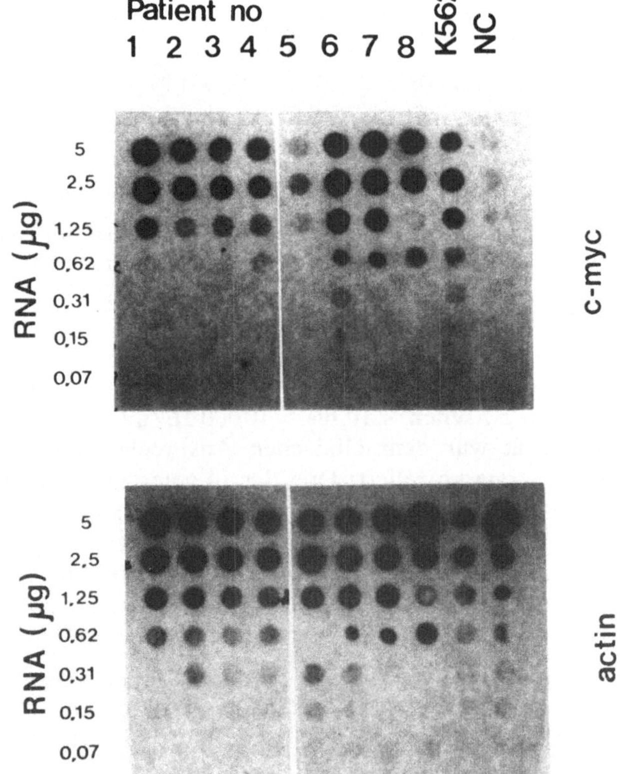

Abb. 3. Dot-Blot RNS-Analyse der C-MYC-Expression in mononukleären Blutzellen von 8 Patienten mit unbehandelter Ph1 + CML im Vergleich zur Ph1 + CML-Zellinie K562 und mononukleären Zellen einer gesunden Kontrollperson (NC)

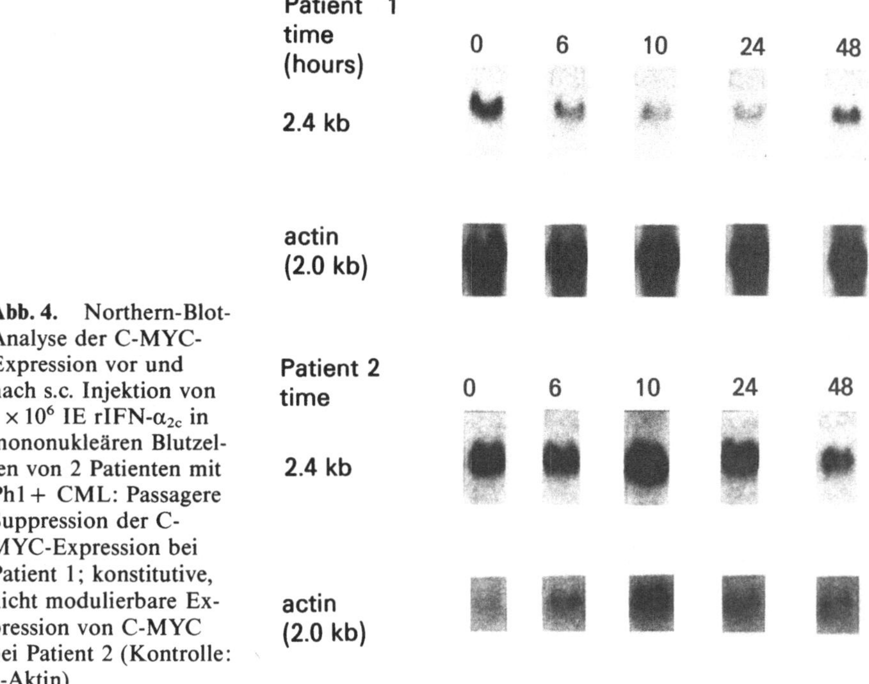

Abb. 4. Northern-Blot-Analyse der C-MYC-Expression vor und nach s.c. Injektion von 5×10^6 IE rIFN-α_{2c} in mononukleären Blutzellen von 2 Patienten mit Ph1 + CML: Passagere Suppression der C-MYC-Expression bei Patient 1; konstitutive, nicht modulierbare Expression von C-MYC bei Patient 2 (Kontrolle: β-Aktin)

nem Fall eine Rearrangierung oder Amplifikation des C-MYC-Gens (Ergebnisse nicht dargestellt).

Nach der ersten s.c. Injektion von 5 Mio IE rIFN-α_{2c} war in der mononukleären Blutzellfraktion keine signifikante Änderung der Zellzahl und Morphologie feststellbar. Die RNS-Analyse ergab jedoch bei 4 der 8 Fälle nach 24–48 h eine signifikante Suppression der C-MYC-Expression. Dieser Effekt war C-MYC-spezifisch und nach 72–96 h reversibel. Vier der 8 Patienten zeigten keine Änderung der C-MYC-Expression (Abb. 4).

Die bisherigen Therapieergebnisse deuten auf einen Zusammenhang zwischen der IFN-Modulierbarkeit der C-MYC-Expression und dem klinischen Ansprechen auf eine IFN-α_2-Therapie hin: lediglich einer der drei Patienten mit konstitutiver, nicht-supprimierbarer C-MYC-Expression, hingegen alle vier Patienten mit supprimierbarer C-MYC-Expression sprachen innerhalb von 1–8 Monaten auf die IFN-Behandlung an (Tabelle 2). Das Ausmaß der konstitutiven Expression von C-MYC und deren Modulierbarkeit zeigten hingegen keine Relation zu CML-Risikofaktoren (Tabelle 2).

Metastasierendes Hypernephrom

Definition einer optimal-immunstimulatorischen Dosis von rIFN-γ mit Hilfe der Serummarker Neopterin und β-2-Mikroglobulin. Zur Dosisfindung wurde ent-

Tabelle 2. IFN-α-Modulation der C-MYC-Expression in vivo und klinisches Ansprechen bei PH1+CML

Pat. Init.	Risiko-faktoren*	C-MYC RNS abs.**	C-MYC RNS Suppression −/+	++	+++	Response*** (Therapiemonate)
MADA	3	++	*			V (8)
KRGE	2	+	*			V (6)
WEHE	0	+			*	R (3)
WIMI	3	+	*			V (4)
TRJO	1	−		*		R (8)
TIRO	1	++	*			R (5)
SHJO	1	++			*	R (3)
KUER	2	+			*	R (3)

   * Hb <11,9 g/dl
     Myeloblasten + Promyelozyten (Blut) ≥ 5%
     Basophile (Blut) ≥ 7%
     Milzgröße ≥ 22 cm
     Alter ≥ 60a
     (Ref. 36)
  ** C-MYC RNS-Expression in peripheren mononukleären Blutzellen im Vergleich zu gesunden Kontrollen
*** V = Versagen der Therapie, R = Remission

sprechend dem im Methodenteil angeführten Therapieprotokoll jedem der 16 Hypernephrom-Patienten rIFN-γ s.c. appliziert. Wie bereits früher publiziert, reichte in der Mehrzahl der Fälle bereits eine Injektion von 0.1 mg rIFN-γ, um auch bei wöchentlich wiederholter Gabe eine maximale Neopterin- und β-2-Mikroglobulinspiegel im Serum zu induzieren [7]. Die höchste in dieser Studie getestete rIFN-γ-Dosis von 0.5 mg verursachte nicht nur z.T. schwere konstitutionelle Symptome, sondern bei wiederholter Applikation auch eine Suppression der Neopterin- und β-2-Mikroglobulinantwort (Abb. 5). Die durch die rIFN-γ-Gabe erhöhten Serumneopterin- und β-2-Mikroglobulin-spiegel erreichten erst nach 5–7 Tagen wieder die Ausgangswerte. Dieser Befund veranlaßte uns, alle Patienten nach Abschluß der 12wöchigen Dosisfindungsphase mit der optimal immunstimulatorischen rIFN-γ-Dosis von 0.1 mg/Woche s.c. weiter zu behandeln. Von den 16 Patienten wurden 14 Fälle entsprechend diesem Therapieprotokoll behandelt. Nach einer medianen Behandlungsdauer von 9 Monaten (Range: 3–12) war bei 7 von 14 auswertbaren Patienten ein klinisches Ansprechen zu beobachten. In zwei Fällen wurde eine komplette, in drei eine partielle Remission erreicht. Drei der Patienten zeigten eine „minor response". Die mediane Remissionsdauer beträgt derzeit +4 Monate (Range: +3 bis +12 Monate).

Das klinische Ansprechen war in dieser Pilotstudie signifikant mit der immunmodulatorischen Wirkung von rIFN-γ assoziiert: Patienten mit stabilem Krankheitsverlauf oder klinischem Ansprechen zeigten, im Gegensatz zu Fällen mit progredientem Krankheitsverlauf, während der Dosisfindungsphase im Serum signifikant höhere β-2-Mikroglobulinspiegel-Anstiege (Abb. 6).

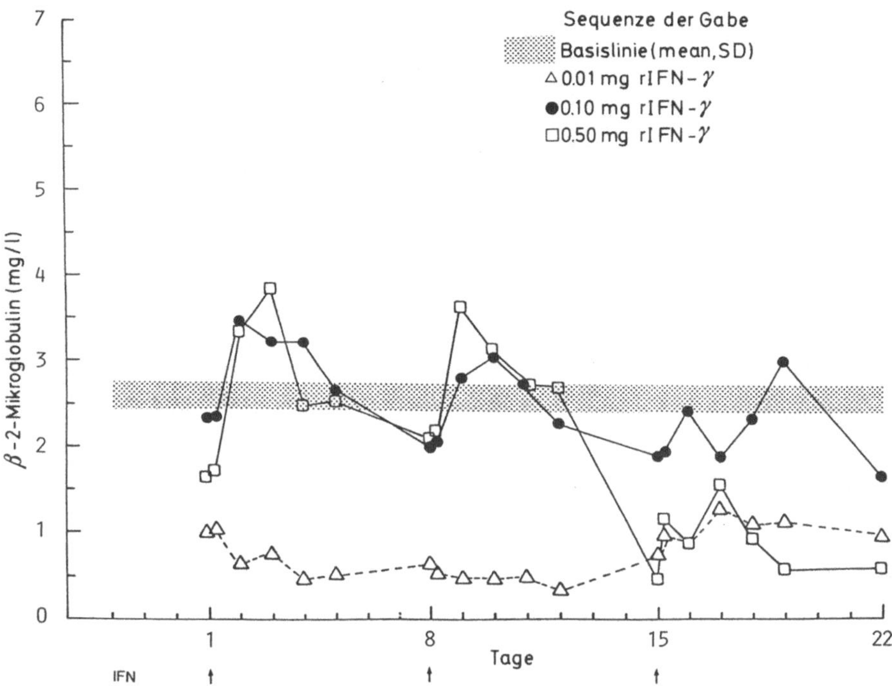

Abb. 5. Induktion von β-2-Mikroglobulin bei wiederholter s.c.-Gabe unterschiedlicher Dosen von rIFN-γ; „downregulation" des β-2-Mikroglobulinanstieges bei mehrfacher Applikation von 0.5 mg rIFN-γ

Diskussion

Der optimale klinische Einsatz von IFN und anderen Zytokinen wird durch die komplexe Wirkungsweise dieser Substanzen erschwert. Eine breite Palette von präklinischen Tests ermöglicht auf direkte und indirekte Art und Weise den Nachweis von IFN bzw. IFN-Wirkungen (Tabelle 3). Physiologisch in picomolaren Konzentrationen wirksam und pleiotrop aktiv, werden Interferone in konventionellen onkologischen Studien meist in maximal tolerablen Dosen und entsprechend konventionellen Dosierungsschemata appliziert. Die klinische Anwendung von IFN im onkologischen Bereich sollte sich jedoch primär am biologisch relevanten, antitumoralen Wirkungsmechanismus orientieren. In dieser Arbeit wurde dies an zwei Neoplasien beispielhaft versucht.

Mehrere Autoren konnten bei der Ph1 + ·CML einen direkten proliferationshemmenden Effekt von IFN-α nachweisen [17, 18, 19]. Ausgehend von dieser Beobachtung berichteten Talpaz und Mitarbeiter 1983 erstmals über die erfolgreiche Behandlung von 7 Ph1 + CML-Patienten [20]. Diese klinischen Ergebnisse konnten inzwischen durch diese [21] und andere Autoren

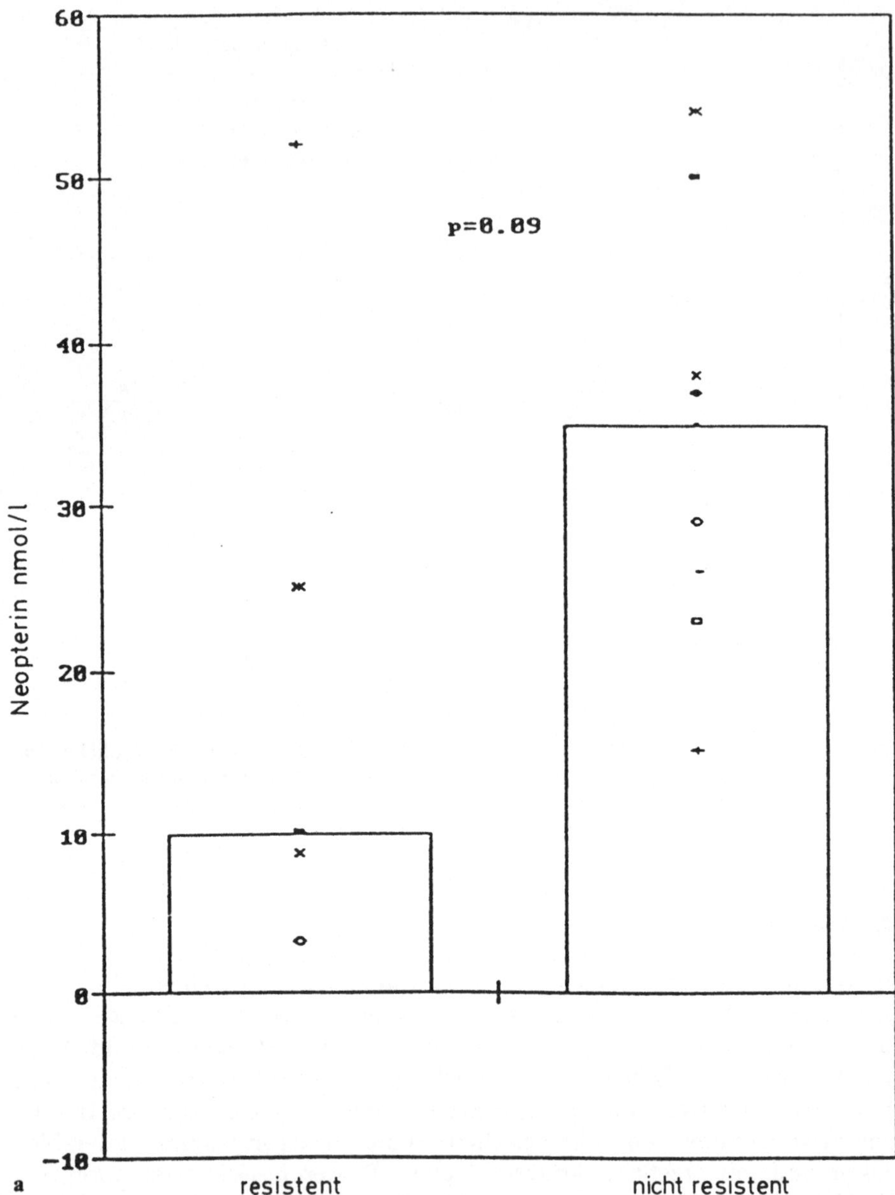

Abb. 6. Korrelation von rIFN-γ-induzierten Neopterin und β-2-Mikroglobulinspiegelerhöhungen im Serum und klinischem Ansprechen auf die Behandlung mit einer „optimal immunstimulatorischen Dosis" von rIFN-γ (0.1 mg/Woche s.c.). „Resistant" = Krankheitsprogression; „non-resistant" = stabiler Verlauf bzw. Remission (WHO-Kriterien [8])

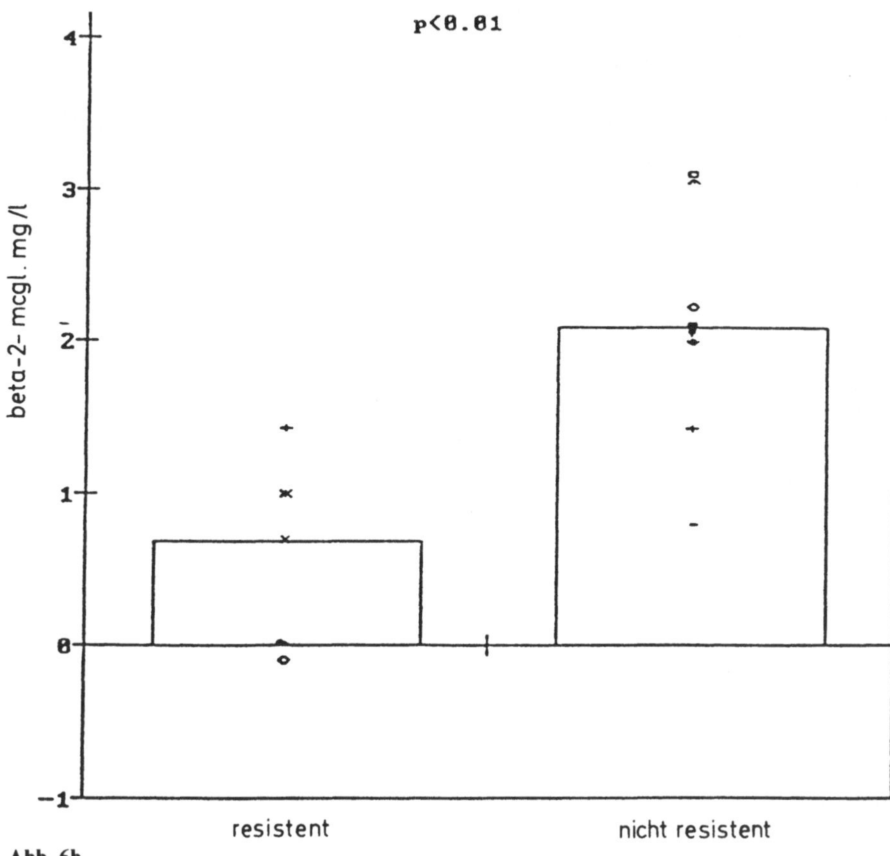

Abb. 6b

Tabelle 3.   Präklinische Tests zum Nachweis von IFN und IFN-Wirkungen (zur Methodik s. [39])

A. *Direkte Messung von IFN*
   1. durch Nachweis von IFN-m-RNS (Northern Blotting, Dot-Blotting, in-situ Hybridisierung)
   2. durch Nachweis von IFN-Protein (IRMA, ELISA)

B. *Indirekte Methoden zur Analyse von IFN-Wirkungen*
   1. antivirale Aktivität: Hemmung der viralen RNS-Synthese, der Virus-Replikation und zytopathischer Effekte; Induktion antiviraler Enzyme, z. B. $2'$–$5'$ OAS, $2'$–$5'$ Phosphodiesterase, $2'$–$5'$ OAS-abhängige RNase, etc.;
   2. antiproliferative Aktivität: Wachstumshemmung von Tumorzellen im Tumorstammzell-Assay, in Suspensions- oder Monolayer-Zellkulturen und im Nackt-Maus-Modell;
   3. immunmodulatorische Aktivität: Funktionelle Aktivierung von Monozyten/Makrophagen, NK- und T-Zellen; Induktion oder Verstärkung der Expression von MHC-Antigenen, tumorassoziierten Antigenen, Fc-Rezeptoren;
   4. andere quantifizierbare IFN-Effekte: Induktion von Neopterin, Indolamin-2,3-Dioxygenase, β-2-Mikroglobulin, Zytokinen, Hormonrezeptoren, Mx-Protein; Modulation der Onkogenexpression, „Down"-Regulation von IFN-Rezeptoren.

bestätigt werden [22, 23]. Durch die IFN-α-Behandlung wird bei ca. 10–30% der Ph1+ CML-Patienten in chronischer Krankheitsphase eine deutliche Reduktion oder ein Verschwinden des Ph+ Zellklons im Knochenmark erreicht [21, 22]. Diese Patientengruppe zeigt nach bisherigen Erfahrungen eine signifikant verlängerte chronische Krankheitsphase [24]. Die frühe Selektion von Patienten mit IFN-sensibler CML-Erkrankung gewinnt daher besonderes klinisches Interesse.

Zur Testung der IFN-Sensitivität wurden zwei Assays gewählt, die in unterschiedlicher Weise in vitro bzw. in vivo die antiproliferative Wirkung von IFN-α in der leukämischen Zellpopulation erfassen. Die Mikroagarkultur von Knochenmarkszellen gilt als etablierte Methode zum Nachweis wachstumsmodulierender Substanzen in vitro [9]. Die Analyse der in vivo-C-MYC-Expression basiert auf folgenden in-vitro-Beobachtungen:
a) das Proto-Onkogen c-myc reguliert als Kompetenzgen u. a. auch in hämatopoetischen Zellen die Progression Zellzyklus aus der G0 in die G1-Phase [25];
b) die Expression dieses Onkogens ist leukämischen Zellen hämatopoetischer Herkunft durch IFN [26] supprimierbar und dieser Effekt ist eng mit einer Hemmung der Zellteilung assoziiert [27].

Die bei Ph1+ CML offensichtlich breite Variabilität der IFN-Sensitivität zeigte sich sowohl in der in-vitro-Mikroagarkultur von Knochenmarkszellen, als auch bei in-vivo-Analyse der C-MYC-Expression in peripheren Blutzellen. Die Krankheitsdauer und eine per se individuell unterschiedliche IFN-Sensitivität der CML sind als potentielle Ursachen dieser Heterogenität zu diskutieren. Rosenblum und Mitarbeiter berichteten ähnliche Resultate bei der Prüfung der (2′-5′)oligo-Adenylatsynthetase-Aktivität in IFN-α-therapierten CML-Patienten [28]. Die enge Beziehung zwischen den Befunden der präklinischen bzw. klinischen IFN-Sensitivitätstestung und dem in vivo-Ansprechen auf eine nachfolgende IFN-α-Therapie dokumentiert indirekt die wesentliche Bedeutung des antiproliferativen Effekts von IFN-α als Wirkmechanismus in der Behandlung der CML.

Im Gegensatz dazu wurde bei der Behandlung des Hypernephroms der immunstimulatorischen Wirkung von IFN-γ die wesentlichste Bedeutung zugemessen und aus diesem Grund ein Therapiekonzept zur Definition und Anwendung einer optimal immunstimulatorischen Dosis von rIFN-γ entwickelt [28a]. Bei diesem Tumor beobachtete Spontanremissionen nach Tumornephrektomie [29] und die auch mit anderen Immuntherapien wie z. B. IL-2 und LAK-Zellen [30] erzielte Remissionen stützen die Hypothese einer „immunsensiblen" Neoplasie.

Für das Immunmonitoring während der Dosisfindungsphase wurden Neopterin und β-2-Mikroglobulin, zwei IFN-γ sensitive Serummarker, gewählt. Neopterin, ein aus IFN-γ-stimulierten Monozyten und Makrophagen freigesetzter Metabolit des GTP-Stoffwechsels, gilt als spezifischer Indikator einer Aktivierung des Monozyten-Makrophagensystems [12, 13, 31]. Die IFN-γ induzierte β-2-Mikroglobulinfreisetzung wurde als Parameter zur Optimierung einer potentiell antitumoralen T-Zellantwort gewählt, da erst die suffiziente Koexpression von HLA-Klasse I Antigenen und Tumorantigenen eine zytotoxische T-Zellreaktion gegen Tumorzellen ermöglicht [32]. Die Ergebnisse der Dosisfindung mit drei unterschiedlichen IFN-γ-Dosen (0.01, 0.1, 0.5 mg) macht eine wichtige Regel im Einsatz von Zytokinen deutlich: Die Dosiswirkungsbeziehung ist, insbesondere im höheren Dosisbereich, oft nicht linear. Dies gilt, wie die Daten der IFN-γ-Pilotstudie bei Patienten mit metastasierendem Hypernephrom zeigen, nicht nur für Einzeldosen, sondern auch für kumulative Dosen. Ähnliche Befunde wurden von anderen Autoren mit Immunparameter wie Fc-Rezeptor- oder HLA-Klasse-II-Antigenexpression und H_2O_2-Produktion durch Monozyten/Makrophagen erhoben [33]. Die signifikante Korrelation zwischen Serum-β-2-Mikroglobulininduktion und klinischem Response ist ein indirekter Hinweis für die Bedeutung einer IFN-γ-induzierten oder -amplifizierten antitumoralen T-Zellreaktion. In diesem Zusammenhang sind auch die bei Patienten unter IL-2/LAK-Zelltherapie erhobenen Befunde bedeutsam: die Induktion erhöhter IFN-γ-Serumspiegel [34] und, bei klinischem Response, ein hoher Anteil von zytotoxischen (CD8 +) T-Lymphozyten in der tumorinfiltrierenden mononukleären Zellpopulation [35].

Das Ziel der dargestellten Beispiele präklinischer und klinischer IFN-Studien ist der adäquate Einsatz von IFN durch Selektion IFN-sensibler Neoplasien und die Entwicklung optimal immunmodulatorischer Therapieschemata.

Literatur

1. Gastl G, Huber C (1988) The biology of interferon actions. Blut 56:193–199
2. Kirchner H (1984) Interferons, a group of multiple lymphokines. Springer Sem Immunopathol 7:347–374
3. Hawkins MJ, Hoth DF, Wittes RE (1986) Clinical development of biological response modifiers. Sem Oncol 13:132–140
4. Maluish AE (1986) Immunological monitoring of clinical trials using biological response modifiers. Lymphokine Res 1(suppl):183–187
5. Krown SE (1988) Interferons in malignancy: Biological products or biological response modifiers. J Natl Cancer Inst 80:306–309
6. Talpaz M, Kantarjian HM, McCredie K, Trujillo J, Keating MJ, Gutterman JU. Hematologic remission and cytogenetic improvement induced by recombinant human interferon-alpha$_A$ in chronic myelogenous leukemia.
7. Aulitzky W, Gastl G, Aulitzky WE, Nachbaur K, Lanske B, Kemmler G, Flener R, Frick J, Huber C (1987) Interferon-gamma for the treatment of metastatic renal cancer: Dose-dependent stimulation and down-regulation of β-2-microglobulin and neopterin responses. Immunobiol 176:85–95
8. WHO-Handbook for reporting results of cancer treatment. WHO Offset Publication No. 48, Geneva 1979
9. Konwalinka G, Geissler D, Peschel C, Tomaschek B, Schmalzl F, Huber H, Odavic R, Braunsteiner (1982) A microagar culture system for cloning human erythropoetic progenitors in vitro. Exp Hematol 10:71–76
10. Geissler D, Lu L, Bruno E, Young HH, Broxmeyer HE, Hoffmann R (1986) The influence of T lymphocyte subsets and humoral factors on colony formation of human bone marrow and blood megakaryocyte progentor cells. J Immunol 137:2508–2513

120   G. Gastl et al.

11. Kaufmann SV (1967) Pteridine cofactors. Annu Rev Biochem 36:171–218
12. Huber C, Batchelor JR, Fuchs D, Hausen A, Lang A, Niederwieser D, Reibnegger G, Wachter H (1984) Immune response-associated production of neopterin. Release from macrophages primarily under control of interferon-gamma. J Exp Med 160:310–314
13. Troppmair J, Nachbaur K, Herold M, Aulitzky W, Tilg H, Gastl G, Kotlan B, Flener R, Mull B, Aulitzky WO, Rokos H, Huber C. In vitro and in vivo studies on the induction of neopterin biosynthesis by cytokines, alloantigens, and lipopolysaccharide. Clin exp Immunol, im Druck
14. Harris HW, Gill III TJ (1988) Expression of class I transplantation antigens. Transplantation 42:109–117
15. Zinkernagl RM, Doherty PC (1979) MHC-restricted cytotoxic T cells. Studies on the biological role of polymorphic major transplantation antigens determining T-cell restriction-specificity, function and responsiveness. Adv Immunol 27:51–76
16. Maniatis T, Fritsch EF, Sambrook J (1982) Molecular cloning. A Laboratory Manual, Cold Spring Harbor Laboratory, New York
17. Oladipupo-Williams CK, Svet-Moldavskaya I, Vilcek J, Ohnama T, Holland JF (1981) Inhibitory effects of human leukocyte and fibroblast interferons on normal and chronic myelogenous leukemic granulocytic progentor cells. Oncology 38:356–360
18. Verma DS, Spitzer G, Gutterman JU, Zander AR, McCredie KB, Dichie DA (1979) Human leukocyte interferon blocks granulocytic differentiation. Blood 54:1423–1428
19. Talpaz M, Spitzer G, Hittelman W, Kantarjian H, Gutterman JU (1986) Changes in granulocyte-monocyte colonony-forming cells among leukocyte-interferon-treated chronic myelogenous leukemia patients. Exp Hematol 14:668–671
20. Talpaz M, McCredie KB, Mavligit GM, Gutterman JU (1983) Leukocyte interferon-induced myeloid cytoreduction in chronic myelogenous leukemia. Blood 62:689–692
21. Talpaz M, Kantarjian HM, McCredie K, Trujillo JM, Keating M, Gutterman JU (1987) Therapy of chronic myelogenous leukemia. Cancer 59:664–667
22. Niederle N, Kloke O, Osieka R, Wandl U, Opalka B, Schmidt CG (1987) Interferon-alpha 2b in the treatment of chronic myelogenous leukemia. Sem Oncol 14(suppl 2):29–35
23. Gastl G, Aulitzky W, Tilg H, Hausmaninger H, Seewann HL, Coser C, Prinoth P, Huber C (1987) Dose related effectiveness of alpha interferon in chronic myelogenous leukemia. Blut 54:251–252
24. Talpaz M, Kantarjian HM, McCredie KB, Keating MJ, Trujillo J, Gutterman J (1987) Clinical investigation of human alpha interferon in chronic myelogenous leukemia. Blood 69:1280–1288
25. Erisman MD, Astrin SM (1988) The myc oncogene. In: The Oncogene Handbook, Reddy EP, Skalka AM, Curran T (Hrsg), Elsevier, Amsterdam–New York–Oxford:341–366
26. Einat M, Resnitzky D, Kimchi A (1983) Close link between reduction of c-myc expression by interferon and G0/G1 arrest. Nature 313:597–600
27. Jonak GJ, Knight Jr E. Selective reduction of c-myc mRNA in Daudi cells by human β-interferon. Proc Natl Acad Sci USA 81:1747–1750
28. Rosenblum MG, Maxwell BL, Talpaz M, Kelleker P, McCredie KB, Gutterman JU (1986) In vivo sensitivity and resistence of chronic myelogenous leukemia cells to alpha-interferon: Correlaltion with receptor binding and induction of 2′-5′-oligoandenylate synthetase. Cancer Res 46:4848–4852
28a. Aulitzky W, Gastl G, Aulitzky WE, Herold M, Kemmler J, Mull B, Frick J. Huber Ch (1989) Successful treatment of metastatic renal cell carcinoma with a biologically active dose of recombinant interferon-gamma. J Clin Oncol 7:1875–1884
29. Freed SZ, Halperin JP, Gordon M (1977) Idiopathic regression of metastases from renal cell carcinoma. J Urol 118:538–542
30. Quesada J (1988) Biological response modifiers in the therapy of metastatic renal cell carcinoma. Sem Oncol 15:396–407

31. Schoedon G, Troppmair J, Adolf G, Huber C, Niederwieser A (1986) Interferon-gamma enhances biosynthesis of pterins in peripheral blood mononuclear cells by induction of GTP-cyclohydrolase I activity. J Interferon Res 6:697–703
32. Tanako K, Yoshioka T, Bieberich C, Jay G (1988) Role of the major histocompatibility complex class I antigens in tumor growth and metastasis. Annu Rev Immunol 6:359–380
33. Maluish AE, Urba WJ, Longo DJ, Overton R, Coggin D, Crisp ER, Williams R, Sherwin SA, Gordon K, Steis RG (1988) The determination of an immunologically active dose of interferon-gamma in patients with melanoma. J Clin Oncol 6:434–445
34. Lotze MT, Matony YL, Ettinghausen SE, Ragner AA, Sharrow, Seip CAY, Custer MC, Rosenberg SA (1985) In vivo administration of purified interleukin-2: II. Half-life, immunologic effects and expansion of peripheral lymphoid cells in vivo with recombinant interleukin-2. J Immunol 135:2865–2871
35. Cohen PJ, Lotze MT, Roberts JR, Rosenberg SA, Jaffe ES (1987) The immunopathology of sequential tumor biopsies in patients treated with interleukin-2. Am J Pathol 129:208–216
36. Kantarjian HM, Smith TL, McCredie KB, Keating MJ, Walters RS, Talpaz M, Hester JP, Bligham G, Gehan E, Freireich EJ (1985) Chronic myelogenous leukemia: a multivariate analysis of the associations of patient characteristics and therapy with survival. Blood 66:1326–1335
37. Geissler D, Aulitzky W, Tilg H, von Lüttichau I, Konwalinka G, Huber C, Gastl G (1988) Effect of recombinant interferon alpha-2 on the growth of hematopoetic progenitor cells in chronic myelogenous leukemia and its relationship to the clinical efficacy. In: Chronic Myelocytic Leukemia an Interferon; Huhn, Hellriegl, Niederle (eds): Springer Verlag, Berlin–Heidelberg, 34–41
38. Geissler D, Gastl G, Aulitzky W, Tilg H, Konwalinka G, Huber C (1987) In vitro sensitivity of hematopoietic precursor cells to recombinant interferon alpha (rIFN-alpha), recombinant interferon-gamma (rIFN-gamma) and recombinant tumor necrosis factor alpha (rTNF-alpha) in normal controls and in patients with CML: relationship to the in vivo response. In: The Inhibitors of Hematopoiesis: Najman A, Giugon M, et al. (eds) Colloque INSERM/John Libbey Eurotext Ldt, 162:325–329
39. Clemens MJ, Morris AG, Gearing AJH (1987) Lymphokines and interferons. A practical approach. IRL Press, Oxford-Washington DC

Akkumulation von Mx-mRNA als Maß für die biologische Wirksamkeit von Interferon

J. FÄH, P. STAEHELI und O. HALLER

Mediatoren der Interferonwirkung

Induzierte Proteine

Die Infektion mit Viren führt in der Zelle zur Produktion und Sekretion von Interferon (IFN). IFN entfaltet seine Wirkung auf noch nicht infizierte Zellen, indem es an spezifische Oberflächenrezeptoren bindet und dadurch komplexe Veränderungen des Zellmetabolismus bewirkt. Diese zellulären Veränderungen führen unter anderem dazu, daß viele Viren sich vorübergehend nicht mehr oder nur noch sehr schlecht vermehren können. IFN induziert in der Zelle einen sogenannten antiviralen Zustand [1]. Man nimmt an, daß dieser antivirale Zustand durch die vielfältige Wirkung einer großen Anzahl IFN-induzierter Proteine zustandekommt. Tatsächlich hat man gefunden, daß gewisse Proteine in IFN-behandelten Zellen neu auftreten und daß andere Proteine von IFN-behandelten Zellen in erhöhtem Maße synthetisiert werden. Viele Forschungslaboratorien arbeiten gegenwärtig an der detaillierten Charakterisierung der IFN-induzierten Proteine mit dem Ziel, die biologischen Aktivitäten dieser Proteine zu identifizieren und deren Rolle im antiviralen Zustand zu verstehen.

Die Ereignisse, welche sich in einer Zelle unmittelbar nach der Stimulation mit IFN abspielen, sind noch weitgehend unverstanden. Biochemische Analysen zeigten, daß IFN-α und IFN-β Moleküle den gleichen Rezeptor an der Zelloberfläche erkennen, während IFN-γ ein anderes Rezeptorsystem benützt. Die Struktur sowohl des menschlichen IFN-γ-Rezeptors, als auch des Rezeptors für IFN-α und IFN-β, konnte kürzlich bestimmt werden [2, 3]. Bindung von IFN-α an den Rezeptor führt auf noch nicht verstandene Art und Weise zu einer Aktivierung eines wahrscheinlich in inaktiver Form im Zytoplasma vorkommenden DNA-Bindungsproteins, E-Faktor genannt [4]. Aktivierter E-Faktor wandert dann offenbar sehr schnell in den Zellkern, um dort die Transkription der IFN-regulierten Gene zu bewirken. Es konnte gezeigt werden, daß aktivierter E-Faktor mit hoher Spezifität an ein kurzes Stück DNA zu binden vermag, welches man in der Promotorregion der meisten IFN-regulierten Gene findet.

Die IFN-Stimulation einer Zelle führt zur Aktivierung von gegen hundert Genen. Eine große Anzahl cDNAs, welche von IFN-regulierten Genen stammen, wurde isoliert. Ihre Sequenzen sind zum Teil bestimmt worden [1, 5]. In vielen Fällen wurden auch die zugehörigen Proteine identifiziert. Es zeigte sich, daß einige dieser IFN-induzierten Proteine bereits bekannt waren. Dazu gehören die Proteine des Haupt-Histokompatibilitäts-Komplexes, β2-Mikroglobulin, Metallothionein-II und andere. Eine Reihe weiterer Proteine jedoch wurde erst nach gezielter Suche in IFN-behandelten Zellen erstmals entdeckt, so die 2'-5'-oligo-A-Synthetasen, die Mx-Proteine, die Proteinkinase P1, die guanosinnukleotidbindenden Proteine und weitere, nicht genauer charakterisierte Proteine. Von einer dritten Gruppe IFN-regulierter Gene kennt man erst die Sequenz der klonierten cDNAs, ohne daß die dazugehörigen Proteine bisher direkt nachgewiesen worden wären. Postulierte Proteine, deren mRNA-Synthese durch IFN sehr stark reguliert wird, sind zum Beispiel die Produkte der menschlichen Gene 6–16, 6–26 und 1–8.

Die Funktion der meisten der IFN-induzierten Proteine ist noch unklar. Erst langsam beginnen wir, die Rolle einiger dieser Proteine für den antiviralen Zustand zu verstehen. Gemeint sind hier die P1-Proteinkinase, die 2'-5'-oligo-A-Synthetasen und die Mx-Proteine. Die P1-Proteinkinase, deren Neusynthese in IFN-behandelten Zellen 5- bis 10fach erhöht ist, kann durch doppelsträngige RNA aktiviert werden. Aktivierte P1-Proteinkinase phosphoryliert sich selbst, aber auch die α-Untereinheit des eukaryontischen Initiationsfaktors, eIF-2α. Phosphorylierung von eIF-2α führt zu seiner vorübergehenden Inaktivierung und damit zu einer Hemmung der zellulären Proteinsynthese. Beeinträchtigte Translation viraler mRNAs in IFN-behandelten Zellen ist wahrscheinlich oftmals die Folge von P1-Proteinkinase-Wirkung.

Doppelsträngige RNAs, welche im normalen Zellmetabolismus nicht vorkommen, treten während Infektion mit Viren oftmals in großen Mengen auf. Man nimmt daher an, daß die P1-Proteinkinase die Vermehrung einer ganzen Reihe verschiedener Viren hemmen kann [1]. Noch gibt es keine direkten Beweise dafür, daß die P1-Proteinkinase in der intakten Zelle tatsächlich eine antivirale Wirkung zeigt.

Im Gegensatz zu der vermutlich wenig spezifischen antiviralen Aktivität der P1-Proteinkinase zeigen andere IFN-induzierte Proteine eine Hemmwirkung mit hoher Spezifität für gewisse Klassen von Viren. Als bestuntersuchte Beispiele können die 46-kD Form der 2'-5'-oligo-A-Synthetase und das Mx1-Protein der Maus dienen. Die doppelstrang-RNA-abhängige 2'-5'-oligo-A-Synthetase, deren Neusynthese nach IFN-Behandlung oft mehr als 10fach erhöht ist, katalysiert die Umsetzung von ATP zu 2'-5'-A-Oligomeren, welche dann ihrerseits eine zelluläre Ribonuklease aktivieren. Aktivierte Ribonuklease zerstört virale und zelluläre RNA Moleküle, einschließlich ribosomaler RNA, was zu einer starken Translationshemmung führt. Eine große Anzahl von experimentellen Befunden zeigt, daß das 2'-5'-oligo-A-Synthetase-System vor allem bei Infektion mit Picornaviren aktiviert wird und daß dieses System maßgeblich zur Hemmung von Picornaviren in IFN-behandelten Zellen beiträgt. Ein eleganter Beweis für die Richtigkeit dieser Befunde ist der folgende: Wenn eine cDNA für die 46-kD-Form der 2'-5'-oligo-A-Synthetase in transfektierten Hamsterzellen [6] oder menschlichen Zellen [7] exprimiert wird, werden diese Zellen resistent gegen eine nachfolgende Infektion mit Picornaviren. Dieselben Zellen werden jedoch nicht resistent gegen andere Viren.

Das IFN-induzierte Mx1-Protein der Maus schließlich interferiert auf noch unbekannte Art und Weise mit der Vermehrung von Influenzaviren. Darauf wollen wir im Folgenden etwas näher eingehen.

Mx1-Protein und Influenzavirusresistenz

Die Entdeckung des Mx1-Proteins geht auf eine einfache Beobachtung zurück. Die meisten Mausstämme sind hochempfindlich auf Infektionen mit geeigneten Stämmen von Influenzaviren. Durch Zufall fand Jean Lindenmann vor längerer Zeit einen Inzuchtstamm, der sich als äußerst widerstandsfähig gegen experimentelle Infektion mit Influenzaviren erwies [8]. Interessanterweise erstreckte sich diese Resistenz nur gerade auf Influenzaviren. Diese selektive Resistenz wurde als ein einziges dominantes Merkmal vererbt. Das verantwortliche Gen wurde Mx getauft (für Myxovirusresistenz). Wir unterscheiden heute zwei eng verwandte Gene, nämlich Mx1 und Mx2, die sich beide am distalen Ende von Chromosom 16 der Maus befinden [9]. Wir wissen ferner, daß beide Mx-Gene zu den IFN-regulierten Genen gehören und daß virusempfindliche Mäuse einen Defekt des Mx1-Gens aufweisen, der zu einem Ausfall der Mx1-Funktion führt [10, 11].

Das Produkt des funktionellen Mx1-Gens ist ein IFN-induziertes, nukleäres 72 kDa-Protein, das heute Mx1-Protein genannt wird [12–14]. Es läßt sich mittels spezifischer Antikörper leicht in der Immunfluoreszenz oder im Western-Blot nachweisen [15]. Der Beweis, daß das Mx1-Protein empfindliche Zellen vor Influenzaviren zu schützen vermag, geschah auf folgende Weise: Die genetische Information für das Mx1-Protein wurde in Form einer Mx1-cDNA aus IFN-behandelten Zellen resistenter Mäuse gewonnen. Diese Mx1-cDNA wurde unter geeigneten Bedingungen in Mauszellen mit defektem endogenem Mx1-Gen zur Expression gebracht. Die solchermaßen gentechnisch veränderten Zellen produzierten das fremde Mx1-Protein nun dauernd wie einen zelleigenen Bestandteil und erwiesen sich in der Folge als resistent gegenüber einer Infektion mit Influenzaviren [13]. Die gleichen Zellen blieben jedoch empfindlich für andere Viren. Das Mx1-Protein bewirkt also eine spezifische zelluläre Resistenz gegenüber Influenzaviren. Der molekulare Mechanismus der antiviralen Wirkung des Mx1-Proteins ist noch unklar. Es scheint, daß entweder die primäre Transkription oder die Translation der viralen mRNAs in der infizierten Zelle gehemmt wird [16, 17].

Das Mx-System des Menschen

Den ersten Hinweis auf das Vorkommen von Mx-Protein beim Menschen verdanken wir der Kreuzreaktion eines gegen das Maus-Mx1-Protein gerichteten monoklonalen Antikörpers. Dieser Antikörper erkannte in menschlichen Zellen ein im Zytoplasma lokalisiertes 80-kDa-Protein, dessen Synthese durch IFN-α und in geringerem Maße durch IFN-γ induziert wurde [18]. In der Folge wurden zwei Arten von Mx-verwandten cDNAs aus Menschenzellen isoliert und als MxA- und MxB-cDNAs näher charakterisiert [19]. Es zeigte sich, daß die entsprechenden mRNAs von zwei unterschiedlichen Mx-Genen des Menschen stammten. Beide Gene, MxA und MxB, sind auf Chromosom 21 lokalisiert, und zwar auf einem Abschnitt, der das menschliche Gegenstück zum distalen Ende von Chromosom 16 der Maus bildet [20]. Die MxA-cDNA ist vermutlich identisch mit der von Horisberger und Mitarbeitern beschriebenen IFI-78K-cDNA [21]. Das IFI-78K-Gen liegt ebenfalls auf Chromosom 21 des Menschen [21] und wird durch IFN und offenbar auch durch einige weitere Zytokine wie Interleukin-1-α, Interleukin-1-β und Tumornekrosefaktor aktiviert [22].

Über die Funktion der menschlichen Mx-Proteine ist noch wenig bekannt. Die beiden Mx-cDNAs des Menschen wurden in gleicher Art und Weise wie bereits beschrieben in empfindlichen Mauszellen zur Expression gebracht. Erste Ergebnisse zeigen, daß das MxA-Protein des Menschen in solchen Zellen eine Resistenz gegenüber Influenzaviren und dem Virus der vesikulären Stomatitis erzeugt [23]. Das MxB-Protein scheint keine solche Aktivität zu besitzen.

Gebräuchliche Testsysteme zur Messung der Interferonwirkung

Die direkte Messung auch kleiner Mengen von IFN im Serum ist zwar möglich, aber nicht problemlos [24, 25]. Zirkulierendes Interferon hat zudem eine relativ kurze Halbwertszeit. Deshalb sind Messungen geringer Mengen von IFN oft nicht zuverlässig durchzuführen. IFN führt jedoch in Körperzellen zu den hier beschriebenen Wirkungen, die meist über längere Zeit nachgewiesen werden können. Es ist deshalb sinnvoll, solche zellulären Veränderungen als Folge der IFN-Wirkung nachzuweisen. Dafür wurden verschiedene Testsysteme entwickelt und teilweise auch in der Klinik benutzt. In den allermeisten Fällen dienen periphere Blutzellen als Ausgangsmaterial. Wir stellen die gebräuchlichsten Nachweismethoden an dieser Stelle kurz vor.

2′-5′-oligo-A-Synthetase. Zur Messung der in Blutzellen induzierten Mengen an 2′-5′-oligo-A-Synthetase macht man sich die katalytische Wirkung des Enzyms zunutze. Proteinextrakte werden von peripheren mononukleären Blutzellen hergestellt und mit radioaktiv markiertem Substrat (^{32}P-ATP) versetzt. In der darauf folgenden Reaktion werden 2′-5′-A-Oligomere synthetisiert, welche nach einem Säulenreinigungsschritt im Szintillationszähler nachgewiesen werden können. Unter täglicher IFN-Gabe (1-2x10^6 IU IFN-α i.m.) stieg die Enzymaktivität auf das 7–8fache an. Sechs Tage nach Beendigung der IFN-Injektionen wurden wieder normale Werte gemessen [26].

P1-Proteinkinase. Auch in diesem System wird die enzymatische Aktivität in Proteinextrakten von mononukleären Blutzellen gemessen. Die Proteinkinase wird zuerst mittels eines Antikörpers aus den Zellextrakten gewonnen. Das gereinigte Enzym wird durch Zugabe von doppelsträngiger RNA oder Heparin aktiviert. Wird jetzt ^{32}P-ATP zugegeben, so kommt es zu einer Eigenphosphorylierung des Enzyms. Die Sensitivität des Systems kann wesentlich gesteigert werden, indem exogenes Substrat (Histone) zugegeben wird. Die so radioaktiv markierten Proteine werden gelelektrophoretisch aufgetrennt und durch Autoradiographie dargestellt. In mononukleären Blutzellen von gesunden Probanden werden unterschiedliche P1-Kinaseaktivitäten gemessen. Nach IFN-Behandlung oder während einer viralen Erkrankung sind dieselben signifikant erhöht [27].

Indolamin 2.3-Dioxygenase. Die Aktivität dieses Enzyms wird in mononukleären Blutzellen durch IFN-α, IFN-β, IFN-γ, oder Interleukin 2 induziert. Tryptophan ist das Substrat, welches in der Reaktion degradiert wird. Die enzymatische Aktivität wird bestimmt, indem Degradationsprodukte nach Zugabe von radioaktiv markiertem Tryptophan mittels Flüssigchromatographie nachgewiesen werden.

Die so gemessenen Aktivitäten in mononukleären Blutzellen von mit IFN-β (90 Mio IFN-β_{Ser})-behandelten Patienten war im Mittel 6 × höher als in Blutzellen unbehandelter Probanden. Allerdings waren die individuellen Schwankungen beträchtlich [28].

Guanylatbindende Proteine (GBP). Die intrazelluläre Synthese dieser Proteine wird durch eine Behandlung mit IFN-α, β oder γ induziert. Der Proteinnachweis wird mittels der Western-Blot-Technik durchgeführt.

Die untersuchten Patienten zeigten eine 2,3fache GBP-Akkumulation nach IFN-β und eine 1,6fache-Akkumulation nach IFN-γ-Behandlung. Es konnte aber unter beiden Therapien keine Korrelation zwischen IFN-Dosis und der GBP-Menge gemacht werden [29].

Neopterin. Es wurde beobachtet, daß immunologische Vorgänge wie Transplantatabstoßungen [30], virale Infektionen [31, 32] aber auch Tumorerkrankungen [31] von erhöhten Neopterinspiegeln im Serum oder Harn begleitet sind [33, 32; siehe auch Beitrag Gastl, G. et al). Neopterin wird heute mittels eines Radioimmuno-Assays (RIA) nachgewiesen.

β-2-Mikroglobulin. Das β-2-Mikroglobulin ist ein Polypeptid, welches mit MHC-Klasse-I-Antigenen assoziiert ist. Seine Expression an der Zelloberfläche und damit auch die Sekretion ins Blut wird durch Interferon gesteigert [34]. Es wird bereits als Tumormarker aber auch in der Diagnostik viraler Erkrankungen (AIDS) [32] getestet. β-2-Mikroglobulin wird renal eliminiert und ist deshalb auch bei einer Niereninsuffizienz im Plasma verstärkt nachweisbar [35]. β-2-Mikroglobulin kann mittels eines RIA nachgewiesen werden.

Mx-Proteine. Jakschies und Mitarbeiter entwickelten ein Nachweisverfahren für das menschliche Mx-homologe Protein auf der Basis eines Western-Blots [38]. Mit Hilfe monoklonaler Antikörper gegen das IFI-78K-Protein (Mx-homologe Protein des Menschen) gelang es, die Mx-homologe Proteinmenge in Ficoll-gereinigten, mononukleären Blutzellen quantitativ zu bestimmen. In Patienten mit Systemischem Lupus Erythematodes (SLE) wurden signifikant höhere Mengen des Mx-homologen Proteins gefunden als in gesunden Probanden. Der Mx-Nachweis war dabei sehr viel empfindlicher als die direkte Interferonbestimmung [37]. Bei Patienten unter IFN-Therapie korrelierten die Mengen nachweisbaren Mx-homologen Proteins über einen weiten Bereich mit der verabreichten IFN-Dosierung [38].

Nachweis spezifischer MxA- und MxB-Transkripte

Der Nachweis der Mx-Transkripte bietet gegenüber dem Mx-Proteinnachweis gewisse Vorteile. Die lange Halbwertszeit der Mx-Proteine (signifikante Mengen sind noch nach 14 Tagen meßbar [38]) macht eine zuverlässige Kurzzeitüberwachung von mehreren IFN-Gaben im Rahmen einer IFN-Therapie unmöglich. Wir haben uns daher entschlossen, einen quantitativen Test für die mRNAs der beiden Mx-Gene des Menschen zu entwickeln, der sich durch hohe Sensitivität und Spezifität auszeichnet.

Der Testansatz ist schematisch in Abb. 1 dargestellt. Als Ausgangsmaterial verwendeten wir 10 ml heparinisiertes Blut. Mononukleäre Blutzellen wurden durch Dichtezentrifugation in einem Ficoll-Paque-Gradienten gewonnen. Die Zellen wurden in zwei gleiche Portionen aufgeteilt und für 3 Std. entweder in Medium mit IFN-α (1000 IE/ml) oder in Medium ohne IFN kultiviert. Danach wurde die zelluläre RNA mittels einer einfachen Methode gewonnen [39]. Dazu wurden die Zellen durch Zentrifugation pelletiert und mittels Guanidiniumisothiocyanat lysiert. Zum Lysat wurde saures Phenol/Chloroform gegeben. Nach kurzer Zentrifugation wurde der Überstand abpippetiert und die RNA durch Isopropanolfällung gewonnen (Abb. 1a).

Abb. 1b gibt das Vorgehen für die S1-Analyse wieder. Als Hybridisierungsprobe für den S1-Assay wurde ein Fragment der MxA-cDNA [19] von 270 Basenpaaren Länge in den Vektor pHG 327 kloniert. Im Falle von MxB wurde ein Fragment von 275 Basenpaaren der MxB-cDNA analog verwendet [19]. Beide Fragmente wurden so ausgewählt, daß aufgrund ihrer verschiedenen Basensequenz keine Kreuzhybridisierung möglich war. Die mit einem der für die Klonierung verwendeten Enzyme linearisierte DNA wurden mit [γ-^{32}P]-ATP am 5' Ende radioaktiv markiert und nachfolgend mit einer zweiten Restriktionsendonuklease geschnitten. Die erhaltenen Fragmente wurden gelelektrophoretisch aufgetrennt und die gewünschte DNA aus dem Gel isoliert. Die so gewonnene Probe wurde mittels Hitze in Einzelstränge gespalten (denaturiert) und mit der aus den Zellen isolierten RNA hybridisiert. In der anschließenden Nuklease S1-Behandlung wurde alle nicht hybridisierende, einsträngige Probe wegverdaut. Das S1-resistente DNA/RNA-Hybrid wurde

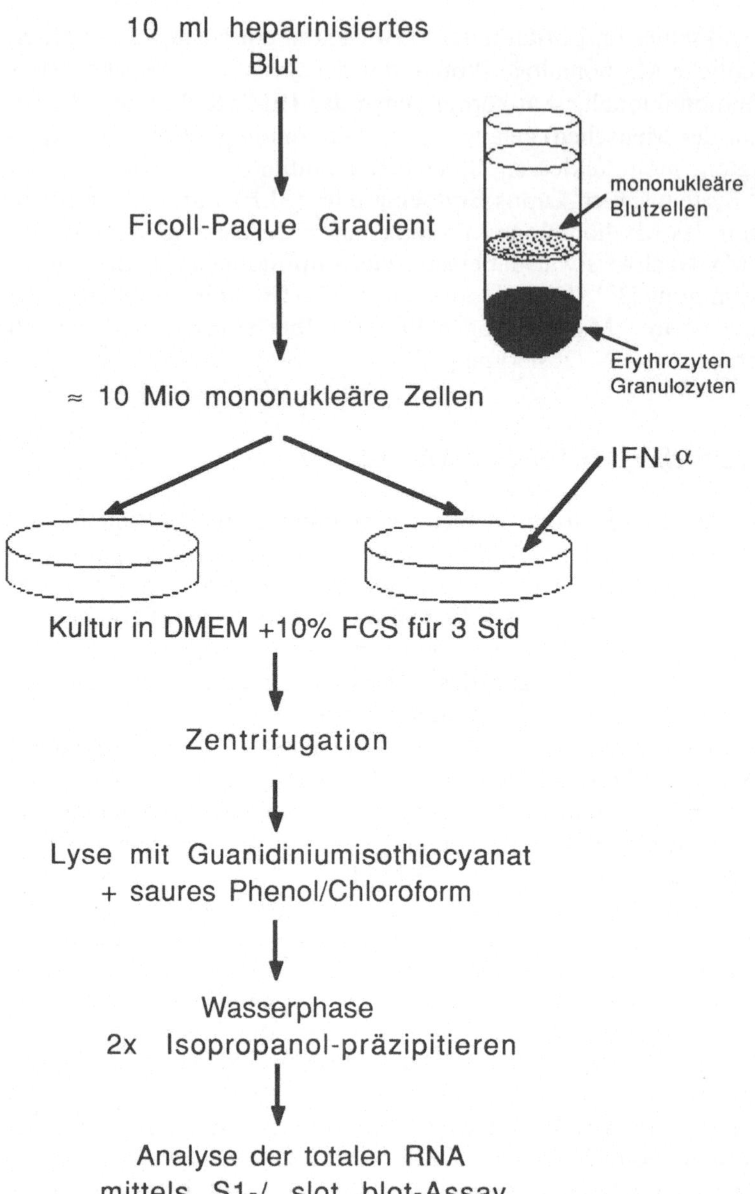

Abb. 1a.   RNA-Isolierung aus heparinisiertem Blut. Heparinisiertes Blut wird auf Ficoll-Paque®-Lösung (Pharmacia) geschichtet und anschließend zentrifugiert. Die mononukleären Blutzellen der Interphase werden gewonnen und je nach Fragestellung entweder direkt weiterverarbeitet oder in vitro mit bzw. ohne IFN-α kultiviert. Die RNA-Isolation wird mittels einer sauren Guanidinium Thiocyanat-Phenol-Chloroform Extraktion durchgeführt [39]. Für einen S1-Assay wird die RNA von 10^6 Zellen gebraucht

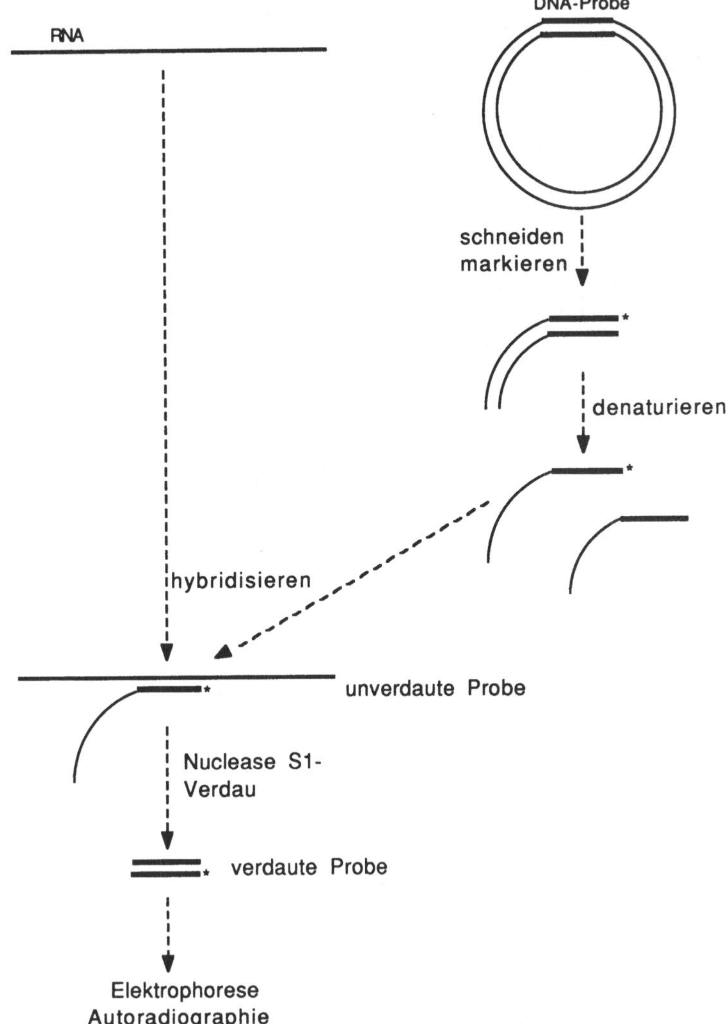

Abb. 1b.   Schema der S1-Analyse. Die RNA aus mononukleären Blutzellen wird mit geeigneten MxA- oder MxB-Proben hybridisiert (siehe Text). Während der nachfolgenden Inkubation mit der S1-Nuklease werden alle einsträngigen Nukleinsäuren wegverdaut. Die geschützten doppelsträngigen Fragmente werden gelelektrophoretisch aufgetrennt und autoradiographisch dargestellt

mittels Äthanolpräzipitation gereinigt. Nach einer neuerlichen Hitzedenaturierung wurden die DNA-Fragmente gelelektrophoretisch aufgetrennt und autoradiographisch dargestellt.

Abb. 2 zeigt einen solchen S1-Assay. In diesem Ansatz wurden pro Probe jeweils 3×10^6 Zellen verwendet. Als Standard diente eine in vitro transkribierte MxB-RNA, von bekannter Konzentration. Zur Quantifizierung wurden

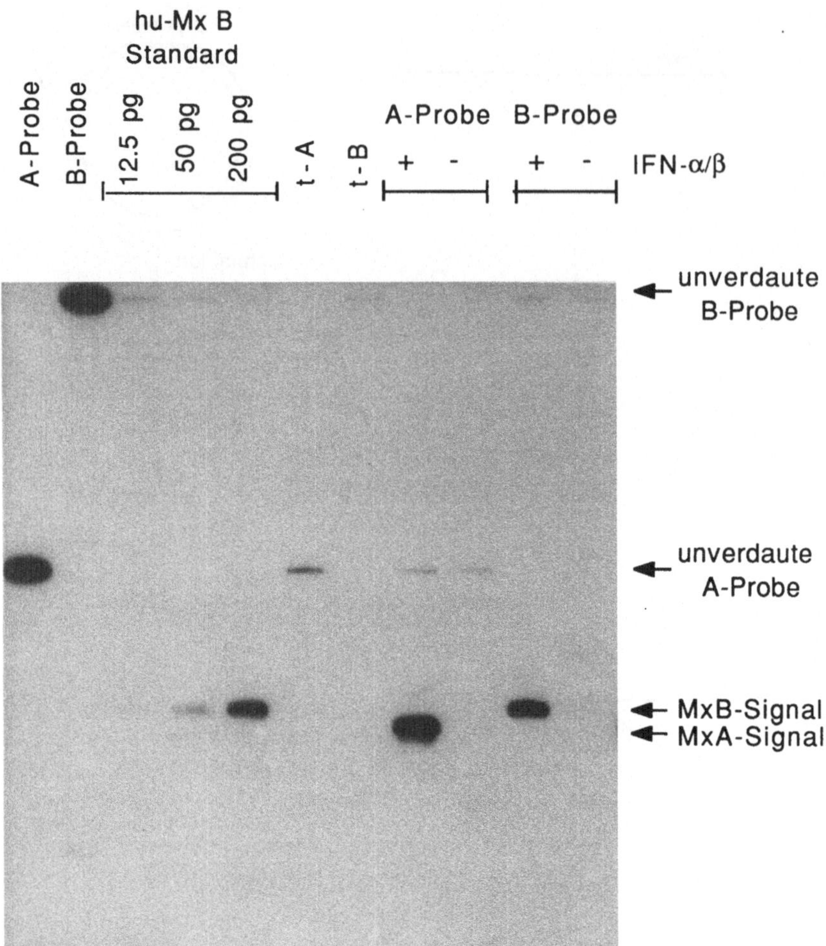

Abb. 2. S1-Analyse mit MxA/MxB-Proben. RNA aus jeweils 3×10^6 mononukleären Blutzellen wurden in diesem Experiment analysiert. Unverdaute MxA- und MxB-Proben (A-Probe/B-Probe) wurden aufgetragen. Definierte Mengen von in vitro transkribierter Mx-B-mRNA dienten als Standard. RNA aus IFN-behandelten Zellen ergibt ein starkes MxA- und MxB-Signal

die Banden aus dem Gel geschnitten und die Radioaktivität im Szintillationszähler (LKB) gezählt. Unsere Resultate zeigen, daß eine mononukleäre Blutzelle 3 Std. nach Inkubation mit sättigenden Dosen von IFN-α ca. 120 MxA- und ca. 50 MxB-mRNA-Moleküle enthält. In den uninduzierten Zellen konnten weder MxA- noch MxB-Transkripte nachgewiesen werden (Abb. 2). Weitere Versuche haben gezeigt, daß für eine solche Analyse weniger als 10^6 Zellen gebraucht werden. Es ist durchaus möglich, beide Mx-Proben zusammen in der gleichen Reaktion zu verwenden.

Um die Sensitivität in vivo zu ermitteln, wurde rekombinantes IFN-α_{2b} (Intron A, Essex Pharma, München) in unterschiedlicher Dosierung gesunden Probanden injiziert. Sieben Stunden später wurde Blut genommen und die induzierten Mx-Transkripte in den mononukleären Blutzellen bestimmt. Es zeigte sich, daß bereits nach einmaliger Gabe von 3×10^5 IE Intron A MxA- und MxB-Signale nachweisbar wurden, welche halbmaximaler Stimulation entsprachen [36].

Zur Ermittlung der Kinetik der Mx-mRNA-Akkumulation in vivo wurden einem gesunden Probanden 6×10^6 IE IFN-α_{2b} subkutan gespritzt und danach Blut in verschiedenen zeitlichen Abständen genommen. Es kam zu einem schnellen Anstieg der Mx-Transkripte in den untersuchten mononukleären Blutzellen (Abb. 3). Maximale Mengen an Mx-mRNA (150–200 Transkripte pro Zelle) wurden zwischen der fünften und der elften Stunde gemessen. Nachher fielen die Werte rasch wieder ab, um sich nach zwei Tagen ganz zu normalisieren. Die MxB-Expression verhielt sich parallel zu derjenigen von MxA (nicht gezeigt). Die bekannten Nebenwirkungen der IFN-Behandlung traten dabei parallel zur Mx-mRNA-Menge auf. So stellte sich 4–5 Std. nach IFN-Gabe Fieber bis 39,5°C ein. Subfebrile Temperaturen und Abgeschlagenheit hielten zwei Tage an.

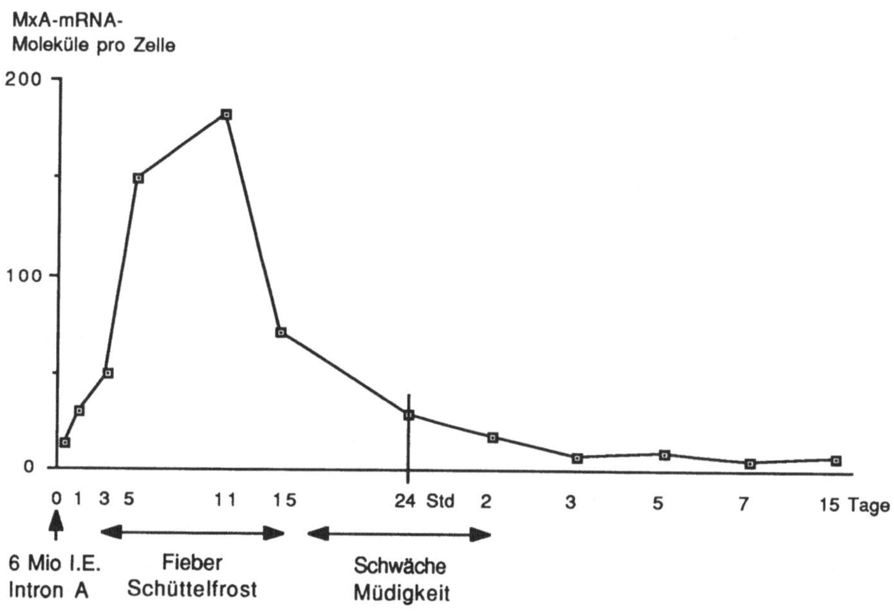

Abb. 3. Kinetik der MxA-mRNA-Akkumulation in mononukleären Blutzellen nach s.c.Injektion von 6×10^6 IE IFN α_{2b}. Einem gesunden Probanden wurden 6×10^6 IE IFN-α_{2b} gespritzt. Zu den angegebenen Zeitpunkten wurde Blut abgenommen und die mononukleären Zellen isoliert. Die RNA wurde wie beschrieben in einem S1-Assay quantitativ analysiert. Maximale MxA-Mengen wurden 5 bis 11 Std. nach der Injektion gemessen (150–200 MxA-mRNA-Moleküle pro mononukleäre Blutzelle). Nach 2 Tagen hatten sich die Werte wieder normalisiert. Als Nebenwirkungen traten Fieber und Schüttelfrost auf

Wir haben den Mx-Status in mononukleären Blutzellen mehrerer Individuen abgeklärt und dabei immer das gleiche Muster festgestellt. MxA und MxB wurden stets parallel induziert; MxA jedoch regelmäßig in etwa dreimal größerer Menge als MxB. Bei einigen klinisch gesunden Probanden konnten schwache Mx-Banden in uninduzierten Zellen gefunden werden. Wir glauben, daß diese Signale durch endogene IFN-Ausschüttung z.B. bei subklinischen, viralen Infektionen zustande kommen. Tatsächlich haben wir starke Mx-mRNA-Expression bei akuten viralen Erkrankungen gefunden [36].

Weil unser S1-Test relativ aufwendig ist, haben wir nach einer Methode gesucht, Mx-Transkripte auf einfachere und schnellere Weise nachzuweisen. Dabei haben erste Experimente gezeigt, daß eine Slot-Blot-Analyse mit der ganzen MxA-cDNA als Hybridisationsprobe eine ebenso sensitive, jedoch wesentlich einfachere Methode darstellt. Hingegen ist mit der Slot-Blot-Technik nur eine semiquantitative Aussage möglich. ˙

Mx als Marker in klinischen Interferonstudien

Die Messung der Mx-Genprodukte zur Bestimmung der biologischen Aktivität von IFN hat mindestens zwei Anwendungsgebiete von klinischer Relevanz.

Interferontherapie

Das erste betrifft die Überwachung von IFN-Therapien. IFN hat einen festen Platz in der Behandlung der seltenen Haarzelleukämie [40]. IFN-Gaben beeinflussen selbst in niedriger Dosierung alle Erscheinungen der Haarzelleukämie, und nur wenige Patienten scheinen auf IFN nicht anzusprechen [41]. Bei einer Anzahl anderer Neoplasien wird IFN vorerst noch experimentell eingesetzt (siehe Beiträge in diesem Buch). Klinische Studien mit IFN werden ferner durchgeführt zur Frage der Prophylaxe und Therapie akuter und chronischer Virusinfektionen. Im Vordergrund stehen hier die chronischen Verlaufsformen der B- sowie der NonA/NonB-Hepatitis. In all den geschilderten Fällen besteht weitgehend Unsicherheit über so grundlegende Dinge wie Dosierung, Zeitpunkt des Einsatzes, Applikationsform und Art des zu verwendenden IFNs. Ein Konsens auf rationaler Basis ließe sich vermutlich um so schneller finden, je mehr quantitative Aussagen über die biologische Wirkung des verabreichten IFNs gemacht werden könnten. Der hier vorgestellte Test zur Messung der IFN-induzierten Mx-Genexpression erlaubt den Nachweis der IFN-Wirkung anhand eines exakt bestimmbaren Parameters. Die Mx-Bestimmung dürfte die bisher bei der Interferontherapie gebräuchlichen Messungen der 2′-5′-oligo-A-Synthetase [26], des Neopterins [33] und des β-2-Microglobulins [34] auf sinnvolle Weise ergänzen. Die Messung der Mx-mRNA erscheint uns aus mehreren Gründen vertretbar: Im Unterschied etwa zur 2′-5′-oligo-A-Synthetase gibt es vor Interferontherapie keine nennenswerte Mx-

Transkription. Es muß somit nicht mit variablen und gegebenenfalls hohen Hintergrundwerten gerechnet werden. Ferner ist die Mx-Transkription bloß geringfügig durch IFN-γ induzierbar. Es wird also selektiv die Interferon-α/β-Wirkung gemessen. Dazu kommt die sehr schnelle Akkumulation der Mx-mRNA in der Zelle nach IFN-Behandlung. Bereits nach 5 Stunden kann die Wirkung der verabreichten IFN-Dosis gemessen werden. Nach ca. 48 Stunden sind bereits wieder die Ausgangswerte wie vor Beginn der IFN-Gabe erreicht. Es ist dank dieser kurzen Normalisierungszeit möglich, mehrere IFN-Applikationen in der gleichen Woche zu erfassen. Die hohe Empfindlichkeit des Testverfahrens erlaubt zudem die Erfassung der Wirksamkeit selbst geringer IFN-Mengen.

Abklärung von IFN-assoziierten Krankheiten

Das zweite Anwendungsgebiet des Mx-Tests liegt im diagnostischen und prognostischen Bereich. Alle Krankheiten, bei denen IFN in der Pathogenese eine Rolle spielt, sind theoretisch durch einen Mx-Nachweis erfaßbar. Der direkte IFN-Nachweis ist zwar durch sensitive Radioimmunoassays möglich [42, 25], gelingt aber wegen des meist flüchtigen Auftretens von IFN im peripheren Blut recht selten. Daß der Nachweis der IFN-induzierten Mx-Genexpression die Möglichkeiten des direkten IFN-Nachweises oft bei weitem übertrifft, wurde exemplarisch anhand eines Tiermodelles gezeigt [43]. Dasselbe scheint auch beim Menschen zuzutreffen. So war der Nachweis von zirkulierendem IFN bei Patienten mit akuter oder chronischer viraler Hepatitis nur schwer zu erbringen. Im Gegensatz dazu gelang der Nachweis des Mx-Proteins in mononukleären Zellen von denselben Patienten praktisch immer [38].

Virale Erkrankungen, bei denen IFN normalerweise auftritt, gehen vermutlich immer mit Mx-Genexpression einher. Es fragt sich, ob es möglich wäre, virale Infektionen sicher von bakteriellen Infektionen zu unterscheiden. Dies dürfte besonders bei Erkrankungen des Zentralnervensystems von Bedeutung sein. Ein weites Gebiet für die Mx-Testung stellen ferner die vielfältigen Manifestationen der AIDS-Erkrankung dar. Wir haben in mononukleären Blutzellen HIV-positiver Patienten eine spontane Expression der beiden humanen Mx-mRNAs gefunden. Dies deckt sich mit Daten anderer Autoren, welche IFN im Serum HIV-positiver Individuen gefunden haben [44]. Ferner fanden von Wussow und Mitarbeiter eine Korrelation zwischen der Expression des Mx-homologen Proteins und dem WR-Status in HIV-Patienten [45]. Außerdem wurde gezeigt, daß periphere Blutzellen einiger mit HIV Infizierter wesentlich in ihrer Fähigkeit eingeschränkt sind, nach IFN-Behandlung das Enzym 2′-5′-oligo-A-Synthetase zu bilden [46]. Erste Experimente mit Mx bestätigen diese Befunde. Wir haben bei einigen der von uns untersuchten HIV-positiven Patienten eine wesentlich schlechtere Induzierbarkeit sowohl der MxA- als auch der MxB-mRNA in mononukleären Blutzellen gefunden. Über die Bedeutung solcher Befunde kann zum jetzigen Zeitpunkt nur spekuliert werden.

Der Mx-Test ist möglicherweise auch von Nutzen für die Abklärung von Autoimmunkrankheiten, von rheumatischen Krankheiten und von weiteren Krankheitszuständen unklarer Genese. Erhöhte IFN-Spiegel wurden zum Beispiel von verschiedenen Autoren bei Systemischem Lupus Erythematodes (SLE) gemessen [47, 48, 49]. Tatsächlich ist es kürzlich gelungen, bei 98% aller SLE-Patienten das Mx-homologe Protein in peripheren Blutzellen nachzuweisen [37]. Ob die Mx-Expressionsrate mit der Krankheitsaktivität korrelliert ist gegenwärtig noch unklar.

Zusammenfassend kann festgehalten werden, daß der Mx-Test sich bestens zum Nachweis der biologischen Aktivität von IFN eignet. Ob nachweisbare Veränderungen in der natürlichen Expression der Mx-Gene mit bestimmten Krankheitszuständen korrelieren und ob bestimmte Meßwerte möglicherweise gar pathognomonische oder prognostische Bedeutung erlangen, bleibt abzuklären. Dazu bedarf es breit angelegter klinischer Studien. Die hier vorgeschlagenen Testsysteme (S1/Slot blot) beruhen auf dem Nachweis von RNA, was eine gewisse Erfahrung mit molekularbiologischen Techniken voraussetzt. Das scheint uns kein Nachteil zu sein. Es ist vorauszusehen, daß RNA-Nachweismethoden ohnehin in naher Zukunft in Routinelabors Einzug halten werden.

Literatur

1. Staeheli P (1990) Interferon-induced proteins and the antiviral state. Adv. Virus Res. 38:147–200
2. Uze G, Lutfalla G, Gresser I (1990) Genetic transfer of a functional human interferon α receptor into mouse cells: cloning and expression of its cDNA. Cell 60:225–234
3. Aguet M, Dembcic Z, Merlin G (1988) Molecular cloning and expression of the human interferon-γ receptor. Cell 55:273–280
4. Dale TC, Imam AMA, Kerr IM, Stark GR (1989) Rapid activation by interferon α of a latent DNA-binding protein present in the cytoplasm of untreated cells. Proc Natl Acad Sci USA 86:1203–1207
5. Revel M, Chebath J (1986) Interferon-activated genes. Trends Biochem Sci 11:166–170
6. Chebath J, Benech P, Revel M, Vigneron M (1987) Constitutive expression of (2'-5') oligo A synthetase confers resistance to picornavirus infection. Nature 330:587–588
7. Rysiecki G, Gewert DR, Williams RG (1989) Constitutive expression of a 2'-5'A Synthetase cDNA results in increased antiviral activity and growth suppression. J Interferon Res 9:649–657
8. Lindenmann J (1962) Resistance of mice to mouse adapted influenza A virus. Virology 16:203–204
9. Reeves RH, O'Hara BF, Pavan WJ, Gerhart JD, Haller O (1988) Genetic mapping of the Mx influenza virus resistance gene within the region of mouse chromosome 16 that is homologous to human chromosome 21. J Virology 62:4372–4375
10. Haller O (1981) Inborn resistance of mice to orthomyxoviruses. Curr Top Microbiol Immunol 92:25–52
11. Staeheli P, Haller O (1987) Interferon-induced Mx protein: a mediator of cellular resistance to influenza virus. Interferon 8:1–23
12. Horisberger MA, Staeheli P, Haller O (1983) Interferon induces a unique protein in mouse cells bearing a gene for resistance to influenza virus. Proc Natl Acad Sci USA 80:1910–1914

13. Staeheli P, Haller O, Boll W, Lindenmann J, Weissmann C (1986) Mx protein: constitutive expression in 3T3 cells transformed with cloned Mx cDNA confers selective resistance to influenza virus. Cell 44:147–158
14. Staeheli P, Grob R, Meier E, Suthcliffe JG, Haller O (1988) Influenza virus-susceptible mice carry Mx genes with a large deletion or a nonsense mutation. Mol Cell Biol 8:4518–4523
15. Dreiding P, Staeheli P, Haller O (1985) Interferon-induced protein Mx accumulates in nuclei of mouse cells expressing resistance to influenza viruses. Virology 140:192–196
16. Krug RM, Shaw M, Broni B, Shapiro G, Haller O (1985) Inhibition of influenza viral messenger RNA synthesis in cells expressing the interferon-induced Mx gene product. J Virol 56:201–206
17. Meyer T, Horisberger MA (1984) Combined action of mouse alpha and beta interferons in influenza virus-infected macrophages carrying the resistance gene Mx. J Virol 49:709–716
18. Staeheli P, Haller O (1985) Interferon-induced human protein with homology to protein Mx of influenza virus-resistant mice. Mol Cell Biol 5:2150–2153
19. Aebi M, Fäh J, Hurt N, Samuel CE, Thomis D, Bazzigher L, Pavlovic J, Haller O, Staeheli P (1989) cDNA structures and regulation of two interferon-induced human Mx proteins. Mol Cell Biol 9:5062–5072
20. Gardiner K, Horisberger M, Kraus J, Tantravahi U, Korenberg J, Rao V, Reddy S, Patterson D (1990) Analysis of human chromosome 21: correlation of physical and cytogenetic maps; gene and CpG island distributions. EMBO J 9:25–34
21. Horisberger MA, McMaster GK, Zeller H, Wathelet MG, Dellis J, Content J (1990) Cloning and sequence analyses of cDNAs for interferon- and virus-inducible human Mx proteins reveal that they contain putative guanine nucleotide-binding sites: functional study of the corresponding gene promoter. J Virol 64:1171–1181
22. Goetschy J, Zeller H, Content J, Horrisberger MA (1989) Regulation of the interferon-inducible IFI-78K Gene, the human equivalent of the murine Mx gene, by interferons, double-stranded RNA, certain cytokines, and viruses. J Virol 63:2616–2622
23. Pavlovic J, Zürcher T, Haller O, Staeheli P (1990) Resistance to influenza virus and vesicular stomatits virus conferred by expression of human MxA protein. J Virol 64: (in press)
24. Kelder B, Rashidbaigi A, Pestka S (1986) A sandwich radioimmunoassay for human IFN-γ. Methods in Enzymology 119:582–587
25. Staehelin T, Stähli C, Hobbs DS, Pestka Sidney (1981) A rapid quantitative assay of high sensitivity for human leukocyte interferon with monoclonal antibodies. Methods in Enzymology 79:589–595
26. Schattner A, Merlin G, Wallach D, Rosenberg H, Bino T, Hahn T, Levin S, Revel M (1981) J Interferon Res 1:587–594
27. Buffet-Janvresse C, Vannier JP, Laurent AG, Robert N, Hovanessian AG (1986) Enhanced level of double-stranded RNA-dependent protein kinase in peripheral blood mononuclear cells of patients with viral infections. J Interferon Res 6:85–96
28. Carlin JM, Borden EC, Byrne GI (1989) Enhancement of indoleamine 2,3-Dioxygenase activity in cancer patients receiving interferon-β_{ser}. J Interferon Res 9:167–173
29. Cheng Y-SE, Becker-Manley MF, Rucker RG, Borden C (1988) Accumulation of guanylate binding proteins in patients treated with interferons. J Interferon Res 8:385–391
30. Magreiter T, Fuchs D, Hausen A, Huber C, Reibnegger G, Spielberger M, Wachter H (1983) Neopterin as a new biochemical marker for diagnosis of allograft rejection, 1983. Transplantation 36:650–653
31. Wachter H, Hausen A, Grassmayr K (1979) Erhöhte Ausscheidung von Neopterin im Harn von Patienten mit malignen Tumoren und mit Viruserkrankungen. Hoppe-Seyler's Z Physiol Chem 360:1957–1960
32. Joller-Jemelka HI, Vogt M, Joller PW (1985) Immunologische Laboruntersuchungen bei Patienten mit erworbenem Immunmangelsyndrom (AIDS) und bei AIDS-Verdacht. Schweiz med Wschr 115:125–132

33. Huber C, Batchelor JR, Fuchs D, Hausen A, Lang A, Niederwieser D, Reibnegger G, Swetly P, Troppmair J, Wachter H (1984) Immune response-associated production of neopterin, release from macrophages primarily under control of interferon-gamma. J Exp Med 160:310–316
34. Wallach D, Fellous M, Revel M (1982) Preferential effect of γ interferon on the synthesis of HLA antigens and their mRNAs in human cells. Nature 299:833–836
35. Erwin PE, Wibell L (1973) Serum β_2-microglobulin in various disorders. Clin Chem Acta 43:183–187
36. Fäh J, Staeheli P, Haller O (In Vorbereitung)
37. von Wussow P, Jakschies D, Hochkeppel H, Horisberger M, Hartung K, Deicher H (1989) Mx-homologous protein in mononuclear cells from patients with systemic lupus erythematosus. Arthritis Rheum 32:914–918
38. Jakschies D, Hochkeppel H, Horisberger M, Deicher H, von Wussow P (1990) Emergence and decay of the human MX homolog in cancer patients during and after interferon-α therapy. J Biol Response Modifiers 9:305–312
39. Chomczynski P, Sacchi N (1987) Single-step method of RNA isolation by acid guanidinium thiocyanate-phenol-chlorophorm extraction. Anal Biochem 162:156–159
40. Quesada JR, Reuben J, Manning JT, Hersh EM, Gutterman JU (1984) Alpha interferon for induction of remission of hairy cell leukemia. N Engl J Med 310:15–18
41. Pralle H, Bartel A, Boedewadt-Radzun S, Bross K, Bruhn HD, et al. (1988) Interferon α für die Therapie der HCL. Ergebnisse von drei prospektiven multizentrischer Studien in der Bundesrepublik. Onkologie 11:44–47
42. Secher DS (1981) Immunoradiometric assay of human leukocyte interferon using monoclonal antibody. Nature 290:501–503
43. Gresser I, Maury C, Vignaux F, Haller O, Belardelli F, Tovey MG (1988) Antibody to mouse interferon α/β abrogates resistance to the multiplication of friend erythroleukemia cells in the livers of allogeneic mice. J Exp Med 168:1271–1291
44. DeStefano E, Friedman RM, Friedman AE, Friedman-Kien AE, Goedert JJ, Henriksen D, Preble OT, Sonnabend JA, Vilcek J (1982) Acid-labile leukocyte interferon in homosexual men with Kaposi's sarcoma and lymphadenopathy. J Infect Dis 146:451–455
45. von Wussow P, Jakschies D, Block B, Tschechne B, Schedel I, Horisberger MA, Hochkeppel HK, Deicher H (1990) The interferon-induced Mx-homologous protein in people with symptomatic HIV-1 infection (1990) AIDS 4:119–124
46. Preble OT, Rook AH, Quinnan GV, Vilcek J, Friedman RM, Steis R, Gelmann EP, Sonnabend JA (1985) Role of interferon in AIDS. Ann NY Acad Sci USA 437:65–75
47. Preble OT, Black RJ, Friedman RM, Klippel JH, Vilcek J (1982) Systemic lupus erythematosus: presence in human serum of an unusual acid-labile leukocyte (α) interferon. Science 216:429–431
48. Arvin AM, Miller JJ (1984) Acid labile α-interferon in sera and synovial fluids from patients with juvenile arthritis. Arthritis Rheum 27:582–585
49. Yee AMF, Buyon JP, Yip YK (1989) Interferon α associated with systemic lupus erythematosus is not intrinsicly acid labile. J Exp Med 169:987–993

Immunmodulation durch Interferone –
Relevanz für die Klinik?

M. MICKSCHE

Einleitung

Interferone (IFN) haben als körpereigene Stoffe eine pleiotrope Wirkung auf
eine Vielzahl von Regulationssystemen, die sowohl Normalzellen – vorwiegend hematopoetisches System – als auch Tumorzellen betreffen [1]. IFN
kann in allen kernhaltigen Zellen des Säugetierorganismus durch
verschiedenste Agentien (Antigene, Induktoren), Mikroorganismen bzw. Viren induziert werden [2]. IFN werden entsprechend der WHO-Klassifikation
in Typ α (Leukozyten-IFN), β (Fibroblasten-IFN) und in γ (Immun- oder
T-Lymphozyten-IFN) eingeteilt. Sie unterscheiden sich sowohl aufgrund der
Struktur und Aminosäuresequenz, als auch in ihrer biologischen Aktivität.

Durch Verbesserung der Gewebekulturmethoden und durch Einbeziehung
der rekombinanten DNA-Technologie werden IFN heute durch industrielle
Methoden als pharmazeutische Spezialität in einer Reinheit bis zu 99% hergestellt [3, 4, 5]. Diese Reinheit der Präparationen ermöglicht es, das biologische
Wirkungsspektrum von IFN klar zu definieren.

Prinzipiell können die biologischen Aktivitäten von IFN als antiviral, antitumoral und immunmodulierend klassifiziert werden [6].

Die antitumorale Wirkung von IFN manifestiert sich in einer Hemmung
der Proliferation, Veränderung der Differenzierung und des Phänotypes und
auch in einer Modulation der Onkogenexpression von malignen Zellen [7–
12].

IFN ist aufgrund der immunmodulierenden Eigenschaften als Prototyp
von Biological Response Modifiers (BRM) einzustufen [13].

Diese Klasse umfaßt, per definitionem, Agentien und Methoden, die einen
direkten Effekt (antiproliferativ, membranproteinmodulierend) auf Tumorzellen haben und gleichzeitig eine Modulation bzw. Potenzierung des Immunsystems des Tumorträgers bewirken [14]. Gresser war einer der ersten, der vermutet hat, daß die antitumorale Wirkung von IFN unter anderem auch auf
einer Stimulation von bestimmten zellulären Immunreaktionen beruht [15].
Diese Annahme ist nun durch in-vitro-Studien an separierten Effektorzellpopulationen verschiedener Spezies und auch durch in-vivo-Untersuchungen
bei therapeutischem Einsatz von IFN bei Krebspatienten teilweise bestätigt
worden [16]. Wesentlich dabei erscheint, daß die Untersuchungsergebnisse,
die ursprünglich mit natürlicher IFN-Präparation (1 mg Protein enthielt 1

Mill. IU/IFN) erzielt wurden, nun auch durch den Einsatz von hochgereinig-
tem rekombinanten IFN (1 mg Protein enthält 200 Mill. IU IFN) in bezug auf
die Immunmodulation bestätigt werden konnten.

Wiewohl eine Vielzahl von Studien zeigt, daß eine Zugabe von IFN zu in-
vitro-Systemen bzw. eine IFN-Therapie wesentliche Effektorzellsysteme, die
Bedeutung bei der Tumorzellyse haben, zu stimulieren vermag, ist bis heute
keine eindeutige Korrelation zwischen der erzielten Immunmodulation und
dem klinischen Therapieergebnis gefunden worden [17].

In der vorliegenden Übersicht soll nun anhand von eigenen Ergebnissen
bzw. Berichten aus der Literatur der Stand des Wissens über die immunmodulierende Wirkung von IFN dargestellt und auf die klinische Relevanz überprüft werden.

Immunmodulierende Aktivität von Interferon

Die biologische Aktivität von IFN in verschiedensten zellulären Systemen,
und da auch auf das Immunsystem, ist von der Bindung an einen Membran-
rezeptor der Zielzelle abhängig. Nach Internalisierung des IFN-Rezeptorkomplexes kommt es zur Initiation von zellulären Signalen und Prozessen,
die sich in einer Hemmung bzw. Stimulation von verschiedensten Zellfunktionen manifestieren. IFN-α und -β besitzen idente Rezeptoren, während
IFN-γ an einen unterschiedlichen Rezeptor gebunden wird. Diese Unterschiede in der Rezeptorbindung mögen eine Erklärung für teilweise differente
biologische Eigenschaften von IFN in bezug auf die Zielzellen und da besonders auf das Immunsystem sein [18].

Der Einfluß von IFN auf die Immunfunktion kann sowohl stimulierend,
als auch suppressiv wirken (Tabelle 1).

Tabelle 1. Immunmodulierende Aktivitäten von IFN

Modulation von zytotoxischen Effektormechanismen
Modulation von unspezifischen zellulären Immunparametern
Einfluß auf humorale Immunparameter
Modulation der Membranantigenexpression

Modulation von zytotoxischen Effektormechanismen

Zelluläre Immunmechanismen haben eine wesentliche Bedeutung bei der Im-
munsurveillance der Krebserkrankung und sind an der Elimination von ent-
arteten und virusinfizierten Zellen durch zytotoxische Reaktionen beteiligt.
Diese Abwehrreaktionen werden einerseits durch die Antigen-induzierte spezifische zelluläre Immunität und andererseits durch die sogenannte natürliche
zelluläre Immunität repräsentiert.

Die spezifische Reaktion wird von den T-Lymphozyten getragen und ist durch eine hohe Spezifität, Thymusabhängigkeit, ein immunologisches Gedächtnis (Immunität per definitionem) und die Restriktion der zytotoxischen Aktivität auf den „Major Histocompatibility Complex" (MHC) gekennzeichnet [19]. Im Gegensatz dazu sind natürliche zelluläre Effektormechanismen durch eine breite, nicht spezifische Reaktionsinduktion – ohne Berücksichtigung einer MHC-Schranke – charakterisiert [20]. Natürliche Killerzellen (NK), aktivierte Lymphozyten (Lymphokine-activated killer cells; LAK-cells etc.) und auch Monozyten und Makrophagen sind die wesentlichen Effektorzellen der natürlichen zellulären Immunität.

IFN wirkt auf diese zellulären Systeme stimulierend und auch hemmend. Dies konnte anhand von in-vitro- und in-vivo-Untersuchungen unter anderem nach Gabe von IFN im Rahmen von Therapiestudien nachgewiesen werden.

T-Lymphozyten [21–26]

T-Lymphozyten haben verschiedenste Funktionen, und diese sind gewissermaßen mit den Subtypen von T-Zellen verbunden, die durch Oberflächenmarker (Phänotypen) charakterisiert sind. Effektor-T-Zellen (CD8$^+$) erkennen Antigene in Zusammenhang mit Klasse I MHC (HLA-A, HLA-B, etc.) und können Zielzellen, wenn diese im HLA-Typ übereinstimmen, lysieren.

Durch Inkubation von T-Lymphozyten mit Interferon kann dosis- und zeitabhängig eine Stimulation bzw. Suppression der zytotoxischen Aktivität erreicht werden [21]. Dabei wird offensichtlich eine Lymphokinbildung (Interleukin 2) durch IFN induziert, die dann zur Stimulation der Zytotoxizität führt [22]. T-Lymphozyten selbst setzen aber im Rahmen von Immunreaktionen IFN-γ frei. Durch IFN-γ kommt es zu einer vermehrten Expression von Antigenen an Accessoryzellen und auch zur Induktion von Zytokinen (Tumor necrosis factor, Interleukin 2, etc.), so daß IFN-γ als Mediator von zellulären Immunreaktionen bezeichnet werden kann.

IFN hat auch eine Wirkung auf die MHC-Expression an Zellen, an Accessoryzellen MHC Klasse II und an Zielzellen MHC Klasse I. Es wird angenommen, daß IFN durch die Membranprotein-modulierenden Eigenschaften (siehe später) sowohl zu einer besonders verstärkten Antigenpräsentation durch Accessoryzellen, als auch zu einer verstärkten Erkennung von Zielzellen wie z.B. virusinfizierten Zellen oder Tumorzellen beiträgt [23]. IFN bewirkt somit eine Verstärkung der T-Zellzytotoxizität durch Modulation der Oberflächenantigene an Immun- und Zielzellen. Diese Mechanismen scheinen besonders bei der chronisch aktiven Hepatitis, die bei ca. 40% auf IFN-α-Therapie anspricht, von Bedeutung zu sein [24].

Bezüglich der in-vivo-Wirkung von IFN auf das T-Zell-Effektorsystem wurde bereits 1972 angenommen und teilweise nachgewiesen, daß die Tumorwachstumshemmung von IFN im Tiermodell durch spezifische zytotoxische T-Zellen induziert ist [25]. Bei Patienten unter IFN-Therapie wurde ebenfalls über eine Aktivierung von zytotoxischen T-Zellen berichtet [26]. Da bei diesen Untersuchungen aber meistens allogene Zielzellen benützt wurden, sind die Ergebnisse aus heutiger Sicht schwer zu beurteilen. Untersuchungen über den Einfluß der IFN-Therapie auf autologe T-Zell-Tumorzellinteraktionen beim Patienten haben bisher keine klaren Ergebnisse erbracht.

NK-Zellen

Natürliche Killer(NK)zellen sind morphologisch als große granulierte Lymphozyten charakterisiert. Sie können ohne Vorsensibilisierung in vitro eine breite Palette von Zielzellen (Krebszellen, virusinfizierte Zellen und auch Mikroorganismen) lysieren [27]. NK-Zellen sind im peripheren Blut, in lymphatischen Geweben wie Lymphknoten, Milz und auch Knochenmark nachzuweisen und scheinen aufgrund von tierexperimentellen Untersuchungen eine wesentliche Bedeutung bei der Hemmung der hämatogenen Metastasierung zu haben [28]. Bezüglich der physiologischen Rolle der NK-Zellen beim Menschen ist trotz einer Vielfalt von Untersuchungen noch keine vollständige Klarheit erzielt worden. NK-Zellen scheinen bei der Regulation der Hämatopoese ebenso wie bei der Infektabwehr von Bedeutung zu sein [29] und können selbst Regulatorstoffe, wie Lymphokine (IFN, Interleukin 2), hämatopoietische Wachstumsfaktoren und auch zytotoxische Faktoren bilden [30].

Es gibt zahlreiche Hinweise, daß bei Patienten mit angeborenen Immunmangelerkrankungen, chronisch entzündlichen Erkrankungen, multipler Sklerose, Präleukämien und auch malignen Erkrankungen ein funktioneller bzw. teilweise auch ein quantitativer Defekt der NK-Zellen im peripheren Blut nachzuweisen ist [31]. Bei Krebspatienten konnte weiters gezeigt werden, daß NK-Aktivität im Blut mit der Progression der Erkrankung abnimmt und somit mit dem Krankheitsstadium korreliert [31]. Ebenso war in regionalen Tumor-drainierenden Lymphknoten [32], Tumorzellinfiltraten [33] und auch in malignen Ergüssen [34] verminderte bzw. keine NK-Aktivität nachzuweisen.

Andererseits haben Patienten im frühen Stadium der Krebserkrankung normale NK-Werte im peripheren Blut, so daß eine verminderte NK-Aktivität nicht als Voraussetzung für eine maligne Erkrankung angesehen werden kann. Die zytotoxische Wirkung von NK-Zellen (LGL) auf frische autologe Tumorzellen mag ein Hinweis auf die Bedeutung dieser Zellen im frühen Tumorstadium sein [35].

IFN scheint eine Rekrutierung von Pre-NK-Zellen zu NK-Zellen zu bewirken und gleichzeitig deren lytisches Potential zu erhöhen [36].

Der Nachweis der NK-Aktivität erfolgt mit einem zytotoxischen Test (Chromfreisetzungstest), wobei ^{51}Cr-markierte Tumorzellen (K562-Zellen) mit bestimmten Lymphozytenzahlen (mit oder ohne Vorinkubation mit IFN) für 4 Stunden inkubiert werden. Anschließend wird das freigesetzte Chrom gemessen und mit Kontrollen (Spontanfreisetzung, Maximalfreisetzung) verglichen. Ausgedrückt werden die Ergebnisse als Prozent spezifische Zytotoxizität [31–34]. Zusätzlich kann die zytotoxische Wirkung von LGL auch im Einzeltest (Single cell test) untersucht und der Prozentsatz an aktiven Killerzellen bestimmt werden [36].

In-vitro-Untersuchungen

IFN-α, IFN-γ. Eine Inkubation von mononukleären Zellen (MNC) bzw. angereicherten LGL aus dem peripheren Blut mit allen 3 Typen von IFN führt zu einer Stimulation der NK-Aktivität. Dieser Effekt kann sich nach relativ kurzer Inkubationszeit manifestieren, zeigt eine klare „Dose-response" Kurve und wurde vielfach sowohl mit natürlichem IFN als auch rekombinantem IFN nachgewiesen [37, 38].

Eigene Untersuchungen zeigen, daß Effektorzellen aus peripherem Blut in etwa 80% durch IFN-α und in etwa 60% der untersuchten Proben durch IFN-γ signifikant stimuliert werden können (Tabelle 2).

Tabelle 2. Einfluß von IFN-α und -γ auf die NK-Aktivität von Blutlymphozyten

Patient	Zytotoxizität E:T = 40:1		
	Spontan	IFN-α	IFN-γ
A	37,3	66,2*	56,1*
B	22,1	47,0*	34,2
C	50,0	44,3	37,1
D	40,7	59,2*	56,4*
E	12,0	46,3*	31,7*
F	16,0	41,9*	32,8*
G	30,0	62,7*	63,2*
H	57,0	79,2*	68,1*
I	39,4	61,5*	46,3
J	33,7	43,8	40,5

* Signifikante Steigerung $p < 0,05$

Effektorzellen von Normalpersonen sowie von Krebspatienten (Melanom) aus dem peripheren Blut, aus Tumor-drainierenden Lymphknoten und von Knochenmarkpunktaten von gesunden Spendern zeigen nach Inkubation mit rekombinantem IFN unterschiedliche, aber signifikante Stimulierbarkeit der NK-Aktivität (Tabelle 3).

Klinische Studien mit IFN

IFN-α. Da IFN aufgrund der in-vitro-Studien als potenter NK-Zell-Stimulator angesehen werden kann, haben sich eine Vielzahl von klinischen Studien mit der Modulation der NK-Zellaktivität unter IFN-Therapie befaßt [39], wobei aber teilweise kontroverse Ergebnisse erzielt wurden. So konnte so-

Tabelle 3. Einfluß von r-IFN-α_2 auf NK-Aktivität von Effektorzellen aus verschiedenen Kompartments des Immunsystems

Effektorzellen	n	% Zytotoxizität E:T = 40:1	
		Spontan	+r-IFN-α_2
PB Normal	10	46,9±4,3	69,4*± 4,2
PB Melanom	10	28,6±5,9	46,2*± 6,3
LN	15	12,0±4,3	26,3*± 7,2
KM Normal	4	11,5±9,0	37,0*±26,0

LN = Lymphknoten, KM = Knochenmark, PB = Blut
* Signifikante Steigerung $p < 0,05$

wohl ein Anstieg, als auch eine Suppression der NK-Aktivität im peripheren Blut unter IFN-α-Therapie festgestellt werden. Die Dosisabhängigkeit der positiven und negativen Modulation durch IFN-Therapie wurde erst kürzlich herausgestrichen [40, 41].

In eigenen Untersuchungen konnten wir unter rIFN-α-Therapie bei einem Großteil der Patienten mit Melanom [42], Mammakarzinom [43], myeloproliferativen Erkrankungen [44] und Haarzelleukämie [45] einen eindeutigen und signifikanten Anstieg der NK-Aktivität im peripheren Blut bei Dosierungen bis 30×10^6 IU feststellen. Andere Autoren fanden bei weit höheren IFN-Dosen eine deutliche Suppression der NK-Aktivität im peripheren Blut [46].

Ein interessantes Phänomen, das bei mehreren dieser Studien festgestellt wurde, war die initiale Suppression der NK-Aktivität während der ersten 24 Stunden der IFN-Therapie. Die Ursache für diesen Abfall ist jedoch noch immer unklar. Die Möglichkeit einer Kompartimentierung der NK-Zellen kann durch ein Gleichbleiben der Effektorzellzahl (LGL, Morphologie oder Phenotypisierung) im peripheren Blut ausgeschlossen werden. In eigenen Untersuchungen haben wir zunächst gezeigt, daß die NK-Aktivität beim Patienten durch Suppressorzellen (Monozyten/Makrophagen) sowohl im peripheren Blut als auch in malignen Exsudaten reguliert werden [47]. Ebensolche Suppressormechanismen sind auch in der ersten Phase der IFN-Therapie untersucht worden. Unsere Ergebnisse lassen vermuten, daß die Suppression der NK-Aktivität, die nach 4 Stunden beginnt und nach 12 Stunden das Maximum erreicht, durch eine Reduktion der lytischen Aktivität von NK-Zellen – wie im Einzelzelltest festgestellt wurde – unter Einfluß von Suppressorzellen erfolgt [48]. Zu diesem Zeitpunkt konnte auch die in-vitro-Zugabe von IFN zu Effektorzellen die NK-Aktivität von IFN-therapierten Patienten nicht stimulieren [48]. Inwieweit diese Suppressorphänomene auch für eine bei hoher Dosierung von IFN gefundene Suppression der NK-Aktivität verantwortlich sind, ist derzeit noch ungeklärt.

Bezüglich der Korrelation der Immunstimulation mit den klinischen Ergebnissen (Tumorregressionen) liegen bisher ebenfalls kontroversielle Ergebnisse vor, so daß von vielen Untersuchern und Therapeuten ein Zusammenhang zwischen NK-Zellaktivierung und dem therapeutischen Erfolg als nicht relevant angesehen wird.

Beweise für eine Korrelation sind auch insofern schwer zu führen, als bei einer Vielzahl von Patienten mit großer Tumormasse durch IFN-Therapie eine Stimulation der NK-Aktivität nachgewiesen wurde, aber der therapeutische Erfolg ausblieb. Bei der Haarzelleukämie gibt es Vermutungen, daß die Immunmodulation unter anderem zu Krankheitsremissionen beiträgt. Einerseits ist bei anderen Krankheiten wie chronisch-myeloischer Leukämie, non-Hodgkin-Lymphomen, multiplen Myelomen und auch verschiedenen soliden Tumoren eine therapeutische Wirkung nachgewiesen worden, andererseits war bisher keine Korrelation mit der NK-Aktivität im peripheren Blut aufgezeigt worden. Eine der Ursachen dafür mag zunächst auch im Testsystem liegen, da bei diesem in-vitro-Zytotoxizitätstest wohl hochsensible Zielzellen (K562) eingesetzt werden, diese aber mit dem Malignom des Patienten keinerlei Gemeinsamkeit aufweisen. Es gibt Hinweise aus eigenen Untersuchungen und auch von anderen Gruppen, daß NK-Zellen (LGL) auch autologe frische Tumorzellen lysieren können, wodurch die physiologische Bedeutung der NK-Zellen eine weitere Bestätigung finden könnte [49]. Im Rahmen von klinischen Therapiestudien ist die Frage der Stimulation von Effektormechanismen gegen autologe Tumorzellen unter IFN-Therapie noch nicht behandelt worden.

Zusätzlich ist zu berücksichtigen, daß das periphere Blut bzw. Bestimmung der NK-Aktivität im peripheren Blut, nicht immer die Situation am Tumorgeschehen reflektiert. Dies wird deutlich durch eine Studie von Berek dokumentiert [50]. IP-Gabe von IFN-α bei Ovarialkarzinompatienten führte zu einer deutlichen Stimulation der NK-Aktivität im Peritonalraum, nicht aber im peripheren Blut [50]. Es kann somit angenommen werden, daß verschiedene Kompartments des Immunsystems auf IFN-Gabe unterschiedlich reagieren.

IFN-γ. Bezüglich der immunmodulierenden Wirkung von IFN-γ in Therapiestudien ist bisher nur wenig publiziert worden. In einigen Untersuchungen konnte nur eine geringe, oder keine Stimulation der NK-Aktivität im peripheren Blut nach IFN-γ-Therapie festgestellt werden [51, 52]. Eine Monozytenaktivierung war hingegen mehrmals bei Verwendung des oxydativen Burst-Tests unter IFN-γ-Therapie nachgewiesen worden [53]. Bei intraperitonealer Gabe von IFN bei Patienten mit Ovarialkarzinomen und Ascites konnte von uns eine Stimulation der NK-Aktivität und auch der autologen Zytotoxizität bei 2 von 3 der untersuchten Patienten festgestellt werden. Im peripheren Blut war diese Reaktivität größtenteils unverändert. Bei einem dieser Patienten mit nachgewiesener Stimulation der NK-Aktivität und der autologen Zytotoxizität wurde das Ergußvolumen geringer und der Nachweis von Tumorzellen im Exsudat negativ [54]. Inwieweit diese nachgewiesene Immunstimulation in ursächliche Korrelation mit den klinischen Ergebnissen zu bringen ist, bedarf noch weiterer Untersuchungen.

Monozyten/Makrophagenzytotoxizität

Zellen des mononukleären phagozytierenden Systems (Monozyten/Makrophagen) haben eine wesentliche Bedeutung bei der Initiation (Antigenpräsentation) und Regulation (Monokinfreisetzung wie z.B. IL1, TNF) von Immunreaktionen. Durch ihre zytotoxische bzw. zytostatische Wirkung auf Tumorzellen sind sie weiters an der Eliminierung von Krebszellen aus dem Organismus beteiligt [55]. Der Nachweis dieser Aktivität erfolgt meistens im Zytotoxizitätstest unter Verwendung von allogenen Targetzellen. Monozyten aus dem peripheren Blut von gesunden Spendern und auch von Krebspatienten haben variable Zytotoxizitätsaktivitäten gegenüber allogenen Tumorzellen [56]. Tumor-assoziierte Makrophagen wie z.B. aus Aszites isolierte Makrophagen zeigen hingegen nur geringe oder keine zytotoxische Wirkung auf allogene kultivierte und auch frische autologe Zielzellen [57]. Innerhalb der IFN Typen kann IFN-γ als wesentlich stärkerer Stimulator für Makrophagen-Zytotoxizität im Vergleich zu IFN-α und IFN-β angesehen werden.

Eigene Untersuchungen bei denen sowohl Blutmonozyten von gesunden Spendern (Tabelle 4), als auch Peritonealmakrophagen aus Ovarialkarzinom-Aszites mit IFN-γ inkubiert wurden, zeigten, daß bei etwa 60% bzw. 30% der Proben ein signifikanter Anstieg der Zytotoxizität gegenüber allogenen Tumorzellen erzielt wurde. Diese Ergebnisse stimmen sowohl mit tierexperimentellen Untersuchungen als auch mit in-vitro-Untersuchungen anderer Gruppen überein [58].

Im Rahmen klinischer Phase-I-II-Studien ist der Einfluß von IFN-α auf spontane und Antikörper-abhängige Monozytenzytolyse bzw. -zytotoxizität untersucht worden. Auch hier gibt es unterschiedliche Ergebnisse; so berichtet die eine Gruppe über eine lang anhaltende Steigerung der zytostatischen Aktivität bei einem Großteil der Patienten [59], während bei einer

Tabelle 4.   Einfluß von IFN-γ auf Monozytenzytotoxizität

Patient	% Zytotoxizität	
	Spontan	r-IFN-γ
1	7,1	10,2
2	20,1	6,2
3	27,1	8,8
4	16,9	26,8*
5	8,8	46,2*
6	14,2	38,7*
7	16,3	23,8*
8	4,3	32,5*
9	5,3	28,4*
10	22,8	22,2
x̄	14,3*	24,3*

* Signifikante Steigerung p < 0,05

anderen Therapiestudie kein Effekt auf diese Immunparameter nachgewiesen werden konnte [60].

Eine Stimulation der zytotoxischen Aktivität von Blutmonozyten war unter IFN-α-Therapie ebenfalls – in Abhängigkeit zur Dosis – festgestellt worden [61].

Obwohl IFN-γ als potenter Monozyten- bzw. Makrophagenstimulator angesehen wird, ist im Rahmen von klinischen Studien kein eindeutiger Nachweis erbracht worden, daß die Zytotoxizitätsreaktion auch nach in-vivo-Gabe von IFN-γ stimuliert wird. Dies betrifft sowohl die spontane als auch die Antikörper-abhängige Monozytenzytotoxizität [62]. Als möglicher Grund für die fehlende in-vivo-Stimulation von Monozyten-Makrophagenzytotoxizität durch IFN-γ wird zur Zeit sowohl die geringe Empfindlichkeit der Testmethode als auch eine zu kurzfristige Exposition der Effektorzellen in vivo gegenüber IFN-γ diskutiert.

Modulation von unspezifischen zellulären Immunparametern

Interferone haben eine pleiotrope Wirkung auch auf andere Zellen bzw. Funktionen des Immunsystems. Durch IFN-Gabe können sowohl in vitro als auch in vivo *Proliferations-abhängige Lymphozytenreaktionen* stimuliert oder supprimiert werden.

So war mehrfach nachgewiesen worden, daß IFN dosisabhängig die Antigen- und/oder Mitogen-induzierte Proliferationsreaktion von T- und B-Zellen unterdrückt [63]. Inwieweit diese Hemmung der Proliferation mit einer Suppression von zellulären Immunfunktionen gleichzusetzen und von klinischer Relevanz ist, bedarf weiterer Klärung.

Andere zelluläre Immunparameter, die unter IFN-Therapie gemessen wurden, umfassen die Bestimmung der *Lymphozytensubpopulationen* mittels Rosettentechniken bzw. Phänotypencharakterisierung mittels monoklonaler Antikörper. IFN-Therapie hat bei Krebspatienten einen gewissen Einfluß auf die Gesamtzahl der T-Lymphozyten und auch auf die Subtypen, wobei gewisse Unterschiede in der Modulation der T-Lymphozytenpopulation hinsichtlich des IFN-Applikationsmodus auffällig sind [64]. So konnte ein Anstieg der T4/T8-Ratio bei der intramuskulären, nicht aber bei der intravenösen Applikation nachgewiesen werden [65]. Dies wird nun durch mehrere Gruppen bestätigt, wobei bei der intravenösen IFN-Therapie eine negative Beeinflussung dieses Verhältnisses festzustellen war [66, 67].

In einer weiteren Studie war bei Patienten mit chronisch lymphatischer Leukämie, die unter IFN-α-Therapie ein partielles Ansprechen zeigten, ein deutlicher Anstieg der T-Helferpopulation im Knochenmark festzustellen [68].

Unter IFN-γ-Therapie war ein Anstieg der T4/T8-Ratio 24 Stunden nach der Therapie festgestellt worden, wobei am Tag 7 wieder die Ausgangswerte erreicht wurden [69]. Schließlich konnte noch gezeigt werden, daß IFN die T-Zellsuppressorfunktion nach in-vitro- und in-vivo-Gabe verändert [70].

Eine Verstärkung der Makrophagenfunktionen und -reaktionen ist besonders mit IFN-γ nachzuweisen, und es gibt Beweise, daß der Makrophagenaktivierungsfaktor (MAF), der von T-Lymphozyten gebildet wird, ident mit IFN-γ ist. Neben einer verstärkten Expression von Ia-Antigenen und Fc-Rezeptoren (siehe dort), wodurch es zu einer Verstärkung der Accessoryzellfunktion kommt, werden durch IFN-γ-Zusatz von Monozyten/Makrophagen die Phagozytreaktion und auch Zytokinproduktion stimuliert. Im Rahmen von klinischen Studien konnte nur in wenigen Fällen eine Aktivierung dieser Zellen in funktionellen Tests wie Chemotaxis, Phagozytose und „Oxydative Burst" unter IFN-Therapie festgestellt werden.

Bezüglich des Einflusses von IFN-Therapie auf die Granulozytenfunktion ist trotz des leukopenischen Effektes von höher dosiertem IFN wenig bekannt. IFN scheint auf die Stammzelldifferenzierung zu wirken, wodurch es zu einer Leukopenie in der Peripherie kommt [71].

In vitro hat IFN-α einen supprimierenden Effekt auf die Antigen- bzw. Mitogen-induzierte Leukozytenmigrationshemmung, wobei eine direkte Wirkung auf die Adherenz bzw. Migration der Leukozyten angenommen wird. Zusätzlich scheint die Produktion des Migrationshemmfaktors von T-Lymphozyten durch IFN gehemmt zu werden [72].

Diese aufgezeigten Veränderungen an zellulären Immunparametern sind Ausdruck einer immunmodulierenden Wirkung von IFN. Inwieweit diese Phänomene von klinischer Relevanz für verschiedenste Krankheitsbilder sind, muß noch geklärt werden.

Einfluß auf humorale Immunparameter

Antikörperproduktion

In tierexperimentellen Untersuchungen konnte gezeigt werden, daß IFN-α antigen- und dosisabhängig die primäre und auch sekundäre Antikörperreaktion bzw. -produktion sowohl zu stimulieren als auch zu inhibieren vermag [73].

Die Vorbehandlung von humanen B-Zellen vor Mitogenexposition führt zu einer Steigerung der Antikörperproduktion, während ein kontinuierlicher IFN-Zusatz gleichzeitig mit der Mitogengabe zu einer Depression der Antikörperproduktion führt [74]. Die Antikörperbildung ist unverändert, wenn die Antigenexposition vor IFN-Zusatz erfolgt [74]. Zusätzlich konnte ein Einfluß von IFN auf die Antikörperbildung durch eine deutliche Modulation der Helferzellaktivität festgestellt werden.

Da den direkten zytotoxischen Wirkungen von Antikörpern auf Tumorzellen nur eine geringe biologische und klinische Relevanz zugemessen wurde, ist über den Effekt von IFN-Therapie auf die humorale Immunreaktion bei Krebspatienten bisher nur wenig bekannt. Es gibt Hinweise, daß die Immunkomplexbildung – ein ungünstiger Prognosefaktor bei bestimmten Malignomen – durch IFN-Therapie vermindert wird (Salinas, FA persönl. Mitteilung).

In klinischen Studien bei Patienten mit multiplem Myelom war unter anderem durch IFN-Therapie auch eine Normalisierung der Serumspiegel von Immunglobulinen (IgG, IgA und IgM) festgestellt worden. Dies ist aber eher als ein Effekt auf die Grundkrankheit als auf die direkte Antikörperproduktion zu werten [75].

Bei Patienten mit chronischer Hepatitis B war eine Stimulation der Antikörperproduktion durch Prednisolon und eine Hemmung durch IFN-Therapie festgestellt worden. Die Kombination von beiden Therapien hatte keinen wesentlichen Effekt auf die gemessenen humoralen und zellulären Immunparameter [76].

Andererseits war nachgewiesen worden, daß Personen, die auf eine Hepatitis B-Impfung zunächst keine spezifische Antikörperbildung aufwiesen, bei der Zweitimpfung durch die zusätzliche Gabe von IFN aktiv immunisiert werden konnten [77]. Durch diese aufgezeigten Untersuchungen wird die Abhängigkeit der humoralen Immunantwort unter IFN-Applikation von Dosis, Applikationsform und auch Antigengabe (Timing) dokumentiert.

In einer klinischen Studie bei Patienten mit fortgeschrittenem Melanom wurde der Einfluß der IFN-Therapie auf die Mitogen-induzierte (PWM) Immunglobulinproduktion untersucht. Bei 7 Patienten war ein Abfall der Immunglobulinproduktion innerhalb des ersten Therapiezyklus festgestellt worden, wobei IgG mehr betroffen war als IgM und IgA [78]. Dieser hemmende Effekt auf die Immunglobulinproduktion reflektiert, nach Ansicht der Autoren, den Einfluß der IFN-Therapie auf die endogene Cortisonproduktion, da bekannt ist, daß Cortison sowohl die Helferzellfunktion als auch die Antikörperbildung hemmt. Wobei es Hinweise gibt, daß es besonders bei intravenöser Gabe von IFN zu einem signifikanten Anstieg der Blutcortisonspiegel kommt [78].

Zusammenfassend kann festgestellt werden, daß IFN auch in vivo die Antikörperbildung, wahrscheinlich auch in Abhängigkeit von IFN-Dosis und Antigen, zu stimulieren oder inhibieren vermag. Aufgrund der vorliegenden Untersuchungen ist für die Beurteilung der klinischen Ergebnisse bzw. einer Immunmodulation durch IFN-Therapie die Bestimmung von Immunglobulin bzw. Antikörper ohne Relevanz, sofern es sich nicht um den Nachweis von neutralisierenden Antikörpern gegen IFN handelt. Letztere wurden in den letzten Jahren bei Patienten unter IFN-Therapie in unterschiedlichem Ausmaß nachgewiesen. Unklar ist, ob Unterschiede innerhalb der einzelnen IFN-Präparationen selbst, der Patientenpopulationen und der Erkrankungen, und auch innerhalb der Applikationsformen bzw. Dosierungen zu der unterschiedlichen Inzidenz bei bestimmten Studien beitragen (siehe von Wussow).

Zytokinproduktion

Mononukleäre Phagozyten, T-Zellen und auch andere, dem Immunsystem nicht direkt zugehörige Zellen, können spontan bzw. im Rahmen von Immunreaktionen lösliche Mediatorstoffe produzieren und sezernieren. Diese Zytokine (Monokine, Lymphokine) wirken auf andere Zellpopulationen bzw. auf die produzierenden Zellen selbst regulierend (stimulierend und hemmend) und steuern so bestimmte Zellfunktionen.

In bezug auf das Immunsystem sind Zytokine wesentlich an der Rekrutierung, Expansion und Proliferation von verschiedensten Zellpopulationen beteiligt und beeinflussen dadurch auch zelluläre Immunphänomene. IFN sind ebenfalls den Zytokinen zuzuordnen und sind wesentliche Regulationsmoleküle für bestimmte Immunreaktionen.

IFN-γ, ein Lymphokin, das von T-Lymphozyten (Th1) gebildet wird, hat durch seine induktive Wirkung auf die Interleukin 2-Produktion eine Bedeutung auf T-Zell-abhängige und -unabhängige Immunreaktionen und reguliert damit auch die Lymphokinproduktion von verschiedensten Effektorzellpopulationen [79].

Monozyten-Makrophagen haben eine zentrale Rolle bei der Interaktion dieser Regulationssysteme durch IFN-α und auch IFN-γ. Beide IFN-Typen bewirken (in vitro) eine Interleukin 1-Produktion, wodurch in weiterer Folge eine Interleukin 2-Produktion in T-Lymphozyten induziert und schließlich T-Zelleffektormechanismen reguliert werden [80].

Weiters gibt es Hinweise dafür, daß IFN-γ als sogenannter Priming factor (Makrophagenaktivierungsfaktor) für die Produktion von TNF-α durch Makrophagen bei nachfolgender Exposition mit BRM's, wie z. B. OK432, wirkt [81]. Diese experimentellen Hinweise wurden kürzlich durch eine klinische Untersuchung bestätigt, bei der durch die kombinierte Gabe von IFN-α und OK432 eine gesteigerte TNF-Produktion im Serum nachgewiesen werden konnte [82]. Von klinischer Relevanz kann auch die synergistische Wirkung von IFN-γ auf die TNF-induzierte Zytostase von Tumorzellen sein [83].

Der Nachweis von Zytokinen war bisher vorwiegend in funktionellen Bioassays möglich. Da in-vivo-induzierte Zytokine eine kürzere Halbwertszeit haben und nur in geringen Konzentrationen gebildet werden, ist bisher wenig bekannt, inwieweit diese Zytokinkaskade auch unter IFN-Therapie ausgelöst und erfaßt werden kann.

Hochsensible RIA mit monoklonalen Antikörpern ermöglichen heute bereits den Nachweis von geringsten Zytokinmengen in Körperflüssigkeiten. Zusätzlich kann die Induktion von mRNA von Lymphokinen auf bestimmte Zellsysteme durch molekularbiologische Methoden erfaßt werden. Diese Methoden sollten helfen, zukünftige Informationen über humorale Regulationssysteme, die durch IFN-Therapie beeinflußt bzw. induziert werden, auf ihre biologische und klinische Relevanz zu überprüfen.

Neopterin

Neopterin gehört zur Gruppe der Pteridine und kann als Marker für eine Makrophagenaktivierung im Harn und anderen Körperflüssigkeiten nachgewiesen werden. In vitro wird Neopterin unter Einfluß von T-Lymphozyten bzw. IFN-γ durch Makrophagen freigesetzt [84]. Es ist in vivo in größeren

Konzentrationen bei Erkrankungen, die mit zellulärer Immunreaktion (Infektionen, Transplantatabstoßungen) einhergehen, und auch nach Therapie mit IFN-α, -β und -γ beim Patienten im Serum und/oder Harn nachweisbar. Eine Korrelation mit der Aktivität der Erkrankung bzw. dem Immunsystem und Erfolg der Therapie ist festgestellt worden [85]. Ebenso wurde versucht, IFN-α-Therapie bei Patienten mit Haarzelleukämie und IFN-γ-Therapie bei Hypernephromen entsprechend dem Neopterinspiegel zu beurteilen. So war es möglich, durch ein Neopterinmonitoring die IFN-Dosis – unter Sicherung des therapeutischen Erfolges – weit unter der sonst üblichen Dosis zu halten. Weitere Untersuchungen über die Wertigkeit der Neopterinmessung bei Patienten unter IFN-Therapie sind jedoch noch notwendig.

Modulation der Membranantigenexpression

Die Expression und Erkennung von bestimmten Membrankomponenten (Antigenen) an Zellen, ist ein wesentlicher Faktor für die Initiation und den Ablauf von Immunreaktionen bzw. für den Angriffspunkt von Effektormechanismen.

Major Histokompatibilitätsantigene (MHC Klasse I und II) an Zelloberflächen haben einen wesentlichen Anteil an Erkennungsmechanismen durch Immunzellen, wodurch eine Differenzierung in „körpereigen" und „körperfremd" ermöglicht wird. Nach in-vitro-Inkubation von normalen und malignen Zellen mit IFN kommt es zu einer vermehrten Expression von Antigenen der MHC I- und -II-Klasse [86] und zu einer teilweise verstärkten Abgabe von β_2-Mikroglobulin.

In experimentellen Studien war auch gezeigt worden, daß Monozyten/Makrophagen durch IFN-α eine verstärkte Expression von Fc-Rezeptoren (Antigenpräsentation) erlangen, während IFN-γ zur verstärkten Ia (DR)-Antigenexpression führt [87]. Beides kann als Marker für eine Makrophagenaktivierung durch IFN angesehen werden und sich unter anderem in vermehrter lytischer Aktivität manifestieren.

Eine Reihe von experimentellen Untersuchungen zeigen deutlich, daß eine IFN-induzierte (Virusinfektion bzw. IFN-Gabe) vermehrte Expression von HLA-Antigenen (Maus-System) an Zielzellen zu einer gesteigerten Zellyse durch T-Zell-abhängige Immunreaktion führt [88].

Dementgegen stehen aber auch in-vitro-Experimente, bei denen Zielzellen nach Vorbehandlung mit IFN-α in ihrer Sensitivität gegenüber zytotoxischen Reaktionen von NK-Zellen vermindert sind [89]. Die biologische Bedeutung dieser in sich widersprüchlichen Ergebnisse ist nicht bekannt. Die Befunde zeigen aber, daß die Modulation von Membranantigenen durch IFN von Bedeutung für die Initiation oder Inhibition von T-Zell-abhängigen und NK-induzierten Effektormechanismen ist.

Es gibt Hinweise, daß IFN-α-Therapie die Expression von MHC-II-Antigen an Zellen der Haarzelleukämie verstärkt [90]. Inwieweit diese vermehrte

Expression zu einer verstärkten Lyse durch Effektorzellen (MHC) führt, konnte bisher in Therapiestudien nicht verifiziert werden.

Durch IFN-Vorbehandlung von Tumorzellen kommt es aber nicht nur zu einer Steigerung der Expression von MHC-Klasse I- und -II-Antigenen, sondern auch von Tumor-assoziierten Antigenen. Dieses Phänomen konnte sowohl an Tumorzellinien als auch frischen Zellpräparationen von Karzinomen und auch Melanomen beobachtet werden [91, 92].

In einer kürzlich veröffentlichten Studie war an humanen Melanomzellen durch IFN-α- und IFN-γ-Vorbehandlung eine vermehrte Expression von P97-Antigen, das bei 80% der Melanomzellinien vorhanden ist, erreicht worden. Hingegen war die Expression des HMW-MAA (240 K) durch beide IFN-Typen unverändert [93]. Eine Kombination von IFN-α-IFN-γ führte jedoch zu keiner wesentlich gesteigerten P97-Expression im Vergleich mit den einzelnen IFN-Typen [93]. Dies bedeutet, daß IFN-γ sehr wohl Synergismus in antiproliferativer Wirkung auf Tumorzellen aufweist, sich aber dieser Effekt nicht in bezug auf TAA-Modulation nachweisen läßt.

Interessant ist die Feststellung, daß Melanompatienten unter IFN-Therapie eine gesteigerte Aufnahme von radioaktiv-markierten monoklonalen (Antimelanom-)Antikörpern im Melanomgewebe aufweisen. Diese modulierende Wirkung von IFN auf die Expression von Membranantigenen an Zellen ist sicher von Bedeutung bei der Initiation von Effektormechanismen. Sowohl tumorzellytische Prozesse als auch autoimmune Phänomene könnten durch diese Antigenmodulation reguliert werden [94]. Über klinische Signifikanz dieses Phänomens ist aber wenig bekannt, da die Bestimmung der Antigenexpression in vivo vor und unter IFN-Therapie beim Menschen methodisch (vermehrte Biopsieentnahme, etc.) problematisch und nicht standardisierbar ist.

Ausblick

Die Immuntherapie bzw. Therapie mit BRM ist eine der neuesten und sicher noch kontroversiellsten Methoden in der Krebsbehandlung. Gerade in den letzten Jahren ist mit der Einführung der, durch rekombinante DNA-Techniken hergestellten, Zytokine in der klinischen Krebsforschung ein wesentlicher Impuls gesetzt worden. IFN ist als Prototyp eines „Biological Response Modifiers" anzusehen und hat eine pleiotrope Wirkung auf hämatopoietische (Zellen des Immunsystems) und Tumorzellen. Es ist daher nicht zu erwarten, daß ein Mechanismus, für sich alleine untersucht, Auskunft über die Wirkung von IFN bei Patienten gibt.

Eine Vielzahl von Immunparametern ist zum Immunmonitoring von Patienten unter IFN-Therapie herangezogen worden. Teilweise mit dem Ziel, die optimale biologische „Response modifying"-Dosis in der Therapiestudie zu bestimmen. Dieses Ziel ist bisher nur teilweise erreicht worden. Wiewohl mehrfach unter IFN-Therapie eine Modulation von Effektorzellmechanismen – mit mehr oder weniger Relevanz für die in-vivo-Situation – nachgewiesen wurde, ist vielfach die Korrelation der Immunmodulation mit dem klinischen

Erfolg der IFN-Therapie nicht gegeben. Die fehlende Korrelation von immunologischen Testergebnissen mit den Therapieresultaten weist unter anderem auch darauf hin, daß man mit relativ einfachen Testmethoden nur Facetten der Komplexität des Immunsystems erfassen kann.

Zusehr nimmt man Bezug auf die Bestimmung von einzelnen Effektormechanismen und erhält aus all diesen Ergebnissen wenig Information über den Einfluß der IFN-Therapie bzw. jeder anderen Therapie mit BRM's auf die gesamten Regulationsmechanismen des Immunsystems. Aus den bisher vorliegenden Daten geht aber klar hervor, daß die optimale Biologic response-Modifikation eher durch niedere Dosen bei mehrmaliger Gabe von IFN zu erreichen ist.

Mehr Information und klinische Relevanz (?) könnte auch durch Einbeziehung von Testmethoden, die Effektorzellmechanismen gegen autologe Tumorzellen erfassen, erreicht werden. Da diese Methoden technisch schwierig und aufwendig sind, können derartige Tests nur im Rahmen von gezielten Studien und Beiziehung von Speziallabors durchgeführt werden.

Weiters sollte berücksichtigt werden, daß bisher IFN-Therapie nur bei weit fortgeschrittenen Krebserkrankungen angewendet worden ist. Gerade bei diesen Patienten ist bekannt, daß sie einen Defekt des T-Zell- und des NK-Zellsystems, sowohl in bezug auf Effektormechanismen, als auch in bezug auf die Produktion von Lymphokinen, aufweisen. IFN-Therapie kann nur zu einer teilweisen Restauration des Immundefektes über einen eher kurzfristigen Zeitraum beitragen. Mehr Information über die immunmodulierende Wirkung von IFN ist sicher bei Einbeziehung von Patienten mit geringer oder keiner Tumormasse (NED-adjuvante Therapie) in IFN-Therapiestudien zu erwarten. Dies und die Verbesserung der immunologischen Testmethoden könnten helfen, die immunmodulierenden Effekte von IFN-Therapie besser zu definieren und damit die optimale biologische „Response modifying"-Dosis zu bestimmen.

Literatur

1. (1971) Interferon. Virology Monograph No. 6, Wien and New York, Springer Verlag
2. Finter NB (1973) Interferon and Interferon Inducers. Amsterdam, North Holland
3. Mizraki A, Reuveny S, Traub A, Minai M (1980) Large scale production of human lymphoblastoid interferon. Biotechnol Lett 2:267–271
4. Streuli M, Nagata S, Weissmann C (1980) At least three human type alpha-interferons. Science 209:1343–1347
5. Goeddel DV, Yelvertan E, Ullrich A et al (1980) Human leukocyte interferon produced by E. coli is biologically active. Nature 287:411–416
6. Pohl A, Moser K, Micksche M (1981) Humane Interferone – Eigenschaften und Möglichkeiten. Wr Klin Wschr 93:439–457
7. Bradley EC, Ruscetti FW (1982) Effect of fibroblast, lymphoid and myeloid interferons on human tumor colony formation in vitro. Cancer Res 41:244–249
8. Balkwill FR, Aldam G, Lee A (1985) The action of interferons on human tumor xenografts growing in nude mice. In: Dianzani F, Rossi GB (eds) The Interferon system. Raven Press, New York, pp 327–331

9. Rossi GB (1985) Interferons and cell differentiation. In: Gresser I. (ed) Interferon 6. Academic Press, London, pp 31–50
10. Clemens MJ, McNurlan MA (1985) Regulation of cell proliferation and differentiation by interferons. Biochem J 226:345–360
11. Hicks NJ, Morris AG, Burke DC (1981) Partial reversion of the transformed phenotype of murine sarcoma virus transformed cells in the presence of interferon: a possible mechanism for the anti-tumor effect of interferon. J Cell Sci 49:225–226
12. Clemens M (1985) Interferons and oncogenes. Nature 313:531–532
13. Biological response Modifiers (1983) Subcommittee Report. NCI Monograph Nr. 63
14. Micksche M, Colot M, Uchida A (1984) Modulation of human lymphocytotoxicity by biological response modifiers. In: Fenichel RL, Chinigas MA (eds) Immunomodulating Agents: Properties and Mechanisms. Marcel Dekker Inc., New York, pp 363–379
15. Gresser I, Mavrey C, Brovty-Boye D (1979) Mechanism of the antitumor effects of interferon in mice. Nature 239:167–168
16. Ernstoff MS, Fusi S, Kirkwood JM (1983) Parameters of interferon action: I. Immunological effects of whole cell leukocyte interferon (IFN-α) phase I–II trials. J Biol Response Mod 2:528–539
17. Herbermann RB, Thurman GB (1983) Approaches to the immunological monitoring of cancer patients treated with natural or recombinant interferons. J Biol Resp Modf 2:548–562
18. Branca A, Baglioni C (1981) Evidence that types I and II interferons have different receptors. Nature 294:768
19. Zinkernagel RM, Doherty PC (1974) Immunological surveillance against altered self components by sensitized T lymphocytes in lymphocytic choriomeningitis. Nature 251:547–548
20. Herbermann RB (ed) (1982) NK cells and other natural effector cells. Academic Press, New York
21. Zarling JM, Sosman J, Eskra A et al (1978) Enhancement of T cell cytotoxic response by purified human fibroblast interferon. J Immunol 121:2002–2004
22. Farrar WL, Joanson HM, Farrar JJ (1981) Regulation of the production of immune interferon and cytotoxic T-lymphocytes by interleukin 2. J Immunol 126:1120–1125
23. Imai KA, Ng K, Glassy MC, Ferrone S (1981) Differential effect of interferon on the expression of tumor-associated antigens and histocompatibility antigens on human melannoma cells: relationship to susceptibility to immune lysis mediated by monoclonal antibodies. J Immunol 127:505–508
24. Thomas HC, Seelly LJ (1985) Antiviral therapy in hepatitis B infection. Brit Med Bulletin 41:374–380
25. Lindahl P, Leary P, Gresser I (1972) Enhancement by interferon of the specific cytotoxicity of sensitized lymphocytes. Proc Natl Acad Sci USA 69:721–725
26. Heron I, Berg K, Cantell K (1976) Regulatory effect of interferon on T cells in vivo. J Immunol 117:637
27. Herberman RB (ed) (1980) Natural cell-mediated immunity against tumors. Academic Press, New York
28. Gorelik E, Wilhout RH, Okumura K et al (1982) Role of NK cells in the control of metastatic spread and growth of tumor cells in mice. Int J Cancer 30:107–112
29. Lotzova E, McCredie KB (1978) Natural killer cells in mice and man and their biological significance. Cancer Immunol Immunother 4:215–221
30. Djeu JY, Timonen T, Herberman RB (1982) Production f interferon by human natural killer cells in response to mitogens, viruses and bacteria. In: Herberman RB (ed) NK Cells and Other Natural Effektor Cells. Academic Press, New York
31. Sibbit W Jr, Bankhurst AD, Jumonville AJ et al (1984) Defect in natural killer cell activity and interferon response in human lung carcinoma and malignant melanoma. Cancer Res 44:552–556
32. Cunningham-Rundles S, Filippa DA, Braun DW Jr, et al (1981) Natural cytotoxicity of peripheral blood lymphocytes and regional lymph node cells in breast cancer women. JCNI 67:585–590

33. Vose BM, Gallagher P, Moore M, et al (1981) Specific and non-specific lymphocyte cytotoxicity in colon carcinoma. Brit J Cancer 44:846–855
34. Uchida A, Micksche M (1981) Natural killer cells in carcinomatous pleural effusions. Cancer Immunol Immunother 11:131–138
35. Uchida A, Micksche M (1983) Lysis of fresh tumor cells by autologous large granular lymphocytes from peripheral blood and pleural effusions. Int J Cancer 32:37–44
36. Targan S, Rorey F (1980) Interferon activation of "prespontaneous" killer (pre-NK) cells and alterations in kinetics of lysis of both "pre-NK" and active NK cells. J Immunol 124:2157–2162
37. Ortaldo JR, Pestka S, Slease RB, et al (1980) Augmentation of human NK-cell activity with interferon. Scand J Immunol 12:365–369
38. Antonelli P, Stewart W II, Dupont B (1981) Distribution of natural killer cell activity in peripheral blood, cord clood, thymus, lymph nodes and spleen, and the effect of in vitro treatment with interferon preparations. Clin Immunol Immunopathol 19:168–172
39. Huddlestone JR, Merigan TC Jr, Oldstone MB (1979) Induction and kinetics of natural killer cells in humans following interferon therapy. Nature 282:417–420
40. Golub SH, Dorey F, Hara D, et al (1982) Systemic administration of human leukocyte interferon to melanoma patients. I. Effects of natural killer function and cell populations. J Nat Cancer Inst 16:703
41. Edwards BS, Merrit JA, Fuhibrigge RC, et al (1983) Low doses of interferon alpha result in more effective clinical natural killer cell activation. J Clin Invest 74:1908
42. Kuzmits R, Kokoschka EM, Micksche M, et al (1985) Phase II results with recombinant interferons: Renal cell cancer and malignant melanoma. Oncology 42/Supp I:26–32
43. Lenzhofer R, Micksche M, Dittrich CH, et al (1984) Recombinant human IFN-alpha (RHU-IFN-ALPHA-2) in advanced breast cancer. Drugs under experimental and clinical research X (7) 463–470
44. Ludwig H, Linkesch W, Gisslinger H, et al (1987) Interferon-alfa corrects thrombocytosis in patients with myelo-proliferative disorders. Cancer Immunol Immunother 25:266–273
45. Schwarzmeier JD, Wagner L, Prischl F, et al (1987) Rekombinante (IFN-α_{2b})-Therapie der Haarzell-Leukämie. Klin Wschr 65:699–705
46. Maluish AE, Ortaldo JR, Conlon JC, et al (1983) Depression of natural killer cytotoxicity after the in vivo administration of recombinant leukocyte interferon. J Immunol 131:505–509
47. Uchida A, Colot M, Micksche M (1984) Suppression of natural killer cell activity by adherent effusion cells of cancer patients. Suppression of motility binding capacity and lethal hit of NK cells. Brit J Cancer 49:17–23
48. Uchida A, Yanagawa E, Micksche M, et al (1984) In vitro modulation of human natural cytotoxicity by interferon and generation of adherent suppressor cells. Brit J Cancer 50:483–492
49. Pattengale PK, Sundstrom C, Yu AL, et al (1983) Lysis of fresh leukemic blast by interferon-activated human natural killer cells. Nat Immun Cell Growth Regul 3:165
50. Berek JS, Hacker NF, Lichtenstein A, et al (1985) Intraperitoneal recombinant A-Interferon for "Salvage" Immunotherapie in stage III epithelial ovarian cancer: A Gynecologic Oncology Group Study. Cancer Res 45:4447
51. Kurzrock R, Rosenblum MB, Sherwin SA, et al (1985) Pharmakokinetics, single dose tolerance and biological activities of recombinant gamma-interferon in cancer patients. Cancer Res 45:2866–2872
52. Bonnem EM, Oldham RK (1987) Gamma-Interferon: Physiology and Speculation on its role in Medicine. J Biol Resp Mod 6:275–391
53. Territo M, Sarna G, Figlin R (1983) Effect of in vivo administration of interferon on human monocyte function. J Biol Resp Mod 2:450
54. Schieder K, Kölbl H, Nowotny CH, et al (1988) Intrakavitäre Therapie mit "biological response modifiers (BRM)" an Patientinnen mit fortgeschrittenem Ovarialkarzinom und Aszites. Submitted for publication

55. Johnston RB (1988) Current concepts in Immunology: Monocytes and Macrophages. New Engl J Med 318:747–752
56. Yanagawa E, Uchida A, Micksche M (1984) Natural cytotoxicity of lymphocytes and monocytes and its augmentation by OK432 in melanoma patients. Cancer Immunol Immunother 16:131–136
57. Yanagawa E, Uchida A, Micksche M (1985) Autologous tumor killing and natural cytotoxic activity of tumor-associated macrophages in cancer patients. Cancer Immunol Immunother 19:163–167
58. Nathan CF, Prendergast TJ, Wiebe ME, et al (1984) Activation of human macrophages: comparison of other cytokines with interferon. J Exp Med 160:600–605
59. Matuish AE, Learitt R, Sherwin SA, et al (1983) Effects of recombinant interferon-α on immune function in cancer patients. J Biol Resp Mod 2:470–481
60. Territo M, Sarna G, Figlin R (1983) Effect of in vivo administration of interferon on human monocyte function. J Biol Resp Mod 7:450–457
61. Hengst JCD, Kempf RA, Kan Mitchell J, et al (1983) Immunological effects of recombinant interferon-α$_2$ in cancer patients. J Biol Resp Mod 2:516–527
62. Rinchart JJ, Young D, Laforge J, et al (1987) Phase I/II trial of recombinant gamma-interferon in patients with renal cell carcinoma: Immunologic and biologic effects. J Biol Resp Mod 6:302–312
63. Weinstein Y, Brodeur BR, Melmon KL, et al (1977) Interferon inhibition of lymphocyte mitogenesis. Immunology 33:313–319
64. Silver HKB, Connors JM, Karim KA, et al (1983) Effect of lymphoblastoid interferon on lymphocyte subsets in cancer patients. J Biol Resp Mod 2:428
65. Karavodin LM, Golub SH (1983/84) Systemic administration of human leukocyte interferon to melanoma patients: III. Increased helper: suppressor cell ratios in melanoma patients during interferon treatment. Nat Immun Cell Growth Regul 3:193–202
66. Mittleman A, Krown SE, Cirrincione C, et al (1983) Analysis of T cell subsets in cancer patients treated with interferon. Amer J Med 75:966–972
67. Ernsthoff MS, Fusi S, Kirkwood JM (1983) Parameters of interferon action. II. Immunologic effects of recombinant leukocyte interferon (IFN-α2) in phaseI–II clinical trial. J Biol Resp Mod 2:540–547
68. Talpaz M, Rosenblum M, Kurzrock R, et al (1987) Clinical and Laboratory Changes Induced by Alpha Interferon in Chronic Lymphocytic Leukemia – A Pilot Study. Amer J Hematol 24:341–350
69. Thompson JA, Welby Cox W, Lindgreen CG, et al (1987) Subcutaneous recombinant gamma interferon in cancer patients: toxicity, pharmacokinetics, and immunomodulatory effects. Cancer Immunol Immunother 25:47–53
70. Onsrud M (1982) Enhancement of Suppressor Cell Generation in Human Mixed Lymphocyte Cultures by Interferon. Int Archs Allergy appl Immun 67:315–321
71. Ernsthoff MS, Gallicchio V, Kirkwood JM (1985) Analysis of granulocyte-macrophage progenitor cells in patients treated with recombinant interferon alpha-2. Amer J Med 79:167–170
72. Szigeti R, Masucci MG, Masucci G, et al (1980) Interferon suppresses antigen- and mitogen-induced leukocyte migration inhibition. Nature 288:594–596
73. Gisler RH, Lindahl P, Gresser I (1974) Effects of interferon on antibody synthesis in vitro. J Immunol 113:438
74. Härfast B, Huddlestone JR, Casali P, et al (1981) Interferon acts directly on human B lymphocytes to modulate immunoglobulin synthesis. J Immunol 127:2146–2150
75. Ludwig H, Coatelezzi A, Scheithauer W, et al (1986) Recombinant interferon-alfa-2c versus polychemotherapy (VMCP) for treatment of multiple myloma: A prospective randomized trial. Eur J Cancer Clin Oncol 22:111–116
76. Kinoyama S, Bodicky CJ, Perrillo RP, et al (1987) Immune Modulation of Peripheral Blood Mononuclear Cells (PBMC) From Patients with Chronic Type B Hepatitis Treated With Combination Prednisone and Alpha Interferon. J Hepatology Abstr Nr 339

77. Grob PJ, Joller-Jemelka HI, Binswanger U, et al (1984) Interferon as an Adjuvant for Hepatitis B Vaccination in Non- and Low-Responder Populations. Eur J Clin Microbiol 3:195–198
78. Hersey D, Coates A, Rollings M, et al (1936) Comparative study on the effects of recombinant alpha-2 interferon on immune function in patients with disseminated melanoma. J Biol Resp Mod 5:236–249
79. Epstein LB (1981) Interferon as a model lymphokine. Fed Proc 40:56–61
80. Farrar WL, Johnson HM, Farrar JJ (1981) Regulation of the production of immune interferon and cytotoxic T lymphocytes by interleukin 2. J Immunol 126:1120–1125
81. Yamamoto A, Nagamuta M, Usami H, Sugawara Y, Watanabe N, Niitsu Y, Urushizaki I (1986) Release of tumor necrosis factor (TNF) into mouse peritoneal fluids by OK-432, a streptococcal preparation. Immunopharmacology 11:79–86
82. Mori H, Mihara M, Teshima K, Uesugi U, Xu Q, Sakamoto O, Koda A (1987) Effect of immunostimulants and antitumor agents on tumor necrosis factor (TNF) production. Int J Immunopharmacol 9:881–892
83. Watanabe N, Niitsu Y, Yamauchi N, et al (1988) Antitumor synergism between recombinant human tumor necrosis factor and recombinant human interferon. J Biol Resp Mod 7:24–31
84. Editorial (1988) Neopterins in clinical medicine. Lancet i:509–511
85. Lang A, Niederwieser D, Huber CH, et al (1985) Treatment with recombinant interferon alfa-2 induces increase of in vivo Neopterin excretion. In: Wachter H, Curtirs HC, Pfleiderer W (eds) Biochemical and clinical aspects of Pteridines. Vol. 4. Walter de Gruyter, pp 369–377
86. Wallach D, Fellows M, Revel M (1982) Preferential effect of gamma interferon on the synthesis of HLA antigens and their mRNAs. Nature 299:833–836
87. Vogel SN, English KE, Fertsch D, et al (1983) Differential modulation of macrophage membrane markers by interferon: analysis of Fc and C3b receptors, Mac-1 and Ia antigen expression. J Interferon Res 3:153–160
88. Ng AK, Imai K, Pellegrino MA, et al (1983) Modulation of immune lysis of tumor cells by interferon. Biomembrane 11:313–339
89. Welsch RM, Ortaldo JR, Kiessling RW (1982) Modification of target susceptibility to activated mouse NK cells by interferon and virus infections. In: Herberman RB (ed) NK cells and Other Natural Effector Cells. Academic Press, New York
90. Baldini L, Cortelezzi A, Polli N, et al (1986) Human recombinant interferon alpha-2C (INFα) enhances the expression of class II HLA antigens on hairy cells. Blood 67:458
91. Greiner JW, Horan-Hand P, Noguchi P, et al (1984) Enhanced expression of surface tumor-associated antigens on human breast and colon tumor cells after recombinant human leukocyte interferon treatment. Cancer Res 44:3208–3214
92. Giacomini P, Imberti L, Azuzzi A, et al (1985) Immunochemical analysis of the modulation of human melanoma-associated antigens by DNA recombinant immune interferon. J Immunol 135:2887–2893
93. Murray JL, Stuckey SE, Pillow JK, et al (1988) Differential in vitro effects of recombinant α-interferon and recombinant γ-interferon alone or in combination on the expression of melanoma-associated surface antigen. J Biol Resp Mod 7:152–169
94. Murray JL, Rosenblum MG, Lamki LM, et al (1986) Enhancement of tumor uptake of [111]Indium (^{111}In)-labeled anti-melanoma monoclonal antibody (MoAb) 96.5 in melanoma patients receiving partially purified alpha interferon (IFN-α). Proc Amer Soc Clin Oncol 5:226

Zur Evaluierung der Interferone im Nacktmausmodell: Möglichkeiten und Ergebnisse*

U. OTTO, S. CONRAD, H. BAISCH und G. KLÖPPEL

Einleitung

Der Einsatz von Interferonen und anderen Zytokinen in der Therapie maligner Tumoren impliziert die Notwendigkeit zur Etablierung eines geeigneten präklinischen Testmodelles. Nur so können für die klinische Testung die notwendigen Studienbedingungen festgelegt werden, in deren Rahmen eine erfolgreiche Tumortherapie erwartet werden kann. Ein verläßliches präklinisches Testmodell kann also die Zahl unnötiger, da aufgrund eines falschen Designs erfolgloser Studien reduzieren und verhindert, daß Zytokine für die Therapie spezieller Tumoren verworfen werden, nur weil inadäquate Dosierungs-, Fraktionierungs- und Applikationsschemata verwendet wurden.

Ein mögliches Testsystem zur heterologen Transplantation humaner Tumoren stellt das Nacktmausmodell dar. Die Nacktmaus hat einen homozygoten genetischen Defekt, der mit einer Thymusaplasie und damit mit der Unfähigkeit einhergeht, immunkompetente T-Lymphozyten zu entwickeln. Durch das Fehlen der T-Lymphozyten, die eine wichtige Rolle in der Abwehr von Fremdgeweben spielen, ist es möglich, menschliches Tumorgewebe subkutan bei diesen Tieren zu transplantieren, etablieren und weiter zu passieren. Aufgrund dieser Tatsache ist eine solche Transplantation ohne zusätzliche immunsupprimierende Maßnahmen prinzipiell möglich. B-Lymphozyten, Granulozyten und Makrophagen sind funktionell in diesem System nicht beeinträchtigt, bei reifen Tieren konnten intakte NK-Zellen nachgewiesen werden [3].

Dieses in-vivo-Modell bietet somit die Möglichkeit der direkten Testung der Wirkung von Zytokinen an menschlichen Tumorgeweben. In umfangreichen tierexperimentellen Studien haben wir die Wertigkeit des Nacktmausmodells als onkologisches Tumormodell in der Urologie evaluiert. Dabei zeigten sich für jede Tumorart charakteristische Wachstumseigenschaften. Besonders geeignet erschien uns das Nacktmausmodell für die Transplantation von Nierenkarzinomen, bedingt durch eine 86%ige Akzeptanzrate und durch die Identität zwischen Xenotransplantat und Tumorgewebe der jeweiligen Patienten bezüglich morphologischer, biochemischer, immunhistochemischer,

* Unterstützt von der Heinrich Warner-Stiftung, Hamburg

funktioneller und proliferationskinetischer Parameter [9]. Dabei zeigten sich diese Parameter in einer Langzeitbeobachtung als stabil. Ebenfalls ließen sich aus dem Wachstum des Tumors als Xenotransplantat Rückschlüsse auf dessen „Dignität" bzw. Agressivität ziehen. Die genannten Tumor-Charakteristika zeigten beim Nierenkarzinom eine erstaunliche Variationsbreite, dies spiegelt die klinisch beobachtete Tumorheterogenität wieder. Die Tumorcharakteristika waren jedoch für einen definierten Tumor bzw. eine Tumorzellinie im Laufe der Passagierung konstant [9, 10].

Die von uns durchgeführten Behandlungsstudien deckten ein spezifisches, individuelles Sensibilitätsmuster von antitumoralen Substanzen auf, das zu einer patientenspezifischen Therapie führte, in deren Rahmen 25 Patienten mit einem metastasierenden Nierenkarzinom getestet wurden. Dabei erwiesen sich 11 unterschiedliche Substanzen als jeweils am effektivsten. Die Hoffnung, mit der Xenotransplantation humaner urogenitaler Tumoren ein individuelles Testmodell zu entwickeln, das Einfluß auf die aktuelle Therapie des einzelnen Patienten haben sollte, hat sich jedoch trotz der hohen Akzeptanzrate des Tumorgewebes nicht oder nur zum Teil erfüllt, da die Ergebnisse zu spät zur Beeinflussung der aktuellen Therapie erhoben werden konnten [8].

Wir haben deshalb das Xenotransplantationsmodell in der Nacktmaus als präklinisches Testmodell benutzt, um das therapeutische Potential von verschiedenen Zytokinen zu evaluieren.

Material und Methoden

Versuchstiere: Als Versuchstiere wurden weibliche 6–12 Wochen alte NMRI nu/nu-Mäuse verwandt. Humanes Nierenzellkarzinomgewebe wurde subkutan auf die Nacktmäuse wie von uns früher beschrieben transplantiert [9, 10, 11]. Insgesamt wurden 20 Tumorzellinien ausgewählt, die bezüglich ihrer Histologie, ihres Tumorgrades, ihrer Tumorverdoppelungszeit, der Mitoserate und des DNA-Indexes und des S/G II/M-Phaseanteils definiert und stabil waren.

Zytokine: Das verwandte rekombinante humane γ-Interferon (IFN-γ) (Biogen Research Corp., Massachusetts, USA) hatte eine antivirale Aktivität von $1,2\text{--}2,4 \times 10^7$ IU/mg und einen Reinheitsgrad von mehr als 95%. Es handelt sich um ein nicht glykolysiertes Protein aus 146 Aminosäuren mit einem Molekulargewicht von 17000 bis 18000 Dalton.

Das rekombinante human α_{2a}-Interferon (IFN-α_{2a}) (Hoffmann-La Roche, Grenzach-Wyhlen, BRD) hatte einen Reinheitsgrad von über 95% und eine spezifische antivirale Aktivität von $1,3\text{--}3,9 \times 10^8$ Einheiten/mg Protein.

Bei dem Tumor Nekrose Faktor (TNF) (Knoll AG, Ludwigshafen, BRD) handelte es sich um einen rekombinanten Tumor Nekrose Faktor mit einer biologischen Aktivität von $2,9 \times 10^7$ Einheiten/mg Protein, der geschätzte Endotoxingehalt lag unter 0,3 ng/mg Protein.

Das lyophilisierte Interleukin 2 hatte einen Reinheitsgrad von über 98% und eine spezifische Aktivität von $1,8 \times 10^3$ µg/mg nach Auflösung und Verdünnung.

An mehr als 1000 Nacktmäusen mit transplantierten humanen Nierenkarzinomen von 20 verschiedenen Patienten wurden pro einzelner Therapiegruppe mindestens 8 Tumortransplantate getestet. Die Lymphokine wurden intravenös, intracardial, intraperitoneal oder peritumoral gegeben. Es wurde die LD_{10}-Dosis bestimmt sowie das Dosisoptimum bei den jeweiligen unterschiedlichen Applikationsarten. Die verwendeten Dosierungsbereiche betrugen für

a) Tumor Nekrose Faktor 0,1–1,5 mg/kg Körpergewicht 1–5 × /Woche,
b) $\alpha_{2\alpha}$-Interferon 10^2–10^6 E 1–5 × /Woche,
c) γ-Interferon 10^2–10^6 E 1–5 × /Woche,
d) Interleukin 2 (IL2) 10^4–10^6 E 1–5 × /Woche.

Die Volumina der behandelten Tumoren wurden regelmäßig gemessen, es wurden Wachstumskurven erstellt, die Tumorverdoppelungszeit bestimmt und vor, während und nach der Behandlung mit den Lymphokinen histologische, flußzytophotometrische sowie immunologische Tumorcharakteristika erfaßt.

Ergebnisse

1. Die untersuchten Zytokine zeigten alle in der Monotherapie einen mehr oder weniger ausgeprägten hemmenden Einfluß auf das Tumorwachstum. Während TNF und IL-2 einen deutlich dosisabhängigen therapeutischen Effekt zeigten, lag das Dosisoptimum für IFN-α_{2a} bei 2×10^5 E (Abb. 1). Für das IFN-γ konnte keine Dosisabhängigkeit nachgewiesen werden bei einem Dosisoptimum von 10^3 E. Die Kombination von Tumor Nekrose Faktor und $\alpha_{2\alpha}$-Interferon war jedoch allen anderen Mono- und Kombinationstherapien bei 80% der getesteten Tumoren deutlich überlegen. Unter den Respondern zeigten wiederum 60% eine vollständige Remission der transplantierten Tumore (Abb. 2).
2. Die intravenöse Applikation von IL2, TNF sowie IFN-γ zeigte den besten therapeutischen Effekt, für α-IFN war die intramuskuläre Gabe gleich wirksam. Dabei war die fraktionierte Gabe (z.B. 5 × /Woche) jeder Bolustherapie (1 × /Woche) bei gleicher applizierter Gesamtdosis pro Woche überlegen.
3. Nach unseren Beobachtungen scheint die Wirkung von IL2, IFN-$\alpha_{2\alpha}$ und IFN-γ direkt zytotoxisch zu sein, während TNF antiproliferativ und zytotoxisch wirkt [2] (Abb. 3).

Histologie

Unter der Kombinationstherapie TNF und $\alpha_{2\alpha}$-IFN reduzierte sich die Mitoserate und der Anteil von humanen Tumorzellen zu Gunsten einer bindegewe-

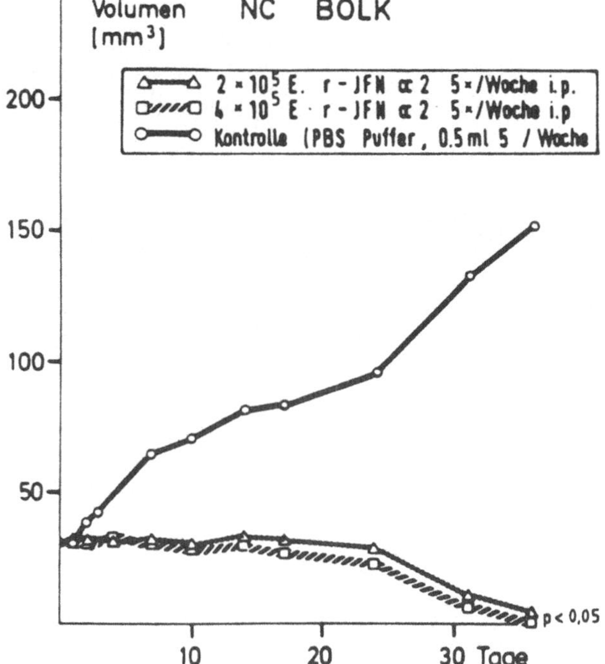

Abb. 1. Wachstumsverhalten des xenotransplantierten Nierenkarzinoms BOLK mit r-IFN-α_{2a} in einer Dosierung von 2×10^5 Einheiten r-IFN-α_{2a}/kg Körpergewicht 5mal pro Woche i.p. und 4×10^5 Einheiten r-IFN-α_{2a} 5mal pro Woche i.p. plus Kontrolle (0,1 ml 0,9%ige NaCL 5mal pro Woche i.p.)

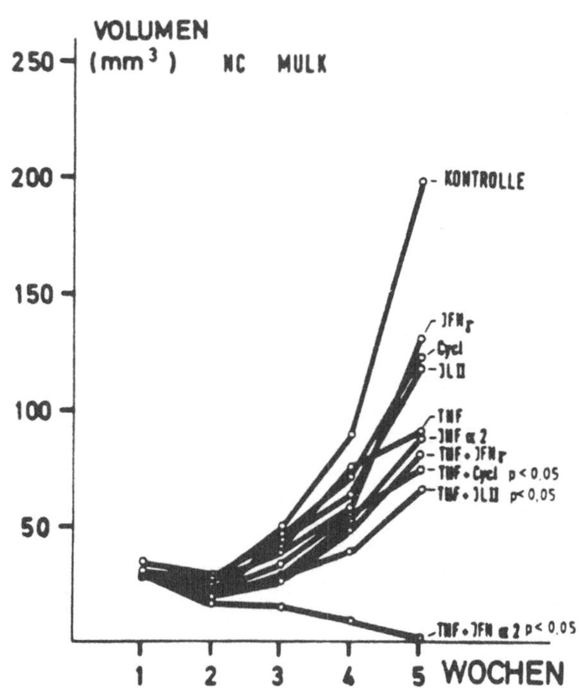

Abb. 2. Tumorwachstum des xenotransplantierten Nierenkarzinoms MULK unter der Therapie mit unterschiedlichen Lymphokinen (r-IFN-α_{2a}, r-IFN-γ, Interleukin 2) in Kombination mit TNF

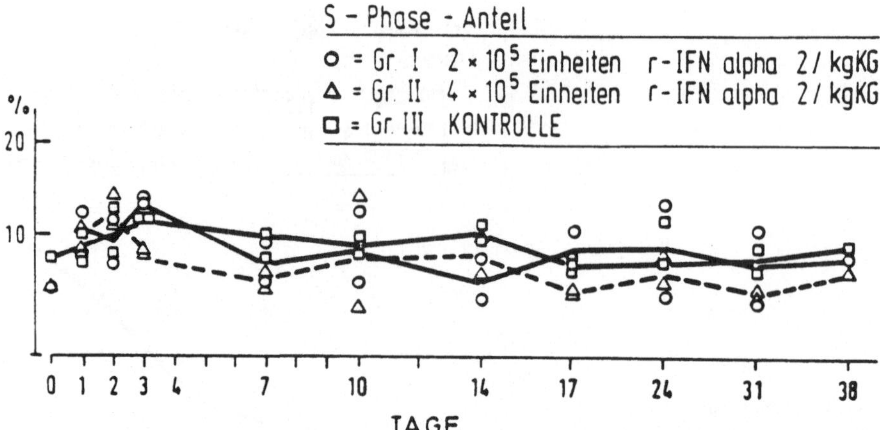

Abb. 3. Stabilität des S-Phasen-Anteils des xenotransplantierten Nierenkarzinoms BOLK unter r-IFN-α_{2a}-Therapie. Gruppe I: 2×10^5 Einheiten r-IFN-α_{2a} 5mal pro Woche jede Woche, Gruppe II: 4×10^5 r-IFN-α_{2a} 5mal pro Woche jede Woche. Gruppe III: Kontrolle, 1 ml 0,9%ige NaCL 5mal pro Woche i.p.

bigen Einsprossung. 4 Wochen nach Therapiebeginn waren bei den Respondern keine humanen Tumorzellen mehr nachweisbar.

Immunhistologie

Mit dem monoklonalen Antikörper Ki-67 konnten wir zeigen, daß bei den auf die Therapie ansprechenden Tumoren eine Blockierung nahezu aller Zellen innerhalb von 5 Tagen in der G0/G1-Phase erfolgte (Tabelle 1).

Flußzytometrie

Wir konnten eine rasche Abnahme der menschlichen Tumorzellen nachweisen (Abb. 4), bedingt durch eine Blockierung der Tumorzellen in der G0/G1-Phase (Abb. 5).

Tabelle 1. Ergebnisse der immunhistologischen Untersuchung von xenotransplantiertem Tumorgewebe mit dem monoklonalen Antikörper Ki 67 (Anteil der positiven Tumorzellen in Prozent)

Tage nach Behandlungsbeginn	Kontrolle	TNF	r-IFN-α_{2a}	TNF + r-IFN-α_{2a}
1	25	28	28	32
2	22	24	15	8
5	30	18	29	2
14	30	12	12	0
28	25	2	10	0

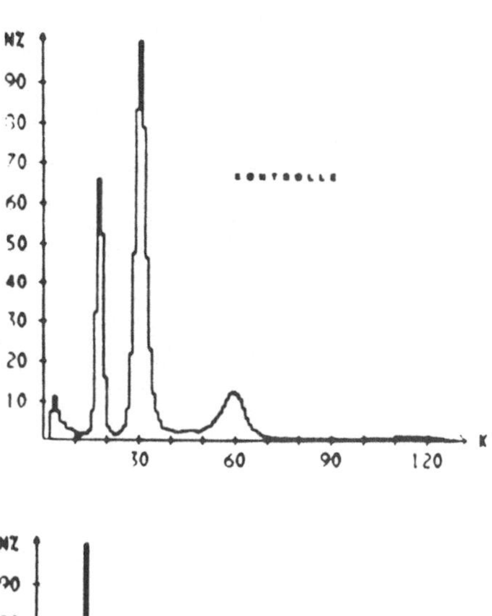

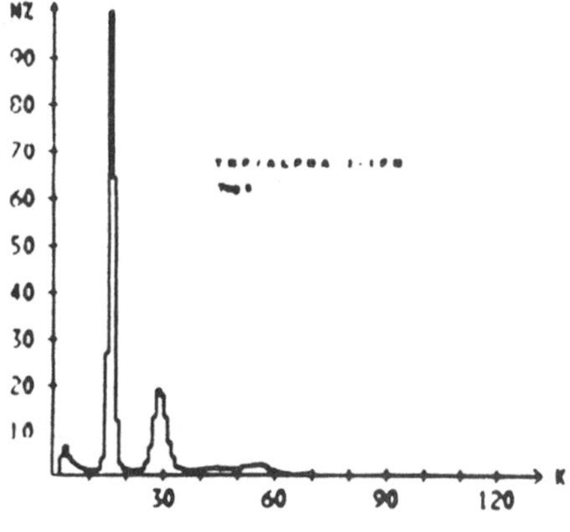

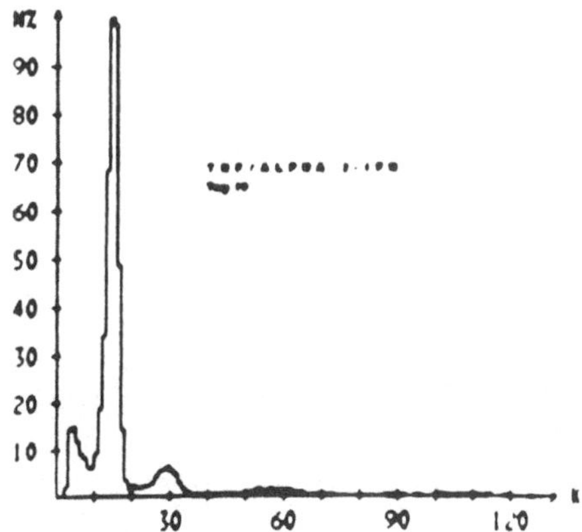

Abb. 4. DNA-Histogramme eines xeno-transplantierten Tumors unter TNF- und IFN-α_{2a}-Therapie

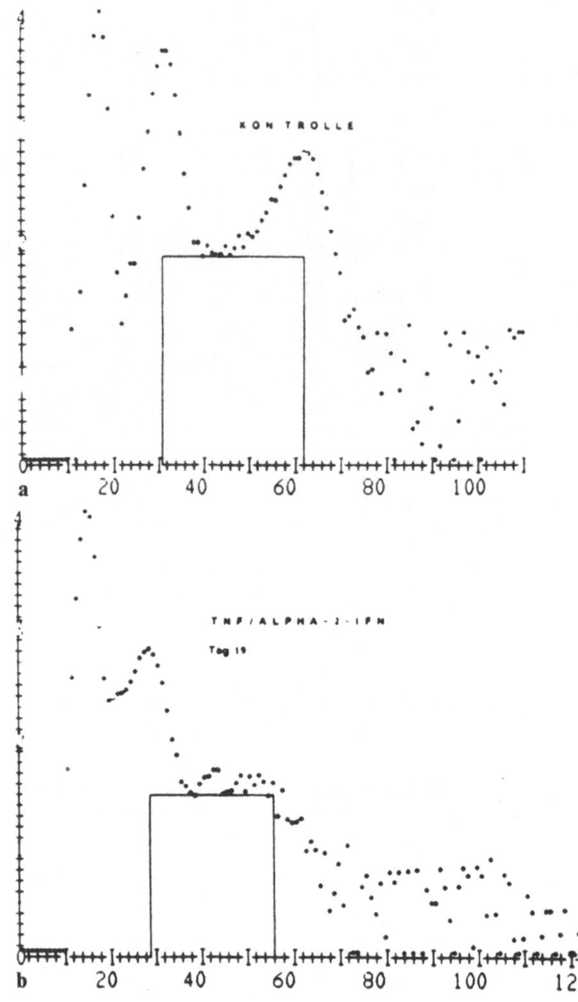

Abb. 5a, b. DNA-Histogramme eines xenotransplantierten Nierenkarzinoms. **a)** Kontrollgruppe, **b)** 19 Tage nach Behandlungsbeginn mit TNF und IFN-α_{2a}

Diskussion

Die Suche nach einem verläßlichen präklinischen Testmodell für biologisch aktive Substanzen (biological response modifiers (BRM)) gestaltet sich schwieriger als die Verwendung entsprechender Modelle für die zytotoxische Chemotherapie [6]. Einzelzell- und Gewebskulturen eignen sich lediglich zur Evaluierung direkter zytotoxischer Effekte im Stoffwechsel der Tumorzelle. BRM sind jedoch per definitionem in ihrer Wirkung an die Interaktion mit dem Immunsystem des tumortragenden Wirtes gebunden, in-vivo-Untersuchungen der Wirksamkeit sind daher die einzige Möglichkeit, das gesamte therapeutische Potential eines BRM zu erfassen. Hierbei genügt nicht allein der Nachweis der Initiierung von immunologischen Vorgängen anhand von quantitativen und funktionellen Analysen immunkompetenter Zellen in in-vivo-Modellen, wie er nach Gabe von BRM gezeigt werden kann. Vielmehr muß präklinisch ein direkter Nachweis antitumoraler Wirksamkeit geführt werden, bevor eine klinische Prüfung der zu testenden Substanz gerechtfertigt erscheint [6].

Für die klinische Testung von Interferonen und Zytokinen ergibt sich somit prinzipiell die Anwendbarkeit unterschiedlicher Tiermodelle in der Effektivitätsprüfung: Entweder die Testung autochtoner, physikalisch oder chemisch induzierter Tiertumoren oder die Therapie menschlicher, durch Transplantation ins Tiermodell eingebrachter Malignome. In der erstgenannten Gruppe werden überwiegend durch UV-Bestrahlung induzierte Hauttumore [4, 7] sowie N-Nitrosomethyl-Harnstoff-induzierte Mammakarzinome der Ratte untersucht [7]. Der Vorteil der Verwendung dieser authochtonen Tumoren liegt in der Tatsache, daß hier wie auch bei der menschlichen Tumorgenese eine Interaktion zwischen Tumor und Immunsystem des Tumorwirtes stattgefunden hat und bei der Anwendung von BRM grundsätzlich eine Aktivierung aller immunologischen Funktionen stattfinden kann, so daß hypothetisch auch diejenigen Kontrollmechanismen durch BRM aktiviert werden können, die im Rahmen der Tumorgenese in den Wirten supprimiert worden sind [7]. Mehrere Argumente sprechen jedoch gegen den Einsatz dieser Modelle in der präklinischen Testung der Therapie menschlicher Tumoren mit Zytokinen: Zuforderst limitiert die Spezifität, wie sie z. B. für einen Teil der Interferone bekannt ist, den Einsatz von humanen Zytokinen in Tiertumoren. Eine antitumorale Wirksamkeit natürlicher oder rekombinanter humaner Interferone ist bei Tiertumoren weder in direkter zytotoxischer noch in immunmodulierender Hinsicht zu erwarten. Darüber hinaus zeigen experimentell induzierte Tiertumoren eine erhebliche interindividuelle Heterogenität. So berichtet Oldham nicht nur von unterschiedlichen Wachstumskinetiken verschiedener Tumoren bei gleichartiger Induktion durch UV-Bestrahlung, sondern sogar von erheblich variierenden histologischen Befunden, die ein Auftreten nicht nur von Plattenepithelkarzinomen, sondern auch von Sarkomen zeigten [7]. Für vergleichende Untersuchungen verschiedener Dosierungs-, Fraktionierungs- und Applikationsschemata muß jedoch als Grundvoraussetzung im Tiermodell eine Anzahl von tumortragenden Tieren zur Verfügung stehen, deren Tumoren identische Volumina sowie Struktur- und Wachstumskriterien aufweisen. Schließlich zeigen die vorliegenden klinischen Erfahrungen in der Anwendung von Zytokinen, daß die Dosierungs- und Fraktionierungsoptima in der Therapie verschiedener menschlicher Tumoren durchaus unterschiedlich sein können. In der Therapie der Haarzell-Leukämie werden beispielsweise mit niedrig dosierten Gaben von α_{2a}- oder α_{2b}-Interferonen (um 1 Mio. Einheiten täglich) hervorragende Remissionsraten erreicht [14], während beim metastasierenden Nierenzellkarzinom sich diese Dosierungen als unwirksam herausgestellt haben [5]. Die optimale Dosis scheint sich hier im höher dosierten Bereich zwischen 20 und 60 Mio. Einheiten/Woche zu befinden [5]. Diese erheblich variierenden Dosisoptima zeigen ebenso wie die sehr un-

terschiedlichen Ansprechraten verschiedener untersuchter Tumortypen, daß
für eine Therapie mit Zytokinen kein allgemein gültiges Therapieprinzip gefunden werden kann, sondern vielmehr eine präklinische Austestung jedes
einzelnen individuellen Tumors zur Therapieoptimierung notwendig ist. Aus
dem Gesagten ergibt sich, daß nur die Therapie menschlicher Tumoren, die
in ein tierexperimentelles Untersuchungssystem eingebracht werden, die notwendigen Informationen zur Wirksamkeit und zur Effektivitätsoptimierung
geben kann.

Bei der Verwendung transplantierter humaner Tumoren im Tiermodell
müssen dabei 3 Grundvoraussetzungen gegeben sein.

1. Tumoren eines Tumortyps verschiedener Differenzierungsgrade mit unterschiedlichen Proliferationskinetiken müssen gleichförmig gut transplanta-
   bel sein und hohe Akzeptanzraten zeigen, um eine Selektion von Tumor-
   subtypen im Tierexperiment vorzubeugen, die möglicherweise nicht repräsentativ für den Gesamttumor sind.
2. Die transplantierten Tumoren müssen eine hohe Stabilität zeigen. Dies bedeutet, daß die Wachstumskinetik, ausgedrückt durch die Mitoserate und
   den S/G II-Phaseanteil in der Flußzytometrie sich durch die Transplantation des Tumorgewebes und im Laufe des weiteren Tumorwachstums
   nicht verändern darf.
3. Eine Subpassagierung von Tumorgewebe muß möglich sein, um simultan
   eine Vielzahl von Austestungen an gleichartigen Tumoren durchführen zu
   können.

Die Transplantation menschlicher Tumoren auf die Nacktmaus kann diese 3
Grundvoraussetzungen, wie einleitend gezeigt, erfüllen.

Trotz der so gegebenen Möglichkeit, menschliches Tumorgewebe in tieri-
schen Testsystemen zu etablieren, ergeben sich unübersehbare Probleme in
der Therapie mit BRM von Tumoren nach Transplantation auf die Nacktmaus. Zum einen sind bei diesen Tieren T-Lymphozyten nicht vorhanden, die
in der immunologischen Tumorabwehr eine fundamentale Rolle spielen.
Zum anderen stellt sich bei der Anwendung spezies-spezifischer Substanzen,
wie der Interferone, wiederum das Problem, daß diese Spezifität zwar bei der
Gabe menschlicher Interferone bezüglich der humanen Tumorzellen gegeben
ist, nicht jedoch bezüglich der immunologischen Effektorzellen der Maus, deren Partizipation am Tumorabwehrprozeß in diesem Modell eigentlich erwünscht ist.

Trotz dieser Einschränkung ist das Nacktmausmodell sicherlich das beste
murine Testsystem zur Beurteilung von BRM-Substanzen bei menschlichen
Tumoren. Die genannten grundlegenden Bedenken gegenüber diesem Modell
können nur durch den Nachweis der tatsächlichen Übertragbarkeit der präklinischen Ergebnisse auf die klinische Behandlungssituation ausgeräumt
und damit die Validität dieses Modells zur Austestung von BRM-Substanzen
abgesichert werden.

Die Ergebnisse, die wir in präklinischen Untersuchungen der Therapie
transplantierter humaner Nierenzellkarzinomen erzielten, konnten wir in 2

klinischen Phasen II/III-Studie mit rekombinantem humanen α_{2a}- und γ-Interferon voll bestätigen [12, 13].

Der Einsatz von rekombinantem γ-Interferon bei Patienten mit einem metastasierendem Nierenzellkarzinom bestätigte die im Nacktmausmodell gefundene prinzipielle Wirksamkeit dieses Interferons auf humane Nierenzellkarzinome. Darüber hinaus bestätigte sich der tierexperimentelle Befund, daß eine niedrig dosierte, fraktionierte γ-Interferon-Therapie die beste antitumorale Wirkung aufweist. In der vorgestellten klinischen γ-Interferon-Studie traten bis auf einen Fall alle objektiven Tumorremissionen unter niedrig dosierter, fraktionierter Therapie auf [12, 13]. Eine multizentrische klinische Studie mit IFN-γ beim metastasierten Nierenkarzinom konnte unsere Ergebnisse bestätigen, es fanden sich Remissionen nur unter der niedrig dosierten Therapie mit 0,1 mg/m^2 Körperoberfläche, mit den höher dosierten Therapieschemata wurden keine Remissionen gefunden. Eine experimentelle Bestätigung der Präferenz niedriger Dosen in der Nierentumortherapie liefern Aulitzky und Mitarbeiter [1]. Sie konnten zeigen, daß bereits durch die Gabe von 0,1 mg IFN-γ eine maximale Stimulation der HLA-DR-Rezeptorpräsentation stattfindet, die durch erhöhte Dosen nicht verbessert werden kann. Darüber hinaus kommt es aber bei höheren Dosierungen und wiederholter Anwendung zu einer verstärkten Downregulation des immunstimulierenden Effektes von IFN-γ, ausgedrückt durch verminderte Plasmaspiegel von Neopterin und β_2-Mikroglobulin [1]. Die durch tierexperimentelle Befunde und klinische Ergebnisse bestätigte überlegene Wirksamkeit niedrig dosierter γ-Interferon-Therapieschemata findet hierin eine mögliche theoretische Erklärung.

Auch für das IFN-α_{2a} konnten wir die im Nacktmausmodell gewonnenen Erfahrungen in die Klinik übertragen. Die tierexperimentell gefundene Effektivität einer IFN-α_{2a}-Therapie humaner Nierenzellkarzinome konnten durch die erfolgreiche Behandlung von Patienten mit metastasierenden Nierenkarzinomen bestätigt werden. Die im Nacktmausmodell gezeigte positiv korrelierte Dosiswirkungsbeziehung bestätigte sich in der Erzielung einer Remissionsrate von 26% unter hochdosierter IFN-α_{2a}-Therapie in der klinischen Behandlung [12]. Andere Arbeitsgruppen erzielten unter Verwendung vergleichbar hoher Dosierungen ähnliche Ansprechraten, während eine niedrig dosierte IFN-α_{2a}-Therapie, entsprechend den Ergebnissen des Tiermodells, keine therapeutische Effektivität zeigt (Übersicht bei [5]).

Insgesamt zeigt sich also das Nacktmausmodell trotz der vorher gemachten Einschränkungen in der Untersuchung von Zytokinen als valides präklinisches Testmodell. Ursächlich für die Verwendbarkeit eines partiell immuninkompetenten Tieres zur Untersuchung einer immunmodulierenden Substanz scheint die Tatsache zu sein, daß der Interferoneffekt, zumindest beim metastasierendem Nierenzellkarzinom, überwiegend zytotoxischer Art ist und daher eines komplett intakten Immunsystems im Tiermodell nicht bedarf. Aufgrund der Validität dieses Testmodells sollten weitere klinischen Studien von Zytokinen beim metastasierendem Nierenkarzinom nicht ohne vorherige Testung im Nacktmausmodell erfolgen.

Literatur

1. Aulitzky W, Aulitzky WE, Frick J, Gastl G, Huber C, Lauske B (1987) IFN-gamma-Therapie des RCC – Hinweise für eine dosisabhängige Blockade des zellulären Immunsystems. Verhandlungsberichte der Deutschen Gesellschaft für Urologie 1987, 267–269
2. Baisch H, Otto U (1988) Cell kinetic effects of alpha-interferon and tumor necrosis factor (TNF) on human renal cell carcinomas transplanted into nude mice. Cytometry, Suppl 2:18
3. Habs M (1985) Tierexperimentelle Studien zum Wirksamkeitsnachweis und zur Verträglichkeit biologisch aktiver Substanzen. In: Schuff-Werner P, Pfizenmaier K (Hrsg.). Entwicklung, Prüfung und Anwendung biologisch aktiver Substanzen in der Krebstherapie. W. Zuckschwerdt Verlag, München Bern Wien, pp 43–51
4. Kripke ML (1977) Latency, histology and antigenicity of tumors induced by ultraviolet light on three inbred mouse strains. Cancer Res 37:1395–1401
5. Krown SE (1987) Interferon treatment of renal cell carcinoma. Cancer 59:647–651
6. Nagel GA, Schuff-Werner P, Pfitzenmaier K (1985) Probleme der klinischen Prüfung von biologisch aktiven Substanzen in der Krebstherapie. In: Schuff-Werner P, Pfitzenmaier K (Hrsg.). Entwicklung, Prüfung und Anwendung biologisch aktiver Substanzen in der Krebstherapie. W. Zuckschwerdt Verlag, München Bern Wien, pp 78–92
7. Oldham RK, Fidler IJ, Talmadge JE (1985) Screening of biologicals and biological response modifiers. In: Schuff-Werner P, Pfizenmaier K. Entwicklung, Prüfung und Anwendung von biologisch aktiven Substanzen in der Krebstherapie. W. Zuckschwerdt Verlag, München Bern Wien, pp 93–109
8. Otto U, Huland H, Paleske A, Gabrecht M, Baisch H, Klöppel G (1983) Individual tumor therapy in patients with metastatic renal cell carcinoma according to the drug sensitivity test after transplantation of the tumor into the NMRI nu/nu mouse. Proceedings of the International Symposium on Interferons. Vienna, pp 111–113
9. Otto U, Klöppel G, Baisch H (1984) Transplantation of human renal cell carcinoma into NMRI nu/nu mice. I. Reliability of an experimental tumor model. J Urol 131:130–133
10. Otto U, Huland H, Baisch H, Klöppel G (1984) Transplantation of human renal cell carcinoma into NMRI nu/nu mice. II. Evaluation of response to vinblastine. J Urol 131:134–138
11. Otto U, Huland H, Baisch H, Klöppel G, Schneider AW, Denkhaus H (1986) Influence of r-IFN-alpha 2, r-IFN-alpha plus vinlastine and r-IFN-gamma on human renal cell carcinoma after transplantation into NMRI nu/nu mice. In: Stewart II WE, Schellekens H (eds) The biology of the interferon system 1985. Elsevier, Rotterdamm, pp 383–387
12. Otto U, Schneider AW, Denkhaus H, Conrad S (1988) Die Behandlung des metastasierenden Nierenkarzinoms mit rekombinantem alpha 2- oder gamma-Interferon. Ergebnisse zweier klinischer Phase-II- bzw. -III-Studien. Onkologie II:185–191
13. Otto U, Conrad S, Schneider AW, Klosterhalfen H (1988) Recombinant interferon gamma in the treatment of metastatic renal cell carcinoma. Results of a phase II trial. Drug Res 38:1658–1660
14. Ratain MJ, Vardiman JW, Golomb HM (1986) The role of interferon in the treatment of hairy cell leukemia. Semin Oncol 13 suppl 2:21–28

Non Hodgkin-Lymphome und Interferon-Therapie eingeschlossen Haarzell-Leukämie, ausgeschlossen Multiples Myelom

H. W. PRALLE

Grundlagen

Biologisch aktive Steuerfaktoren, zu denen auch die Interferone gezählt werden, entfalten ihre Wirkung auf definierte Zielzellen über Schlüsselprozesse. Ihr Wirkspektrum ist entsprechend eng. Die Non Hodgkin-Lymphome bilden andererseits eine breite, vielgestaltige Gruppe. Ein Ansprechen auf biologische Mediatoren kann daher nur für einzelne Non Hodgkin-Lymphome erwartet werden.

Merkmale von Non Hodgkin-Lymphomen

Klinisch relevante Klassifikationen

Die Non Hodgkin-Lymphome entsprechen Proliferationen von Zellen verschiedener Reife der beiden Linien des spezifischen Immunsystems und einiger anderer residenter Zellen des lymphatischen Gewebes. Die ihnen entsprechenden originären, und sich vielfältig differenzierenden Zellen sind normalerweise leicht aktivierbar. Sie expandieren in vivo polyklonal und koordiniert. Danach fallen sie fast ausnahmslos ebenso leicht wieder in Ruhelage zurück.

Die Einteilung der Non Hodgkin-Lymphome (NHL) wurde international nur ungenügend auf die unkoordiniert sich ausweitende Zelle ausgerichtet. Daher beziehen sich bis heute die Ergebnisse auch der Interferontherapie auf uneinheitliche, pathohistologisch definierte Entitäten ohne fest zugeordnete zytogenetische, virologische, molekularbiologische und geomedizinische Grundlagen. Zusätzlich sind stark variierende und vereinfachende klinische Ausbreitungsstadien beim Vergleich von Therapieresultaten zu beachten [1, 2]. Ziemlich einheitlich wird nur zwischen niedrig malignen (zytischen), intermediären (zytisch und blastischen) sowie hochmalignen (blastischen oder histiozytischen) Lymphomen unterschieden (wie aus Tabelle 1 ersichtlich) [3].

Die Probleme sind für die mit IFN-α am erfolgreichsten zu behandelnden Lymphome ausgeräumt. Ihre spezifischen zytopathologischen Eigenschaften sind nicht zweifelhaft: Weltweit einheitlich werden die Hairy cell-Leukämie (HCL), das multiple Myelom und die kutanen T-Zell-Lymphome zytologisch eingegrenzt, und brauchbare Stadieneinteilungen stehen für jede Entität zur Verfügung [4, 5, 6]. Sie erhalten durch ihr Ansprechen auf IFN-α nur noch eine zusätzliche funktionelle Einheitlichkeit. Inzwischen wurden auch schon die Remissionskriterien zumindest für die HCL an die Therapieerfolge mit Interferon adaptiert und eine strengere Definition der kompletten Remission vorgenommen [7]. Die meisten publizierten Studien verwendeten außerdem für die Graduierung und Erfassung der Nebenwirkungen den Vorschlag der Weltgesundheitsorganisation (WHO).

Funktionelle Betrachtungen

Vorbedingungen der Träger

Einige Non Hodgkin-Lymphome kommen gehäuft bei bestimmten Rassen vor und entstehen in bestimmten Lebensaltern. Für die Hairy cell-Leukämie besteht außerdem eine starke Bindung an das männliche Geschlecht. Manchmal tragen Stimulatoren wie eine chronische Malariainfektion zur Lymphomentstehung, wie z. B. beim Burkitt-Lymphom, bei [8].

Einflüsse des umgebenden Gewebes

Erweiterung oder Rückführung in Ruhephasen finden lokalisiert statt und werden wahrscheinlich von umgebenden Zellen beeinflußt. Ein maligner Zell-Klon kann sich entsprechend follikulär im Grundgewebe bilden oder unabhängig von Grundstrukturen diffus infiltrieren. Die Induktion von regelrechten Funktionsabläufen scheint durch die Neoplasie erschwert zu sein.

Zellstrukturen, die durch Interferon beeinflußt werden: Oberflächen- und Rezeptorproteine

Die Oberflächen der Zellen tragen für die Kooperation, Funktionen, die Aktivierung und Proliferation Rezeptoren für spezifische Induktoren. Neben Rezeptoren für genannte Faktoren tragen sie auch einen größeren Besatz an Rezeptoren mit hoher Affinität für Klasse I- und II-Interferone. Auf Lymphoblasten werden für IFN etwa 2×10^3 Rezeptorstellen pro Zelle gefunden [9, 10], deren Funktion in Zellkulturen dargestellt werden kann. Auf IFN wird oft intensiv rasch z. B. durch gesteigerte Expression von HLA Klasse I- und -II-Antigenen reagiert [11].

Intrazelluläre Proteine und Strukturen unter α-Interferon

Unter IFN-α verändert sich das Proteinmuster deutlich. So wurden mit einfachen biochemischen Methoden neue zelluläre Proteine in der Elektrophorese aufgefunden [12]. Elektronenoptisch werden in lymphatischen Zellen parallele tubuläre Strukturen nach IFN-α-Einwirkung erkennbar. Auf IFN ansprechende, CD8-Antigen positive T-Zellen entwickeln unter dem Einfluß von IFN-α diese Strukturen während ihr Klon expandiert. Sie scheinen funktionell zur oft beobachteten verstärkten natürlichen Killerzellaktivität beizutragen [13].

Chromosomenveränderungen

Verschiedene Veränderungen von Chromosomen werden bei malignen Lymphomen beobachtet. So wird in einigen blastischen B-Zell-Lymphomen wie dem Burkitt-Lymphom nicht nur das Genom des Epstein-Barr-Virus (EBV) in den Zellkernen integriert; zusätzlich findet eine Translokation 8,14 bzw. 8,22 oder 8,2 und eine Deletion am Chromosom 1 statt [14]. Zur Zeit bemüht man sich um die Klärung des Pathomechanismus, der die Transformation der B-Lymphozyten bewirkt [15, 16] und wie dieser durch α-IFN beeinflußt werden kann.

Genomische Veränderungen

Für Lymphozyten sind viele reguläre reifungsabhängige chromosomale und molekulare Veränderungen erforscht. So ist es heute üblich, die Klonalität einer Lymphozytenpopulation auch molekulargenetisch durch den Nachweis vom Rearrangement der Gene für die Immunglobulinsynthese bei den B-Zellen zu beweisen, oder in Parallele dazu durch die Analyse der β-, τ- oder α-Ketten der T-Zellrezeptoren zu belegen [17, 18]. Von IFN ist bekannt, daß es die Bildung der Immunglobuline beeinflußt [19].

Retroviren und Onkogene

Neben der Verbindung von EBV und HBV mit B-lymphoblastischen malignen Lymphomen besteht zu T-Zell-Lymphomen eine enge Korrelation mit RNS-Retroviren beim Menschen. In Zellen eines aggressiven und endemisch beschränkt vorkommenden T-Zell-Lymphoms wurden die humanen T-Lymphom-Viren (HTLV I) elektronenmikroskopisch erkannt. Die assoziierte adulte lymphatische T-Zell-Leukämie (ATCL), wurde in Japan, der Karibik und London bei Einwanderern aus Westindien gefunden [20, 21, 22]. Ein ähnlich aufgebautes Retro-Virus scheint in besonderen Fällen der Hairy cell-Leukämie vorzuliegen. Es wurde als das zweite humane T-lymphotrope Virus (HTLV II) in einer „T-Zell Variante der Hairy cell-Leukämie" gefunden und mit der Erkrankung in Verbindung gebracht [23]. Mit der klassischen B-Zell-Hairy-cell-Leukämie konnte für das Virus bisher kein Zusammenhang hergestellt werden. Ein drittes, verwandtes humanes Retrovirus spielt eine größere, aber wahrscheinlich nur indirekte Rolle bei der Entstehung von Non Hodgkin-Lymphomen: Gehäuft treten ungewöhnliche Non Hodgkin-Lymphome bei Patienten mit einer Infektion durch das heute den Lentiviren zugeordnete humane Immundefizienzvirus I (HIV I) auf. Die zugehörigen meist hochmalignen Lymphome sind schwer zu klassifizieren. Sie befallen die Organe eher diffus und oft primär das zentrale Nervensystem [24].

Neben der kompletten, genomischen Integration von transformierenden und replikationskompetenten Viren, die epidemiologisch über horizontale Übertragung entdeckt werden konnte, wurden weitere definierte Veränderungen bekannt. Dies betrifft abnorme Insertionen von zellulären Onkogenen, denen allgemein eine distinkte Rolle für die Aktivierung von Zellen zugewiesen wird. Eine Translokation des c-myc-Onkogens wird z. B. beim Burkitt-Typ-Lymphom gefunden. Seine Aktivierung kann experimentell durch IFN beeinflußt werden. An einer etablierten Zellinie wurde hierfür über die c-myc-Boten RNS ein Regulationsmodell entwickelt [25]. Amplifikationen von Onkogenen und ihre Translokationen allein, ohne mutierte Genprodukte, spielen aber wohl nur eine untergeordnete Rolle für die Entwicklung abnormer Zellen. Sie tragen wahrscheinlich nicht die Autonomie einer Proliferation [26]. Onkogenprodukte mit veränderten Eigenschaften können dagegen anders wirken. Aber ob Interferon auf die durch Punktmutation alterierten Onkogenprodukte wirkt, wie sie für die ras-Familie beschrieben wurden [27], erscheint heute noch zweifelhaft.

Die Interferone

Interferon-γ

Obwohl das τ-Interferon bei lymphatischen Systemerkrankungen wegen seiner direkten Abstammung aus dem Immunsystem [10] und seiner Wirkung auf die B-Lymphozyten, Makrophagen als antigenpräsentierende Zellen sowie auf die Expression von Klasse II HLA-Antigenen als am geeignetsten für die Therapie eingeschätzt wurde, endeten viele klinische Studien bei den Non Hodgkin-Lymphomen früh wegen mangelhafter Effizienz [28].

Interferon-β

IFN-β bildet zusammen mit den IFNen-α die Klasse I-Interferone. Sein Protein wird wie das des IFNs-α vom Chromosom 9 codiert, das Rezeptorprotein auf Chromosom 21. Der einheitliche Rezeptor bindet alle Klasse I-Interferone und erschwert es, sich die isolierten Wirkungen von spezifischen IFNen-α und dem IFN-β zu erklären oder vorherzusagen. Gentechnologisch hergestelltes β-Interferon wurde klinisch noch nicht breiter erprobt und gut angereicherte Extrakte aus Kulturzellen nur an wenigen Patienten. Nur für die Haarzellen-Leukämie stehen Zahlen aus neuerer Zeit zur Verfügung [29]. Ein Teil des hierfür aus Kulturen extrahierten β-Interferons wird möglicherweise von „IFN-β$_2$" gestellt. Dieses fördert als B-Zell-Growth-Faktor (BCGF II oder Interleukin 6) das Wachstum von B-Zellen, zu denen auch Haarzellen gehören. Obwohl keine Homologie dieses auf dem Chromosom 7 codierten Proteins mit IFN-β besteht, wird „IFN-β$_2$" nach Stimulation vermehrt gebildet. Ein klinisch nachteiliger Effekt wäre denkbar. Reines, gentechnologisch gewonnenes IFN-β könnte allein antiproliferativ aktiv sein.

Interferon-α

Die meisten verfügbaren klinischen Informationen beziehen sich auf Untersuchungen mit IFN-α. Es verlangsamt mehrere Phasen im Proliferationszyklus von lymphatischen Zellen in Kultur. Es wirkt nur kurz. Bald nach der Entfernung aus dem Medium setzt die Proliferation wieder ein [30]. Die Wirkung des Wachstumsfaktors BCGF (s.o.) konnte in den Kulturen von 3 Patienten unterbunden werden, die 6 Stunden vorher IFN-α erhalten hatten. Die zellulären biochemischen Reaktionen mit Inaktivierung eines Elongationsfaktors für die Proteinsynthese und Aktivierung von Endoribonukleasen durch vermehrte Oligoadenylate werden an anderer Stelle besprochen z.B. [26].

Für die Non Hodgkin-Lymphome wurden ähnliche in-vitro-Untersuchungen mit IFN z.B. an 29 Patienten mit chronischer lymphatischer Leukämie (CLL) durchgeführt. 19mal differenzierten sie zu plasmazytoiden Zellen aus. Klinische Angaben erwähnen die Autoren von ihren Patienten leider nicht [30].

Meßmethoden zur Prüfung der therapeutischen Wirksamkeit

Eine neue Therapie kann nur rasch beurteilt werden, wenn ihre Effizienz kurzfristig meßbar ist. Leider waren die in-vitro-Untersuchungen nicht prädiktiv. Die im vorigen Absatz genannten Messungen wurden so auch nicht in der Klinik etabliert. Erst in neuerer Zeit boten die Interleukin 2-Rezeptoren (IL2-R) auf den riesigen Oberflächen der Haarzellen eine Gelegenheit, das Ansprechen über die im Serum transportierten IL2-R-Degradationsprodukte zu verfolgen. Sie ergaben eine grobe Korrelation zur klinisch meßbaren Tumormasse [31]. Zur Zeit wird die Messung das CD$_8$ Strukturproteins im Serum in Analogie überprüft [32]. Ein Frühtest für die initiale Antwort steht damit aber noch nicht zur Verfügung. Da Infekte ebenfalls zu kräftigen Erhöhungen des IL2-R-Proteins im Serum führen, und diese bei NHL-Patienten gehäuft vorkommen, muß öfter mit Störungen gerechnet werden. So werden weiter frühe Parameter des Erfolgs gesucht wie auch die Verwendbarkeit von β$_2$-Mikroglobulin [33], um die für die Therapie geeigneten Patienten eher erkennen zu können und um zu lernen, die Therapie zu steuern. Klinische Verbesserung blieb daher das Maß für den Therapieerfolg.

Antikörperbildung gegen Interferone

Non Hodgkin-Lymphome entwickeln sich bei Europäern vorwiegend aus B-Zellen. Sie verlaufen oft mit zunehmender Immundefizienz und/oder Autoimmunphänomenen. Die Entwicklung von Antikörpern gegen Interferon trifft so auf besondere Vorbedingungen.

Unter 559 Patienten, die mit IFN-α_{2a} behandelt worden waren, wurden 60 mit Non Hodgkin-Lymphomen und 12 mit Myelomen beobachtet, von denen wieder 22%, bzw. 17% neutralisierende Antikörper entwickelten, was deutlich niedriger als beim z. B. gleichzeitig berichteten Nierenzellkarzinom oder Kaposi-Sarkom lag [34]. Dagegen wird bei Einsatz von IFN-α_{2b} mit anderer Untersuchungstechnik global für alle Patienten nur eine Häufigkeit von 2,5% neutralisierende Antikörper angegeben. Für das IFN-α_{2c} liegen bisher noch keine klar endgültigen Studienauswertungen vor. Technische Probleme standen einer vergleichenden Bewertung der Immunogenität der verschiedenen Medikamente entgegen [35].

Interferon in der klinischen Therapie der NHL

Ausgewählte Daten werden in der Tabelle 2 dargestellt. Die zugrundeliegenden Publikationen beziehen sich überwiegend auf Phase-II-Studien mit einem inhomogenen Krankengut. Die Resultate der Therapie mit IFN werden im folgenden unabhängig von der Tabelle angeordnet referiert. Sie erscheinen auf pathologisch definierte Entitäten bezogen, und Einzelbeobachtungen sind nicht ausgeschlossen.

Tabelle 1. Kiel-Klassifikation der Non-Hodgkin-Lymphome [3]

Niedriger Malignitätsgrad
Lymphocytisch
  B-CLL
  T-CLL
  Haarzellen-Leukämie
  Mycosis fungoides/Sézary-Syndrom
  T-Zonen-Lymphom
Lymphoplasmocytisch/cytoid (LP-Immunocytom)
Plasmocytisch
Centrocytisch
Centroblastisch/centrocytisch
Unklassifiziert (niedrigmaligne)

Hoher Malignitätsgrad
Centroblastisch
Lymphoblastisch
  B-lymphoblastisch, Burkitt-Typ u. a.
  T-lymphoblastisch
Immunoblastisch
Unklassifiziert (hochmaligne)

Behandlung hochgradig maligner Non Hodgkin-Lymphome

Man versuchte früh, hochgradig maligne NHL durch Interferon zu beeinflussen. In die erste Phase-II-Studie zur Wirkung von IFN-α der American Cancer Society wurden von 1979 bis 1982 11 sogenannte diffuse histiozytische Lymphome eingebracht. Nur 8 von ihnen waren auswertbar und hatten tatsächlich über 30 Tage täglich Interferon erhalten, 2 Patienten zeigten eine geringe Therapieansprache. Beide waren mit der höchsten verwendeten Dosis (9×10^6 IU/Tag nIFN-α therapiert worden. Ihre Remissionen hielten nach Therapieende noch einen bzw. zwei Monate an [36]. Die Aussagen dieser Studie sind schwer auf den deutschen Raum zu übertragen, da die amerikanische histopathologische Einteilung nicht nachvollzogen werden kann. Es muß offenbleiben, ob nicht doch z. B. ein besonderer Untertyp wie der eines zentroblastischen Lymphoms reagiert hatte und damit die verwendete Dosis nicht verallgemeinert werden kann. Diese Einschränkung gilt auch für weitere Literaturzitate.

Besser definiert war ein anderes hochmalignes Ziellymphom. In einer randomisierten Studie wurde eher zufällig ein Effekt auf die common acute lymphoblastic leukemia (cALL) des Kindesalters beschrieben. Die Rezidivhäufigkeit war nach Knochenmarktransplantationen von 18/39 auf 8/40 Rezidive reduziert worden, wenn IFN-α eingesetzt war. Der eigentlich vom Interferon erwartete Schutz gegen Zytomegalie- und Herpesviren wurde nicht erreicht. Tatsächlich waren Herpes-Enzephalitiden gehäuft und begleitet von komplizierenden, bakteriellen Pneumonien [37]. Zuletzt liegen für die adulte virusassoziierte T-Zell-lymphoblastische Leukämie Resultate vor, die in Kasuistiken beschrieben wurden.

Behandlung virusassoziierter Lymphome

Adultes T-Zell-Leukämie/Lymphom (ATCL)

Die Beobachtungen zur Wirkung von IFN-α auf das HTLV-I-assoziierte adulte T-Zell-Lymphom sind spärlich. Eine kürzlich publizierte Kasuistik beschreibt nach 40 täglichen Gaben von IFN-α_{2a} eine stabile Remission des Lymphoms eines 61jährigen Patienten, der zytostatisch vorbehandelt war. Die Darstellung des klinischen Verlaufs in der Arbeit stützt nur ungenügend die postulierte Abhängigkeit des Therapieerfolgs vom Einsatz des Interferons, da die Remission schon nach der vorangegangenen zytostatischen Therapie eingetreten war [38]. Für die Berichte über das adulte T-Zell-Lymphom ist auffällig, daß große Intervalle zwischen ihnen liegen. Denn obwohl die erste weiterverbreitete Publikation 1984 ein eindrucksvolles Tumorlysesyndrom als Zeichen hoher Therapieaktivität beschrieb, folgte der nächste Bericht erst nach langer Pause. Der 57jährige Patient mit ATCL hatte im aktiven Rezidiv sehr hohe Dosen von IFN-α_{2a} erhalten und befristet dramatisch reagiert. Die Sammlung auch negativer Therapieerfahrungen erscheint überfällig.

Haarzell-Leukämie (HTLV II-assoziierte T-Zellvariante)

Bei dem ersten Patienten mit HTLV II-Partikeln [16] führte die Splenektomie zur Besserung im Berichtszeitraum. In-vitro-Daten über Interferonwirkungen an der abgeleiteten T-Zell-Haarzellinie wurden m. E. nicht publiziert. Auch der zweite Bericht über eine HTLV II-Isolierung berichtet nicht die Therapie des vorher splenektomierten Patienten. Der neueste Bericht einer chronischen T-Zell-Leukämie mit HTLV II-Markern [39], subsumiert den Fall nicht mehr unter der klassischen Haarzell-Leukämie.

Burkitt-Lymphom

Hochmaligne Lymphome wurden nach den allgemein enttäuschenden Anfangsresultaten nicht ausgedehnter mit IFNen-α therapiert. So bestehen auch keine verwertbaren Daten für das klassische Burkitt-Lymphom, das relativ gut auf die Chemotherapie anspricht. Der Einfluß von Typ 1-IFN auf die von einem Burkitt-Lymphom abgeleiteten Daudi-Zellen könnte aber klinische Wirksamkeit erwarten lassen [25]. Möglich scheint die Verminderung von Hirn- und evtl. auch Liquorbefall bei diesem Lymphom. Dies wäre in Therapiestudien zu überprüfen.

Therapie der Non Hodgkin-Lymphome niedriger Malignität

Follikuläre oder Keimzentrums-Lymphome

Als niedrig maligne Non Hodgkin-Lymphome werden „zytische" lymphatische klonale Proliferationen bezeichnet. Sie schließen die chronische lymphatische Leukämie (CLL), die Keimzentrumslymphome (centrocytische (CC), centroblastische (CB), centrocytische/centroblastische (CB/CC)), die Haarzellen-Leukämie (HCL), das multiple Myelom (MM) und eine Reihe von sogenannten reifzelligen kutanen T-Zell-Lymphomen (CTCL) ein. Da die Nomenklatur weltweit nicht einheitlich verwendet wird, sind die Beobachtungen von Therapieergebnissen oft nur für annähernd vergleichbare Kollektive beschreibbar [40]. Publiziert wurden fast ausschließlich Rezidivtherapien mit IFN-α (Tabelle 2).

In einer frühen Studie mit hochdosiertem IFN-α_2 zeigten von 24 ausgedehnt vorbehandelten Patienten 4 komplette und 9 partielle Remissionen. Appliziert wurden 50×10^6 U/M^2 3mal s.c. in der Woche. Die kompletten Remissionen traten ein bei großzelligen (n = 1) und kleinzelligen follikulären (n = 3), also wahrscheinlich Keimzentrumszell-Lymphomen, ein. Die geplante Therapiedauer von 2 Monaten wurde nach erzielter Remission verlängert, als die Patienten nach 2–7 Monaten zu rezidivieren begannen. Zwei der Remittenten reagierten auf die wiedereingeleitete Therapie erneut mit kompletten Remissionen. Die benötigte hohe Dosis wurde allerdings nicht ausreichend

Tabelle 2. Ausgewählte Ergebnisse bei NHL

NHL-Typ	IFN	Dosis ($\times 10^6/\text{m}^2$)	Route	Patienten Eing/Eval		Vortherapie Chemo x Rö	Ergebnis CR	PR	MR	NR	Ref.
LG$_{\text{CLL}}$	α_{2a}	3/we 50	im	19	18	18 (12)	0	2	0	10	50
		(5 TZ < 100 000)				(6)	0	0	0	0	50
CLL	n-α	9 3/we		6		6					36
		3 3/we		2	(10)	2					
		1 3/we		2		2					
	α_{2b}	10 3/we	sc	5	(5)	5	0	0	0	0	47
Nodulär	n	9 3/we		12		KA	0	3	1	8	36
		3 3/we		3	(18)		0	0	2	1	36
		1 3/we		3			0	0	0	3	36
	α_{2b}	10 3/we	sc	15	(15)		3	7	0	5	
	α_{2a}	50 3/we		29	(24)	14	4	9	2	9	50
HG	α_{2a}	9 3/we		11	(8)	KA	0	0	2	6	36
Nodulär	n-α	11 daily		7		3	1	3	2	1	52
HG				4		3	0	0	0	4	
Nodulär	α_{2a}	3–50 3/we	im	17		16	2	4	2	9	44
CTCL	α_{2a}	50 3/we	im	20		16	3	6	5	6	54
LG		12 tiw	im	16	(16)		1	6	0	9	42
LG	nβ	4,5 daily 9	iv	10	(10)	10	1	1	0	8	45

LG = Non-Hodgkin-Lymphom (niedriggradig maligne), HG = Non-Hodgkin-Lymphom (hochgradig maligne), CTCL = Kutanes T-Zell-Lymphom

toleriert, und die reduzierte der Dosis von 5×10^6 U/m$^2 \times 3$/Woche wurde mit einem Fortschreiten der Erkrankung beantwortet. Die Remissionsdauer wurde für die weiterbehandelten Patienten mit 8–12 Monaten bestimmt [41].

Besonders interessant scheinen IFN-Effekte auf die eher schlecht auf die Chemotherapie ansprechenden zentrozytischen Lymphome, die sich seltener hinter kleinzelligen follikulären, meist hinter den diffusen kleinzelligen Lymphomen verbergen könnten. Einzelne Fallbeschreibungen befinden sich an anderer Stelle dieses Kapitels wieder. Die Nachbeurteilung aller Fälle von den behandelten niedriggradig malignen Lymphomen durch ein einheitliches Histologenpanel könnte Auskunft geben.

Isoliert wurde über 17 noduläre, aber von den Autoren wenig differenziert beschriebene lymphozytische Non Hodgkin-Lymphome im Rezidiv aus einer ebenfalls früh durchgeführten Studie berichtet. Die beiden kompletten Remissionen betrafen wiederum die Patienten mit der höchsten Dosisstufe von 36×10^6 U/m^2 Interferon täglich intramuskulär. Fast alle Patienten der Studie mußten nach kurzer Zeit wegen Nebenwirkungen niedriger dosiert weiterbehandelt werden. Auch die 4 partiellen Remissionen betrafen Patienten mit den hohen Dosen von mehr als 9×10^6 U Interferon täglich [36], so daß zusammengenommen recht hohe Dosierungen für vorbehandelte Patienten notwendig erschienen. Dies wird durch die noch größeren Injektionsmengen unterstützt, die in einer weiteren Phase-I-Studie für die Remittenten mit $50 \times 10^6/m^2$ Interferon täglich angegeben wurde [42, 43]. Unklar blieb bei allen Studien, ob nicht kurze Therapiestöße über wenige Tage mit den hohen Dosen besser durchführbar gewesen wären. Das erneute Ansprechen mancher NHL-Patienten nach Progression stützt solche Bewertungen einer intermittierend eingesetzten Therapie.

Die immer wieder genannte follikuläre Struktur der meisten ansprechenden Lymphome läßt darauf schließen, daß am ehesten die centroblastischen/centrocytischen Lymphome nach der Kieler Nomenklatur beeinflußt werden. Sie sind nicht selten [40]. Das Interesse an der Therapie blieb trotzdem beschränkt, weil die notwendigen Mengen an Interferon schlecht toleriert wurden. Mehr als ein Drittel der reportierten Patienten schied wegen der Nebenwirkungen aus der Therapie aus oder erreichte nicht den aktiven Dosisbereich [44]. IFN-β brachte keine besseren Resultate [45]. Für jüngere Patienten mit diesen Lymphomen ist der Einsatz aber weiter überlegenswert. Unter ihnen dürfte die Hauptzielgruppe die jungen Männer sein, deren Fertilität nicht beeinträchtigt wird. [46]. Ebenso ist auch Terato- und Mutagenität nicht zu erwarten. Bei der heute geübten Zurückhaltung der zytostatischen Therapie dieser Lymphome [47, 48] bietet der Einsatz von Interferon eine Alternative, die in geeigneten Studien geprüft werden sollte. Im Ausland laufen andere Studienplanungen an. Amerikanische Studien haben dabei eine Verbesserung durch Kombination von zytostatischer und „Response modifizierender" Therapie zum Ziel [49, 50]. Endgültige Ergebnisse wurden im Frühjahr 1988 noch nicht vorgestellt (Proc Amer Soc Clin Oncol 7, 1988).

Diffuses niedrigmalignes lymphozytisches Lymphom vom Typ der chronischen lymphatischen Leukämie (CLL)

Fast die Hälfte aller Non Hodgkin-Lymphome entspricht der CLL. Unter dem therapeutischen Gesichtspunkt des Werts von Interferon wurde in in-vitro-Untersuchungen die Verwandtschaft der B-CCL und des Immunozytoms mit der Hairy-Cell-Leukämie noch einmal überprüft. Tatsächlich wurden unter Phorbolestern in Kulturen mit B-Zellen Oberflächenmarker exprimiert, die als Beleg für klinische Übergänge der Entitäten genommen wurden [51]. Das häufige Vorkommen der CLL, die eher beschränkte Beeinflußbarkeit ihrer Proliferation und die Prädilektion ihrer Träger für Infektionen sowie ihre Gefährdung unter Zytostatika ließen wiederholt nach neuen Therapieformen suchen. So wurden schon in die Phase-I-Studie der American Cancer Society mit IFN-α-Leu bis 1982 10 Patienten mit CLL eingeschlossen, von denen allerdings keiner auf das Interferon ansprach [36]. Nur viel höhere Dosen von rekombinantem IFN-α (50×10^6 IU/m^2 3 × pro Woche) erzeugten doch unter 18 vorbehandelten Patienten 2 geringwertig eingeschätzte partielle Remissionen. Das ungünstige Ergebnis wird noch überschattet durch die gefürchtete – selten sonst beschriebene – Akzeleration. Unter den hohen Dosen hatten sich 5 von 18 Patienten so verschlechtert, daß die Autoren eine eigene Tabelle über den akzelerierten Verlauf der CLL dieser Patienten in die Arbeit einfügten [52].

Eine dritte Studie wurde in allerneuester Zeit mit IFN-α_{2b} vorgenommen. Sie begann mit 1,5 und steigerte auf $3,0 \times 10^6$ IU/m^2 3 $\times$ pro Woche. 5 Patienten hatten nach 3 Monaten angesprochen, so daß weitere 3 Monate therapiert wurde. Der Erfolg der Therapie war in allen Fällen schon nach 8 Tagen am Abfall der Lymphozyten ablesbar. 1 Patient ohne Verbesserung der Lymphozytenzahl wurde aus der Studie genommen, als sich in der 8. Woche eine autoimmunhämolytische Anämie einstellte [53, 54].

Wirkung in bezug auf die Organmanifestation

Ähnlich wie bei Nierenzellkarzinomen und Melanomen wurden Differenzen in der Art der Ansprache für den Befall verschiedener Organe durch Non Hodgkin-Lymphome gesehen. Die Beobachter waren z. B. vom isolierten Effekt in der Lunge so beeindruckt, daß sie über zwei Patienten berichteten, die nach der Beschreibung wahrscheinlich pulmonale Immunozytome trugen [55].

Therapie von kutanen T-Zell-Lymphomen (CTCL)

Die kutanen T-Zell-Lymphome gehen von relativ reif erscheinenden T-Zellen aus, die üblicherweise mit dem CD$_4$-Antigen einen T/Helferzell-Oberflächenmarker zeigen und einen besonders geformten Zellkern aufweisen. Solche stark eingekerbten oder gelappten Zellkerne sind pathognomisch (Sézary-Zellen). Sie besiedeln Lunge und Leber, aber das Knochenmark fast nie. Selten sind vergleichbare Zellen auch in massiv allergisch stimulierter Haut außerhalb dieser Erkrankungen zu finden. Die Bindung an die Haut bei der Mycosis fungoides ist stärker und oft jahrelang isoliertes Symptom. Erst später treten Manifestationen in Lymphknoten und parenchymatösen Organen hinzu. Topische Behandlungen mit Zytostatika, UV-Licht und energiereichen Strahlen waren entsprechend die primäre Therapie. Sie ergaben zeitlich begrenzte Remissionen. Eine neue Therapie mit Reinfusion extern UV-bestrahlter autologer, separierter Zellen deutet auf eine besondere Kooperation der Zellen untereinander oder mit der Haut hin.

Die Interferontherapie der fast regelhaft schlecht zytostatisch beeinflußbaren CTCL wurde früh als hilfreich erkannt [56]. Sogar niedrige Dosen bringen auch nach wenigen eigenen Erfahrungen prompt – aber zeitlich begrenzt – eine Erleichterung des heftigen Juckreizes, des Nachtschweißes und erzeugen eine Reinigung von infizierten Hautläsionen. Die Wirkung auf die inneren Manifestationen konnte auch dissoziiert ausfallen. Dies war hilfreich für zwei Patientinnen in generalisierten Stadien, die später mit Desoxycoformycin (Pentostatin) behandelt wurden und zwei weitere mit einzelnen lokalen Herden, die keine weitere Therapie benötigten. In einer größeren Studie von 20 Patienten mit einer höher dosierten IFN-Studie für fortgeschrittene CTCL mit 50×10^6 IE/m^2 α_2-Interferon 3 × pro Woche erreichten 3 komplette und 6 partielle Remissionen von 3–25 (im Mittel 5) Monaten Dauer. Die Wirksamkeit war schon 1984 Anlaß, Interferon mit anderen Verfahren zu kombinieren [57]. Die wirklich benötigten Dosen scheinen primär eher gering [58, 59], wobei für die Kombination keine Erfolgsdaten vorliegen.

Spezielle Nebenwirkungen von Interferon-α bei der Therapie von Non Hodgkin-Lymphomen

Patienten mit Non Hodgkin-Lymphomen leiden oft bei noch guten Werten des Blutbildes unter Erschöpfung und Müdigkeit sowie schwer abklingenden Infektionen, was eine eingeschränkte Toleranz gegen Interferon hat vermuten lassen. Die meisten Autoren vermerken aber keine speziellen Nebenwirkungen. Eine Ausnahme bildete eine Studie zur chronischen lymphatischen Leukämie. Neben der oben erwähnten Akzeleration in einigen Fällen wird über gravierende Herpes simplex-Infektionen berichtet. Und in der Studie über die Effekte nach Transplantation kindlicher akuter lymphoblastischer Leukämien werden zerebrale Veränderungen ebenfalls mit Herpesviren zusammengebracht [37]. Nach einigen Beobachtungen wird allerdings oft der Nachtschweiß vermindert. Lymphknotenschmerzen bei centroblastischen/centrocytischen Lymphomen waren seltener, und öfter ließ sich das Gewicht auch mit niedrigen Dosen und in Intervallbehandlung stabilisieren. Studien liegen zu diesen Beobachtungen nicht vor.

Interferon als Supplementtherapie bei Non Hodgkin-Lymphomen

Interferon zur Verminderung der Infektgefahr von Patienten mit Non Hodgkin-Lymphomen

Antikörpermangel, Struktur- und Funktionseinbußen von Lymphknoten und Milz sowie höheres Lebensalter belasten mit Infektionen des Respirationstraktes viele Patienten mit Non Hodgkin-Lymphomen. Aber auch andere virale und mehr noch bakterielle und mykotische Erkrankungen spiele eine große Rolle in der Krankheitsentwicklung bei Patienten mit NHL. Unter gesunden Probanden wurden Infektionen des respiratorischen Trakts in einer prospektiven randomisierten Studie durch Interferon vermindert. Bei erwarteter Exposition durch Familienmitglieder verhinderte die intranasale prophylaktische Gabe die Manifestation von 86% der Rhinovirusinfektionen gegenüber einer Kontrollgruppe, die Plazebo erhielt. Leider waren diese Effekte aber nicht für andere Viren nutzbar. Influenza-A, -B und Coronarvirusinfektionen wurden gesichert nicht beeinflußt [60]. Diese Studie mit gesunden Probanden sollte für NHL-Patienten bestätigt und eventuell nutzbar gemacht

werden. Doch Vorsicht ist geboten. Nicht reduziert wurden ebenfalls Zytome-
galievirusinfektionen in einer Studie mit prophylaktischer Gabe bei knochen-
marktransplantierten Kindern [37] und wir wurden von Infektionen in einer
eigenen Studie mit täglicher Applikation von Interferon über 84 Tage überrascht. Besonders gefährdet waren splenektomierte oder zytostatisch vorbehandelte Patienten der Haarzellen-Leukämiestudie. Sie erlagen bis zum 120.
Tag unerwartet häufig mikrobiellen Infektionen. Die verantwortlichen Keime
waren Bakterien, Pilze und Mykobakterien [61, 62].

Adjuvante Therapie der NHL

Eine adjuvante Gabe von IFN als Induktor von Regulationsprozessen scheint
bei Lymphomen nach Erreichen von kompletten Remissionen prüfenswert.
Früh, in der Zeit von 1979–1983, wurde bei einem lymphoblastischen Non
Hodgkin-Lymphom trotz anderer Zielsetzung zufällig eine solche Therapie
erfaßt. Angelegt war eine prospektive, randomisierte und kontrollierte Studie
an 79 Kindern mit cALL (common acute lymphoblastic leukemia), die zu ⅔
in zweiter oder späterer Remission mit allogenem Knochenmark transplantiert worden waren [36]. Virale Komplikationen der Posttransplantations-
phase sollten verhindert werden. Die Kinder erhielten deshalb von dem Tag
mit mehr als 200 Neutrophilen/ul jeden 3. Tag bis zum 80. Tag Leukozyten-
Interferon. Die meisten Kinder erhielten nach dem Protokoll vom Tag 8 an
etwa 750 000–1,5 Mill. IE IFN-Le pro Dosis, gesteuert von der Zahl ihrer
neutrophilen Granulozyten und Thrombozyten. Interferon verstärkte nicht
die Spender- gegen Wirtreaktion. Auch das Angehen des Spenderknochen-
marks war nicht erschwert. IFN-α verringerte aber deutlich die Rückfallquote
der ALL. Es wurden nur 8 Rezidive bei 39 behandelten Patienten beobachtet
gegenüber 18 Rezidiven in der Kontrollgruppe von 40 Patienten. Diese Beobachtung wurde auf eine direkte Wirkung auf die Leukämiezellen bezogen.
Der antileukämische Effekt wurde leider durch bakterielle Infektionen bis
zum Tag 120 aufgebraucht.

Haarzellen-Leukämie

Krankheitsbild und diagnostische Marker (Tabelle 3)

Das leukämische, splenomegale niedrig maligne Non Hodgkin-Lymphom,
das seit 1958 als Hairy-cell-Leukämie (HCL) nach dem Aussehen der zirkulierenden Zellen bezeichnet wird, kommt sehr selten mit etwa 2/1 Mill. Einwohner und Jahr vor [63]. Die besondere Morphologie der Zellen bei den
Patienten mit hervorstehender Splenomegalie bei Fehlen von Lymphknoten-
vergrößerungen war lange bekannt [64], bevor die Erkrankung weiter dadurch
auffiel, daß Therapieerfolge mit Chlorambucil nicht wie bei der chronischen
lymphozytischen Leukämie eintraten [65, 66]. Der indolente klinische Verlauf,

Tabelle 3.   Merkmale

Diagnose der HCL		
Vorkommen:		Häufig bei 50jährigen Männern
Klinische Befunde:		Splenomegalie ohne Lymphknotenvergrößerung
Verlauf:		Infektanfälligkeit, Schwäche
Labor:	Blutbild:	Panzytopenie, selten Leukämie Monozytopenie hervorstechend Anisozytose der Erythrozyten
	Zytologie:	Plasma weit, fein ausfransend, hell, oft schaumig erscheinend Kern ovoid bis bilobulär, locker strukturiert aber ohne Nukleolen
	Zytochemie:	Granuläre saure Phosphatasereaktion perinukleär betont, nicht hemmbar durch Tartrat
	Immunzytologisch:	Oberflächenmarker: CD 19+, CD, 1 a+, CD 11 c+, HLA, DR + Zytoplasmatische Marker monoklonale Immunglobulinketten μ, δ, τ, α, κ
	Knochenmarkbiopsie:	locker diffus infiltriert Retikulinfaservermehrung Gewebsmastzellvermehrung Mitoseindex < 1

das fast vollständige Fehlen von Lymphknotenbeteiligung sowie schwere Monozytopenie mit Infektionsneigung und die ungewöhnliche Prädominanz von Männern festigten die Sonderstellung der HCL. Die histologische Befunde der Infiltration der roten Pulpa der Milz, die diffuse lockere Infiltration des Knochenmarks und extrem niedriger Mitoseindex wurden konstante Marker.

Eigenschaften der Zellen

Die weitplasmatischen Zellen mit ihren oft ovoiden, lockeren Kernen werden leicht erkannt. In Zweifelsfällen hilft der immunzytochemische Nachweis tartratresistenter saurer Phosphatase bei der Diagnosesicherung [67]. Von den automatisierten Zählgeräten für die Erstellung des Differentialblutbilds werden sie üblicherweise nicht zugeordnet. Die Zellen besiedeln Sinusendothelien, unterwandern das Kapillarendothel der Lunge, die Mesothelien der Peritonealhöhle und können subperiostal und perineural infiltrieren [68, 69, 70, 71]. Die Infiltrate mit geringer Proliferation tragen eine vielgestaltige, schleichende Symptomatik. Die behinderte Bildung von Blutzellen und besonders von zirkulierenden Monozyten verschlechtert die Versorgung der Gewebe mit phagozytierenden Zellen [72]. Mit der Monozytopenie sind auch andere Mangelerscheinungen verbunden. Tumor Nekrose Faktor (TNFα) und endogene

Interferon-α-Produktion [73, 74] wurden wiederholt analysiert. Der Nachschub an histiozytären Elementen erzeugt nicht generell Mangel, obwohl auch in den Organen Veränderungen eintreten. Ersatz von Endothelien tritt ein und im Knochen- (und -markraum) vermehrte Osteoidbildung, Mastozytose und Einbindung von Plasmazellen in die Infiltrate sowie Retikulinfaserbildung. Ein Teil dieser Erscheinungen könnte auch auf die endogene Produktion von B-Cell-Growth-Factor bezogen werden [75, 76]. Interaktionen mit der leichten Erniedrigung von Natürlichen „Killer"-Zellen (NK-Zellen) sind noch nicht geklärt [77].

Als die Oberflächenantigene der Haarzellen auch mit monoklonalen Antikörpern dargestellt werden konnten, wurde die B-lymphozytische Natur von „hairy cells" bestätigt (vgl. Tabelle 2) [78]. Nur einzelne Patienten hatten Leukämiezellpopulationen, die T-Zell-Marker trugen [79]. Auch die Analysen der Immunglobingene zeigten B-Zell-Charakteristik an. Es wurden sowohl die Gene für die Synthese der schweren wie der leichten Ketten rearrangiert gefunden. Und ebenso wurde regelmäßig die Monoklonalität der leichten Ketten nachgewiesen [80]. Die genannten Befunde führten zu der Einordnung der Haarzelle als einer Präplasmazelle [81].

T-Rezeptor-rearrangements der seltenen T-Varianten konnten bisher nicht untersucht werden [82]. Bei einer prolymphozytären Variante mit Resistenz gegenüber IFN-α waren sowohl T-Zellrezeptor- wie Immunglobulingene rearrangiert [83]. Mit mehr differenzierten Techniken wurden inzwischen auch auf den Oberflächen weitere, schwächer ausgeprägte Antigenstrukturen auf Haarzellen entdeckt. Neben den reinen B-Zelltypischen Markern finden sich Strukturen, die sie mit Blutzellen völlig anderer Reihen teilt. Die CD 11c-Struktur, eine Antigen der Monozyten mit Rezeptoreigenschaften für das Fc-Fragment der Immunglobuline, wird auf der Zelle ebenso regelmäßig gefunden, wie das CD 1a-Antigen, das sonst nur auf frühen Thymozyten und Langerhans-Zellen nachgewiesen wird [74, 78, 79, 84, 85].

Klinischer Verlauf und Stadieneinteilungen

Die Haarzell-Leukämie wird klinisch durch Parameter der zunehmenden Knochenmarkinsuffizienz und/oder der Splenomegalie Stadien zugeteilt [86] (Tabelle 4). Diagnostisch und gleichermaßen prognostisch relevant ist die Trizytopenie im Blut bei infiltriertem, aber nicht extrem hyperzellulärem Knochenmark. Die Klinik folgt vorwiegend dem Mangel an Mono- und Granulozyten mit lebensbedrohenden Infektionen [87–93], so daß auch von der Pathergie der Erkrankung gesprochen wird [94]. Nach etwa 5 Jahren starben etwa 40% splenektomierten Patienten (Tabelle 4). Fast 80% der Verstorbenen einer Studie in zwei deutschen Universitätskliniken erlagen Infektionen [95]. Viele Therapiemaßnahmen erhöhten das Risiko infektiöser Komplikationen noch [90]. Wenige Patienten behalten jahrelang ohne Therapiemaßnahmen eine kompensierte Hämopoiese, und ihre Lebensqualität wird nur durch die Splenomegalie eingeschränkt.

Tabelle 4. Stadieneinteilung der HCL nach Jansen

Patienten vor Splenektomie werden den Stadien I–III, nachher denen von A–C zugeordnet.

Stadium	Hämoglobin g/l	Thrombozyten α 10^6/ul	Milz cm u. Rb
I	> 120 oder > 85		≤ 10 < 4
II	> 120 oder 85–120 oder < 85		> 10 4–10 < 4
III	85–120 oder < 85		> 10 ≥ 4

Stadium	Hämoglobin g/l		Neutrophile $\times 10^{9/1}$
A	> 120		> 0,5
B	> 120 oder 85–120		$\leq 0,5$ > 0,5
C	85–120 oder < 85		$\leq 0,5$ K.A.

Chromosomen, Retroviren, Onkogene

Regelhafte Chromosomenveränderungen wurden nicht bekannt [97]. Die Integration eines Virusgenoms konnte bisher nicht sicher nachgewiesen werden, obwohl ein humanes T-lymphotropes Virus (HTLV II) in einer Zellinie gefunden wurden, die aus einer sogenannten T-lymphozytischen Variante eines Patienten angezüchtet wurde [20, 98]. Nur indirekte Hinweise bestehen zwischen dem Vorkommen von HTLV-V Antikörpern und japanischen Patienten mit Hairy-cell-Leukämie [99]. Protooncogene ließen keine veränderten Lokalisationen oder Strukturen erkennen. Für c-fos wurde allerdings die Boten-RNS variiert gefunden [100]. Da das dem c-fos entsprechende Genprodukt noch nicht bekannt ist, konnte aber kein Zusammenhang mit Wachstumsfaktoren oder Rezeptoren hergestellt werden [101].

Wachstumsfaktoren

B-Zell-Wachstumsfaktoren (BCGF und TNFα) (s. a. 70–73) ziehen besonderes Interesse auf sich, weil Haarzellen diese Faktoren selbst produzieren, die sie für ihr Wachstum benötigen [102]. Eine autokrine Perpetuierung der Erkrankung wird daher z. Z. von mehreren Gruppen angenommen. BCGF aktiviert in vitro erst spät (nach 6–10 Tagen) meßbar die Thymidinsynthese in Haarzellen. In 6 darauf untersuchten Fällen von Hairy-cell-Leukämie wurde dieser Effekt regelmäßig durch IFN-α unterdrückt, aber nur in einem Fall durch IFN-τ. Die Spezifität des Befundes ist unklar, ebenso wie der der Rezeptoren für T-Zell-Wachstumsfaktoren [103]. Unter den Rezeptoren für therapeutische Regulationen spielen die für IFN klinisch zur Zeit wichtigste Rolle. Die Zellen sind reich an Rezeptoren für Typ I-IFNe [104].

Therapie der HCL

Depletorische Maßnahmen

Die Milzentnahme wurde rasch zur akzeptierten Therapie. Sie führte mit seltenen Ausnahmen zu einer erleichterten Hämopoiese und auch zu Abnahmen der Infiltrationen des Knochenmarks, die in einigen Fällen fast vollständigen Remissionen entsprachen. Die Erfolge wiesen auf die prinzipielle Beeinflußbarkeit der Erkrankung hin. Etwa 40% der splenektomierten Patienten erreichten einen stabilen Zustand nach der Entfernung der Milz für 1–3 Jahre, etwa 10% auch langanhaltend [55, 105, 106, 107]. Schritt die Erkrankung trotz Splenektomie fort, stieg die Infektionshäufigkeit drastisch an und die Prognose verschlechterte sich, wenn noch eine zytostatische Zusatztherapie benötigt wurde [87]. Zur Differentialtherapie wurden einige Prognosefaktoren vorgeschlagen, um geeignete Patienten für die Splenektomie auswählen zu können [108]. Die Resultate der Splenektomie übertrafen aber auch in der besten Gruppe nicht die später zu besprechende Interferontherapie.

Die Zellentnahme durch Leukapherese war nur bei betont leukämischen Verläufen technisch effektiv durchführbar und konnte damit nur bei wenigen Patienten befristet eingesetzt werden. Stabile Remissionen erzeugte die Leukapherese nicht [109, 110]. Eine Zellmassenreduktion durch Strahlentherapie [111] bleibt ein gewagtes Experiment.

Medikamentöse Therapie

Corticosteroide, Lithium [112] und Androgene [113] wurden eingesetzt, die ohne sicheren Effekt blieben. Alkylantien, auch Chlorambucil [62] und in neuester Zeit Hochdosistherapie mit Methotrexat [114] oder variable Dosen von Desoxycoformycin [11, 116, 117] führten eher zu Problemen im klinischen Verlauf wegen verstärkter Zytopenie mit folgender Infektionsneigung.

Selbst das rasch wirksame Desoxycoformycin verhinderte trotz gut erholter Granulozytenzahlen bei verstärkter Lymphopenie nicht schwere Infektionen [118, 93], beim Einsatz gegen verschiedene Grundkrankheiten.

Supplementierende Therapie

Addition von mononukleären Zellen und Infektionen konnten öfter die patienteneigene Hämopoiese stimulieren [119]. Aber auch die Gabe von HLA-identen Leukozytenkonzentraten erzielte langanhaltende Besserungen [120, 121]. Noch wirksamer war die Gabe von Knochenmark im Rahmen von Zwillingstransplantationen. Hierbei kam es zu einer stabilen Remission über mehr als 5 Jahre zum Berichtszeitpunkt [122]. Die beschriebenen Erfolge ließen hoffen, daß der Verlauf der Erkrankung durch biologische Eingriffe zu verändern sein mußte. Stimulierende Wachstumsfaktoren der Granulo- und Monozytenpoiese werden den Kreis der Supplemente erweitern [123].

Interferontherapie

In-vitro-Untersuchungen zur Wirkung des Interferon-α

In vitro ist über Kulturen von Haarzellen seltener als von sonstigen B-Lymphozyten berichtet worden, da Haarzellen im allgemeinen nicht in Langzeitkulturen gehalten werden können. Mit Eintritt des Interferons in die Therapie wuchs das Interesse an in-vitro-Untersuchungen aber so an, daß zumindest Kurzzeitkulturen oder transplantierbare Klone [124, 125] etabliert wurden. Die Techniken waren vergleichbar mit denen der Kulturen von B-Zell-Lymphomen, in denen die Wirkung des Interferons geprüft wurde. Haarzellen entwickelten in 5 von 8 solchen Kulturen unter IFN elektronenoptisch erkennbare tuboretikuläre Strukturen. Die so reagierenden Zellen stammten von den Patienten, die klinisch besonders gut auf die Therapie mit IFN ansprachen [126]. Solch ein klinischer Bezug konnte für die anderen Non Hodgkin-Lymphome nicht hergestellt werden. Dabei sollte aber bedacht werden, daß Artefaktstrukturen bei Versuchen mit Haarzellen nur schwer auszuschließen sind, und eine Bestätigung der Befunde noch notwendig ist. Funktionell unterdrückte IFN die Wirkung von exogenem B-Zell-Wachstumsfaktor (BCGF) auf hairy cells [127]. Bei Untersuchungen an der Haarzellinie KON wurde von IFN-α auch der stimulierende Effekt von Phorpbolmyristatester (PMA) unterdrückt. IFN-τ verminderte dagegen die Antwort auf andere Stimulantien wie Staphylokokkus aureus und Anti-IgM-Antikörper [128].

Klinische Untersuchungen zur Therapie mit Interferon (Tabelle 5)

Bis 1983 war keine maligne Erkrankung aufgefunden worden, bei der den Interferonen eine hervorragende Rolle in der Therapie zufiel. Die von Quesada 1983 beobachtete, sichere, große Wirksamkeit von Leukozyten-Interferon

Tabelle 5.   Ergebnisse der Interferonetherapie bei HCL

Interferon natürl.	Dosis $\times 10^6$ U	Wiederholung	Gabe	Patientenzahl (evaluiert)
n IFN-α	3	tgl.	s.c.	22
n IFN-α	3	tgl. (5/28)	s.c.	6
n IFN-α-$_{N_1}$	2/m^2	3/Wo		
n IFN-α-$_{N_1}$	3	tgl.	im.s.c.	17
n IFN-β	50	3/Wo	i.v.	8
gemischt				
n IFN-α	3	tgl.	s.c.	25
n IFn-α-$_{N_1}$	3	tgl.		9 27
τ IFN-α_{2b}	2/m^2	3/Wo		19
rekombinant α				
α_{2a}	3–(12)	1/tgl.	s.c.	30
α_{2b}	2/m^2	3/Wo	s.c.	128
	4–1/m^2	2/tgl.	s.c.	25
α_{2c}	1,2/m^2	tgl. $\times 84$	s.c.	81/73
rekombinant β				
β ser	50	tgl. $\times 14/28$	i.v.	7

auf 6 von 7 Haarzell-Leukämien erregte daher sofort weltweites Aufsehen. Zugleich waren eben neben den aus Leukozyten extrahierten und aus lymphoblastoiden Zellen gewonnenen Interferonen auch die rekombinanten α_2-Interferone verfügbar, was eine vielfältige Szene von klinischen Studien erzeugte. Die Anfangserfolge des natürlichen IFN-1e wurden rasch bestätigt, und auch die nach 12 und 24 Monaten Therapie beobachteten Resultate [129, 130, 131, 132, 133]. Unterschiedlichste Aspekte des Einsatzes von Interferon wurden in Phase-II-Studien bearbeitet. Erfahrungen von allgemeiner Bedeutung wurden daraus gewonnen. In den folgenden Jahren zeigte sich beispielhaft, daß eine biologisch optimale Anwendungsform sogar für die hochsensible HCL nur mühsam erarbeitet werden kann (Tabelle 4).

Das aus einer lymphoblastoiden Kultur extrahierte Interferon, das etwa 35% IFN-α enthält, ergab vergleichbare Resultate bei der Behandlung der Haarzell-Leukämie von mehr als 50 Patienten [134]. Die drei inzwischen gentechnologisch und großtechnisch hergestellten und vertriebenen Interferone α_{2a}, α_{2b} und α_{2c} erleichterten durch ihre definierte Aktivität die Suche nach der optimalen Dosis. Bis heute haben sie keine Differenzen ihrer biologischen Wirkung erkennen lassen. Nur wenige in-vitro-Untersuchungen deuten auf Eigenheiten im jeweiligen Wirkprofil hin und erwartungsgemäß wurden typenspezifische Antikörper beschrieben [135].

Die Wirksamkeit des β-Interferons aus Fibroblasten kann noch nicht sicher abgeschätzt werden [29]. Beimengungen von weiteren Wachstumsfaktoren sind möglich. Die mit extrahiertem IFN-β gewonnenen Ergebnisse sollten durch rekombinantes IFN-β-$_{ser}$ bestätigt werden.

Erfolgskriterien bei klinischer Anwendung

Das inzwischen unbegrenzt verfügbare IFN-α_2 sollte im besten Fall die breite Palette der IFNe-α aus Leukozyten für die optimale biologische Antwort ersetzen. Die Therapie mit einem komplex biologisch interaktiven Medikament ist schwer zu übersehen. Sie kann nicht durch tägliche Neueinstellung angepaßt werden, weil sich mit der ersten Einwirkung die Voraussetzungen für den Effekt verändern. Die Zeit bis zur sicheren Beurteilung des Ansprechens beträgt bei der IFN-behandlung der Haarzell-Leukämie mehrere Wochen. Das optimale Therapieergebnis wird oft erst nach ein bis drei Jahren erreicht [125, 136].

Remissionskriterien (Tabelle 6)

In den ersten Publikationen wurden noch die Zielkriterien der maximal tolerierten Dosis (MTD) verwendet [137]. Quesada hatte dann für die Haarzell-Leukämie die allgemein verbreiteten Erfolgskriterien für eine Induktionsbehandlung benutzt. Später wurden neue Remissionskriterien auf einem Workshop 1986 [7] vorgeschlagen. Die Parameter dieser beiden Formulierungen sind in Tabelle 7 dargestellt. In Zukunft muß eine einheitliche Erfolgsbeurteilung für alle Studien gefordert werden. Es wird absehbar, daß zur Remissionsbestimmung auch Serumparameter wie lösliche Interleukin 2-Rezeptoren oder CD 8-Antigen ergänzt werden müssen [31, 32 und s. unten).

Tabelle 6. Remissionskriterien nach Quesda anhand von Klinik, Blutbild und Knochenmarkbiopsie

Knochenmarkbiopsie	Blutbild		
Komplette Remission:			
Haarzellen < 5%	Hämoglobin	>	12 g/dl
	Thrombozyten	>	100×10^9
	Neutrophile	>	$1,5 \times 10^3$
	Haarzellen		0
Teilremission (pathologisch):			
Haarzellen < 50%	Hämoglobin		alle
des Ausgangswerts	Thrombozyten		Parameter
	Neutrophile		verbessert
	Haarzellen		< 5%
Teilremission (hämatologisch):	Hämoglobin	>	12 g/dl
	Thrombozyten	>	100×10^9
	Neutrophile	>	$1,5 \times 10^3$
Ansprechen (minor response):	Hämoglobin		alle
	Thrombozyten		Parameter
	Neutrophile		verbessert

Tabelle 7.   Stadieneinteilung nach „Konsensus"entscheid

Knochenmarkbiopsie		Blutbild		
	Klinik			
Komplette Remission:				
	Verschwinden der Organomegalie			
Haarzellen 0		Hämoglobin	>	12 g/dl
in 2 aufeinanderfolgenden		Thrombozyten	>	100×10^9
Kochenmarkbiopsien		Neutrophile	>	$1,5 \times 10^3$
Teilremission (pathologisch):				
	Verminderung der Organomegalie auf $<50\%$			
Haarzellen $<50\%$		Hämoglobin		12 g/dl
des Leukämieindexes		Thrombozyten		100×10^9
(% Zellularität $\times$ % Haarz.)		Neutrophile		$1,5 \times 10^3$
Ansprechen (minor response):		Hämoglobin		mindestens
		Thrombozyten		1 Parameter
		Neutrophile		verbessert
		und Haarzellen		$<50\%$
		vom Ausgangswert		
Kein Ansprechen		weniger als Ansprechen		

Anhang zur Definition von Rezidivformen:

Knochenmarkrezidiv
   das nicht zur Wiederaufnahme der Therapie führt:
      Verdopplung des Leukämieindexes
        (Haarzellen in % $\times$ Zellularität in %)
Hämatologisches Rezidiv
   das zur Wiederaufnahme der Therapie führt:
      Progressive Anämie
        Granulozytopenie
        oder Thrombopenie.

Untersuchungen zur Dosis und Applikation

Parallel mit den Erstbeschreibern wurde längere Zeit eine Dosis von 3–5×10^6 U täglich i.m. und später s.c. angewendet. Die Vorgabe von 2–3×10^6 U/m^2 war somit schon früh fast festgeschrieben und erst 2–3 Jahre später wurde erkannt, daß Dosisreduktionen die Effizienz der Therapie kaum beeinflußten. Das Interferon scheint bei der HCL seine Wirkung schon oberhalb einer sehr niedrigen Schwellendosis zu entfalten [138]. Sehr niedrig dosierter Therapie folgte eine verzögerte Ansprache auf IFN-α-$_{2b}$ [139]. Für die anderen IFNe stehen solche Untersuchungen noch aus.

Dosisanpassungen waren wegen Nebenwirkungen öfter nötig und für besondere Patienten auch prospektiv verwendet worden. Thrombo- oder Granulozytopenie wurden als Meßparameter vorgeschlagen [140]. Die generelle Bedeutung von Zytopenien wird aber durch unterschiedliche Ausgangssituationen der Patienten relativiert. Laborparameter sollten die Steuerung der Therapie erleichtern. Die Messung der 24-Stunden-Menge von Neopterin im Urin unter ansteigenden Dosen wurde z.B. als Maß für die volle Aktivierung des Makrophagensystems herangezogen [141]. Dosen um $0,5 \times 10^6$ U/Tag schienen bei den meisten Patienten auszureichen. Der maximale Neopterinspiegel wurde darunter oft schon bis zum 5. Tag erreicht. Der Anstieg des Neopterinspiegels stützte zumindest gut die Argumente in der Diskussion um niedrige Dosen [142]. In neuerer Zeit wurde die Verminderung der von Oberflächen der Hairy cells reichlich freigesetzten Interleukin 2-Rezeptoren (IL2-R) im Serum mit der Zellmasse korreliert [31]. Kasuistiken unterstrichen den Zusammenhang [143]. Der Nutzen dieser Bestimmung für die relevanten Fragen wie Geschwindigkeit der primären Ansprache und minimale residuelle Erkankung muß noch erbracht werden. Zuletzt wurde der Anstieg des CD-8-Antigenprodukts im Serum als Maß für die Normalisierung im Bereich des lymphatischen Systems mit der Interferongabe genommen [32].

Dosierintervalle

Interferon wird unter Normalbedingungen im Organismus zeitlich begrenzt und lokal produziert. Eine lokal beschränkte Applikation ist bei der Haarzell-Leukämie nur über eine Embolisation der Milz mit Interferonträgern denkbar und bei der leukämischen Erkrankung fragwürdig. Das Zeitmaß kann dagegen leichter an das physiologische Beispiel angepaßt werden. Es wurden verschiedene Intervalle zwischen die Einzeldosen eingefügt [129, 61, 144]. Neben den täglichen Injektionen, die überwiegend in den klinischen Studien mit IFN-α_{2a} angewendet wurden, gesellten sich die intermittierende 2- bis 3mal wöchentlichen Injektionen on IFN-α_{2b} und α-$_c$. Sie wurden bald allgemein als ausreichend wirksam erkannt und wegen des Komforts von den Patienten bevorzugt. Trotz reduzierter Zahl der Injektionen blieben Ansprechen und die so günstige Tachyphylaxie für viele unerwünschte Begleitreaktionen erhalten. Selten entwickelten sich grundsätzlich andere Applikationsschemata. So erhielten wenige Patienten in der Frühzeit der Interferontherapie eine zyklische intermittierende Therapie von 5 Tagen Dauer innerhalb einer 4-Wochen-Periode weil IFN-1eu schlecht verfügbar und teuer war [144]. Der Therapieerfolg in dieser Studie war ähnlich wie bei kontinuierlicher Gabe. Später wurde deshalb von uns ein ähnliches Regime für besonders infektionsgefährdete Patienten gestartet [145]. In dieser Studie bestätigte sich auch für IFN-α_2, daß die Tachyphylaxie oder Toleranz innerhalb von drei Wochen nicht verloren ging [61].

Praktische Applikation

Ein subkutanes Depot von IFN-α ergibt über 24 Stunden einen meßbaren Spiegel. Die subkutane Gabe setzte sich wegen dieser Pharmakokinetik und der angestrebten Selbstversorgung durch. Am häufigsten wurden Dosen von 0,5 bis $3 \times 10^6/m^2$ U pro Injektion an 2-3 Tagen der Woche eingesetzt. Sie wurden nicht in Studien kontrolliert entwickelt. Die meisten Patienten applizieren sie selbst, und sie werden fast immer gut toleriert [142]. Über erste randomisierte Therapievergleiche zur Bestimmung der minimal notwendigen IFN-Menge pro Dosis oder in der Zeit wurde erst spät berichtet [146].

Dauer der Therapie und Remissionsdauer

Die Behandlungsdauer wurde für IFN-α_2-b in den Studien auf 7 und später 13 Monate festgesetzt. Damit entstanden früh Beobachtungen über die Stabilität der am Behandlungsende erreichten Remission. Tatsächlich waren alle Patienten rezidiviert, die mehr als 8 Monate von der letzten Gabe entfernt untersucht wurden. Die längste klinische Remission hatte 18 Monate angehalten. Der Erstbeschreiber Quesada berichtet detailliert über ähnliche Erfahrungen mit über 24 Monate gegebenem IFN-α-1e oder 12 Monate IFN-α_{2a}. Da auch in dieser Studie regelmäßig Rezidive auftauchten, wird heute vermutet, IFN möchte sich bei der Haarzell-Leukämie als ein permanent benötigtes Supplement erweisen. Das Auffinden einer optimalen Substitution wird somit sehr wichtig und auch verminderte Nebenwirkungen gewinnen einen hohen Stellenwert. Wird für die Behandlung einer HCL mehr oder häufiger Interferon benötigt, sollte die Diagnose überprüft, nach Rezeptorstörungen und neutralisierenden Antikörpern gesucht werden.

Verringern von unerwünschten Nebenwirkungen bei der IFN-Therapie der HCL

Regelmäßig tritt nach der ersten Injektion von Interferon Fieber auf. Es erreicht am ersten Tag bei einer Dosis von $> 2 \cdot 10^6$ U etwa 5 Stunden nach der Injektion unter Schüttelfrost oft mehr als 39 °C. Der Fieberanstieg fällt schon am 2. Tag wesentlich geringer aus. Am vierten Tag tritt oft nur Frösteln anstelle des Schüttelns auf. Interferon scheint seine pyrogene Aktivität zu entwickeln, die über Prostaglandin E_2 den Hypothalamus direkt beeinflußt [147].

Mit einer einschleichenden Medikation von $0{,}2 \times 10^6$ E/m^2 IFN und zügiger Steigerung der Dosis kann nach eigener Erfahrung die Tachyphylaxie genauso rasch erworben werden [148]. Zur Therapie wird Paracetamol eingesetzt, da Steroide und Prostaglandinsynthesehemmer die Interferonwirkung beeinflussen könnten. Die meisten Patienten vermeiden eine Zusatzmedikation, indem sie ihre Injektion an ihren Tagesablauf anpassen. Wegen der nach 4–6 Stunden auftretenden „flu like symptoms" verlegten sie die Injektionen in die Zeit zwischen 15.00–17.00 Uhr. Die Frierreaktionen konnten damit oft in die Vorbereitungen zur Nacht oder auf die frühe Einschlafphase verlegt werden. Eine möglicherweise bis zum nächsten Morgen nachhängende Müdigkeit vermeiden die wenigen davon betroffenen Patienten durch noch etwas frühere Injektion des IFNs. Verbindungen zu cirkadianen Steroid- und anderen Hormonspiegeln ließen andererseits einige Autoren eher spätere Injektionszeiten empfehlen [149]. Die Belästigung hängt allgemein stark von der individuell auftretenden unerwünschten Reaktionsform und den Tagesbelastungen des Patienten ab, was die Eigeninjektion als besonders günstig erscheinen läßt. In einer größeren kooperativen multizentrischen Phase-II-Studie in Deutschland, die als Feldstudie auch Schwerkranke in kleineren Krankenhäusern aufgenommen hatte, starben mehrere der besonders gefährdeten

Patienten während und kurz nach der damals noch verwendeten Phase mit täglicher Gabe und im direkt anschließenden Zeitraum [137]. – Andere Autoren sprechen von relevanten Infektionen [150, 151] während der ersten 3 Monate der Therapie [152]. Eine Folgestudie, die die Hypothese von der speziellen Gefährdung durch tägliche Applikation aufnahm, bestätigte den Trend, daß Therapiepausen bei Risikopatienten hilfreich sein können: 38 Patienten mit derselben täglichen Dosis wie in der ersten Studie, aber nur über 7 Tage gegeben und abgelöst von 3 Wochen Pause, erreichten das Ende der Induktionsphase von 140 Tagen, während 2 von 35 kontinuierlich täglich behandelten Patienten verstarben (Pralle, nicht publiziert). Auch andere unerwünschte Nebenwirkungen erschienen durch diese Applikationsweise beeinflußt. Während bei täglicher Gabe psychische Veränderungen bei einem von 91 Patienten zum Therapieabbruch führten und bei 3 Patienten eine Rolle bei der Entscheidung zur Dosismodifikation oder zum Abbruch spielten, wurden solche Nebenwirkungen bei den 38 intermittierend behandelten Patienten nur einmal beobachtet. Die zeitlich begrenzten Pulse mit täglicher Applikation eigneten sich auch gut für die Zusammenarbeit mit dem Patienten. Die Phase mit belastenden Nebenwirkungen ist kurz und die Injektionen werden erheblich reduziert. So verringerte das pulsatile Therapieschema die Zahl der Injektionen während der Anfangsphase von 140 auf 35 [58].

Neurologische Erscheinungen unter IFN-α traten bei der Hairy-cell-Leukämie nicht so häufig wie bei der Therapie anderer Tumoren mit höheren Dosen [153, 154]. Beim Sexualverhalten wird im allgemeinen unter IFN-α öfter über Libidoverlust geklagt. Für die HCL ist diese unerwünschte Wirkung nicht erwähnt. Sie wird vom verbesserten Befinden überspielt. Auch eine gonadale Toxizität konnte in einer Studie an 22 Männern ausgeschlossen werden [44].

Immunologische Probleme

Selten tauchten immunologische Probleme unter der Therapie mit IFN auf [155]. Dies kann mit der Natur der Erkrankung zusammenhängen. Sie ist gekennzeichnet durch häufige, lebensbedrohende Infektionen bei variabler Immundefizienz. Die Monozytopenie – und damit die Reduktion antigenpräsentierender Zellen – betrifft (fast) alle Patienten. Eine spezielle humorale Immundefizienz entwickelt sich dagegen nur unsystematisch bei einigen Patienten, die niedrige IgM-Spiegel entwickeln wie andere B-Zell-Lymphome. Autoimmunerkrankungen wurden bei Hairy-cell-Leukämien ebenfalls selten beobachtet mit Ausnahme des häufigeren Auftretens von Lupus-ähnlichen Antikoagulanz [156, 157, 158]. Eine membranös proliferierende Glomerulonephritis wurde beschrieben [159].

Antikörperbildung

Antikörper gegen Interferon traten während der Behandlung der Hairy-cell-Leukämie relativ selten auf. Nur wenige Patienten entwickelten neutralisierende Interferon-Antikörper. So bildeten ca. 20% der Patienten diese Antikörper innerhalb von 2 Jahren wie Patienten unter der Therapie der chronischen myeloischen Leukämie [35]. Ca. 10% aller IFN-Empfänger entwickelten neutralisierende Antikörper, die ein Umsetzen der Therapie auf n IFN-α erforderten [160, 160a].

Aber auch jüngste Studien gehen noch von unvollständig evaluierten Beobachtungen aus [127].

Aktuelle Stellung des Interferon-α für die Behandlung der Haarzell-Leukämie und Non Hodgkin-Lymphome (Tabelle 8)

Die eindrucksvollen klinischen Erfolge bei der Haarzell-Leukämie bildeten einen starken Ansporn, IFN-α für die Patienten mit anderen, häufigeren Non Hodgkin-Lymphomen nutzbar zu machen. Nach widersprüchlichen Ergebnissen laufen jetzt Studien zum kombinierten Einsatz mit Zytostatika [47]. Generelle Empfehlungen sind noch nicht zu geben. Für die Haarzell-Leukämie wurde dem IFN schon 1985 auf dem Frühjahrstreffen der Amerikanischen Gesellschaft für Onkologie ein Platz unter den Therapiemaßnahmen in einer Rangliste zugeteilt (vgl. Tabelle 7 linke Spalte) [161]. Selten sind klinische Probleme wie Knochenschmerzen Indikation und Maßstab für die Therapie [162]. Ende 1986 wurde dazu auf einem Expertentreffen eine erneute Konsensusempfehlung abgegeben. Dabei konnte schon auf einige ältere Maßnahmen verzichtet werden (vgl. Tabelle 7 rechte Spalte). Die Splenektomie wurde jetzt vorrangig auf große Milzen beschränkt. Desoxicoformycin wurde als experimentelle Rezidivtherapie eingestuft und dem Interferon die Option auf einen Einsatz an erster Stelle zugesprochen. Patienten mit besonders starker Knochenmarkinfiltration sollten nach Meinung der größten amerikanischen Studiengruppe direkt mit IFN-α behandelt werden [163].

Der Knochenmarkbefund erhielt auch führende Bedeutung in einer Analyse über die Abhängigkeit der therapiefreien Intervalls und des Überlebens von 194 splenektomierten Patienten [164]. In der Bundesrepublik Deutschland rückte unabhängig von den genannten Empfehlungen die Interferontherapie rascher auf den ersten Platz vor. Wurden in einer Studie, die von Anfang 1985 bis zu Ende Juli 1986 Patienten rekrutierte, noch 37 Patienten von

Tabelle 8. Optionen zur Behandlung der Haarzell-Leukämie

ASCO 1985	LEEDS 1986
Beobachtung	Beobachtung
Splenektomie	Splenektomie/α-Interferon
Alkylantien	Desoxycoformycin
Glukokortikoide (Vaskulitis)	
Desoxycoformycin	
α-Interferon	
Knochenmarktransplantation	

84 nach Splenektomie eingebracht, waren es im Zeitraum vom August 1986 bis einschließlich Juli 1987 in einer Nachfolgestudie nur noch 16 von 91, die Interferon nicht primär erhielten. Auch international zeigt sich der Trend und es wurde wiederholt über gute Regressionen von großen Milzen berichtet [vgl. 165].

Unerwünschte Wirkungen des IFNs relativieren die Indikation für die HCL nur unwesentlich. So wurden in der Bundesrepublik auch spezielle Erfahrungen an Patienten gesammelt, die unter dem Aspekt eines terminalen Heilversuchs IFN-α erhalten hatten [59]. In ähnlicher Situation wurden in den USA erst in neuerer Zeit Heilversuche unternommen. So erhielt ein schwerkranker Patient mit fortgeschrittener, unter der Haarzell-Leukämie nicht beherrschbarer Infektion 3mal wöchentlich IFN. Die Infektion heilte nach Remissionseintritt ab. Der anfänglich moribunde Patient (Karnofsky-Index < 20%) war am Tag 120 wieder voll leistungsfähig [166]. Eigene Erfahrungen mahnen aber bei septikämischen Verläufe zur Vorsicht. Da Mono- und Granulozytopenie die Hauptlücke im System in der körpereigenen Abwehr erzeugen, wäre in Zukunft auch eine vorbereitende oder gleichzeitige Gabe von Wachstumsfaktoren dieser Zellsysteme überlegenswert [123].

In der Konkurrenz um den ersten Platz im therapeutischen Arsenal tauchte neben IFN-α 1985 Desoxycoformycin auf. Sein Platz ist noch nicht sicher bestimmbar, und die Anfangserwartungen [167] relativierten sich inzwischen, als auch die Kombination nicht sicher überlegen scheint [168].

Ausblick 1989

Unter den Non Hodgkin-Lymphomen hat sich die Haarzell-Leukämie als hochsensibel für den Einfluß von IFN-α$_2$ und IFN-α erwiesen. Es erlaubte den durchschnittlich 55jährigen Patienten mit einer Wahrscheinlichkeit von 91% ihre Haarzell-Leukämie vier Jahre lang zu überleben [164]. IFN nimmt die Stelle eines jetzt eher früh eingesetzten Supplements bei der HCL ein.

Einschränkend muß auch gesagt werden, daß die bisherigen Erfahrungen nicht ausreichen, den Wirkmechanismus zu klären. Seltene primäre Therapieversager (< 5–10%) und Grenzfälle von NHLs zur Haarzell-Leukämie können vielleicht helfen, die Voraussetzungen für die Wirkung des IFNs zu erkennen.

Neben Fragen zum Wirkmechanismus sind aber auch solche zur praktischen Anwendung offengeblieben. Der wissenschaftliche Dialog wird für die Therapie noch für längere Zeit benötigt [168].

Literatur

1. Jaffe ES (1986) Relationship of classification to biologic behavior of Non Hodgkin's lymphomas. Seminars in Oncology 13:3–9
2. Gaynor ER, Ultmann JE (1986) Non-Hodgkins's lymphoma: Management strategies. N Engl J Med 311:1506–1508

3. The Non Hodgkins lymphoma classification projekt. Cancer 49:2112–2135 (1982) Fischer R (1986) Zitat. Aktuelle Fragen zur Histopathologie und Klassifikation der Non-Hodgkin Lymphome. Internist 27:473–484

4. Binet J, Leporrier M, Dighiero G, Charton D D'Athis, Vaughier G, Merle-Beral H, Natali J, Raphael M, Niset B, Follezon J (1977) A clinical staging system for chronic lymphocytic leukemia. Cancer 40:855

5. Durie BGM, Salmon SE (1975) A clinical staging system for multiple myeloma, correlation of measured myeloma cell mass with presenting clinical features, responses to treatment and survival. Cancer 36:842–854

6. Bunn PA jr, Lamberg SI (1979) Report of the committee on staging and classification of cutaneous T-cell lymphomas. Cancer Treatm Rep 63:725–728

7. Catovsky D, Quesada JR, Golomb HM, Golde DN (1987) Consensus resolution: Proposed criteria for evaluation of response to treatment in hairy cell leukemia. Leukemia 1:405

8. Burkitt DP (1983) The discovery of Burkitt's lymphoma. Cancer 51:1777–1786

9. Branca AA (1982) Interaction of interferon with cellular receptors. Internalization and degradation of cell bound interferon. J Biol Chem 257:13291–13296

10. Faltynek CR, Branca AA, McCandles S, Baglioni C (1983) Characterization of an interferon receptor on human lymphoblastoid cells. Proc Natl Acad Sci, USA 80:3269–3273

11. Herbermann RB (1986) Effects of biological response modifiers on effector cells with cytotoxic activity against tumors. Seminars in Oncology 13:195–204

12. Samuels BL, Rosner MC, Giometti CS, Golomb HM, Brownstein BH (1987) Actions of interferons in hairy cell leukemia. Leukemia 1:365–369

13. Hogeveen YL, Smit JW, Blom NR von Luyn MJA, Halie RM (1988) Interferon-alpha induction of lymphocytes containing parallel tubular structures. Blut 56:55–61

14. Levine EG, Arthur DC, Frizzera G, Peterson BA, Hurd DD, Bloomfield CD (1988) Cytogenetic abnormalities predict clinical outcome in Non-Hodgkin's Lymphoma. Ann Intern Med 108:14–20

15. Bornkamm GW, Polack A, Eick D, Berger R, Lenoir GM (1987) Chromosomentranslokation und Epstein-Barr-Virus beim Burkitt-Lymphom. Onkologie 10:196–204

16. Ngan B-Y, Chen-Levy Z, Weiss LM, Warnke RA, Cleary ML (1988) Expression in Non-Hodgkin's lymphoma of the bcl-2 protein associated with the t (14; 18) chromosomal translocation. N Engl J Med 318:1638–44

17. Arnold A, Cossmann J, Bakhski A, Jaffe ES, Waldmann TA, Korsmeyer SJ (1983) Ig-gene rearragement as unic clonal markers in lymphoid neoplasms. N Engl J Med 309:1593–1598

18. Waldmann TA, Davis MM, Bongiovanni KF, Korsmeyer SJ (1985) Rearrangements of genes for the antigen receptor on T-cells as markers of lineage and clonality in human lymphoid neoplasms. N Engl J Med 313:776–783

19. Harfast B, Huddlestone JR, Casali P, Merigan TC, Oldstone MBA (1981) Interferon acts directly on human B-lymphocytes to modulate immunoglobulin synthesis. J Immunol 127:2146–2150

20. Broder S, Bunn PA, Jaffe ES, Blattner W, Gallo RC, Wong-Staal F, Waldmann TA, De Vita jr. VT (1984) T-cell lymphoproliferative syndrome associated with human T-cell leukemia lymphoma virus. Ann Intern Med 100:543–545

21. Kalyanaraman VS, Sarngadharan MG, Robert-Guroff M, Miyoshi I, Blayney D, Golde DW, Gallo RC (1982) A new subtype of human T-cell leukemia virus (HTLV-II) associated with a T-cell variant of hairy cell leukemia. Science 218:571

22. Catovsky S, Greaves MF, Rose M (1982) Adult T-cell lymphoma leukemia in blacks from the West Indies. Lancet 1:639–643

23. Rosenblatt JD, Golde DW, Wachsmann W, Jacobs A, Salmon D, Chen ISY (1985) A new HTLV-II-isolate associated with T-cell hairy cell leukemia: Evidence for an etiologic role. Blood 66:245 A

24. Knowles DM, Chamulak GA, Subar M, Burke JS, Dugan M, Wernz J, Slywotzky C, Pelicci PG, Dalla-Favera R, Raphael B (1988) Lymphoid neoplasia associated with the acquired immunodeficiency syndrome (AIDS). Ann Intern Med 108:744–753

25. Knight JR, Anton ED, Fahey D, Friedland BK, Jonak GJ (1985) Interferon regulates c-myc product expression in Daudi cells at the posttranscriptional level. Proc Natl Acad Sci, USA 82:1151–1154

26. Clemens M (1986) Interferons and oncogenes. Nature 313:531–532

27. Borden EC (1984) Progress towards therapeutic application of interferon. Cancer 54:2770–2776

28. Niederle N, Doberauer C, Kloke O, Höffken K, Schmidt CG (1987) Zur Wirksamkeit von IFN-γ und IFN-α bei der Haarzellenleukämie. Klin Wochenschr 65:706–712

29. von Wussow P, Düllmann J, Grethlein T, Hirschmann WD, Hügl E, Kocxh O, Martin WR, Pees HW, Urbanitz W, Freund M (1987) IFN-β-Therapie bei der Haarzelleukämie. Klin Wochenschr 65:688–690

30. Östlund L, Einhorn S, Rober KH, Juliusson G, Biberfeld P (1986) Chronic B-lympho-zyte leukemia cells proliferate and differentiate following exposure to interferon in vitro. Blood 67:152–159

31. Chilosi M, Semenzato GC, Ambrosetti A, Fiori-Donati L, Perona G, Berton G, Lestani M, Scarpa A, Agostini C, Trentin L, Masciarelli M, Dazzi F, Vinante F, Cagliaris-Cappio F, Pizzolo G (1987) Soluble interleukin-2 receptors in the sera of patients with hairy cell leukemia: Relationship with the effect of recombinant α-Interferon therapy on clinical parameters and natural killer in vitro activity. Blood 70:1530–1535

32. Ho AD, Großmann M, Knauf W, Martin H, Zwingers Th, Trümper L, Sonnen R, Pralle H, Hunstein W (1988) Plasma levels of sCD8 and sIL2-R in patients with hairy cell leukemia, relationship with splenectomy and with clinical response to therapy. Submitted

33. Jones RA, Scott CS, Norfolk DR, Stark AN, Child JA (1987) Cell surface expression of β-2 microglobulin correlates with stages of differentiation in B-cell tumors. J Clin Pathol 40:486–489

34. Jones GJ, Itri LM (1986) Safety and tolerance of recombinant Interferon α 2A in cancer patients. Cancer 57:1709–1715

35. Itri LM, Champion M, Dennin RA, Palleroni AV, AV Gutterman JU, Groopman JE, Trown PD (1987) Incidence and clinical significance of neutralizing antibodies in patients receiving recombinant interferon α-2a by intramuscular injection. Cancer 59:668–674

36. Horning SJ, Merigan T, Krown S, Gutterman JU, Louie A, Gallagher J, McCravey J, Abramson J, Cabanillas F, Oettgen H, Rosenberg SA (1985) Human interferon alpha in malignant lymphoma and Hodgkin's disease. Cancer 56:1305–1310

37. Meyers JD, Flournoy N, Sanders JE, McGuffin RW, Newton BA, Fisher LD, Lum LG, Appelbaum FR, Doney K, Sullivan KM, Storb R, Buckner CD, Thomas ED (1987) Prophylactic use of human leukocyte interferon after allogeneic marrow transplantation. Ann Intern Med 107:809–816

38. Fer MF, Bottino GC, Sherwin SA, Hainsworth JD, Abrams PG, Foon KA, Oldham RK (1984) Atypical tumor lysis syndrome in a patient with T cell lymphoma treated with recombinant leukocyte interferon. Amer J Med 77:953–956

39. Sohn CC, Blayney DW, Misset JL, Mathé G, Flandrin G, Moran EM, Jensen FC, Winberg CD, and Rappaport H (1986) Leukopenic chronic T cell leukemia mimicking hairy cell leukemia: Association with human retroviruses. Blood, 67:949–956

40. Brittinger G, Bartels M, Common M, Dühmke E, Fülle HH, Gunzer U, Gyenes T, Heinz R, König E, Meusers P, Paukstat M, Pralle H, Theml H, Köpcke W, Thieme C, Zwingers T, Musshoff K, Stacher A, Brücher H, Herrmann F, Ludwig WD, Pribilla W, Burger-Schüler A, Löhr GW, Gremmel H, Oertel J, Gerhartz H, Koeppen KM, Boll I, Huhn D, Binder T, Schoengen A, Nowicki L, Pees HW, Scheurlen PG, Leopold H, Wannenmacher M, Schmidt M, Löffler H, Michlmayr G, Thiel E, Zettel R, Rühl U, Wilke HJ, Schwarze EW, Feller AC, Lennert K (1984) Clinical and prognostic relevance of the

Kiel classification of non-Hodgkin's-lymphomas: Results of a prospective multicenter study by the Kiel Lymphoma Study Group. Hematol Oncol 2:269–306

41. Sherwin SA, Knost JA, Fein S, Abrams PG, Foon KA, Ochs JJ, Schönberger C, Maluish AE, Oldham R (1984) Phase-I-Versuch mit Mehrfachdosen von Rekombinanten-Leukozyten-A-Interferon bei Krebspatienten. JAMA-D 3 1:40–46

42. O'Connell MJ, Colgan JP, Oken MM (1986) Clinical trial of recombinant leukocyt A interferon as initial therapy for favorable histology non-Hodgkin's lymphomas and chronic lymphatic leukemia. J Clin Oncol 4:128–136

43. Pangalis GA, Griva E (1987) Recombinant alfa-2b-interferon therapy in untreated stages A and B chronic lymphocytic leukemia. Cancer 61:869–872

44. Quesada JR, Hawkins M, Horning S, Alexanian R, Borden E, Merigan T, Adams F, Gutterman JU (1984) Collaborative phase I-II study of recombinant DNA-produced leukocyte interferon (clone A) in metastatic breast cancer, malignant lymphoma and multiple myeloma. Am J Med 77:427–432

45. Siegert W (1982) Treatment of Non-Hodgkin's lymphoma of low-grade malignancy with human fibroblast interferon. Anticancer Res 2:193–198

46. Schilsky RL, Dalter S, Golomb HM (1987) Gonodal and sexual function in male patients with hairy cell leukemia: Lack of adverse effects of recombinant α2-interferon treatment. Cancer Treatm Rep 71:179–181

47. Portlock CS, Rosenberg SA (1979) No initial therapy for stage III and IV non-Hodgkin's lymphomas of favorable histologic types. Ann Intern Med 90:10–13

48. Horning SJ, Rosenberg SA (1984) The natural history of initially untreated low-grade Non-Hodgkin's lymphomas. N Engl J Med 311:1471–1475

49. Steis RG, Foon KA, Longo Dan (1987) Current and future uses of recombinant interferon alpha in the treatment of low-grade non-Hodgkin's lymphoma. Cancer 59:658–663

50. Ozer H, Anderson JR, Peterson BA, Budman DR, Henderson ES, Bloomfield CD, Gottlien A (1987) Combination trial of subsutaneous interferon alfa-2b and oral cyclophosphamide in favorable histology non-Hodgkin's lymphoma. Investigational New Drugs 5 (Suppl.) 27–33

51. Ziegler-Heitbrock HWL, Dörken B, Munker R, Riethmüller G, Thierfelder S, Thiel E (1985) In-vitro induction of some features of hairy cell in chronic lymphocytic leukemia and immunocytoma cells. Blut 50:29–31

52. Foon K, Bottino GC, Abrams PG, Fer MF, Longo DL, Schoenberger CS, Oldham RK (1985) Phase II trial of recombinant leukocyte a interferon in patients with advanced chronic lymphocytic leukemia. Amer J Med 78:216–220

53. Pangalis GA, Griva E (1987) Recombinant alfa-2b-interferon therapy in untreated stages A and B chronic lymphocytic leukemia. Cancer 61:869–872

54. Louie AC, Gallagher JG, Sikora K, Levy R, Rosenberg SA, Merigan TC (1981) Follow-up observations on the effect of human leukocyte interferon in non-Hodgkin's lymphoma. Blood 58:712–718

55. Stevenson HC, Ochs JJ, Halverson L, Oldham RK, Shervin SA, Foon KA (1984) Recombinant alpha interferon in the treatment of two patients with pulmonary lymphoma: dramatic responses with resolution of pulmonary complications. Am J Med 77:355–358

56. Bunn PA, Foon KA, Ihde DC, Longo DL, et al (1984) Recombinant leukocyte α interferon: An active agent in advanced T-cell lymphomas. Ann Intern Med 101:484–487

57. Bunn PA Jr, Ihde DC, and Foon KA (1987) Recombinant interferon alpha 2A, an active agent in advanced T-cell lymphomas. Int J Cancer (Suppl) 1:9–13

58. Olsen E, Rosen S, Vollmer R, Variakojis D, Zeffren J (1987) Interferon alpha 2A in the treatment of cutaneous T- cell lymphomas. Proc Am Soc Clin Oncol 6:199

59. Vonderheid EC, Thompson R, Smiles KA, Lattanand A (1987) Recombinant interferon alpha-2b in plaques-phase mycosis fungoides: intralesional and low-dose intramuscular therapy. Arch Dermatol 123:757–763

60. Douglas RM, Moore BW, Miles HB, Lorraine MD, Graham MH, Ryan P, Worswick DA, Albrecht JK (1986) Prophylactic efficacy of intranasal alpha$_2$-Interferon against rhinovirus infections in the family setting. N Engl J Med 314:65–75
61. Pralle H, Zwingers Th, Boedewadt S, Bross K, Dörken B, Gamm H, Ho AD, Parwaresch RM, Schmitz N, Papendick U, Asshoff D, Bremer K, Euler H, Fischer Th, Ganser A, Goldmann A, Hartlapp J Hayungs J, Heinen U, Heyll A, Kraft J, Lohmeyer J, Meier P, Neubauer A, Nowicki L, Pflüger K, Saß R, Schmidt W, Schuster D, Straif K, Westerhausen M (1987) Primäre Behandlung der Haarzelleukämie mit niedrigdosiertem humanem rekombinantem Interferon-alpha 2c (Hr-IFN alpha 2c) im Vergleich zur Therapie nach Splenektomie. Onkologie 10:5–10
62. Kraft F, Straif K, Schuster H, Böger M, Eimermacher H, Calavrezos A, Bross K, Pralle H (1986) Lethal infectious complications in patients with hairy cell leukemia under treatment with hum-r-Interferon α_2C (arg). Blut 53:213–214
63. Flandrin G, Sigaux F, Castaigne S, Calvo F, Sebahoun G, Glot P (1984) Leucemie a tricholeucocytes: etude d'evolution de 211 cas. Nouv Presse Med 13:2795–2799
64. Bouroncle BA, Wiseman BK, Doan CA (1958) Leukemic reticuloendotheliosis. Blood 13:609–630
65. Golomb HM (1981) Progress report in chlorambucil therapy in postsplenectomy patients with progressive hairy cell leukemia. Blood 57:464–467
66. Bouroncle BA (1986) Persönliche Mitteilung. Leeds Castle 22.–24. Sept. 1986
67. Yam LT, Li CY, Lam KW (1971) Tartrate resistant acid phosphatase isoenzyme in the reticulum cells of leukemic reticuloendotheliosis. New Engl J Med 284:357–360
68. Nanba K, Soban E, Bowling MC, Bernard CW (1977) Splenic pseudosinuses and hepatic angiomatous lesions in hairy cell leukemia. Am J Clin Pathol 67:451
69. Kjeldsberg CR (1978) A unique vascular lesion in hairy cell leukemia. Am J Clin Pathol 69:99 (letter)
70. Lowe J, Rusell NH (1987) Cerebral vasculitis associated with hairy cell leukemia. Cancer 60:3025–3028
71. Zafrani ES, Degos F, Guigui B, Durand-Schneider AM, Martin N, Flandrin G, Benhamon JP, Feldmann G (1987) The hepatic sinusoid in hairy cell leukemia, an ultrastructural study of 12 cases. Hum Pathol 18:801–807
72. Seshadri RS, Brown EJ, Zipurski A (1976) Leukemic reticuloendotheliosis: A failure of monocyte production. N Engl J Med 295:181
73. Aderka D, Levo Y, Ramot B, Michalevicz R, Meytes D, Shaklai M, Hahn T, Hotmann H, Revel M, Wallach D (1987) Reduced production of tumor necrosis factor by mononuclear cells in hairy cell leukemia patients and improvement following interferon therapy. Cancer 60:2208–2212
74. Porzsolt F, Janik R, Heil G, Brudler O, Raghavacher A, Scholz S, Papendick U, Heimpel H (1986) Deficient IFN alpha production in hairy cell leukemia. Blut, 52:185–190
75. Cordingley FT, Hoffbrand AV, Heslop HE, Turner M, Bianci A, Reittie JE, Vyakarnam A, Meager A, Brenner MK (1988) Tumor necrosis factor as autocrine growth factor in chronic malignant B-cell diseases. Lancet I, 969:971
76. Ford RJ, Kwok D, Quesada J, Sahasrabuddhe CG (1986) Production of B-cell growth factor(s) by neoplastic B-cells from hairy cell leukemia patients. Blood 67:573–577
77. Foa R, Lauria F, Lusso P, Raspadori D, Fierro MT, Tazzari PL, Laudana L, Matera L (1986) Phenotypic and functional characterization of the circulating NK compartment in hairy cell leukemia. Clin Exp Immunol 64:392–398
78. Fallini B, Pulford K, Erber WN, Posnett DN, Pallesen G, Schwarting R, Annino L, Cafolla A, Canino S, Mori A, Minelli O, Ciani C, Voxes EE, Golomb HM, Delsol G, Steni H, Martelli MF, Grignani F, Mason DY (1986) Use of a panel of monoclonal antibodies for the diagnosis of hairy cell leukemia. Histopath 10:671–687
79. Matsuo Y, Sagawa K, Morita M, Minoweda J, Yokoyama MM (1986) Establishment of a hairy cell leukemia cell line carrying Tac antigen and phagocytic activity with B-cell characteristics. J Natl Canc Inst 76:207–216
80. Hsu SM, Yang, Jaffe ES (1983) Hairy cell leukemia a B-cell neoplasm with a unique antigenic phenotype. Am J Clin Path 80:421–428

81. Anderson KC, Boyd AW, Fisher DC, Leslie D, Schlossman SF, Nadler LM (1985) Hairy cell leukemia: A tumor of pre-plasma cells. Blood, 65:620–629
82. Saxon A, Stevens RH, Golde DW (1978) Thymphocytic variant of hairy cell leukemia. Ann Intern Med 88:323–326
83. Giardina SL, Young HA, Faltynek CR, Jaffe ES, Clark JW, Steis RG, Urba WJ, Matthieson BJ, Gralnick H, Lawrence J, Overton WR, Longo DL (1988) Rearrangement of both immunoglobulin and T-cell receptor genes in a prolymphocytic variant of hairy cell leukemia patient resistant to interferon-alpha. Blood 72:1708–1716
84. Kristensen J Sch, Ellegard J, Hokland P (1987) A two flow cytometry assay for detection of hairy cells using monoclonal antibodies. Blood 70:1063–1068
85. De Panfilis G, Manara GC, Ferrari C, Torresani C, Sansoni P (1988) Hairy cell leukemia cells express CD 1a-Antigen. Cancer 61:52–57
86. Jansen J, Hermans J (1982) Clinical staging system for Hairy-cell Leukemia. Blood 60:571–577
87. Yam LT, Chaudry AA, Janchila AJ (1977) Impaired marrow granulocyte reserve and leukocyte mobilization in leukemic reticuloendotheliosis. Ann Intern Med 87:444–446
88. Salata RA, King RE, Gose F, Pearson RD (1986) Listeria monocytogenes cerebritis, bacteremia, and cutaneous lesions complicating hairy cell leukemia. Am J Med 81:1068–72
89. Myers TJ, Granville NB, Witter BA (1979) Hairy cell leukemia and sarcoid. Cancer 43:1777–1781
90. Stewart DJ, Bodey GP (1981) Infections in hairy cell leukemia. Cancer 47:801–805
91. Golomb HM, Hadad LJ (1984) Infections complications in 127 patients with hairy cell leukemia. Am J Hematol 16:393–401
92. Knecht H, Rhyner K, Streuli RA (1986) Toxoplasmosis in hairy cell leukemia. Br J Haematol 62:65–73
93. Nielsen H, Bangsborg J, Rechnitzer C, Jacobsen N, Busk HE (1986) Defective monocyte function in legionnaires' disease complicating hairy cell leukemia. Acta med Scand 220:381–383
94. Kaplan RP, Newmann G, Saperia D (1987) Pyoderma gangraenosum and hairy cell leukemia. J Dermatol Surg Oncol 13:1029–1931
95. Pralle H, Löffler H, Graubner M, Roux A und Fischer J (1979) Therapieergebnisse bei Hairy-cell-Leukämie. Onkologie 2:87–90
96. O'Dwyer PJ, Spiers ASD, Marsoni S (1986) Association of severe and fatal infections and treatment with Pentostatin. Cancer Treatm Reports 70:1–17
97. Ohyashitei K-JH, Takeuchi J, Han T, Henderson ES, Sandberg AA (1987) Cytogenetic studies in hairy cell leukemia. Cancer Genet Cytogenet 24:109–117
98. Rosenblatt JD, Giorgi JV, Golde DW, Ezra JB, Wu A, Winberg CD, Glaspy J, Wachsmann W, Chen IS (1988) Integrated human T-cell leukemia virus II genome in CD8+ cells from a patient with atypical hairy cell leukemia: evidence for distinct T and B cell lymphoproliferative disorders. Blood 71:363–369
99. Katayama J, Maruyma K, Fukushima T, Nishibe Y, Kayano H (1987) Cross reacting antibodies to human T-cell leukemia virus-I and -II in japanese patients with hairy cell leukemia. Leukemia 1:401–404
100. Lehn P, Sigaux F, Grausz D, Loisean P, Castaigne S, Degos L, Flandrin G, Danty F (1986) C-myc and c-fos expression during interferon therapy for hairy cell leukemia. Blood 68:967–970
101. Pinto A, Coletta G, Del Vecchio L, Resati R, Attadia V, Cimino R, Colombatti A (1987) c-fos oncogene expression in human haematopoietic malignancies is restricted to acute leukemias with monocytis phenotype and to subsets of B-cell leukemias. Blood 70:1450–1457
102. Paganelli KA, Evans SS, Han T, Ozer H (1986) B cell growth factor-induced proliferation of hairy cell lymphocytes and inhibition by type I interferon in vitro. Blood 67:937–942

103. Korsmeyer SJ, Greene WC, Waldmann TA (1984) Cellular origin if hairy cell-leukemia malignant B-cells that express receptors for T-cell growth factor. Semin Oncol 11:394–400

104. Dadmarz R, Evans T, Secher D, Marshall N, Chowley JC (1987) Hairy cells possess more interferon receptors than other lymphoid cell types. Leukemia 1:357–361

105. Westbrook Ca, Groopman JE, Golde DW (1984) Hairy cell leukemia: Disease pattern and prognosis Cancer 54:500–506

106. Van Norman AS, Nagorney DM, Martin JK, Phyliky RL, Ilstrup DM (1985) Splenectomy for hairy cell leukemia a clinical review of 63 patients. Cancer 57:644–648

107. Mage MJ, McKenzie S, Filippa DA, Arlin ZA, Gee TS, Clarkson BD (1985) Hairy cell leukemia: Durability of response to splenectomy in 26 patients and treatment of relapse with androgens in six patients. Cancer 56:2557–2562

108. Ratain MJ, Vardiman JW, Barker CM, Golomb M (1988) Prognostic variables in hairy cell leukemia after splenectomy as initial therapy. Cancer 62:2420–2424

109. Klein HG, Balow JE, Dau PC, Hamburger MI, Leitmann SF, Pineda AA (1986) Clinical applications of therapeutic apheresis. J Clin Apheresis 3:1–92

110. Miehlke CH, Dobbs CE, Winkler CF, Young LT (1982) Therapeutic leukapheresis in hairy cell leukemia. Arch Intern Med 142:700–702

111. Orringer EP, Varia MA (1980) A role for radiation in the treatment of hairy cell leukemia complicated by massive lymphadenopathy. Cancer 45:2047–2050

112. Levine MA, Toback AC (1987) Enhancement of granulopoiesis by lithium carbonate in a patient with hairy cell leukemia. Am J Med 82:146–148

113. Lenner P, Osterman B, Roos G (1985) Response to oxymetholone in hairy cell leukemia. Scand J Haematol 35:374–375 (letter)

114. Joosten P, Hagenbeek A, Löwenberg B, Sizzoo W (1985) High-dose methotrexate with leucovorin rescue: Effectiveness in relapsed hairy cell leukemia. Blood 66:241–242

115. Spiers AS, Moore D, Cassileth PA, Harrington DP, Cummings FJ, Neuman RS, Bennet JM, O'Connell MJ (1987) Remissions in hairy cell leukemia with pentostatin (2'DCF). N Engl J Med 316:825–830

116. Urba WJ, Smith JW, Longo DL, Baseler MW, Kopp WC, Clark JW, Steis RG (1988) Desoxycoformycin (DCF) causes profound T-cell dysfunction in patients with hairy cell leukemia. Proc Am Ass Clin-Oncol 7:166 (C642)

117. Ho AD, Kuse R, Prümmer O, Porzolt F, Hunstein W (1987) 2'-Desoxycoformycin (Pentostatin) in hairy cell leukemia: Response in patients refractory to interferon alpha. Klin Wochenschr 65:975–979

118. O'Dwyer PJ, Wagner B, Leyland-Jones B, Wittes R, Cheson BD, Hoth DF (1988) 2-Desoxycoformycin (Pentostatin) for lymphoid malignancies. Rational development of an active drug. Ann Intern med 108:733–743

119. Bouroncle BA (1987) Unusual presentations and complications of hairy cell leukemia. Leukemia 1:288–293

120. Keefer MJ, Weber MJ, Bottomley SS, Solanki DL, Hosty TA (1987) Peripheral blood remission of hairy cell leukemia after transfusion hepatitis. Am J Hematol 25:277–284

121. Hersh EM, Murphy S, Zander A, Dicke K, Stewart DJ, Toki H, Latreille J (1980) Host defense deficiency in hairy cell leukemia and its correction by leukocyte transfusion. Blood 56:526–533

122. Cheever MA, Fefer A, Greenberg PD (1982) Treatment of hairy cell leukemia with chemoradiotherapy and identical twin bone marrow transplantation. N Engl J Med 307:479–481

123. Glaspy JA, Baldwin GC, Robertson PA, Souza L, Vincent M, Ambersley J, Golde DW (1988) Therapy for neutropenia in hairy cell leukemia with recombinant human granulocyte colony-stimulating factor. Ann Inter Med 109:789–795

124. Fagnet GB, Satya Prakash KL, Agee JF (1988) Cytochemical cytogenetic immunophenotypic and tumorgenic characterization of two hairy cell lines. Blood 71:422–429

125. Hooper WC, Barth RF, Houchens DP, Nines R (1987) Effect of dimethylsulfoxide and hexamethylene bisacetamide on the IOK-1 hairy cell leukemia derived cell line propagated in the nude mouse. Exp Cell Biol 55:93–103

126. Hiraoka A, Golomb HM (1986) Responses of hairy cell leukemia cells to a recombinant alpha 2-interferon in vitro an in vivo correlation between formation of tubuloreticular structures and clinical parameters. J Biol Response Mod 5:270–281

127. Genot E, Mathiot C, Kolb JP (1987) Modulation of the response to B-cell growth factor (BCGF) of hairy cells from a patient unter interferon-alpha therapy. Blut 55:65–67

128. Mongini P, Blessinger C, Seremetis S, Rudich S, Winchester R, Brunda M (1988) Diversity in inhibitory effects of IFN-τ and IFN-αA on the induced DNA-synthesis of a hairy cell leukemia clone reflects the nature of the activating ligand. Blood 72:1553–1559

129. Quesada JR, Lepe-Zuniga JL, Gutterman JU (1987) Mid-term observations of the efficacy of α-interferon in hairy cell leukemia and status of the interferon system of patients in remission. Leukemia 1:317–319

130. Quesada JR, Hersh EM, Gutterman JU (1984) Treatment of hairy cell leukemia with alpha Interferon. Proc Amer Soc Clin Oncol 3:207, C-806

131. Quesada JR, Hersh EM, Reuben J, Gutterman JU (1985) Treatment of hairy cell leukemia (HCL) with recombinant-DNA derived interferon alpha (rIFNαA). Proc Amer Soc Clin Oncol 4:222, C-864

132. Glaspy JA, Jacobs AD, Golde DW (1987) The ucla experience with type I interferons in hairy cell leukemia. Leukemia 4:323–326

133. Castaigne S, Sigaux F, Cantell K, Falcoff E, Boiron M, Flandrin G, Degos L (1986) Interferon alpha in the treatment of hairy cell leukemia. Cancer 57:1681–1684

134. Worman CP, Nethersell AB, Bottomley JM, Apostolow K, Barker W, Cawley JC (1987) Natural interferon α therapy in hairy cell leukemia (Namalva-type IFN – Wellferon). Klin Wochenschr 65:685–687

135. Steis RG, Smith JW, Urba WJ, Clark JW, Loretta MI, Evans LM, Schoenberger C, Longo DL (1988) Resistance to recombinant interferon α-2a in hairy-cell-leukemia associated with neutralizing anti-interferon antibodies. N Engl J Med 318:1409–1413

136. Quesada JR, Hersh EM, Gutterman JU (1984) Biologic therapy of hairy cell leukemia. Seminars in Oncology 11:507

137. Krown SE (1986) Interferons and interferon inducers in cancer treatment. Seminars in Oncology 13:207–217

138. Smalley RV, Tuttle R, Anderson S, Wisnant J, Huang A, Connors J (1988) Is low-dose α-interferon (Wellferon®) effective in hairy cell leukemia? Blood 72:(Suppl. 1) 208a

139. Golomb HM, Ratain MJ, Fefer A, Thompson J, Portlock CS, Ozer H, Chiaviello J, Israel RJ (1988) Low dose α-2b interferon (0.2 MU/m² thrice wee kly) for the induction of remission in hairy cell leukemia. Blood 72, (Suppl. 1) 201 a)

140. Porzsolt F, Thomä J, Unsöld M, Wolf W, Obert HJ, Kubanek B, Heimpel H (1985) Platelet adjusted IFN-dosage in the treatment of advanced hairy cell leukemia. Blut 51:73–82

141. Lang A, Niederwieser D, Huber C (1984) Treatment with human recombinant interferon α-2 induces increase of in vivo neopterin excretion in Biochemical Aspects of Pteridines, Vol 3, Eds Pfleiderer W, Wachter A, Curtius C, Walter de Gruyter & Co., Berlin-New-York 1984 S. 251–254

142. Gastl G, Denz H, Abbrederis C, Huber H, Troppmair J, Wiegele J, Niederwieser D, Flener R, Huber C (1985) Treatment with low dose human recombinant interferon alpha-2ARG induces complete remission in hairy cell leukemia. Onkologie 8:143–144

143. Kloke O, May D, Wandl U, Niederle N (1988) Zur Dosierung von Interferon alpha in der Induktions- und Erhaltungstherapie der Haarzellenleukämie. Onkologie 11:41–45

144. Clark R, Dimitrov N, Axelson J, Penner J, Oviatt D (1985) Low dose intermittent IFN in the treatment of hairy cell leukemia. Proc Amer Soc Clin Oncol 4:161 # 626

145. Pralle H, Zwingers Th, Boedewadt S, Bross K, Dörken B, Gamm H, Ho AD, Parwaresch RM, Schmitz N, Papendick U, Asshoff D, Bremer K, Euler H, Fischer Th, Ganser A, Goldmann A, Hartlapp J, Hayungs J, Heinen U, Heyll, Kraft J, Lohmeyer J, Meier P, Neubauer A, Nowicki L, Pflüger K, Saß R, Schmidt W, Schuster D, Straif K,

and Westerhausen M (1987) A prospektive multicenter trial with human recombinant alpha 2c-Interferon in hairy cell leukemia before and after splenectomy. Leukemia 1:337–340

146. Golomb HM, Ratain MJ, Fefer A, Thompson J, Golde DW, Ozer H, Portlock C, Silver R, Rappeport J, Bonnem E (1987) Randomized study of the duration of treatment with interferon alpha-2b in patients with hairy cell leukemia. J Natl Cancer Inst 80:369–373

147. Dinarello CA, Bernheim HA, Dieff GW, Le HV, Nagabhushan TL, Hamilton NC, Coceani F (1984) Mechanism of fever induced by recombinant human interferon. J Clin Invest 74:906–913

148. Aulitzky W, Gastl G, Troppmair J, Tilg H, Abbrederis K, Nerl C, Flener R, Huber C (1985) Ergebnisse einer Phase II-Studie zur Behandlung von Haarzell-Leukämien mit unterschiedlichen Dosen von alpha-2-rekombinantem Interferon. Acta Med Austriaca 12:115–121

149. Abrams PG, McClamrock E, Foon KA (1985) Evening administration of alpha interferon. N Engl J Med 312:443–444

150. Bevan PC, Wreghitt TG, King M (1985) Legionnaires' disease and hairy cell leukemia. J Infect 11:173–175

151. Chowdhury VJ, Oscier DG, Mufti GJ, Hamblin TJ (1985) Hairy cell leukemia and legionnaires' disease. Brit J Dis Chest 79:393–395

152. Golomb HM, Fefer A, Golde DW, Ozer H, Portlock C, Silber R, Rappeport J, Ratain MJ, Thompson J, Bonnem EM (1987) Sequential evaluation of alpha-2b-interferon treatment in 128 patients with hairy cell leukemia. Semin Onkol 14:13–17

153. Dierkx RA, Michotte A, Schmedding E, Ebinger G, Degceter T, van Camp B (1985) Unilateral seizures in a patient with hairy cell leukemia treated with interferon. Clin Neurol Neurosurg 87:209–212

154. Bernusen PL, Wong Chung RE, Vingerhoets HM, Jansen JT (1988) Bilateral neuralgic amyotrophy induced by interferon treatment. Arch Neurol 45:449–451

155. Westbrook CA, Golde DW (1985) Autoimmune disease in hairy cell leukemia: Clinical syndromes and treatment. Brit J Haematol 61:349–356

156. Duncombe AS, Dalton RG, Savidge GF (1987) Lupus-type coagulation inhibitor in hairy cell leukemia and resolution with splenectomy. Brit J Haematol 65:120–121 (letter)

157. O'Donnell JR, Keen CM (1987) Haemolysis of unusual antibody specificity in hairy cell leukemia. Br J Haematol 65:499–505 (letter)

158. Quesada JR, Hersh EM, Gutterman JU (1984) Biologic therapy of hairy cell leukemia. Seminars in Oncology 11:507

159. Hermann J, Gabriel F (1987) Membranoproliferative glomerulonephritis in a patient with hairy-cell leukemia treated with alpha 2 Interferon. N Engl J Med 316:112–113 (letter)

160. Von Wussow P, Freund M, Block DH, Poliwoda H, Deicher H (1987) Clinical significance of anti-IFN-α antibody titres during interferon therapy. Lancet 2:635–636 (letter)

161. Groopman JE (1985) Therapeutic options in hairy cell leukemia. Semin Oncol 4 (Suppl. 5):30–34

162. Lembersky BC, Ratain MJ, Golomb HM (1988) Skeletal complications in hairy cell leukemia: Diagnosis and therapy. J Clin Oncol 6:1280–1284

163. Catovsky D, Quesada JR, Golomb HM (1987) Guidelines for the treatment of hairy cell leukemia. Leukemia 1:405–408

164. Ratain MJ, Vardiman JW, Barker CM, Golomb HM (1988) Prognostic variables in hairy cell leukemia after splenectomy as initial therapy. Cancer 62:2420–2424

165. Rai K, Mick R, Ozer H, Silver R, Papish S, Bloomfield C (1987) α interferon therapy in untreated active hairy cell leukemia: a Cancer and Acute Leukemia Group (CALGB) Study. Proc Am Soc Clin Oncol 6:159 (Abstract 624)

166. Marziarz RT, Tepler I, Antin JH, Keroack MA, Churchill WH, Holmes W, Rappeport J (1988) Reversal of infection with mycobacterium avium intracellulare by treatment with α interferon in a patient with hairy cell leukemia. Ann Intern Med 109:292–294
167. Cheson BD, Martin A (1987) Clinical trials in hairy cell leukemia. Current status and future directions. Ann Intern Med 106:871–878
168. Nerenstone S, Martin A, Urba W, Lawrence J, Clark J, Smith J, Crum E, Miller R, Schoenberger C, Hawkins M, Longo D, Steis R (1988) Treatment of hairy cell leukemia (HCL) with alternating cycles of 2′deoxycoformycin (DCF) and recombinant alpha-2a interferon (IFN). Proc Amer Soc Clin Oncol 7:176 # 679

Interferon in der Behandlung des multiplen Myeloms[1]

H. LUDWIG

Einleitung

Seit der Einführung von Melphalan und Cyclophosphamid in die Behandlung des multiplen Myeloms konnten wesentliche Verbesserungen der zytostatischen und supportiven Therapie erreicht werden. Trotzdem sind die mit diesen konventionellen Behandlungsmaßnahmen erreichbaren mittleren Überlebenszeiten von 20–32 Monaten nach wie vor unbefriedigend [1]. Dies mag mit ein Grund gewesen sein, warum die ersten Fallberichte über eine erfolgreiche Behandlung von Myelompatienten mit Interferon besonderen Optimismus auslöste. 1979 berichteten Ideström und Ma. [2] über einen gegenüber Melphalanresistenten Patienten, der unter Behandlung mit 3–6×10^6 U Leukozyteninterferon eine deutliche Reduktion seines Tumors erreichte. In einem weiteren, im selben Jahr veröffentlichten Bericht [3] wurden 4 bereits chemotherapieresistente Patienten beschrieben, die alle auf eine Interferonbehandlung angesprochen hatten, wobei 2 dieser Patienten sogar eine komplette Remission erreichten. In einer nachfolgenden größer angelegten Studie erzielte dieselbe Arbeitsgruppe jedoch mit einer Gesamtansprechrate von 14% weit weniger eindrucksvolle Resultate.

Aufgrund des aufwendigen Herstellungsverfahrens von natürlichem Leukozyteninterferon und dem daraus resultierenden Mangel an Prüfsubstanz waren in anderen Therapiezentren in diesen Jahren nur wenige Studien an kleinen Patientenzahlen möglich [4, 5]. Unsere Arbeitsgruppe führte in-vitro-Untersuchungen durch [6], welche weit geringere Interferonmengen erforderten. Dabei konnte ein direkter antiproliferativer Effekt von natürlichem Lymphoblasteninterferon auf Myelomstammzellen nachgewiesen werden. Fibroblasteninterferon zeigte weniger stark ausgeprägte Wirkungen.

Mit der Einführung gentechnologischer Produktionsmethoden und der damit verbundenen Überwindung des Mangels an Prüfsubstanz konnten umfangreiche Therapiestudien in Angriff genommen werden. Im vorliegenden Artikel soll aus der nun bereits 10jährigen klinischen Erfahrung heraus ein Überblick über den gegenwärtigen Stellenwert der Interferonbehandlung beim multiplen Myelom gegeben werden.

---

[1] Unterstützt durch den Fonds zur Förderung zur wissenschaftlichen Forschung Österreichs, P 4999, und das Ludwig Boltzmann-Institut für Gerontologie

In-vitro-Proliferation von Myelomstammzellen

Bereits kurz nach Veröffentlichung der ersten klinischen Ergebnisse wurden in-vitro-Untersuchungen in Form von Tumorstammzellassays durchgeführt [6]. Diese zeigten, daß Interferon die Proliferation von Myelomstammzellen deutlich inhibiert. Lymphoblastoides Interferon in einer Konzentration von 100 U/ml führte bei 50% der getesteten Patienten zu einer deutlichen Hemmung des Koloniewachstums, während Fibroblasteninterferon mit einer signifikanten Hemmung bei 23% der getesteten Patienten deutlich schwächer wirksam war. Beim Vergleich der in-vitro-Daten mit der therapeutischen Situation des Patienten muß allerdings berücksichtigt werden, daß die beim multiplen Myelom durchgeführte Interferonbehandlung in der Regel keinen signifikanten Anstieg des Interferonspiegels im Serum verursacht und daß man selbst bei hohen Interferondosen nur mit einem kurzfristigen Anstieg der Serumkonzentration rechnen kann. Weitere in-vitro-Untersuchungen [7, 8] und klinische Daten [9] weisen auf eine Dosis-Wirkung-Beziehung hin. Mit hohen Interferonkonzentrationen (400–4000 U/ml) konnte bei 75% der auswertbaren in-vitro-Testansätze eine deutliche Hemmung der Myelomstammzellproliferation beobachtet werden, während mit niedrigen Interferonkonzentrationen (10–100 U/ml) gelegentlich auch eine Stimulation des Zellwachstums festgestellt wurde. Da Interferon auch das Wachstum von Myelomzelllinien hemmt [10], die – im Gegensatz zu den aus dem Knochenmark des Patienten isolierten Myelomzellen – nicht mit Monozyten oder lymphatischen Zellen kontaminiert sind, scheint durch diese Untersuchungen ein direkter antiproliferativer Effekt von Interferon auf Myelomzellen gesichert zu sein.

In weiteren in-vitro-Studien wurde die Wirksamkeit von Interferon-Zytostatika-Kombinationen mit und ohne Prednisolon analysiert [10, 11]. Dabei wurde für die Kombination bestimmter Zytostatika mit Interferon ein synergistischer Effekt beobachtet. Darüber hinaus konnte gezeigt werden, daß die gleichzeitige Verabreichung von Prednisolon und Interferon zu keiner Verminderung der in-vitro-Interferonwirkung führt.

Klinische Studien

Natürliches Leukozyteninterferon (n IFN-α)

Die ersten klinischen Studien wurden mit Leukozyteninterferon durchgeführt, das nach einem von K. Cantell entwickelten Produktionsverfahren hergestellt wurde. Dabei mußten große Mengen humaner Leukozyten in Kultur mit Sendaiviren infiziert und zur Produktion von Interferon angeregt werden. Die gewonnenen Kulturüberstände enthielten jedoch bloß geringe Mengen an Leukozyteninterferon, so daß komplizierte Reinigungsschritte notwendig waren. Trotz dieser aufwendigen Herstellungsmethoden bestand das Endprodukt überwiegend aus Verunreinigungen und enthielt nur einen verschwindend kleinen Anteil (< 1%) an natürlichem Leukozyteninterferon. Derart her-

Tabelle 1. Leukozyten-Interferon beim multiplen Myelom

Inter-ferontyp	Dosis	Route/ Schema	N	eva-luier-bar	Vor-thera-pie	Remissions-rate[1]	Zitat
n IFN-α	$3\text{–}6 \times 10^6$	i.m./tgl.	4	4	4	2 (50%)	Mellstedt u. Ma., 1979
n IFN-α	$3\text{–}9 \times 10^6$	i.m./tgl.	10	10	7	3 (30%)	Guttermann u. Ma., 1980
n IFN-α	$3\text{–}9 \times 10^6$	i.m./tgl.	11[2]	11	2	2 (18%)	Alexanian u. Ma., 1980
n IFN-α	$3\text{–}6 \times 10^6$	i.m./tgl.	75	74	0	9 (12%)	Ahre u. Ma., 1984
Insgesamt			100	99	13	16 (16%)	

[1] Reduktion der Serum M-Komponente um $> = 50\%$
[2] neue Patienten, die in der Studie von Guttermann u. Ma. noch nicht inkludiert waren

gestellte Interferonpräparationen enthalten allerdings mehr als 16 verschiedene Subtypen des Interferon-α, während im gentechnologischen Produktionsverfahren jeweils nur ein bestimmter Subtyp hergestellt werden kann.

In den Jahren zwischen 1979 und 1982 wurde natürliches Leukozyteninterferon in verschiedenen klinischen Studien bei insgesamt 100 Patienten eingesetzt (Tabelle 1). Die beobachteten Therapieergebnisse zeigten stark divergierende Remissionsraten. Mellstedt und Ma. [3] erzielten bei ihrer ersten Studie bei allen 4 behandelten, bereits chemotherapieresistenten Patienten eine deutliche Tumorrückbildung, wobei 2 Patienten eine komplette Remission erzielten. Aufgrund dieser günstigen Vorergebnisse begannen diese Autoren eine repräsentative Studie, in der bei nicht vorbehandelten Patienten die Wirksamkeit einer Interferon-Monotherapie mit derjenigen der Melphalan-Prednison-Standardchemotherapie verglichen wurde [12]. Die Ergebnisse waren aber mit einer Gesamtansprechrate von nur 14% deutlich schlechter als aufgrund der Pilotstudie erwartet worden war. Studien anderer Therapiezentren ergaben ebenfalls uneinheitliche Resultate, was sowohl auf unterschiedliche Therapieprotokolle, als auch auf Unterschiede in der Patientenselektion zurückzuführen sein dürfte. Außerdem werden von verschiedenen Arbeitsgruppen unterschiedliche Kriterien zur Definition der Remission herangezogen.

Rekombinantes Interferon-α_2

Durch Anwendung der rekombinanten DNA-Technologie zur Produktion von Interferon konnten ausreichende Mengen an Prüfsubstanz für die Durchführung umfangreicher klinischer Studien bei Patienten mit multiplem Myelom bereitgestellt werden. Bisher wurden die Studien mit drei verschiedenen Interferonsubtypen, nämlich mit α-2a, α-2b und α-2c, die sich nur durch eine bzw. zwei Aminosäuren voneinander unterscheiden, durchgeführt. In den bis zum gegenwärtigen Zeitpunkt veröffentlichten klinischen Studien wird über

Tabelle 2. Rekombinantes Interferon beim multiplen Myelom

Inter-ferontyp	Dosis	Route/ Schema	N	eva-luier-bar	Vor-thera-pie	Remissions-rate[1]	Zitat
α-2a	3– 50 × 10^6	i.m./tgl.	12	12	10	1 (8%)	Quesada u. Ma., 1984
α-2b	2–100 × 10^6	i.m./3 × Wo	49	38	48	7 (18%)	Costanzi u. Ma., 1985
α-2b	2– 10 × 10^6	s.c./3 × Wo	18	18	18	2 (11%)	Wagstaff u. Ma., 1985
α-2b	3– 10 × 10^6	i.m./tgl.	25	25	20	5 (20%)	Takaku u. Ma., 1985
α-2c	5– 10 × 10^6	s.c./5 × Wo	19	14	0	2 (14%)	Ludwig u. Ma., 1986
α-2c	6– 50 × 10^6	i.m./tgl.	64	47	39	10 (21%)	Ohno u. Ma., 1986
α-2a	12 × 10^6	i.m./tgl.	32	27	14	9 (33%)	Quesada u. Ma., 1986

[1] Reduktion der Serum M-Komponente um $> = 50\%$

die Interferonmonotherapie bei insgesamt 219 Patienten berichtet. Allerdings sind nur 181 dieser Patienten bezüglich des Therapieerfolges auswertbar, denn fast 1/5 der Patienten mußte wegen starker Toxizität und/oder progredientem Krankheitsbild vorzeitig von der weiteren Interferonbehandlung ausgeschlossen werden. Korrekterweise müßten diese 38 Therapieversager bei der Beurteilung des Therapieerfolges mitberücksichtigt werden, was allerdings bisher unterblieben ist. Solche Überlegungen relativieren die in der Tabelle 2 angegebenen Remissionsraten, die zwischen 8% und 33% schwanken und eine mediane Remissionsrate von 18% ergeben. Auch in diesen Studien dürften unterschiedliche Therapiepläne und uneinheitliche Patientenselektion Ursache für die zum Teil beträchtlichen Unterschiede der Remissionsraten sein. Quesada und Ma. beobachteten in ihrer ersten Studie [13] eine Remissionsrate von 8%. In einer weiteren, zwei Jahre später veröffentlichten Studie [9] berichten sie jedoch bei 33% der behandelten Patienten über einen Therapieerfolg. In der letzteren Untersuchung wurde die Behandlung mit relativ hohen Interferondosen, nämlich mit 12 × 10^6 U/Tag, begonnen. Bei 62% der Patienten mußte aber die Dosis wegen starker Nebenwirkungen bereits während der ersten zwei Behandlungsmonate um 50% reduziert werden und wenig später wurde auch bei den restlichen Patienten eine Dosisreduktion erforderlich. Dennoch liegt die pro Patient verabreichte Interferongesamtdosis in dieser Studie höher als bei anderen Untersuchungen, was teilweise die guten Resultate erklären könnte. Auch ist der hohe Anteil an Patienten mit niedrigem Krankheitsstadium hervorzuheben: 50% der Patienten befanden sich erst im Stadium I der Erkrankung, also in einer Krankheitsphase, in der nur selten eine zytostatische Therapie eingeleitet wird.

Die Analyse der vorliegenden Daten [14, 15, 16, 17, 18] zeigt, daß das Ergebnis einer Interferontherapie vom Behandlungsstatus des Patienten abhängt. Zytostatisch nicht vorbehandelte Patienten zeigen eine höhere Remissionsrate als vorbehandelte Fälle (Tabelle 3). Dies gilt sowohl für Patienten, die nach Chemotherapie ein Tumorrezidiv erleiden, als auch für solche, die

Tabelle 3. Behandlungsstatus und Interferoneffekt

Behandlungsstatus	N	CR + PR	Remissionsrate
primär resistent oder rezidivierend	137	23	17%
nicht vorbehandelt	48	13	27%

als primär chemotherapieresistent eingestuft werden. Letztgenannte Patienten zeigen allerdings die geringste Interferonempfindlichkeit.

Eine primäre oder sekundäre Interferonresistenz stellt keinen Ausschlußgrund für ein primäres bzw. ein neuerliches Ansprechen auf Chemotherapie dar. Costanzi und Ma. [14] haben bei 17 Patienten nach Abschluß einer Interferonbehandlung wieder eine Polychemotherapie eingeleitet. 6 dieser 17 Patienten, die entweder mit VMCP oder VBAP behandelt wurden, konnten wieder eine Remission erzielen. In den Untersuchungen von Ahre und Ma. [12], Ohno [18], Kimura [19] und unserer Arbeitsgruppe [17] wurde ein bevorzugtes Ansprechen von Patienten mit IgA-Paraproteinisotypen beobachtet. Dies könnte einerseit auf eine höhere Interferonempfindlichkeit von IgA-Plasmazellklonen, andererseits aber auch auf die unterschiedlichen Metabolisierungsraten von Immunglobulinisotypen zurückzuführen sein. Quesada und Ma. [9] beobachteten bei den von ihnen erfolgreich behandelten Patienten in der Remissionsphase ein Ansteigen bzw. eine Normalisierung der beim multiplen Myelom üblicherweise reduzierten Serumkonzentrationen der normalen Immunglobuline. Tatsächlich stimuliert Interferon in vitro die Immunglobulinproduktion, was durch eine erhöhte Empfindlichkeit von B-Zellen gegenüber Helferzellfaktoren erklärt werden könnte [20]. Andere Autoren haben das Phänomen der Normalisierung der Serumkonzentration an Nichtparaprotein-Immunglobulinen unter interferoninduzierter Remission allerdings bisher nicht beschrieben, was auf die Seltenheit kompletter Remissionen zurückzuführen sein dürfte.

Die Therapiedauer bis zum Erreichen einer Remission ist relativ kurz. Unsere Patienten [17] erzielten nach einer medianen Therapiedauer von 8,5 Wochen eine Remission; in den Studien von Quesada und Ma. [9] bzw. von Ohno [18] betrug die mediane Therapiedauer bis zum Eintritt der Remission zwei Monate bzw. 29 Tage. Die Remissionsdauer zeigt einen größeren Schwankungsbereich und variiert zwischen 1 Monat [15, 17, 18] und >20 Monaten [9]. Einige Patienten von Quesada und Ma. [9] verblieben selbst nach Beendigung der Interferonbehandlung in einer langdauernden Remission.

Kombinationstherapie mit Interferon und Zytostatika

Nach erfolgtem Nachweis der Wirksamkeit einer Interferonmonotherapie beim multiplem Myelom war es naheliegend zu untersuchen, inwieweit durch die Kombination von Interferon mit Chemotherapieprotokollen eine Steigerung der Wirksamkeit herbeigeführt werden kann. Ein derartiges Konzept ließ sich auch von in-vitro-Studien ableiten, die eine synergistische Wirkung von Interferon und Zytostatika im Tumorstammzellassay zeigten [10, 11]. Außerdem hat sich die Kombination von Substanzen mit verschiedenen Wirkungsmechanismen als wirksamste medikamentöse Strategie zur Bekämpfung verschiedener Tumore erwiesen. Cooper und M. [21] überprüften in einer Phase-I–II-Studie die Toleranz und Effizienz einer Interferon-Melphalan-Prednison-Kombination beim multiplen Myelom. Parallel zu der in der zweiten Woche verabreichten Melphalan-Prednisolon-Therapie wurde Interferon in steigenden Dosierungen appliziert. Als therapielimitierend wurde eine Dosis von 5×10^6 U/m² ermittelt, die hochgradige Myelosuppression, Müdigkeit und grippeähnliche Symptome verursachte. Bei 10 von 18 Patienten, die Interferondosen von $> 2 \times 10^6$ U/m² erhielten, mußte die Melphalandosis um mehr als 30% reduziert werden. 6 der 30 in diese Untersuchungen einbezogenen Patienten waren bezüglich des Therapieerfolges nicht beurteilbar, da sie nicht die dafür erforderliche minimale Behandlungsdauer von 6 Wochen erreicht hatten; 5 Patienten entsprachen nicht den Einschlußkriterien. Immerhin wurde bei 18 (75%) der 24 beurteilbaren Patienten eine Remission festgestellt.

In einer ähnlichen Phase-I–II-Studie wurde bei einer kleinen Zahl rezidivierender oder therapierefraktärer Patienten Interferon mit Adriamycin kombiniert [22]. Interferon wurde in Dosen von 2, 5 oder 10×10^6 U/m² $3 \times /$ Woche verabreicht, Adriamycin wurde ab dem 5. Behandlungstag appliziert. Dieses Therapieschema war mit relativ hoher Toxizität belastet und erforderte bei der Mehrzahl der Patienten eine Dosisreduktion. Bei 2 Patienten konnte eine objektive Tumorrückbildung erreicht werden.

Unsere Arbeitsgruppe vergleicht gegenwärtig im Rahmen einer prospektiven, randomisierten, multizentrischen Studie die Wirksamkeit einer kombinierten Interferon-Chemotherapie (VMCP + IFN) mit den Ergebnissen einer VMCP-Standardpolychemotherapie [23]. In der Versuchsgruppe werden 2×10^6 U Interferon/Tag, $5 \times /$Woche fortlaufend appliziert. Die letzte Zwischenauswertung dieser Studie (Tabelle 4) zeigt trendweise günstigere Ergebnisse für die Kombinationstherapiegruppe. Dies gilt sowohl für die Remissionsraten, als auch für die Überlebenskurven, obwohl die Unterschiede derzeit die statistische Signifikanzgrenze noch nicht erreicht haben. Interessanterweise ist die Toxizität in beiden Therapiegruppen vergleichbar, was möglicherweise auf eine Abschwächung der Interferonnebenwirkungen durch die im VMCP-Protokoll vorgesehene Cortisonmedikation zurückzuführen ist. Vor kurzem sind auf Kongressen weitere Ergebnisse von Studien mit kombinierter Interferon-Chemotherapie vorgestellt worden. Österborg und Ma. [23] konzipierten eine prospektive, randomisierte Studie, in der eine kombinierte Interferon-Melphalan-Therapie mit einer alleinigen Melphalan-Prednison-Behandlung verglichen wurde. Die beobachteten Remissionsraten waren im kombinierten Interferon-Melphalan-Therapiearm mit 82% signifikant höher als in der Melphalan-Prednison-Behandlungsgruppe (52%). Ähnlich gute Re-

Tabelle 4. Kombinierte Interferon-Chemotherapie versus Chemotherapie beim multiplen Myelom

| | r IFNα_2 + VMCP | | VMCP | |
	Patienten	Prozent	Patienten	Prozent
Zahl der Patienten insgesamt	21		22	
nicht evaluierbar	1		–	
evaluierbar	20	100%	22	100%
„Response"	13	65%	9	41%
"Minor Response"	4	20%	9	41%
stabiler Krankheitsverlauf	0	–	2	9%
Progression	3	15%	2	9%
	20		22	

sultate wurden in einer offenen Phase-II-Studie der Eastern Cooperative Oncology Group (ECOG) mit einer kombinierten Interferon-Chemotherapie beobachtet [24]. 80% der mit 5×10^6 U/m² Interferon-α 2–3 × /Woche und alle 3 Wochen mit VMCP behandelten Patienten erreichten eine Remission, wobei 41% dieser Patienten sogar eine komplette oder fast komplette Remission (vollständige Rückbildung des Paraproteins und Normalisierung des Knochenmarks) erzielten. Aufgrund dieser günstigen Resultate plant auch die ECOG eine prospektive, randomisierte Studie zum Vergleich der Wirksamkeit einer kombinierten Interferonpolychemotherapie mit derjenigen einer alleinigen Polychemotherapie.

Interferon zur Remissionserhaltung

Die bisher vorliegenden Daten weisen auf einen besonders günstigen Effekt der Interferonbehandlung bei Patienten mit geringer Tumorbelastung hin. Eine derartige Situation findet sich bei Patienten mit multiplem Myelom in Remission. Daher erscheint ein Therapieversuch mit Interferon während der Remissionsphase als besonders sinnvoll, weshalb wir in unsere oben zitierte Vergleichsstudie auch eine Remissionserhaltungstherapie mit Interferon eingeplant haben. Die Arbeitsgruppe um Mandelli hat dieses Konzept bereits erfolgreich in einer prospektiven, randomisierten Studie überprüft [25]. In der Gruppe der Interferonerhaltungstherapie zeigten nach 22monatiger Beobachtungszeit nur 5 (19%) von 26 auswertbaren Patienten ein Rezidiv, während in der Kontrollgruppe 14 (45%) von 31 auswertbaren Patienten ein Krankheitsrezidiv erlitten. Die initial gewählte Dosis von 10×10^6 U Interferon/m², 3 × / Woche mußte allerdings im Verlauf der Studie aufgrund von Nebenwirkungen auf 3×10^6 U/m² reduziert werden. Weitere Studien, die dieses Konzept überprüfen, sollten umgehend in die Wege geleitet werden.

Lymphoblasteninterferon (n IFN-α_{N_1})

Lymphoblastoides Interferon, dessen Produktion durch Virusstimulation einer Burkittzellinie (Namalwa) induziert wird, wurde von drei japanischen Arbeitsgruppen bei insgesamt 108 auswertbaren Patienten eingesetzt. Die Gesamtansprechrate lag bei 17%, wobei immerhin 13 der 18 interferonempfindlichen Patienten zytostatisch vorbehandelt waren.

Fibroblasteninterferon (n IFN-β)

Fibroblasteninterferon zeigt bei Patienten mit multiplem Myelom nur geringe Wirksamkeit. In drei bereits Anfang der 80er Jahre publizierten Studien konnte nur bei 1/31 behandelten Patienten eine partielle Tumorregression beobachtet werden. Seither wurden in Japan zwei weitere Studien begonnen, die anläßlich einer Zwischenauswertung 4 (8,7%) Remissionen bei 46 beurteilbaren Patienten zeigten (zitiert bei Ohno: 18).

Interferon-γ

Die bisher vorliegenden Informationen über die Wirksamkeit von Interferon-γ beim multiplen Myelom lassen noch keine endgültigen Schlußfolgerungen zu. In drei japanischen Studien mit insgesamt 45 Patienten konnte mit Interferon-γ in relativ niedriger Dosierung nur 1 partielle Remission beobachtet werden. Es ist aber gegenwärtig nicht auszuschließen, daß durch Änderung der Therapiepläne bzw. durch Kombination mit zytostatischen Substanzen oder anderen Lymphokinen eine wesentliche Verbesserung der Therapieresultate erzielt werden kann.

Nebenwirkungen

In der Anfangsphase der Interferonbehandlung wird bei etwa 2/3 der Patienten eine Temperaturerhöhung beobachtet. Dieses interferoninduzierte Fieber klingt in der Regel nach 1- bis 2wöchiger Behandlung spontan wieder ab. Bei einem Drittel der Patienten kann während der Interferontherapie gelegentlich Schüttelfrost, Übelkeit und Cephalea beobachtet werden, während Erbrechen nur selten auftritt. 40% der Patienten leiden unter Müdigkeit und Anorexie, Symptome, die nach langdauernder Interferonbehandlung durchaus an Intensität zunehmen können. Die subjektive Beeinträchtigung der Patienten durch Fieber und Müdigkeit läßt sich durch eine Modifizierung der Interferonapplikation verringern: Verabreicht man Interferon nicht – wie üblich – morgens, sondern abends, dann verschläft der Patient einen Teil der Interferonnebenwirkungen, insbesondere Fieber und Müdigkeit. Die bisher vorliegenden klinischen [22] und experimentellen [10] Daten zeigen keine Beeinträchtigung der Interferonwirkung durch eine gleichzeitige Verabreichung von Cortison. Durch die zusätzliche Cortisonmedikation, die ja beim multiplen Myelom aus verschiedenen Gründen zum therapeutischen Standard gehört, lassen sich aber unserer Erfahrung nach die Interferonnebenwirkungen deutlich abschwächen. Ähnliche Beobachtungen konnte Fossa bei Patienten mit Hypernephrom verzeichnen [31].

Neurologische und neuropsychologische Interferonnebenwirkungen treten vor allem bei Patienten im höheren Lebensalter auf. Aus diesem Grund sind Patienten mit multiplem Myelom – einer Erkrankung des höheren Lebensalters – von diesen Nebenwirkungen etwas häufiger betroffen. Beobachtet werden vor allem Schwindel, Verwirrtheit, Neuralgien und Depressionen, gelegentlich aber auch psychotische Episoden und EEG-Veränderungen. Diese Nebenwirkungen sind – ebenso wie die hämatologische Toxizität – dosisabhängig, wobei jedoch eine große individuelle Schwankungsbreite besteht. 56% der von uns behandelten Patienten entwickelten eine geringgradige hämatologische Toxizität (WHO Grad I und II), während bei 17% schwere hämatologische Nebenwirkungen (WHO Grad III und IV) auftraten. Grundsätzlich ist zwar die Myelotoxizität von Interferon geringer als diejenige zytostatischer Substanzen, durch die kombinierte Verabreichung von Interferon und Zytostatika kann es jedoch zu einer verstärkten Myelotoxizität kommen. Beeinträchtigungen der Leberfunktion mit mäßiger Erhöhung der Transaminasen- und γ-GT Werte werden selten beobachtet.

Die Interferontoleranz läßt sich durch entsprechende Dosisadaption oft wesentlich verbessern, in einzelnen Fällen muß jedoch die Behandlung wegen interferonbedingter Nebenwirkungen abgebrochen werden. Nach Beendigung der Interferontherapie bilden sich interferoninduzierte Nebenwirkungen in der Regel völlig zurück. Dies stellt im Vergleich zur Chemotherapie, die nicht selten zu irreversiblen Knochemarksschädigungen führt, einen wesentlichen Vorteil dar.

Diskussion

Die in den Studien mit Interferon-α-Monotherapie beobachteten Remissionsraten schwanken zwischen 8 und 33%, wobei die Metaanalyse eine durchschnittliche Ansprechrate von 20% ergibt. Aus den vorliegenden Daten kann man auf eine vergleichbare therapeutische Wirksamkeit von natürlichem Leukozyten-Interferon, lymphoblastoidem Interferon und rekombinantem Interferon-α-2a, α-2b und -α-2c schließen, während die Wirksamkeit von Interferon-β und -γ beim multiplen Myelom nach derzeit vorliegenden Ergebnissen deutlich schwächer ausgeprägt ist. Die erzielten Resultate erfüllen zwar nicht die initialen Erwartungen [3] und erreichen auch nicht die als Ergebnis der derzeitigen Standardbehandlung mit Melphalan vorhersehbaren Ansprechraten um 50% [1], sie sind aber dennoch von besonderem Interesse, da erstmals der Nachweis einer signifikanten antiproliferativen Wirksamkeit eines biologischen Responsemodifiers beim multiplen Myelom unter Beweis gestellt werden konnte. Zukünftige Aufgabe wird es sein, das gesamte Potential von Interferon in der Behandlung des multiplen Myeloms – ähnlich wie es für die Melphalantherapie gelungen ist – zu nutzen. Mit Melphalan wurden zum Zeitpunkt seiner Einführung nur bescheidene Remissionsraten von 15% erreicht. Heute gelingt es durch Optimierung der Therapiepläne im Sinne einer hochdosierten parenteralen Melphalanapplikation Remissionsraten von 80% bei nicht vorbehandelten Patienten zu erreichen [32].

Die verfügbaren Daten weisen darauf hin, daß bestimmte Patientenuntergruppen bevorzugt auf eine Interferon-Behandlung ansprechen. Dabei dürfte es sich vorwiegend um Patienten handeln, die chemotherapeutisch nicht vorbehandelt sind, die höhere Interferondosen tolerieren und deren Tumore eine niedrigere Proliferationsrate aufweisen, d.h., langsam progredient sind. Wesentliche Bedeutung dürfte dem Behandlungsstatus zukommen. Quesada und Ma. [9] konnten bei 50% nicht vorbehandelter Patienten, aber nur bei 2/17 zytostatisch vorbehandelter Patienten eine Remission erzielen. Die zum Teil deutlich geringeren Remissionsraten anderer Autoren [15, 17] – auch bei unbehandelten Patienten – dürften wohl auf die Einbeziehung von Patienten mit ungünstiger Prognose und/oder höherem Lebensalter zurückzuführen sein. In unserer Interferon-Monotherapiestudie [17] mußte die Interferonbehandlung bei 6/19 Patienten wegen eines rasch progredienten Krankheitsbildes vorzeitig abgebrochen werden, da Myelome mit hoher Proliferationsrate offensichtlich nicht auf eine Interferonbehandlung ansprechen. Andererseits zeigen klinische Beobachtungen, daß einzelne Patienten selbst nach bereits eingetretener Chemotherapieresistenz mit Hilfe einer nachfolgenden Interferonbehandlung in Remission gebracht werden können. Diese klinischen Erfahrungen werden auch durch in-vitro-Studien von Croghan und Ma. [35] bekräftigt. Diese Autoren konnten durch Adriblastinexposition der Myelomzelllinie RPMI-8226 adriblastinresistente Mutanten induzieren, die trotz ihrer spezifischen Resistenz eine 5–10fach höhere Interferonsensitivität als die Stammlinie aufwiesen. Ein Therapieversuch mit Interferon bei chemotherapieresistenten – jedoch nicht extrem rasch progredienten – multiplen Myelomen erscheint daher gerechtfertigt.

In einzelnen Untersuchungen [12, 18] konnte eine höhere Ansprechrate bei Patienten mit IgA-Paraprotein beobachtet werden. Dabei ist allerdings zu berücksichtigen, daß eine Remission beim multiplen Myelom durch eine mehr als 50%ige Verminderung der Paraproteinkonzentration im Serum bzw. – bei Leichtkettenmyelomen – der 24-Stunden-Paraproteinurie definiert ist (Myeloma Task Force). Andere Arbeitsgruppen (South West Oncology Group) ziehen sogar eine Verminderung der genannten Parameter um mehr als 75% zur Definition einer Remission heran. Die Halbwertszeit von IgA liegt deutlich unter der von IgG, so daß sich eine Verminderung der IgA-Paraproteinproduktion im Vergleich zu einer Reduktion der IgG-Produktion früher nachweisbar ist und einen stärkeren Rückgang der Myelomzellen vortäuschen kann. Dieses Phänomen kann zu einer Überbewertung der Therapieergebnisse führen, vor allem in Fällen, bei denen die Proteinsynthese der Myelomzellen stärker gehemmt wird als die Proliferation der Tumorzellen selbst. Eine derartige Dissoziation zwischen Beeinflussung der Proteinsynthese und Wirkung auf die Proliferationsrate der Zellen wurde bei der in-vitro-Inkubation von Myelomzellinien mit Interferon festgestellt [36]. Aufgrund dieser Beobachtungen sollte bei Interferonstudien der Therapieeffekt auch anhand von Untersuchungen der Infiltrationsdichte der Plasmazellen im Knochenmark überprüft werden um Fehlinterpretationen möglichst weitgehend auszuschließen. Dies ist bei den bisher veröffentlichten Studien allerdings nicht konsequent durchgeführt worden. Neben der Verminderung der Paraproteinkonzentration im Serum läßt sich unter der Interferonbehandlung – selbst bei Fehlen einer objektiven Tumorregression – eine deutliche Verbesserung der klinischen Symptomatik bei einzelnen Patienten beobachten [14]. In einzelnen Studien wurde auch eine Verminderung der Plasmazellinfiltration des Knochenmarks [18] und in Einzelfällen eine Rekalzifikation der osteolytischen Destruktionsherde festgestellt [14, 18].

Renale Nebenwirkungen von Interferon sind bisher beim multiplen Myelom nicht beschrieben worden, können aber aufgrund der kürzlich bei Patienten mit chronischer myeloischer Leukämie gemachten Erfahrungen [37] nicht ausgeschlossen werden. Bei dieser Erkrankung kam es unter Interferon-α-2b-Behandlung zu tubulären Schäden, die bei einer relativ hohen Anzahl von Patienten zu teilweise beträchtlicher Proteinurie führten. Da gerade Patienten mit multiplem Myelom aufgrund der Toxizität bestimmter Leichtketten bzw. deren Fragmente tubuläre Nephropathien entwickeln, ist eine Verstärkung der Tubulusschädigung durch Interferon nicht unwahrscheinlich, auch wenn bis heute keine konkreten Hinweise dafür veröffentlicht wurden. Bei unseren langfristig mit Interferon behandelten Patienten konnten wir bisher keinen direkten Zusammenhang zwischen der Interferonbehandlung und einer Einschränkung der Nierenfunktion feststellen.

Auch bezüglich einer Hemmung der Interferonwirkung durch spezifische Antikörper liegen beim multiplen Myelom – im Gegensatz zur chronischen myeloischen Leukämie – bisher keine konklusiven Untersuchungsergebnisse vor. Unsere Arbeitsgruppe konnte bei insgesamt 35 mit Interferon-α-2c behandelten und dahingehend untersuchten Patienten keine Antikörper gegen Interferon nachweisen (unveröffentlicht).

Trotz des bereits vor einem Jahrzehnt erstmals erfolgten Einsatzes von Interferon bei Patienten mit multiplem Myelom ist das therapeutische Potential dieser Substanzgruppe bis heute noch nicht ausgeschöpft und teilweise sogar noch unbekannt. Interferon ist die einzige Substanz, die in den letzten Jahren in das therapeutische Arsenal des multiplen Myeloms aufgenommen wurde und der erste biologische Response-Modifier, der sich in der Behandlung dieser Neoplasie bewährt hat. Für die Zukunft gilt es, die gesamten therapeutischen Möglichkeiten von Interferon beim multiplen Myelom auszuloten, damit diese Substanz bei unseren Patienten sinnvoll und gewinnbringend eingesetzt werden kann.

Literatur

1. Ludwig H (1982) Multiples Myelom. Diagnose, Klinik und Therapie. Berlin–Heidelberg–New York: Springer
2. Ideström K, Cantell K, Killander D, Nilsson K, Strander H, Willems J (1979) Interferon therapy in multiple myeloma. Acta Med Scand 205:149–154
3. Mellstedt H, Ahre A, Björkholm M, Holm G, Johansson B, Strander H (1979) Interferon therapy in myelomatosis. Lancet i:245–248
4. Guttermann JU, Blumenschein GR, Alexanian R, Hweeyoung Y, Buzdar AU, Cabanillas F, Hortobagyi GN, et al. (1980) Leukocyte interferon-induced tumor regression in human metastatic breast cancer, multiple myeloma, and malignant lymphoma. Ann Intern Med 93:399–406
5. Alexanian R, Guttermann J, Levy H (1982) Interferon treatment for multiple myeloma. In Salmon, SE (ed.): Clinics in Haematology. London–Philadelphia–Toronto: Saunders, pp 211–220
6. Ludwig H, Swetly P (1980) In vitro inhibitory effect of interferon on multiple myeloma stem cells. Cancer Immunol Immunther 9:139–143
7. Brenning G, Ahre A, Nilsson K (1985) Correlation between in vitro and in vivo sensitivity to human leukocyte interferon in patients with multiple myeloma. Scand J Haematol 5:543–549
8. Brenning G (1985) The in vitro effect of leukocyte alpha-interferon on human myeloma cells in a semisolid agar culture system. Scand J Haematol 35:178–185
9. Quesada JR, Alexanian R, Hawkins M, Barlogie B, Borden E, Itri L, Guttermann JU (1986) Treatment of multiple myeloma with recombinant alpha-interferon. Blood 67:275–278
10. Welander CE (1987) Overview of preclinical and clinical studies of interferon alpha-2b in combination with cytotoxic drugs. Invest N Drugs Suppl 5:47–59
11. Aapro MS, Alberts DS, Salmon SE (1983) Interactions of human leukocyte interferon with vinca alkaloids and other chemotherapeutic agents against human tumors in clonogenic assay. Cancer Chemother Pharmacol 10:161–166
12. Ahre A, Björkholm M, Mellstedt H, Brenning G, Engstedt L, Gahrton G, Gyllenhammar H, et al (1984) Human leukocyte interferon and intermittent high dose melphalan/prednisone administration in the treatment of multiple myeloma. A randomized clinical trial. Cancer Treat Rep 68:1331–1338
13. Quesada JR, Hawkins M, Horning S, Alexanian R, Borden E, Merigan T, Adams F, et al. (1984) Collaborative phase I–II study of recombinant DNA-produced leukocyte interferon (clone A) in metastatic breast cancer, malignant lymphoma and multiple myeloma. Am J Med 77:427–432
14. Costanzi JJ, Cooper R, Scarffe JH, Ozer H, Grubbs SS, Ferresi RW, Pollard R, et al. (1985) Phase II study of recombinant alpha-2 interferon in resistant multiple myeloma. J Clin Oncol 3:645–659
15. Wagstaff J, Loynds P, Scarffe JH (1985) Phase II study of rDNA human alpha-2 interferon in multiple myeloma. Cancer Treat Rep 69:495–498
16. Takaku F (1985) Phase II study of interferon alpha-2 (Sch 30500) for hematopoietic tumors. Rinsyo Iyaku, 1:59–68
17. Ludwig H, Cortelezzi A, Scheithauer W, Van Camp BGK, Kuzmits R, Fillet G, Peetermans M, et al. (1986) Recombinant interferon alpha-2C versus polychemotherapy (VMCP) for treatment of multiple myeloma: A prospective randomized trial. Eur J Cancer Clin Oncol 22:1111–1116
18. Ohno R, Kimura K (1986) Treatment of multiple myeloma with recombinant interferon alpha-2a. Cancer 57:1685–1688
19. Kimura K (1984) A cooperative phase I–II study of HLBI in patients with malignant tumors. Jap J Cancer Chemother 11:1324–1331
20. Rodrigez MA, Prinz WA, Sibbit WC, Bankhurst AD, Williams RC (1983) Alpha-interferon increases immunoglobulin production in cultured human mononuclear leukocytes. J Immunol 130:1215–1219

21. Cooper MR, Fefer A, Thompson J, Case DC, Kempf R, Sacher R, Neefe J, et al (1986) Alpha-2 interferon/melphalan/prednisone in previously untreated patients with multiple myeloma: A phase I–II trial. Cancer Treat Rep 70:473–476

22. Case DC, Fefer A, Thompson J, Cooper MR, Bonnem EM (1985) Alpha-2 interferon (Intron A) and adriamycin in the treatment of relapsing/refractory multiple myeloma. New Orleans: Proc Am Soc Hematol p. 213

23. Ludwig H, Cortelezzi A, Fritz E, Kührer I, Polli E, Scheithauer W, Flener R (1987) Combined interferon-polychemotherapy versus polychemotherapy in multiple myeloma: A phase-III study. In: Cantell K, Schellekens H (eds): The Biology of the Interferon System. Dordrecht-Boston-Lancaster: Martinus Nijhoff Publishers, pp. 363–370

24. Österborg A, Björkholm M, Gahrton G, Grimfors G, Gyllenhammar H, Hast R, Holm G, et al. (1987) Melphalan/prednisone (MP) therapy vs melphalan/prednisone + human alpha-interferon (MP/IFN) therapy in patients with multiple myeloma, stage II and III. A randomized study from the Myeloma Group of Central Sweden (MGCS). An interimistic report. Stockholm: Proc Ann Meet Swed Med Soc, p. 169

25. Oken MM, Kyle RA, Greipp PR, Kay NE, O'Connel T, O'Connel MJ (1988) Alternating cycles of VMCP with interferon (rIFN-alpha2) in the treatment of multiple myeloma. Proc ASCO 7:225

26. Mandelli F, Tribalto M, Cantonetti M, Petrucci MT, Boccadoro M, Pijeri A, Marmount F, et al. (1987) Recombinant alpha 2b interferon as maintenance therapy in responding multiple myeloma patients M84 protocol. Report of the Italian Multiple Myeloma Study Group. (Preliminary results). 4th Eur Conf clin Oncol (ECCO), Madrid, Nov. 1–4

27. Ohno R (1987) Interferons in the treatment of multiple myeloma. Int J Cancer Suppl 1:14–20

28. Furue H (1985) Phase II clinical study on interferon-alfa, produced from human lymphoblast (Interferon-alfa), for malignant tumor. Rinsho Iyaku 1:1103–1121

29. Tsubura E (1986) The phase I and early phase II studies of human lymphoblast interferon (MOR-22) in the treatment of malignant tumors. J Jap Soc Cancer Ther 21:1049–1058

30. Billiau A, Bloemmen J, Bogaerts M, Claeys H, Van Damme J, De Ley M, De Somer P, et al. (1981) Interferon therapy in multiple myeloma: Failure of human fibroblast interferon administration to alter the course of light chain disease. Eur J Cancer 17:875–882

31. Ezaki K, Ogawa M, Okabe K, Abe K, Inove K, Horikoshi N, Inagaki J (1982) Clinical and immunological studies of human fibroblast interferon. Cancer Chemother Pharmacol 8:47–55

32. Misset JL, Mathe G, Gastiaburn H, Goutner A, Dorval T, Gouveia J, Hayat J, et al (1982) Treatment of lymphoid neoplasia by interferon. I. Human fibroblastic interferon (beta) in malignant gammapathies phase II trial. Anticancer Res 2:63–66

33. Fossa SD (1987) Improved subjective tolerability of interferon by combination with prednisolone. Eur J Cancer Clin Oncol 23:875–876

34. Selby PJ, McElwain TJ, Nandi AC, Perren TJ, Powles RL, Tillyer CR, Osborne JR, et al (1987) Multiple myeloma treated with high dose intravenous melphalan. Brit J Haematol 66:55–62

35. Croghan M, Durie B, Vela E, Dalton W, Tu F (1987) Paradoxic increased sensitivity of chemotherapy resistant myeloma cells to the biologic agents TNF-alpha, TNF-beta, IFN-alpha 2B plus corticosteroids. Proc Am Meet Am Ass Cancer Res 28:404

36. Brenning G, Jernberg H, Gidlund M, Sjoeberg O, Nilsson K (1986) The effect of alpha and gamma-interferon on proliferation and production of IgE and beta 2-microglobulin in the human myeloma cell line U-266 and in an alpha-interferon resistant U-266 subline. Scand J Haematol 37:280–288

37. Kurschel E, Metz-Kurschel U, Hofmann W, Niederle N (1987) Untersuchungen zur Erfassung der Nephrotoxizität von humanem alpha-2b-Interferon unter Berücksichtigung der Analyse von Harnenzymen bei Patienten mit chronischer myeloischer Leukämie. Klin Wschr 65:667–672

Zur Behandlung myeloproliferativer Syndrome mit Interferonen

N. Niederle

Einleitung

Die erstmals 1951 synoptisch dargestellten chronischen myeloproliferativen Erkrankungen werden heute als Folge einer klonalen Transformation der hämatopoietischen Stammzellen verstanden [2, 15, 21]. Als charakteristisch gilt eine vermehrte Bildung und Akkumulation hämatopoietischer Zellen besonders in Knochenmark und Blut, aber auch in Leber und Milz (Tabelle 1). Vier Krankheitsentitäten mit unterschiedlicher Prognose können anhand klinischer, hämatologischer, histologischer und zytogenetischer Kriterien relativ sicher differenziert werden: die chronische myeloische Leukämie (CML), die essentielle Thrombozythämie (ET), die Polycythaemia vera (PCV) und die idiopathische Myelofibrose (IM) [29, 49]. Trotz der jeweils prädominanten Proliferation eines Zelltyps bestehen allerdings, zumindest in der Krankheitsfrühphase, fließende Übergänge zwischen den einzelnen Entitäten.

Die CML ist wegen ihrer fast regelmäßig auftretenden genetischen Veränderungen am klarsten definiert. Sie hat die ungünstigste Prognose aller myeloproliferativen Syndrome und ist mit den herkömmlichen Therapiemaßnahmen nur ungenügend beeinflußbar. Nicht zuletzt deswegen liegen bei Patienten mit CML die umfangreichsten Erfahrungen mit einer Interferon-The-

Tabelle 1. Zelluläre Proliferation bei verschiedenen myeloproliferativen Erkrankungen (nach 15, 49)

	Knochenmark			Milz + Leber
	Granulo-poiese	Erythro-poiese	Thrombo-poiese	Myeloische Metaplasie
Chronische myeloische Leukämie	+ + +	±	+ − + + +	+ +
Essentielle Thrombozythämie	±	±	+ + +	±
Idiopathische Myelofibrose	+ − + + +	±	+ − + + +	+ + +
Polycythaemia vera	+ − + +	+ + +	+ + − + + +	+ − + +

rapie vor. Das Krankheitsbild und die bisherigen Ergebnisse sollen im folgenden ausführlicher beschrieben werden. Im Anschluß werden die Befunde nach Interferongabe bei den übrigen Entitäten des myeloproliferativen Syndroms kurz dargestellt.

Chronische myeloische Leukämie

Krankheitsbild

Die klinische Manifestation der CML erfolgt gewöhnlich zwischen dem 30. und 50. Lebensjahr. Die Erkrankung ist charakterisiert durch die Proliferation und exzessive Vermehrung myeloischer Zellen aller Reifungsstufen in Blut und Knochenmark. Weitere Merkmale sind eine Reduktion der alkalischen Leukozytenphosphatase im Zytoplasma segmentkerniger Granulozyten sowie eine Erhöhung des Vitamin-B12-Spiegels im Blut. Daneben finden sich häufig Veränderungen der Thrombozytenzahl, eine Anämie und Splenomegalie. Beweisend für die Diagnose ist bei den meisten Patienten (90–95%) der Nachweis des erstmals 1960 beschriebenen sog. Philadelphia-Chromosoms (Ph^1) (65). Ihm liegt in der klassischen Form eine Translokation zwischen den Chromosomen 9 und 22 t(9;22) (q34.1;q11.21) zugrunde [73, 75].

Neuere molekulargenetische Untersuchungen zeigen, daß das c-abl Protoonkogen im Zuge dieser Translokation von Chromosom 9 auf Chromosom 22 übertragen wird und dort mit einer bestimmten DNA-Sequenz, der sog. „breakpoint cluster region" (bcr), fusioniert [7, 16]. Der distale Teil von Chromosom 22, der das Protoonkogen c-sis enthält, wird reziprok auf das Chromosom 9, in einigen Fällen auch auf andere Chromosomen, übertragen. Von dem fusionierten bcr/abl-Gen wird eine 8,5 kb große Messenger-RNA transskribiert, deren Translationsprodukt ein für CML-Zellen typisches 210 kd Protein mit Tyrosinkinaseaktivität darstellt [43, 78, 81]. Ungeklärt ist, ob Beziehungen zwischen diesen molekularen Veränderungen und der Pathogenese der CML bestehen.

Klinisch lassen sich bei der CML zwei Phasen unterscheiden [14, 79]. Die initiale chronische Phase dauert im Mittel 3 Jahre. Regelhaft tritt im weiteren Krankheitsverlauf eine Evolution zu einer instabilen Phase auf, in der die CML-Zellen die Fähigkeit zur terminalen Differenzierung verlieren. Zytogenetisch ist diese Krankheitsprogression in ca. 70% der Fälle assoziiert mit dem Auftreten zusätzlicher chromosomaler Anomalien. Hämatologisch findet sich eine zunehmende Anämie und Thrombozytopenie sowie eine Vermehrung blastärer Zellen. Definitionsgemäß besteht bei mehr als 50% Blasten und Promyelozyten im Knochenmark und/oder 30% im Blut eine sog. „Blastenkrise", in deren Verlauf die Patienten gewöhnlich nach 3–6 Monaten versterben. Bei den meisten Patienten entwickelt sich diese terminale Phase nicht abrupt, vielmehr wird eine oft über mehrere Monate dauernde, schleichende Zunahme unreifer Zellen sowie eine therapieresistente Splenomegalie beobachtet. Dieses Zwischenstadium wird dann als akzelerierte Phase bezeichnet.

Bei 5–15% der Patienten kann die primäre chronische Phase aber auch zunächst in eine Knochenmarkfibrose übergehen.

Seit Einführung der Milzbestrahlung vor etwa 80 Jahren ist durch eine Vielzahl therapeutischer Verfahren versucht worden, den Eintritt der Blastenkrise zu verzögern und damit eine Lebensverlängerung zu erreichen. Es zeigte sich allerdings, daß durch die bisher routinemäßig eingesetzten Behandlungsmaßnahmen zwar eine Kontrolle der krankheitsbedingten Symptome und Komplikationen, jedoch keine wesentliche Verlängerung der chronischen Krankheitsphase und damit der Überlebenszeit erzielbar ist [14, 46]. In einigen neueren Untersuchungen wird allerdings über eine Verlängerung der Überlebenszeiten nach intensiver zytostatischerer Kombinations- Chemotherapie berichtet [41]. Eine Chance auf Heilung scheint für jüngere Patienten mit einem histokompatiblen Spender allein die allogene Knochenmarktransplantation zu bieten [32, 52, 53, 87].

Grundlagen der Interferontherapie bei CML

Eine neue Substanzgruppe mit Einfluß auf die exzessiv gesteigerte Myelopoiese und offensichtlich zytotoxischer Wirkung auf die transformierte Stammzelle stellen die Interferone (IFN) dar. Dementsprechend fand sich unter Interferonbehandlung bei Patienten mit soliden Tumoren eine deutliche Reduktion der Leukozytenzahlen im peripheren Blut [60]. Eine genauere Analyse der spezifischen Interferoneffekte auf normale und neoplastische Knochenmarkzellen ist durch in-vitro-Kulturverfahren zum Nachweis der pluripotenten hämopoietischen Vorläuferzellen (CFU-GEMM) sowie der determinierten Progenitorzellen der Erythropoiese (BFU-E), der Granulo-Monozytopoiese (CFU-GM) und der Megakaryopoiese (CFU-MK) möglich. Eine Vielzahl von Untersuchungen belegt, daß besonders Klasse I – (50%ige Hemmung der Ausreifung – IC 50 – durch Interferon-α in einem Konzentrationsbereich von 10–100 U/ml) aber auch Klasse II-Interferone in höheren Konzentrationen (IC 50:100–1000 U/ml Interferon-γ) einen wachstumshemmenden Effekt auf im Knochenmark sessile und zirkulierende Progenitorzellen ausüben [11, 12, 34, 59, 89]. Dabei weist die insgesamt dosisabhängige inhibitorische Wirkung eine erhebliche interindividuelle Variabilität auf. Darüber hinaus konnte gezeigt werden, daß Interferon-α und Interferon-γ bei gleichzeitiger Gabe synergistisch wirken.

Ebenso wird in vitro die klonale Proliferation hämopoietischer Vorläuferzellen von Patienten mit CML und anderen chronisch-myeloproliferativen Erkrankungen sowohl durch Interferon-α als auch Interferon-γ dosisabhängig gehemmt [17, 56, 92, 94]. Auch hier wurde ein synergistischer antiproliferativer Effekt der beiden Interferonklassen kürzlich beschrieben [13, 91].

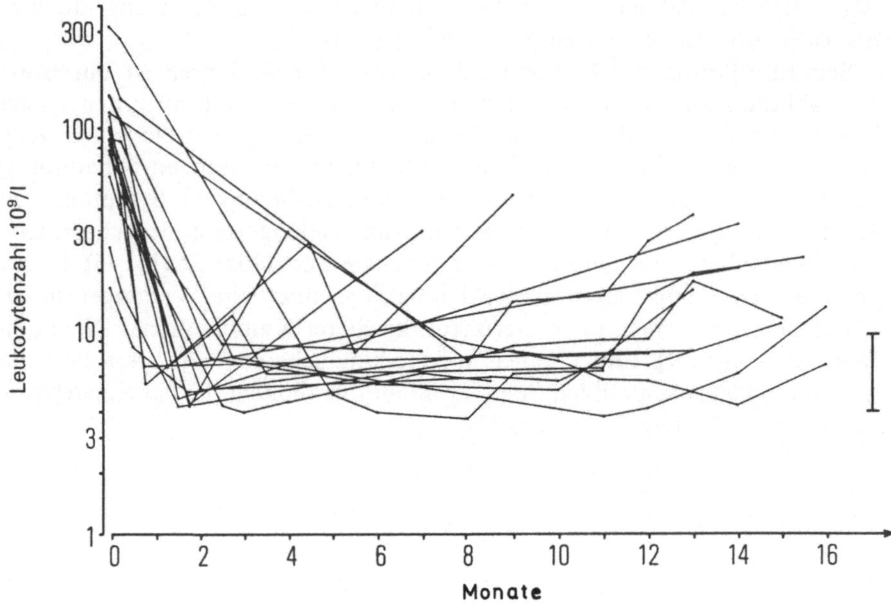

Abb. 1.   Chronische myeloische Leukämie: Änderung der Leukozytenzahlen unter Interferon-α2b (nach 62)

Interferon-α

Klinische Ergebnisse. Über den zytoreduktiven Effekt von natürlichem Leukozyten-IFN bei Patienten mit CML wurde erstmals 1983 berichtet [82]. Inzwischen konnte von mehreren Arbeitsgruppen bestätigt werden, daß durch die Gabe von natürlichen und rekombinanten α-Interferonen bei Patienten mit CML in chronischer Krankheitsphase eine Normalisierung der Leukozytenzahlen innerhalb von 4–6 Wochen induziert werden kann (Abb. 1). Diese Reduktion der Leukozytenzahlen ist von einem schnellen Abfall der Thrombozyten und der Laktatdehydrogenase im Serum begleitet (Abb. 2).

Die Ansprechraten (Definition s. Tabelle 2) liegen insgesamt zwischen 60 und 80%. Eine vollständige Normalisierung von Blutbild, Differentialblutbild und Milzgröße (hämatologische Remission) ist allerdings nur bei etwa 40–60% der Patienten (Tabelle 3) nach im Mittel 12–14 Wochen zu erreichen (62, 83, 84). Häufigkeit und Dauer der Remissionen sind von verschiedenen, später noch zu besprechenden Faktoren abhängig. Tritt ein Krankheitsrezidiv während der Erhaltungstherapie mit INF-α auf, kann bei einem Teil der Patienten eine nochmalige hämatologische Remission durch die Gabe von natürlichem α-Interferon [95], aber auch durch eine Kombination von rekombinantem Interferon-α und rekombinantem Interferon-γ oder Tumornekrosefaktor-α erzielt werden [44, 45].

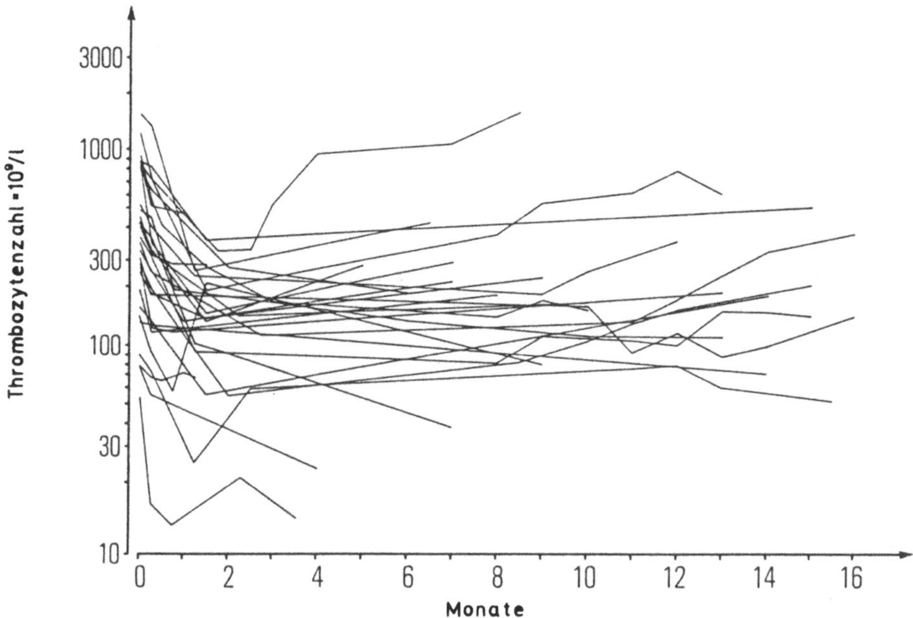

Abb. 2. Abnahme der Thrombozytenzahlen unter Interferon-α2b bei Patienten mit CML (nach 62)

Tabelle 2. Remissionskriterien bei chronischer myeloischer Leukämie (nach 82)

Komplette Remission (CR):	Kriterien der hämatologischen Remission sowie totaler Verlust des Philadelphia-Chromosoms in allen analysierbaren Metaphasen (oder der pathologischen bcr/abl-Bande im Southern-Blot)
Hämatologische Remission (HR):	Normalisierung von Leukozytenzahlen, Differentialblutbild, Thrombozytenzahlen und Milzgröße
Partielle hämatologische Remission (PHR):	Reduktion der Leukozytenzahlen um mindestens 50% auf Werte unter 20000/mm³ ohne Normalisierung des Blutbildes
Therapieversager (PD):	Abnahme der Leukozytenzahlen um weniger als 50% und nicht unter 20000/mm³ oder Anstieg der Leukozytenzahlen

Im Unterschied zu den bisher beobachteten Ergebnissen nach Zytostatikatherapie [41] wird bei einem Teil der Patienten mit hämatologischer Remission unter α-Interferongabe nach etwa 6 Monaten erstmals eine häufig länger anhaltende Reduktion der Ph¹-positiven Metaphasen beobachtet. Ein mittels zyto- oder molekulargenetischer Methoden nachweisbarer totaler Verlust des Philadelphia-Chromosoms (komplette Remission) kann allerdings z.Z. nur

Tabelle 3. Chronische myeloische Leukämie: Behandlungsergebnisse mit α- und γ-Interferonen (IFN = Interferon, HR = hämatologische Remission, CR = komplette Remission, PHR = partielle hämatologische Remission, PD = kein Therapieansprechen)

IFN (Typ)	Dosis/Applikation ($E \times 10^6$)	Patienten (N/vorbehandelt)	HR	(CR)	PHR	PD	Literatur
leuko	3–9 tgl.	51/12 (kurz)	71	(10)	10	19	Talpaz, 87
$α_{2a}$	$5/m^2$ tgl.	17/13 (kurz)	76	(35)	6	18	Talpaz, 86
$α_{2b}$	$2–5/m^2$ 2. Tag	63/37 (c.Ph.)	46	(2)	22	32	Alimena, 88
		9/9 (a.Ph.)	11	(–)	22	66	
	$2–5/m^2$ 2. tgl.	8/0 (c.Ph.)	87				
$α_{2b}$	$4/m^2$ tgl.	32/32 (c.Ph.)	28	(–)	44	28	Niederle, 88
		16/3 (c.Ph.)	81	(–)	13	6	
		5/5 (a.Ph.)	–	(–)	–	100	
$α_{2c}$	1–5 tgl.	22/22	19	(–)	29	52	Gastl, 89
		20/0	25	(–)	40	35	
$α_{2b}$	5 3×/Wo	27/17	37	(–)	22	41	Freund, 89
$α_{2b}$	$5/m^2$ tgl.	39/–	70 (HR + PHR)				Ozer, 89
$α_{2b}$ ±γ	$4/m^2$ tgl. 0,05 mg	23/–	56	(9)	31	13	Niederle, 89
γ	$0,1–0,5$ mg/m^2 tgl.	14/11	–	(–)	7	93	Herrmann, 87
γ	$0,25–0,5$ mg/m^2 tgl.	26/20	23	(–)	15	62	Kurzrock, 87
γ	$0,05–0,5$ mg/m^2 tgl.	7/7	–	–	–	100	Niederle, 88
γ	$0,05–1,0$ mg tgl.	5/?	–	–	20	80	Gastaut, 88
γ	$0,25–0,5$ mg/m^2 tgl.	12/12 (c.Ph.)	8	(–)	66	26	Russo, 89
		2/2 (a.Ph.)	–	–	–	100	
γ	$0,25–0,5$ mg/m^2 tgl.	11/–	9	(–)	9	82	Gonzales, 89

bei knapp 10% aller Patienten erwartet werden (Tabelle 3) – und dann auch frühestens nach einer Behandlungsdauer von 9–12 Monaten [96]. Es bleibt abzuwarten, ob bei diesen Patienten auch mit der „Polymerase Chain Reaction" (PCR), die aufgrund einer Amplifizierung von anormaler mRNA die zur Zeit sensitivste molekulargenetische Methode zur Erfassung residueller maligner Zellen darstellt, der transformierte Zellklon nicht mehr nachweisbar ist [18, 50, 51]. Wir konnten bisher bei einem Patienten, der in der Southern Blot-Analyse einen Verlust der aberranten bcr/abl-Bande aufwies, auch mittels der PCR keinen pathologischen Befund mehr erheben (66). Die klinische Bedeutung dieser Interferoneffekte auf Hämatopoiese und genomische Veränderungen muß allerdings noch mittels prospektiv randomisierter Studien belegt werden [37].

Prognostische Faktoren. Insgesamt weisen die bisher bei mehreren hundert Patienten erhobenen Ergebnisse auf eine hohe zytotoxische Potenz der α-Interferone hin (Tabelle 3). Wesentliche prognostische Parameter stellen dabei die Erkrankungsdauer und die Vorbehandlung, das Krankheitsstadium sowie die IFN-Dosis dar. So konnte fast in allen Studien gezeigt werden, daß

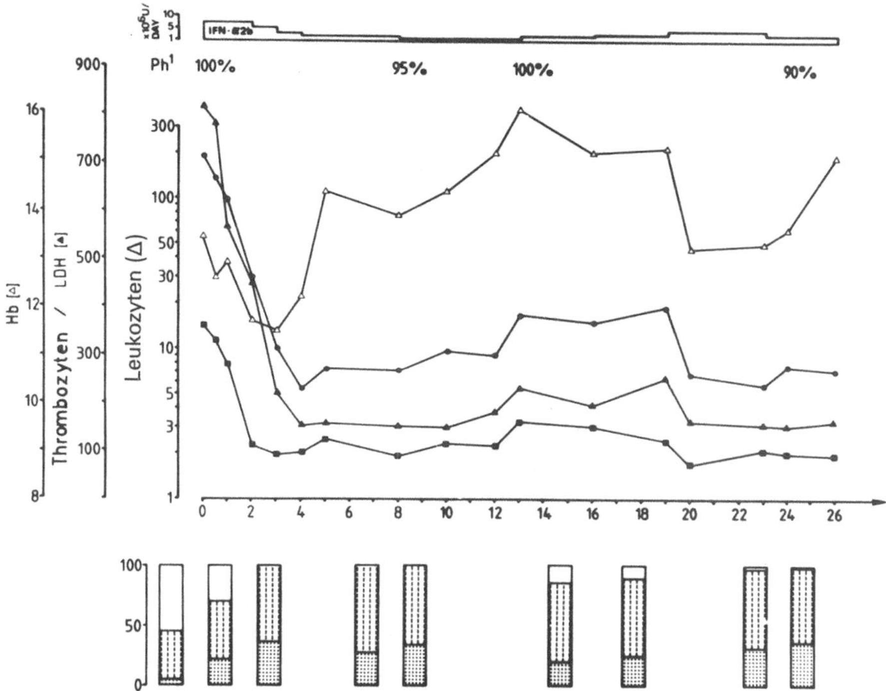

Abb. 3. Veränderungen der Leuko- und Thrombozytenzahlen, des Hämoglobins (Hb), der Laktatdehydrogenase (LDH) und des Differentialblutbildes in Abhängigkeit von der Interferondosis (IFN-α2b)

sich das Ansprechen auf die Interferongabe reziprok zu Dauer und Intensität der zytostatischen Vorbehandlung verhält [3, 23, 25, 28, 62, 83, 84]. In der akzelerierten Phase oder gar Blastenkrise stellt das Ansprechen auf eine Interferongabe die Ausnahme dar.

Im Gegensatz zur Haarzellenleukämie läßt sich für die CML sowohl in vitro als auch in vivo eine eindeutige Dosiswirkungsbeziehung nachweisen [3, 23, 27, 64]. Heute werden als Induktionstherapie in der Regel $4-5 \times 10^6$ E Interferon-α/m² Körperoberfläche täglich subkutan appliziert. Auch die Erhaltungstherapie darf sich nicht, wie von uns zunächst angenommen [62], an der minimal effektiven Dosis orientieren, da sich dann schnell Krankheitsrezidive manifestieren (Abb. 3). Möglichst lange sollte die maximal tolerable Dosis, die etwa im Bereich von 5×10^6 E/Tag liegen dürfte, verabreicht werden. Wahrscheinlich muß die Behandlung auch nach Induktion einer CR noch für längere und bisher nicht bekannte Zeit fortgesetzt werden.

Weiterhin hat das Alter der Patienten Einfluß auf den Behandlungserfolg. Bei einem Alter über 60–65 Jahren treten häufiger gravierende Nebenwirkungen auf, so daß die notwendige hohe Interferondosis nicht verabreicht werden kann. Darüber hinaus machen schon vor Therapiebeginn vorliegende

Tabelle 4. Nebenwirkungen der Interferontherapie bei CML (nach 62)

akut:	Fieber (bis 41°C), Schüttelfrost
	Grippeähnliche Symptome
	Hypotonie
	Kopfschmerzen
	Trockener Mund, Geschmacksstörungen
	Übelkeit und/oder Erbrechen
	Durchfall
	Husten
	Augenbrennen
	Verwirrtheit
chronisch:	Müdigkeit, Schwäche
	Gewichtsabnahme
	Haarverlust
	Muskelschmerzen
	Neurogene Störungen
	Niedergeschlagenheit/Verwirrtheit

niedrige Thrombozytenzahlen die kontinuierliche Applikation einer zytotoxischen IFN-Dosis unmöglich.

Angesichts der nicht nur bei älteren Patienten auftretenden, wenn auch hier besonders ausgeprägten, Toxizität (Tabelle 4), ist die Identifikation zusätzlicher Faktoren mit Einfluß auf den Therapieerfolg von besonderer Bedeutung. Die In-vitro-Untersuchungen zum Proliferationsverhalten hämatopoietischer Vorläuferzellen unter IFN-Gabe scheinen dabei nach eigenen Ergebnissen keine sichere Aussage über die klinische Wirkung der Interferontherapie zu erlauben [92]. Zwar wurde eine dosisabhängige Suppression der In-vitro-Proliferation von CFU-GM und BFU-E beobachtet, eine Korrelation zwischen dem Ausmaß dieser antiproliferativen Wirkung und dem klinischem Therapieansprechen war aber nicht erkennbar.

Sehr heterogen sind die bisher publizierten Befunde zur prognostischen Relevanz der Lokalisation des Bruchpunkts im Bereiche des bcr-Gens auf Chromosom 22 [57, 67, 68, 71, 77]. Auch die Zahl der IFN-Rezeptoren auf myeloischen Zellen vor Behandlungsbeginn und im Therapieverlauf sowie die Veränderungen der 2′-5′-Oligoadenylatsynthetase-Spiegel dürften nicht mit dem klinischen Ansprechen korrelieren [72]. Einen eher erfolgversprechenden Ansatz zur Identifikation von auf eine Interferontherapie ansprechenden Patienten scheint die Analyse des Bindungsverhaltens nukleärer Proteine an „Interferon Stimulation Response Elements" (ISRE) mit Aktivierung Interferon stimulierbarer Gene darzustellen [40].

Interferon-γ

Mit Interferon-γ sind bisher nur relativ wenige Patienten mit einer CML behandelt worden (Tabelle 3). Dabei zeigte sich, daß mit Dosen, die denen einer heute üblichen Interferon-α-Therapie etwa entsprechen, kaum hämatologische Remissionen induziert werden können [26, 33, 39, 63, 74]. Erst durch eine relativ hohe und damit nebenwirkungsreiche [61] Dosierung (0,25 mg/ m^2-0,5 mg/m^2) von Interferon-γ ist bei einigen Patienten mit CML eine Suppression der malignen hämopoietischen Proliferation erreichbar [33, 47]. So konnten Kurzrock und Mitarbeiter bei 6 von 26 Patienten eine hämatologische Remission und bei weiteren 4 Erkrankten eine partielle hämatologische Remission induzieren. Fünf dieser Patienten wiesen eine passagere Reduktion Ph^1-positiver Metaphasen auf. Dagegen konnte in einer eigenen kleinen Untersuchungsreihe bei Patienten mit CML und sekundärer Resistenz gegen Interferon-α durch die Gabe von Interferon-γ in einem Dosisbereich zwischen 0,05 mg/m^2 und 0,5 mg/m^2 keine eindeutige zytoreduktive Wirkung erzielt werden [63].

Kombinationen

Interferon-α und -γ. Verschiedene präklinische und klinische Beobachtungen ließen die gemeinsame Gabe von Interferon-α und Interferon-γ sinnvoll erscheinen [22]. So weisen, wie schon oben erwähnt, beide Interferonklassen in vitro nicht nur einen deutlichen synergistischen Effekt auf das Wachstum hämopoietischer Vorläuferzellen auf, sondern vereinzelt konnte auch eine Resistenz gegen einen einzigen Interferontyp durch die Kombination von IFN-α und IFN-γ überwunden werden [13, 91]. Auch in vivo war bei einzelnen Patienten mit sekundärer IFN-α-Resistenz durch die kombinierte Gabe von α- und γ-Interferonen zumindest passager eine erneute Kontrolle der malignen Proliferation erreichbar [44].

Die vorläufigen Ergebnisse zur Kombination von üblich dosiertem IFN-α (2–5 × 10^6E/m^2/Tag) mit niedrig dosiertem IFN-γ (0,01–0,05 mg/m^2/Tag) in der Primärtherapie der CML sind denen einer alleinigen optimal dosierten Gabe von IFN-α vergleichbar [64, 85]. Angesichts der in der eigenen Studie beobachteten Nebenwirkungen der Interferon-Kombination dürfte es kaum möglich sein, die IFN-γ-Dosis zu erhöhen, ohne gleichzeitig die IFN-α-Dosis zu modifizieren – die aufgrund der bisher erhobenen Daten als entscheidender Faktor für die Behandlungseffektivität bei CML gelten muß. Abzuwarten bleibt allerdings, ob nach längeren Beobachtungszeiten nicht günstigere Remissionsraten und besonders längere Remissionsdauern erkennbar sein werden. Vorläufige Ergebnisse sprechen darüber hinaus dafür, daß bei zytostatisch vorbehandelten Patienten durch die Kombination von α- und γ-Interferonen höhere Remissionsraten als nach alleiniger α-Interferongabe induziert werden können.

Interferone und Zytostatika. Als eine weitere Möglichkeit zur Verbesserung der Behandlungsergebnisse bieten sich Kombinationen von Interferonen mit Zytostatika an – zumal in zahlreichen präklinischen Untersuchungen ein synergistischer Effekt der verschiedenen Interferone mit unterschiedlichen Zytostatika nachgewiesen worden ist (siehe Beitrag Bonnem – dieser Band). Einerseits käme eine primäre Kombination von Interferonen mit Zytostatika zur schnelleren und intensiveren Induktion einer Remission, andererseits eine sekundäre Interferongabe zur Verlängerung einer primär durch Zytostatika induzierten Remission in Frage.

Dem ersten Ansatz folgend fanden bisher Kombinationen von Hydroxycarbamid (40–50 mg/kg) und IFN-α ($3–5 \times 10^6$E/m^2) Anwendung [4, 35]. Die Dosen beider Medikamente wurden im Krankheitsverlauf entsprechend den hämatologischen Parametern und der klinischen Toxizität modifiziert. Die bisherigen Ergebnisse weisen, bei relativ guter Verträglichkeit, auf eine schnelle und sichere Kontrolle der hämatologischen Parameter hin. Über einen möglichen positiven Einfluß auf den Krankheitsverlauf lassen sich bisher allerdings noch keine Aussagen machen.

Ähnliches gilt für die Erhaltungstherapie mit Interferonen nach zytostatischer Remissionsinduktion. Es liegen Untersuchungen zur Interferon-Erhaltungstherapie nach primärer Busulfangabe [9, 20, 24] und der Kombination von Daunorubicin/Vincristin/Cytosin-Arabinosid/Prednison [42] vor. Obwohl besonders bei der letztgenannten Untersuchung eine deutliche Suppression des Ph^1-positiven leukämischen Zellklons nachgewiesen werden konnte, ist auch hier eine Verlängerung der chronischen Krankheitsphase bisher nicht eindeutig belegt.

Übrige myeloproliferative Erkrankungen

Weitaus geringere Erfahrungen mit einer Interferontherapie liegen bei den anderen Erkrankungen des myeloproliferativen Formenkreises vor. Diese Erkrankungen weisen eine insgesamt deutlich günstigere Prognose als die CML auf, und eine spezifische Therapie wird oft erst spät im Krankheitsverlauf notwendig.

Polycythaemia vera und idiopathische Myelofibrose

Krankheitsbilder: Die klonalen Stammzellerkrankungen PCV und IM manifestieren sich klinisch bevorzugt im sechsten und siebten Lebensjahrzehnt [2, 5, 10, 48, 54]. Die mittlere Überlebenszeit bei PCV ist mit 9–12 Jahren ungefähr doppelt so lang wie bei IM mit 3–6 Jahren. Neben typischen Blutbild- und Knochenmarkveränderungen findet sich bei beiden Krankheitsbildern häufig eine Erhöhung der alkalischen Leukozytenphosphatase in den segmentkernigen Granulozyten des Blutes sowie eine Hepato- und besonders Splenomegalie. Diese ist bei der IM ausgeprägter als bei der PCV, die wiederum vermehrt thromboembolische Komplikationen aufweist.

Therapie: Im Rahmen der bei Patienten mit PCV am häufigsten Anwendung findenden Therapiemaßnahmen zur Reduktion der pathologisch erhöhten

Blutzellwerte und Besserung der klinischen Symptomatik treten akute Leukämien mit unterschiedlicher Inzidenz auf: nach Aderlässen in 1–2%, nach Alkylantien und Phosphor 32 in 10–15% [10, 19, 48]. Eine nebenwirkungsärmere Alternative dürfte die Hydroxycarbamidgabe darstellen. Insgesamt gilt auch für die IM, daß eine Behandlung erst bei klinischer Notwendigkeit erfolgen sollte. Bei der IM bieten sich, in Abhängigkeit von der klinischen und hämatologischen Symptomatik, eine Alkylantiengabe, die Splenektomie oder die Milzbestrahlung an.

Behandlungsergebnisse mit α-Interferonen sind für beide Krankheitsbilder in den letzten Jahren veröffentlicht worden (Tabelle 5 und 6). Insgesamt sind die Patientenzahlen aber noch klein und die Beobachtungszeiten kurz [6, 31, 36, 70, 76, 80, 88, 93]. Die noch sehr limitierten Erfahrungen weisen auf eine deutliche Aktivität bei der PCV hin, während bei der IM, sieht man von frühen stark proliferierenden Stadien ab, nur eine marginale Wirkung zu erwarten sein dürfte.

Tabelle 5. Polycythaemia vera: Ansprechen auf α-Interferone (Abkürzungen s. Tabelle 3)

IFN (Typ)	Dosis/Gabe ($E \times 10^6$)	Patienten (nicht-/vorbehandelt)	Ansprechen (n) CR	PR	Autor
α_{2b}	3/m² 3×/Woche	3/2		3	Silver, 1988
α_{2c}	25/Woche	12/?			Gisslinger, 1989
α_{2a}	3–18 tgl.	2/2		4	Tichelli, 1989

Tabelle 6. Ergebnisse der Interferontherapie bei idiopathischer Myelofibrose (Abkürzungen s. Tabelle 3)

IFN (Typ)	Dosis/Gabe ($E \times 10^6$)	Patienten (nicht-/vorbehandelt)	Ansprechen (n) CR	PR	NC	Autor
α_{2c}	3/m² tgl.	1/1			2	Parmeggiani, 1987
α_{2c}	3,5 3×/Woche	0/1		1		Wickramasinghe, 1987
α_{2c}	1–2 tgl.	4/1		1	4	Seewann, 1988
α_{2b}	3,5 3×/Woche	10/?			10	Hasselbalch, 1988
α_{2b}	3–5 tgl.	4/4		8		Barosi, 1989
α_{2a}	3–18 tgl.	1/1		2		Tichelli, 1989
α_{2c}	25/Woche	5/?		5		Gisslinger, 1989

Essentielle Thrombozythämie

Krankheitsbild: Die ET wird vorzugsweise im 5. und 6. Lebensjahrzehnt klinisch apparent, obwohl auch jüngere Patienten erkranken können [8, 38]. In der Regel leben noch mehr als 50% der Erkrankten 10 Jahre nach Diagnosestellung. Charakteristisch für die ET sind die deutlich erhöhten Thrombozytenzahlen im Blut sowie die exzessiv gesteigerten Megakaryozytenzahlen im Knochenmark. Insgesamt handelt es sich bei der ET aber um eine Ausschlußdiagnose, so daß die vor einigen Jahren etablierten diagnostischen Kriterien der „Polycythemia Vera Study Group" strikt eingehalten werden müssen [8, 58].

Therapie: Die häufigsten klinischen Symptome, die zur Diagnose führen, sind thromboembolische Komplikationen bzw. Blutungen. Diese pathologischen Befunde können oft durch eine Abnahme der Thrombozytenzahlen beseitigt oder zumindest reduziert werden. Allerdings scheinen die bisher üblichen zytoreduktiven Therapiemaßnahmen, vorzugsweise Alkylantien oder Phosphor 32, die Inzidenz akuter Leukämien zu erhöhen. Die Bedeutung symptomatischer Therapiemaßnamen, wie z. B. Thrombozytenaggregationshemmer, ist weiterhin nicht belegt.

Da nach Interferongabe die Thrombozytenzahlen schnell und regelhaft abnehmen, sind in den letzten Jahren die Ergebnisse verschiedener Studien zur Behandlung der ET mit Interferonen (fast ausschließlich α-IFN) publiziert worden (Tabelle 7). Trotz der insgesamt noch geringen Patientenzahlen kann festgestellt werden, daß IFN-α im Gegensatz zu IFN-γ eine sehr wirksame Kontrolle auch exzessiv erhöhter Thrombozytenzahlen ermöglicht [1, 30, 31, 55, 86, 88, 90]. Nach einer primären, oft nicht sehr ausgeprägten, Abnahme auch der Leukozytenzahlen und des Hämoglobinwertes bleiben diese Parameter im weiteren Krankheitsverlauf konstant oder steigen sogar wieder leicht an (Abb. 4).

Tabelle 7. Ergebnisse der Interferonbehandlung bei Patienten mit essentieller Thrombozythämie (Abkürzungen s. Tabelle 3)

IFN (Typ)	Dosis/Gabe ($E \times 10^6$)	Patienten (nicht-/vorbehandelt)	Ansprechen (n) CR	PR	Literatur
α_{2c}	5 tgl.	3/1	3	1	Velu, 1985
$\alpha_{2b(a)}$	3–5 tgl.	14/4	5	13	Giles, 1989
α_{2c}	25/Woche	9/?	9		Gisslinger, 1989
α_{2b}	$4/m^2$ tgl.	7/2	9		May, 1989
α_{2a}	3–18 tgl.	3/0	3		Tichelli, 1989
α_{2a}	5–10 tgl.	4/4	5	3	Talpaz, 1989
γ	0,5 mg 3/Woche	2/4	2	2	Abegg-Werter
α_{2c}	5 tgl.	1/5	5	1	

Zur dauerhaften Suppression der Thrombozytenzahlen bedarf es allerdings einer kontinuierlichen Interferongabe. Es wird die vorrangige Aufgabe von Langzeitbeobachtungen im Rahmen umfangreicherer Studien sein, Nutzen und Nebenwirkungen solch einer Dauertherapie gegeneinander abzuwägen. Als günstigstes therapeutisches Vorgehen könnten sich dabei zyklische Interferongaben herausstellen.

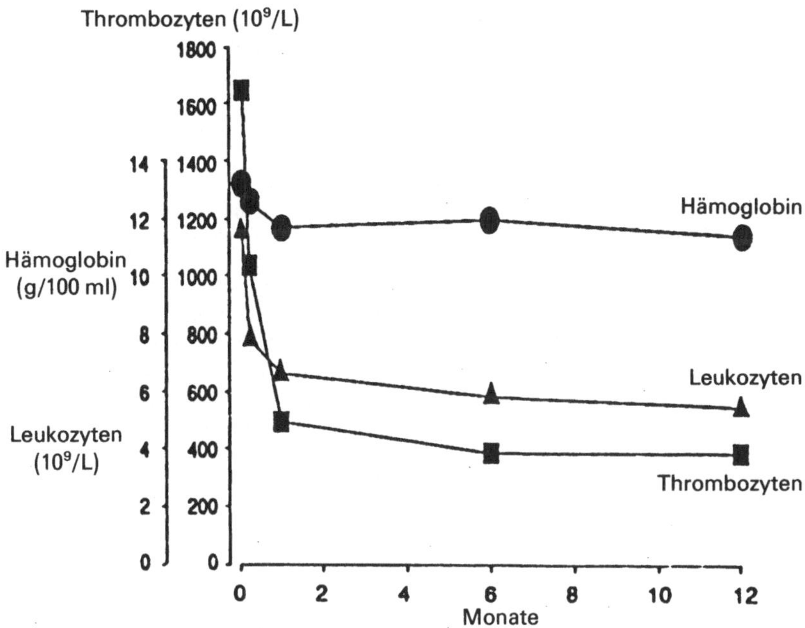

Abb. 4. Einfluß von IFN-α2b auf Leukozyten- und Thrombozytenzahlen sowie Hämoglobin (jeweils Mediane) bei 10 Patienten mit essentieller Thrombozythämie

Zusammenfassung

Neben der Haarzellenleukämie haben sich die Erkrankungen des myeloproliferativen Formenkreises als besonders sensitiv für eine Interferontherapie erwiesen. Die umfangreichsten Erfahrungen konnten bisher bei der chronischen myeloischen Leukämie mit α-Interferonen erworben werden. Während in der Blastenkrise ein Therapieansprechen kaum erwartet werden kann, liegen die Ansprechraten in der chronischen Krankheitsphase bei 60 bis 80%. Eine hämatologische Remission ist nur bei etwa 40–60% der Patienten nach im Mittel 12–14 Wochen zu induzieren. Bei einem Teil dieser Patienten wird eine länger anhaltende Reduktion der Ph^1-positiven Metaphasen beobachtet. Ein totaler Verlust des Philadelphia-Chromosoms findet sich allerdings nur bei einem geringen Teil der Patienten. Als entscheidende Faktoren für das Therapieansprechen erwiesen sich das Krankheitsstadium, die Vorbehandlung, die Interferondosis und der Interferontyp. Während IFN-γ weniger wirksam ist, scheint eine Optimierung der Ergebnisse durch die Kombination von IFN-α mit IFN-γ möglich.

Für die übrigen myeloproliferativen Erkrankungen liegen bisher nur eingeschränkte Erfahrungen vor. Dabei läßt sich besonders bei Patienten mit essentieller Thrombozythämie und im geringerem Maße auch mit Polycythaemia vera eine suffiziente Kontrolle der malignen Zellproliferation erzielen.

Bei idiopathischer Myelosklerose scheint ein Behandlungsversuch allenfalls in frühen hyperproliferativen Stadien sinnvoll.

Literatur

1. Abegg-Werter MJBP, Raemaekers JMM, de Pauw BE, Haanen C (1990) Recombinant interferon-alpha, but not interferon-gamma is effective therapy for essential thrombocythemia. Blut 60:37–40
2. Adamson JW, Fialkow PJ, Murphy S, Prchal JF, Steinmann L (1976) Polycythemia vera: Stem-cell and probable clonal origin of the disease. N Engl J Med 295:913–916
3. Alimena G, Morra E, Lazzarino M, Liberati AM, Montefusco E, Inverardi D, Bernasconi P, Mancini M, Donti E, Grignani F, Bernasconi C, Dianzani F, Mandelli F (1988) Interferon alpha-2b as therapy for Ph'- positive chronic myelogenous leukemia : A study of 82 patients treated with intermittent or daily administration. Blood 72:642–647
4. Anger B, Porzsolt F, Leichtle R, Heinze B, Bartram C, Heimpel H (1989) A phase I/II study of recombinant interferon alpha 2a and hydroxyurea for chronic myelocytic leukemia. Blut 58:275–278
5. Anger B, Haug U, Seidler R, Heimpel H (1989) Polycythemia vera. A clinical study of 141 patients. Blut 59:493–500
6. Barosi G, Liberato LN, Costa A, Ascari E (1989) Cytoreductive effect of recombinant alpha interferon in patients with myelofibrosis with myeloid metaplasia. Blut 58:271–274
7. Bartram CR, de Klein A, Hagemeijer A, van Agthoven T, van Kessel AG, Bootsma D, Grosveld G, Ferguson-Smith MA, Davies T, Stone M, Heisterkamp N, Stephenson JR, Groffen J (1983) Translocation of c-abl oncogene correlates with the presence of a Philadelphia chromosome in chronic myelocytic leukaemia. Nature 306:277–280
8. Bellucci S, Janvier M, Tobelem G, Flandrin G, Charpak Y, Berger R, Boiron M (1986) Essential thrombocythemias. Clinical evolutionary and biological data. Cancer 58:2440–2447
9. Bergsagel DE, Haas RH, Messner HA (1986) Interferon alfa-2b in the treatment of chronic granulocytic leukemia. Semin Oncol 13 (Suppl 2):29–34
10. Berk PD, Goldberg JD, Donovan PB, Fruchtman SM, Berlin NI, Wasserman LR (1986) Therapeutic recommendations in polycythemia vera based on Polycythemia Vera Study Group Protocols. Semin Hematol 23:132–143
11. Broxmeyer HE, Lu L,Platzer E, Feit C, Juliano L, Rubin BY (1983) Comparative analysis of the influences of human gamma, alpha and beta interferons on human multipotential (CFU-GEMM), erythroid (BFU-E) and granulocyte-macrophage (CFU-GM) progenitor cells. J Immunol 131:1300–1305
12. Broxmeyer HE, Cooper S, Rubin BY, Taylor MW (1985) The synergistic influence of human interferon gamma and interferon alpha on suppression of hematopoietic progenitor cells is additive with the enhanced sensitivity of these to inhibition by interferons at low oxygen tension in vitro. J Immunol 135:2502–2506
13. Carlo-Stella C, Cazzola M, Ganser A, Bergamaschi G, Padrazzoli P, Hoelzer D, Ascari E (1988) Synergistic anti-proliferative effect of recombinant interferon-γ with recombinant interferon-α on chronic myelogenous leukemia hematopoietic progenitor cells (CFU-GEMM, CFU-Mk, BFU-E, and CFU-GM). Blood 72:1293–1299
14. Champlin RE, Golde DW (1985) Chronic myelogenous leukemia – recent advances. Blood 65:1039–1047
15. Dameshek W (1951) Some speculations on the myeloproliferative syndromes. Blood 6:372–375
16. De Klein A, van Kessel AG, Grosveld G, Bartram CR, Hagemeijer A, Bootsma D, Spurr NK, Heisterkamp B, Groffen J, Stephenson JR (1982) A cellular oncogene is trans-

located to the Philadelphia chromosome in chronic myelogenous leukemia. Nature 300:765–767

17. Denz H, Lechleitner M, Marth C, Daxenbichler G, Gastl G, Braunsteiner H (1985) Effect of human recombinant alpha-2- and gamma-interferon on the growth of human cell lines from solid tumors and hematological malignancies. J Interferon Res 5:147–157

18. Dölken G, Lange W, Siegert W, Finke J, Löhr GW (1989) Polymerase chain reaction for the detection of chimeric BCR-ABL mRNAs in patients with chronic myelogenous leukemia – detection of minimal residual disease after bone marrow transplantation. Mol Biother 1 (Suppl): Abstr. 79

19. Ellis JT, Peterson P, Geller SA, Rappaport H (1986) Studies of the bone marrow in polycythemia vera and the evolution of myelofibrosis and second hematologic malignancies. Semin Hematol 23:144–155

20. Espinosa E, De Castro R, Carnot J, Dorticos E, Estrada M, Gonzalez X, Hernandez P, Travieso J, Vega G, Vidal H, Ramirez V, Limonta M (1986) Treatment of chronic myelocytic leukemia with human leukocyte alpha interferon. Abstr. 2nd Cuban Sem Interferon Biotechnol, Havana

21. Fialkow PJ, Jacobson RJ, Papayannopoulou T (1977) Chronic myelocytic leukemia: Clonal origin in a stem cell common to the granulocyte, erythrocyte, platelet and monocyte/macrophage. Amer J Med 63:125–130

22. Fleischmann WR, Fleischmann CM, Fiers W (1984) Potentiation of interferon action by mixtures of recombinant DNA-derived human interferons. Antiviral Res 4:357–360

23. Freund M, von Wussow P, Diedrich H, Eisert R, Link H, Wilke H, Buchholz F, LeBlanc S, Fonatsch C, Deicher H, Poliwoda H (1989) Recombinant human interferon (IFN) alpha-2b in chronic myelogenous leukaemia: Dose dependency of response and frequency of neutralizing anti-interferon antibodies. Brit J Haematol 73:350–356

24. Freund M, Fonatsch C, Blessmann B, Tischler J, Eisert R, von Wussow P, Exeriede G, Hiddemann W, Link H, Wilke H, Buhr Th, Poliwoda H (1989) Interferon alpha-2b (IFN alpha-2b) in CML. Experiences with two treatment regimens. Mol Biother 1 (Suppl): Abstr 78

25. Friche E, Hansen MM, Wieslander S (1988) Refractoriness to -interferon (Intron A) in previously chemotherapy-treated patients with chronic myelocytic leukaemia. Eur J Haematol 40:305–308

26. Gastaut JA (1988) Le chromosome Philadelphie disparaît-il après traitement par l'interferon? Presse Méd 17:639–644

27. Gastl G, Aulitzky Q, Tilg H, Huber H, Hausmaninger H, Seewann HL, Coser C, Prinoth P, Huber C (1987) Dose related effectiveness of alpha interferon in chronic myelogenous leukemia. Blut 54:251–252

28. Gastl (persönliche Mitteilung), 1989

29. Georgii A (1982) Klassifikation der chronischen myeloproliferativen Erkrankungen durch Histopathologie und Zytogenetik des Knochenmarkes. (Karger, Basel)Beitr Onkol 13:166–188

30. Giles FJ, Singer CRJ, Gray AG, Yong KL, Brozovic M, Davies SC, Grant IR, Hoffbrand AV, Machin SJ, Mehta AB, Richards JDM, Thomas MJG, Venutas S, Goldstone AH (1988) Alpha-interferon therapy for essential thrombocythaemia. Lancet 2:70–72

31. Gisslinger H, Ludwig H, Linkesch W, Chott A, Fritz E, Radaszkiewicz TH (1989) Longterm interferon therapy for thrombocytosis in myeloproliferative diseases. Lancet 1:634–637

32. Goldman JM, Apperley JF, Jones L, Marcus R, Goolden AWG, Batchelor R, Hale G, Waldman H, Reid CD, Hows J, Gordon-Smith E, Catovsky D, Galton DAG (1986) Bone marrow transplantation for patients with chronic myeloid leukemia. N Engl J Med 314:202–207

33. Gonzales R, Robinson W, Adlakha A, Lamb R, Rovira D, Ferguson J, Saks S, Bunn P (1989) Efficacy and toxicity of gamma interferon in chronic myelogenous leukemia. Proc Am Soc clin Oncol 8:209

34. Greenberg PL, Mosny SA (1977) Cytotoxic effects of interferon in vitro on granulocytic progenitor cells. Cancer Res 37:1794–1799

35. Guilhot F, Tanzer J, Brizard A, Dreyfus B, Huret JL, Desmarest MC, Briaut S (1988) Traitement de la leucémie myeloide chronique par interferon alpha recombinant et hydroxyuree. La Presse Médicale 17:1491

36. Hasselbalch H (1988) Interferon in myelofibrosis. Lancet 1:355

37. Hehlmann R, Anger B, Messerer D, Zankovich R, Bergmann L, Kolb HJ, Meyer P, Essers U, Queißer U, Vaupel H, Walther F, Hossfeld DK, Zimmermann R, Heiss F, Mende S, Tigges FJ, Kleeberg UR, Pralle H, Kayser W, Zimmermann R, Tichelli A, Faulhaber JD, Räth U, Schubert H, Bross K, Schlag R, Schmid L, Weißenfels I, Heinze B, Georgii A, Queißer W, Heimpel H (1988) Randomized study on the treatment of chronic myeloid leukemia (CML) in chronic phase with busulfan versus hydroxyurea versus interferon-alpha. Blut 56:87–91

38. Hehlmann R, Jahn M, Baumann B, Köpcke W (1988) Essential thrombocythemia. Clinical characteristics and course of 61 cases. Cancer 61:2487–2496

39. Herrmann F, Lindemann A, Otto J, Mertelsmann R (1988) In vivo effects of interferon-gamma in chronic myelogenous leukemia. In: Huhn D, Hellriegel KP, Niederle N (Eds.): Chronic Myelocytic Leukemia and Interferon. Pathophysiological, Clinical and Therapeutical Aspects. Springer-Verlag Berlin Heidelberg New York London Paris Tokyo:113-118

40. Howard OMZ, Talpaz M, Kartarjian HM, Wedrychowski A, Seong D, Turpin J, Gutterman J, Freireich E, Deisseroth A (1989) Clinical responsiveness to alpha-interferon correlates with interferon-induced changes in binding of nuclear proteins to regulatory regions of interferon-inducible genes in CML. Proc Am Soc Clin Oncol 8:7

41. Kantarjian HM, Vellekoop L, McCredie KB, Keating MJ, Hester J, Smith T, Barlogie B. Trujillo J, Freireich EJ (1985) Intensive combination polychemotherapy (ROAP 10) and splenectomy in the management of chronic myelogenous leukemia. J Clin Oncol 3:192–200

42. Kantarjian H, Talpaz M, Keating M, Walters R, Estey E, Andersson B, Beran M, Trujillo J, McCredie K, Freireich E (1986) Therapy of Philadelphia chromosome positive chronic myelogenous leukemia with initial intensive chemotherapy (DOAP) followed by maintenance with human leukocyte alpha interferon (IFN-A). Blood 68 (Suppl 1), 224a

43. Kloetzer W, Kurzrock R, Smith L, Talpaz M, Spiller M, Gutterman J, Arlinghaus R (1985) The human cellular abl gene product in the chronic myelogenous leukemia cell line K562 has an associated tyrosine protein kinase activity. Virology 140:230–238

44. Kloke O, Becher R, Niederle N (1987) Response to the combined administration of interferons alpha and gamma after failure of single interferon therapy in chronic myelogenous leukaemia. Blut 55:453–458

45. Kloke O, Moritz T, Pladeck E, Nagel-Hiemke M, Niederle N (1989) Combined administration of IFN alfa and TNF alfa in patients with chronic myelogenous leukemia and secondary resistence to IFN. Mol Biother 1 (Suppl): Abstr. 104

46. Koeffler HP, Golde DW (1981) Chronic myelogenous leukemia - new concepts. N Engl J Med 304:1201–1209

47. Kurzrock R, Talpaz M, Kantarijian H, Walters R, Saks S, Trujillo JM, Gutterman JU (1987) Therapy of chronic myelogenous leukemia with recombinant interferon-gamma. Blood 70:943–947

48. Landaw SA (1986) Acute leukemia in polycythemia vera. Semin Hematol 23:156–165

49. Laszlo J (1975) Myeloproliferative disorders (MPD): Myelofibrosis, myelosclerosis, extramedullary hematopoiesis, undifferentiated MPD, and hemorrhagic thrombocythemia. Semin Hematol 12:409–432

50. Lee M-S, Chang K-S, Freireich EJ, Kantarjian HM, Talpaz M, Trujillo JM, Stass SA (1988) Detection of minimal residual bcr/abl transcripts by a modified polymerase chain reaction. Blood 72:893–897

51. Lee M-S, LeMaistre A, Kantarjian HM, Talpaz M, Freireich EJ, Trujillo JM, Stass SA (1989) Detection of two alternative bcr/abl mRNA junctions and minimal residual disease in Philadelphia chromosome positive chronic myelogenous leukemia by polymerase chain reaction. Blood 73:2165–2170

52. Loeffler H, Schmitz N (1988) Allogeneic bone marrow transplantation for CML in Austria and West Germany. Blut 57:221
53. Mahmoud HK, Schaefer UW, Schüning F, Beelen D, Becher R, Schmidt CG, Alberts W, Haralambie E, Linzenmeier G, Stollmann B, Grosse-Wilde H, Richter HJ, Hantschke D, Luboldt W (1985) Bone marrow transplantation for chronic granulocytic leukemia. Klin Wschr 63:560–564
54. Manoharan A(1988) Annotation. Myelofibrosis: Prognostic factors and treatment. Brit. J. Haematol 69:295–298
55. May D, Wandl UB, Niederle N (1989) Treatment of essential thrombocythaemia with interferon alpha-2b. Lancet 1:96
56. McGlave P, Mamus S, Vilen B, Dewald G (1987) Effect of recombinant gamma interferon on chronic myelogenous leukemia bone marrow progenitors. Exp Hematol 15:331–335
57. Mills KI, MacKenzie ED, Birnie GD (1988) The site of the breakpoint within bcr is a prognostic factor in Philadelphia-positive CML patients. Blood 72:1237–1241
58. Murphy S, Iland H, Rosenthal D, Laszlo J (1986) Essential thrombocythemia: An interim report from the Polycythemia Vera Study Group. Semin Hematol 23:177–182
59. Neumann HA, Fauser AA (1982) Effect of interferon on pluripotent hemopoietic progenitors (CFU-GEMM) derived from human bone marrow. Exp Hematol 10:587–590
60. Niederle N, Kurschel E, Schmidt CG (1984) Biologischer Effekt von rekombinantem Leukozyten-alpha2-Interferon bei metastasierten kolorektalen Karzinomen. Dtsch med Wschr 109, 779–782
61. Niederle N, Kurschel E, Schütte J, Krischke W, Schmidt CG, Gerlis L, Gutzwiller E (1985) Phase I study of recombinant human interferon gamma (rIFN-γ) in patients with advanced cancer. In: Kirchner H, Schellekens H (Eds.): The Biology of the Interferon System 1984. Amsterdam Elsevier, 509–515
62. Niederle N, Kloke O, Osieka R, Wandl U, Opalka B, Schmidt CG (1987) Interferon alfa-2b in the treatment of chronic myelogenous leukemia. Semin Oncol 14 (Suppl 2):29–35
63. Niederle N, Kloke O, Osieka R, May D, Wandl UB, Becher R, Opalka B, Schmidt CG (1988) Treatment of chronic and acute phase chronic myelogenous leukemia with interferon alpha-2b and interferon gamma. In: Huhn D, Hellriegel KP, Niederle N (Eds.): Chronic Myelocytic Leukemia and Interferon. Pathophysiological, Clinical and Therapeutical Aspects. Springer-Verlag, Berlin – Heidelberg – New York – London – Paris – Tokyo:119–128
64. Niederle N, Wandl U, Kloke O, Nagel-Hiemke M, May D, Becher R, Overkamp F, Opalka B, Schmidt CG (1989) Efficacy of interferon alfa (IFN alfa-2b) and IFN gamma in chronic myelogenous leukemia (CML). Proc Am Soc Clin Oncol 8:185
65. Nowell PC, Hungerford DA (1960) A minute chromosome in human chronic granulocytic leukemia. Science 132: 1497
66. Opalka B, Kloke O, Bartram CR, Beer U, Janssen JWG, Wandl UB, Niederle N (1989) Elimination by interferon-alpha of malignant clone in chronic myeloid leukaemia. Lancet 1:1334
67. Opalka B, Beer U, Niederle N, Wandl U, Kloke O, Schmidt CG (1989) Breakpoints outside the major bcr region (mbcr) do not define a clinically destinct group of CML patients. Proc Am Ass Cancer Res 30:227
68. Opalka B, Wandl U, Kloke O, Beer U, Kirch HC, Niederle N (1989) Localization of the breakpoint in the mbcr does not correlate with the clinical course in CML patients undergoing interferon therapy. Blood 74:367a
69. Ozer H, Mick R, Testa J, Arthur D, Cooper R, Pettenati M, Rao K, Peterson BA, Schiffer C, Bloomfield CD for CALGB (1989) Subcutaneous α-interferon produces clinical and cytogenetic remission in untreated chronic phase Philadelphia chromosome positive chronic myelogenous leukemia. Mol Biother 1 (Suppl): Abstr. 76
70. Parmeggiani L, Ferrant A, Rodhain J, Michaux JL, Sokal G (1987) Alpha interferon in the treatment of symptomatic myelofibrosis with myeloid metaplasia. Eur J Haematol 39:228–232

71. Przepiorka D (1988) Breakpoint zone of bcr in chronic myelogenous leukemia does not correlate with disease phase or prognosis. Cancer Genet Cytogenet 36:117–122
72. Rosenblum MG, Maxwell BL, Talpaz M, Kelleher PJ, McCredie KB, Gutterman JU (1986) In vivo sensitivity and resistance of chronic myelogenous leukemia cells to alpha-interferon: Correlation with receptor binding and induction of 2,5-oligoadenylate synthetase. Cancer Res 46:4848–4852
73. Rowley JD (1973) A new consistent chromosomal abnormality in chronic myelogenous leukaemia identified by quinacrine fluorescence and Giemsa staining. Nature (Lond.) 243:290–293
74. Russo D, Fanin R, Zuffa E, Gallizia C, Michieli MG, Damiani D, Testoni N, Pecile V, Visani G, Colombini R, Tosi P, Baccarani M, Tura S (1989) Treatment of Ph + chronic myeloid leukemia by gamma interferon. Blut 59:15–20
75. Sandberg A (1980) Chromosomes and causation of human cancer and leukemia XL. The Ph' and other translocations in CML. Cancer 46:2221–2226
76. Seewann HL, Gastl G, Lang A, Abbrederis K, Thaler J, Flener R, Huber CH (1988) Interferon-alpha-2 in the treatment of idiopathic myelofibrosis. Blut 56:161–163
77. Shtalrid M, Talpaz M, Kurzrock R, Kantarjian H, Trujillo J, Gutterman J, Yoffe G, Blick M (1988) Analysis of breakpoints within the bcr gene and their correlation with the clinical course of Philadelphia-positive chronic myelogenous leukemia. Blood 72:485–490
78. Shtivelman E, Lifshitz B, Gale RP, Canaani E (1985) Fused transcript of abl and bcr genes in chronic myelogenous leukaemia. Nature (Lond.) 315:550–554
79. Silver RT, Gale RP (1986) Chronic myeloid leukemia. Amer J Med 80:1137–1147
80. Silver RT (1988) Recombinant interferon-alpha for treatment of polycythaemia vera. Lancet 2:403
81. Stam K, Heisterkamp N, Grosveld G, De Klein A, Verma RS, Coleman M, Dosik H, Groffen J (1985) Evidence of a new chimeric bcr/c-abl mRNA in patients with chronic myelocytic leukemia and the Philadelphia chromosome. N Engl J Med 313:1429–1433
82. Talpaz M, McCredie KB, Mavligit GM, Gutterman JU (1983) Leukocyte interferon-induced myeloid cytoreduction in chronic myelogenous leukemia. Blood 62:689–692
83. Talpaz M, Kantarjian HM, McCredie K, Trujillo JM, Keating MJ, Gutterman JU (1986) Hematologic remission and cytogenetic improvement induced by recombinant human interferon alpha in chronic myelogenous leukemia. N Engl J Med 314:1065–1069
84. Talpaz M, Kantarjian HM, McCredie KB, Keating MJ, Trujillo J, Gutterman J (1987) Clinical investigation of human alpha interferon in chronic myelogenous leukemia. Blood 69:1280–1288
85. Talpaz M, Kurzrock R, Kantarjian H, Keating M, Evans L, Saks S, Gutterman J (1988) Therapy of Philadelphia positive chronic myelogenous leukemia with recombinant alpha A interferon and recombinant gamma interferon. Blood 72:229a
86. Talpaz M, Kurzrock R, Kantarjian H, O'Brien S, Gutterman JU (1989) Recombinant interferon-alpha therapy of Philadelphia chromosome-negative myeloproliferative disorders with thrombocytosis. Am J Med 86:554–558
87. Thomas ED, Clift RA, Fefer A, Appelbaum FR, Beatty P, Bensinger WI, Buckner CD, Cheever MA, Deeg HJ, Doney K, Flournoy N, Greenberg P, Hansen JA, Martin P, McGuffin R, Ramberg R, Sanders JE, Singer J, Stewart P, Storb R, Sullivan K, Weiden PL, Witherspoon R (1986) Marrow transplantation for the treatment of chronic myelogenous leukemia. Ann Intern Med 104:155–163
88. Tichelli A, Gratwohl A, Berger C, Lori A, Würsch A, Dieterle A, Thomssen C, Nissen C, Holdener E, Speck B (1989) Treatment of thrombocytosis in myeloproliferative disorders with interferon alpha-2a. Blut 58:15–19
89. Toretsky JA, Shahidi NT, Finlay JL (1986) Effects of recombinant human interferon gamma on hematopoietic progenitor cell growth. Exp Hematol 14:182–186
90. Velu T, Delwiche F, Gangji D, Monsieur R, Flament J, Stryckmans P, Wybran J, Bellens R (1985) Therapeutic effect of human recombinant interferon-alpha-2c in essential thrombocythaemia. Oncology 42 (Suppl.1):10–14

91. Visani G, Russo D, Damiani D, Rizzi S, Motta MR, Lemoli RM, Poluzzi C, Fanin R, Zuffa E, Tosi P, Baccarani M, Tura S. (1988) Sensitivity of Ph 1 + CFU-GM to human recombinant interferon α and γ in combination. Blut 57:41–44
92. Wandl UB, Kloke O, Opalka B, Niederle N (1988) Suppressive effect of interferon alpha-2b on hematopoietic progenitor cells in patients with chronic myelogenous leukemia. In: Huhn D, Hellriegel KP, Niederle N (eds) Chronic Myelocytic Leukemia and Interferon. Pathophysiological, Clinical and Therapeutical Aspects. Springer, Berlin – Heidelberg – New York – London — Paris – Tokyo:84–90
93. Wickramasinghe SN, Peart S, Gill DS (1987) Alpha-interferon in primary idiopathic myelofibrosis. Lancet 2:1524–1525
94. Williams CKO, Svet-Moldavskaya I, Vilcek J, Ohnuma T, Holland JF (1981) Inhibitory effects of human leukocyte and fibroblast interferons on normal and chronic myelogenous leukemic granulocytic progenitor cells. Oncology 38:356–360
95. Wussow P von, Hartmann F, Freund M, Poliwoda H, Deicher H (1988) Leucocyte-derived interferon-alpha in patients with antibodies to recombinant IFN-α2b. Lancet 1:882–883
96. Yoffe G, Blick M, Kantarjian H, Spitzer G, Gutterman J, Talpaz M (1987) Molecular analysis of interferon-induced suppression of Philadelphia chromosome in patients with chronic myeloid leukemia. Blood 69:961–963

Interferontherapie bei ausgewählten soliden Tumoren

P. VON WUSSOW

Einleitung

Während verschiedene Interferon-α-Präparationen bereits einen gesicherten Platz bei der Behandlung von Hämoblastosen haben, konnten sich diese Interferone bisher bei der Behandlung solider Tumoren nicht in ähnlicher Weise durchsetzen. Eine Ausnahme bilden das maligne Karzinoid sowie das Kaposi-Sarkom, bei denen heute eine Wirksamkeit der Interferon-Therapie nachgewiesen ist.

Diese beiden soliden Tumoren weisen Besonderheiten auf. Der eine Tumor – das maligne Karzinoid – zeigt weniger Größenabnahme als vielmehr eine verringerte Hormonproduktion unter einer Interferon-Therapie, während des multifocal entstehende Kaposi-Sarkom möglicherweise von einem endogen sezernierten Wachstumsfaktor abhängig nur durch höchste IFN-Dosen zu beeinflussen ist. Derartige IFN-Dosen (30–50 Mio. I.E. tgl.) können nur aufgrund eines veränderten Nebenwirkungspektrums Kaposi-Patienten verabreicht werden, für andere Tumorpatienten sind sie nicht tolerabel.

Der größte Teil der soliden Tumore ist leider mit den bisher getesteten Interferon-Therapien nicht behandelbar. Insbesondere sind die meisten Karzinome nicht in ihrem Wachstum durch Interferone zu beeinflussen. Das maligne Melanom, das Hypernephrom, das Ovarialkarzinom und die Hirntumore zeigen ein marginales bis mäßiges Ansprechen auf eine Interferon-Therapie. Im folgenden soll versucht werden, wesentliche Daten über die Interferon-Therapie bei ausgewählten soliden Tumoren darzustellen; eine Vollständigkeit ist insbesondere in Anbetracht der nicht mehr zählbaren lokalen Studien sicher nicht möglich.

Das Spektrum verschieden durchgeführter Interferon-Therapien möchte ich anhand des malignen Melanomes, des malignen Karzinoid-Tumores und des Kaposi-Sarkoms vorstellen, um zu zeigen, daß verschieden durchgeführte Interferon-Therapien auch zu unterschiedlichen klinischen Effekten führen können. Schließlich möchte ich die IFN-Therapieergebnisse bei den systematisch selten zusammengestellten gastrointestinalen und gynäkologischen Tumoren referieren.

Interferontherapie beim malignen Melanom

Interferone hemmen das Wachstum von menschlichen Melanomzellinien in vitro. Die Intensität dieser antiproliferativen Wirkung variiert erheblich bei verschiedenen getesteten menschlichen Tumorzellinien. Von diesen Befunden

ausgehend, wurden beim metastasierten malignen Melanom zahlreiche klinische IFN-Studien durchgeführt, die in fünf Kategorien unterteilt werden können:
1. Intratumorale Applikation
2. Systemische niedrig dosierte IFN-Therapie (≤ 3 Mio. I.E./d)
3. Systemische intermittierende hochdosierte IFN-Therapie (≤ 5 Mio. I.E. dauerhaft gegeben)
4. Systemische kontinuierliche hochdosierte IFN-Therapie (≤ 5 Mio. I.E. zyklisch gegeben)
5. Systemische Kombination von IFN und Cimetidin (gleichzeitige Gabe)

Intratumorale Applikation

Erstmalig verwendete Ishihara [1] 1983 lymphoblastoides IFN-α_{N_1} und rekombinantes IFN-α_{2a} in einer Dosis von 1,5 Mio. I.E. 3 × pro Woche intraläsional. 2 von 6 Melanommetastasen verringerten sich in ihrer Größe um mehr als 50%. Ishihara [1] verwendete auch IFN-β (6 Mio. I.E.) intratumoral an 17 behandelten Patienten; 4 CR und 7 PR wurden beobachtet (65%). Horowitz [3] injizierte ebenfalls IFN-β in 6 Melanommetastasen, von denen 3 eine Größenrückbildung um mehr als 50% aufwiesen. Wir [2] behandelten 51 Patienten mit einem metastasierten malignen Melanom und mindestens einer Hautmetastase ebenfalls intraläsional. 26 der Patienten erhielten natürliches IFN-α in einer Dosis von 6 Mio. I.E., 25 erhielten rekombinantes IFN-α_{2b} in einer Dosis von 10 Mio. I.E.. Die intraläsional verabreichten IFN-Injektionen führten zu systemisch meßbaren IFN-Spiegel, die mit denen nach subkutaner Injektion vergleichbar waren. 9 von 51 Patienten (17%) zeigten systemische objektive Tumorremissionen, während 45% der lokal injizierten Hautmetastasen eine Tumorregression von mehr als 50% zeigten. Um die systemische und lokale Wirksamkeit von intratumoral verabreichtem IFN direkt vergleichen zu können, wurden in 42 der 51 Patienten mit mehreren Hautlesionen die IFN-injizierten Hautmetastasen mit entfernt liegenden, nicht IFN-injizierten Hautmetastasen verglichen. Es zeigte sich ein signifikanter Unterschied ($p < 0,004$) zwischen der Remissionsrate von IFN-injizierten Metastasen (45%) und von nichtinjizierten Metastasen (21%). Diese Daten belegen, daß beim malignen Melanom die intraläsionale Gabe von IFN-α wirksamer ist als die systemische Applikation (Tabelle 1).

Diese Studien zeigen, daß sowohl IFN-α als auch IFN-β intraläsional gegeben eine antitumorale Wirksamkeit zeigen. Trotz der hohen Ansprechraten von 30–60% von Melanom-Hautmetastasen stellt die intraläsionale Therapie jedoch keinen wesentlichen therapeutischen Fortschritt dar, da in den meisten klinischen Situationen entweder singuläre und somit exzidierbare oder zahlreiche Hautmetastasen bei gleichzeitig vorhandenen viszeralen Tumorabsiedlungen bestehen. In Ausnahmesituationen ist die intraläsionale IFN-Therapie jedoch (z. B. große, jedoch kaum resezierbare Hautmetastase im Gesicht) durchaus klinisch nutzbar. Möglicherweise ist die Beobachtung der ho-

Tabelle 1. Malignes Melanom, Intra- oder periläsionale Therapie

IFN-Typ	Dosis $\times 10^6$	Applikation	Therapiedauer	TH (EV)	Objektive Remissionsrate					Rate	Remissionsdauer	Literatur
				n	CR · PR		MR	NC	PD	%		
nIFN-α_{N_1}	6	intraläsional	4–8 Wo	4 (4)	1		2	1		25%		Ishihara (1)
rIFN-α_{2a}	9	intraläsional	4–8 Wo	2 (2)	1			1		50%		
nIFN-β	6	intraläsional 3× pro Wo	4–8 Wo	17 (17)	4	7	2	2	2	66%		
nIFN-α	6	intraläsional 3× pro Wo	bis zum	58 (26)	systemisch 3	6		16	26	18%		v. Wussow (2)
rIFN-α_{2b}	10	intraläsional 3× pro Wo		(25)	lokal 16	7		26	2	45%	2–30 Mo +	
nIFN-β	3	intraläsional		4 (4)				1	3			Ho
nIFN-β	0,5	intraläsional täglich		6 (6)	3				3			Horowitz (3)

hen lokalen Wirksamkeit wichtig bei der adjuvanten Behandlung von Melanompatienten, wenn der Tumor noch regional begrenzt ist und noch keine hämatogene Metastasierung eingetreten ist.

Systemische niedrigdosierte kontinuierliche Therapie

Retsas [4] behandelte 17 Patienten mit 2,5 Mio. I.E./m^2 täglich. Einer von 15 auswertbaren Patienten zeigte eine objektive Tumorremission. Goldberg [5] behandelte 12 Patienten mit 5 Mio. I.E./m^2 einmal pro Woche für 12 Wochen und 14 Patienten mit 0,5 Mio. I.E./m^2 täglich für 6 Wochen. Zwei der insgesamt 26 behandelten Patienten sprach auf die Therapie an. Krown [6] behandelte 30 Patienten mit 1 bzw. 3 Mio. I.E. pro Tag für maximal 42 Tage. Wegen der damaligen Knappheit des natürlichen IFNs wurde die Behandlung beendet, wenn sich Hinweise auf eine Tumorregression ergaben. Von diesen 30 Patienten hat lediglich ein Patient eine partielle Remission seines Tumors geboten (Tabelle 2). Braun Falco [7] behandelte 19 evaluierbare Patienten mit einer Dosis von 2,5 Mio. I.E. über 4 Wochen dreimal pro Woche gegeben. Danach erhielten die Patienten zur Einhaltung zweimal 2,5 Mio. I.E. pro Woche. Keiner der Patienten zeigte eine objektive Remission seines Tumors. Aus diesen Studien ergibt sich, daß von 81 evaluierbaren Patienten nur 4 Patienten eine objektive Remission erzielten. Die Zusammenfassung dieser Studien belegt, daß niedrig dosierte IFN-α-Therapie beim malignen Melanom nicht effektiv ist (CR + PR < 5%).

Systemische hochdosierte intermittierende Therapie

Eine Reihe von Autoren untersuchten die Effektivität einer IFN-Therapie, in der IFN-α in Analogie zu einer Chemotherapie intermittierend (mindestens 1 IFN-freie Woche als Therapiepause) gegeben wurde. Robinson [8] behandelte i.v. 31 Patienten mit 30 Mio. I.E./m^2 für 5 Tage, Wiederholung Tag 28. Hawkins [9] behandelte mit demselben IFN-Schema 29 Patienten. 2 der Patienten zeigten eine objektive Remission. Hawkins behandelte auch 10 Patienten mit einer Dosis von 0,3 und 3 Mio. I.E. täglich für 28 Tage in einer 10 minütigen intraarteriellen Infusion. Keiner dieser 10 Patienten hat angesprochen [10]. In diese Gruppe gehört ebenfalls die Phase-II-Studie von Coates [11], in der 15 Patienten mit 20 Mio. I.E. i.v. für 5 Tage behandelt wurden. Ein solcher Kurs wurde alle 14 Tage wiederholt. Keiner der 15 Patienten zeigte eine objektive Remission. Aus der Aufstellung dieser 83 behandelten Patienten ergibt sich, daß auch eine hochdosierte, aber intermittierend gegebene Therapie nicht wirksam ist (3/83%; CR + PR < 5%) (Tabelle 3). Allerdings liegen Daten über eine s.c. verabreichte intermittierende Behandlung nicht vor.

Tabelle 2.   Malignes Melanom, systemische niedrig-dosierte IFN-α-Therapie

IFN-Typ	Dosis × 10^6	Applikation	Therapiedauer	TH (EV)	Objektive Remissionsrate					Remissionsdauer	Literatur
				n	CR	PR	CR+PR %	NC	PD		
nIFN-α_{N_1}	5/m^2	i.m. 1/w	12 Wo	12 (11)	0	0	0%		11		Goldberg (5)
nIFN-α_{N_1}	0,5/m^2	i.m. 5/w	6 Wo	14 (14)	1	1	14%	2	10	15 Mo + 3 Mo	
nIFN-α_{N_1}	2,5/m^2	i.m. daily	30 d	17 (15)	0	1	7%		14	6 Mo	Retsas (4)
nIFN-α	1	i.m. daily	42 d	16 (16)		1	6%		15	28 Mo	Krown (6)
	3	i.m. daily	42 d	14 (14)		0	0		13		
rIFN-α_{2c}		i.m. daily 3 × pro Wo	4 Wo kontinuierlich	20 (19)			0	3	16		Landthaler (7)
				Gesamt	1	3	6	5	79		

Tabelle 3. Malignes Melanom, Systemische hochdosierte intermittierende Therapie

IFN-Typ	Dosis $\times 10^6$	Applikation	Therapiedauer	TH (EV)	Objektive Remissionsrate				Remissionsdauer	Literatur
				n	CR	PR	NC	PD		
rIFN-α_{2b}	30/m^2	i.v. T 1–5 b.P WH T 21		31 (31)		1		30		Robinson (8)
rIFN-α_{2b}	30/m^2	i.v. T 1–5 b.P WH T 21		29 (27)	1	1		25		Hawkins (9)
rIFN-α_{2b}	20/m^2	i.v. T 1–5 b.P WH T 15		16 (15)	0			15		Coates (11)
rIFN-α_{2b}	0,3–3	daily	28 d	10	0			10		Hawkins (10)

Systemische hochdosierte kontinuierliche Therapie

Das Ansprechen des metastasierten malignen Melanoms auf eine kontinuierliche hochdosierte IFN-α-Therapie ist gut dokumentiert. Creagan [12] beobachtete in drei Phase-II-Studien an insgesamt 96 Patienten 21 (ca. 22% der Patienten) objektive Remissionen. Signifikante Unterschiede in den erzielten Remissionsraten zeigten sich bei den untersuchten IFN-α$_{2a}$-Dosen (12 Mio. I.E./m^2, 50 Mio. I.E./m^2 sowie 50 Mio. I.E./m^2 + Cimetidin) nicht. Hersey [13] gab ebenfalls 50 Mio. I.E./m^2 dreimal pro Woche subkutan. Von 18 auswertbaren Patienten zeigten 2 Patienten eine objektive Remission. Robinson [14] verwendete 10 Mio. I.E./m^2 pro Tag s.c.. Hier zeigten 10 von 45 evaluierbaren Patienten eine objektive Remission ihres Tumors. Dorval beobachtete bei 24 evaluierbaren Patienten (3 × 10 Mio./Wo) 7 objektive Remissionen [15]. Elsässer-Beile behandelte 30 Patienten mit 18 Mio. I.E. s.c. tgl., von denen 3 eine CR entwickelten [16]. Legha gab 62 Patienten entweder 36 Mio. I.E./tgl. oder 18 Mio. I.E./3 × Wo. 5 Patienten sprachen mit einer mindestens 50% Reduktion ihrer Tumore an [17]. Von Wussow [2] erzielte mit 10 Mio. I.E. IFN-α$_{2b}$ bzw. 6 Mio. I.E. rIFN-α intratumoral in 51 behandelten Patienten 9 objektive systemische Remissionen (Tabelle 4a).

Aber nicht nur subkutane oder intramuskuläre Gaben von IFN führten zu Remissionen, sondern auch eine fortlaufende i.v. Therapie. Beide Verabreichungsformen führen zu 24stündigen IFN-Spiegeln im Serum. Die integrierte Fläche unter der IFN-Kinetik-Kurve für i.v. Gaben ist deutlich kleiner (ungefähr 50%) als die s.c. Gaben [18]. Pouillart gab 10 Mio. I.E. pro Tag i.v.. Hier zeigten von 19 Patienten 6 eine partielle Remission [19]. Ebenfalls i.v. mit Dosen zwischen 10 und 100 Mio. I.E. behandelte Kirkwood [18]. Hier sprachen 2 von 16 Patienten an (Tabelle 4b). Ein verändertes Metastasierungsmuster unter oder nach einer hochdosierten IFN-Therapie, insbesondere eine erhöhte Rate an Hirnmetastasen, ist in den großen Studien nicht belegt. Eine Überlebensverlängerung durch IFN-α konnte allerdings auch nicht gezeigt werden. Aus den detailliert beschriebenen Studien ergibt sich für die kontinuierlich hochdosierte IFN-Therapie beim malignen Melanom eine Remissionsrate von ca. 20% (s.c. 67/357, i.v. 8/35, s.c. 19%; i.v. 23%).

Interferon-α und Cimetidin

Borgström [20] berichtete erstmalig von 2 Patienten, die intratumorale Injektionen von rIFN-α ohne einen erkennbaren Erfolg erhielten. Nachfolgend wurde Cimetidin in einer Dosis von 4 × 300 mg zur kontinuierlich weitergeführten IFN-Therapie hinzugefügt. Beide Patienten erreichten nachfolgend eine komplette Remission der injizierten Tumorläsion. Weitere Beobachtungen schienen zunächst zu bestätigen, daß auch intramuskuläre Gaben von natürlichem IFN-α zusammen mit Cimetidin Melanomfernmetastasen zur Regression bringen können [21, 22]. Diesen Studien stehen jedoch einer Reihe von negativen Ergebnissen gegenüber. Sowohl Ernstoff [23], Lipton

Tabelle 4a. Systemische hochdosierte kontinuierliche IFN-α-Therapie (s.c.)

IFN-Typ	Dosis $\times 10^6$	Applikation	Therapie-dauer	TH (EV) n	Objektive Remissionsrate CR	PR	NC	PD	Remissionsdauer	Literatur
IFN-α_{2b}	10	s.c. 3/Wo	bis Prog.	26 (24)	2	5		17	3,7 Mo (2,4,4,5) CR 12,5	Dorval (15)
nIFN-α_{2a}	12/m^2 50/m^2 50/m^2	i.m. 3/Wo	12 Wo + Cimetidine	96 (30) (31) (35)	1 3	5 4 8	13 10	24 11 17	0–34 Mo	Creagan (12a–c)
rIFN-α_{2a}	20/m^2 3/Wo		+Aspirin 600 mg 4 × tgl.	29 (29)		10		19		Creagan (12d)
rIFN-α_{2a}	50/m$^{2\,1)}$	i.m. 3/Wo	bis Prog.	20 (18)	2		2	14	1 y	Hersey (13)
rIFN-α_{2b}	10/m^2	s.c. 3/Wo	3 Mo+m$^{2)}$	59 (45)	4	6	8	27	CR: 15 Mo (5–32+) PR: 3,5 Mo (1–6)	Robinson (14)
rIFN-α_{2a}	18$^{1)}$	i.m. daily	10 Wo+m$^{3)}$ 6 Monate	30 (30)	3		6	21	12–16 Mo	Elsässer-Beile (16)
IFN-α_{2a}	36$^{1)*}$ 18	i.m. daily i.m. 3/Wo	bis Prog.	35 (31) 31 (31)		3 2	7 5	21 24	43 Wo (27–88+w) (PR)	Legha (17)
IFN-α_{2b} nIFN-α	10 6	i.l. 3/Wo i.l. 3/Wo	bis Prog. bis Prog.	58 (51) system. Remissionen	3	6	16	26		v.-Wussow (2)

[1)] initiale Dosiseskalation   [2)] Erhaltungstherapie

Tabelle 4b. Systemische hochdosierte kontinuierliche IFN-α-Therapie (i.v.)

IFN-Typ	Dosis $\times 10^6$	Applikation	Therapie-dauer	TH (EV) n	CR	PR	NC	PD	Remissionsdauer	Literatur
rIFN-α_{2b}	10	i.v. tgl.		19 (19)	0	6		13		Pouillart (19)
rIFN-α_{2a}	10	i.v. 5/Wo	4 Wo	16 (4)	1		3		28 Mo+	Kirkwood (18)

[24] als auch Slater [25] behandelten unter einer Mono-IFN-α-Therapie progrediente Melanompatienten nachfolgend mit einer IFN-Cimetidin-Kombinationstherapie. Bei insgesamt 83 so behandelten Patienten konnte nur eine partielle Remission induziert werden. Selbst bei dieser einen Remission war es unklar, ob nicht auch eine Dauer-IFN-Monotherapie zum selben Ergebnis geführt hätte. Creagan [12a] behandelte ohne vorhergehende IFN-Monotherapie Patienten mit einer IFN/Cimetidin-Kombinationstherapie in einer Dosis von 50 Mio. I.E. IFN/m^2 und von 1000 mg Cimetidin [12b, c]. Die objektive Remissionsrate von 20% lag genauso hoch wie in einer vergleichbaren Phase-II-Studie, in der die Wirksamkeit einer IFN-Monotherapie (50 Mio. I.E./m^2) getestet wurde. Die vorliegenden klinischen Daten müssen so zusammengefaßt werden, daß Cimetidin nicht zu einer Verbesserung einer systemischen IFN-Therapie führt (Tabelle 5).

Prognostische Kriterien für die systemische IFN-α, -β-Therapie

Klinische Parameter, die mit einem Ansprechen auf eine IFN-Therapie assoziiert sind, wurden am besten an der MajoKlinik von Creagan [12, 26] untersucht. Danach haben weder der Gesamtstatus noch vorherige Chemotherapie, vorherige Bestrahlung, Alter, Geschlecht und die Gabe von Cimetidin einen statistisch nachweisbaren Effekt. Eindeutig belegbar hingegen ist, daß die Anwesenheit von visceralen Metastasen mit einem schlechten Ansprechen assoziiert ist. Möglicherweise stellt auch die Gesamttumormasse ein prognostisches Kriterium dar.

IFN-β- und IFN-γ-Therapie beim Malignen Melanom

Natürliches IFN-β wurde intratumoral oder systemisch gegeben veröffentlicht [3, 27, 28]. In einer Phase-II-Studie mit rekombinantem IFN-β wurden 19 Patienten mit malignem Melanom behandelt. Die Patienten erhielten 30–70 Mio. I.E. als i.v. bolus täglich bis 2 × pro Woche. Eine objektive Remission wurde beobachtet [29]. Über IFN-γ-Therapie wurden erst Phase-I/II-Studien veröffentlicht. Ernsthoff [30] berichtete von einer Phase-I/II-Studie mit rekombinantem IFN-γ bei 30 Patienten. Bei ansteigender Dosierung bis zu 3000 µg/m^2 täglich wurde nur eine komplette und eine partielle Remission beobachtet. Von Haase [31] behandelte 17 Patienten mit IFN-γ, wobei er 2 komplette und 2 partielle Remissionen erreichen konnte. Hingegen fanden Creagan [32] bei einer täglichen Behandlung mit IFN-γ (0,25–0,5 mg/m^2) ein 10% Ansprechen (Tabelle 6).

Diese Daten weisen auf eine unterlegene Wirksamkeit und eine erhöhte Toxitität von IFN-γ gegenüber IFN-α hin. Eine Kombinationstherapie IFN-γ/IFN-α (0,05 mg/m^2; 10 × 10^6 I.E./m^2) erbrachte nur ein Ansprechen von 5% [33].

Tabelle 5. Malignes Melanom; IFN-α + Cimetidine-Therapie

IFN-Typ	Dosis $\times 10^6$	Applikation	Therapie-dauer	Cimetidine-Dosis	TH (EV)	Objektive Remissionsrate					Remissions-dauer	Literatur
					n	CR	PR	CR+PR %	NC	PD		
IFN-α_{2b}	10/m²	s.c. 3/Wo	n. angeg.	300 mg po 4/d	7 (7)		1			6	n. angeg.	Mughal (22a)
nIFN-α	6	lokal 5/Wo	18 Mo	300 mg po 4/d	43 (32)	3	3		5	22	6 Mo	Hill (21)
rIFN-α_{2a}	18[1]	i.m. 5/Wo		1000 mg po/d	11 (11)	1	2		3	5	n. angeg.	Pehamberger (22)
nIFN-α	4–12	i.m., i.t. 5/Wo	+ Mo	ohne Cimet.	20 (20)				11	9		Flodgren (20)
	4–12	i.m., i.t. 5/Wo	+ Mo	+1000 mg po/d	20 (20)	5	1		5	9	100+, 82, 54+, 24+, 19+	
IFN-α_{N_1}	50/m²	i.m. 3/Wo		300 po 4/d	35 (34)	0	8		10	9	2,0–4,3 Mo	Creagan (26)
nIFN-α	3	i.m. 5/Wo		300 mg po 4/d	25 (23)		2			21	3–14 Wo	Slater (25)

[1] initiale Dosiseskalation   [2] Erhaltung

Tabelle 6.   Malignes Melanom; IFN-β- und IFN-γ-Therapie

IFN-Typ	Dosis × 10^6 I.E.	Applikation	Therapiedauer	TH (EV) n	CR	PR	CR+PR %	NC	PD	Remissionsdauer	Literatur
nIFN-β	5	i.v. 3/w[1]	1–3 Mo	9 (9)	0	0	0	3	6		Lechner (28)
nIFN-β	2	s.c. 3/w	1 Mo	5 (4)	0	0	0		5		
rIFN-β	30	i.v. 5/w Tg 1–14 WH T 28		14 (14)		1			13		Sarna (29)
	90–270	5 d/w 2/w		5			0		5		
rIFN-γ	1–2,6	i.v. tgl. 3 h Infusion		17	2	2	24	2	11	1,5–21 Mo +	Haase (31)
rIFN-γ	0,06–60 Mio.	i.v. tgl. 2 h Infusion	14 Tage	30	1	1	6	11	19	6 Mo, 6 Mo	Ernstoff (30)
oder	0,06–60 Mio.	24 h Infusion									
rIFN-γ	5–10 Mio.	i.m. tgl.	2 Mo	28 (27)	0	3	11		25	5,3 Mo	Creagan (32)

[1] initiale Dosiseskalation

Stellenwert der IFN-α-Therapie beim Malignen Melanom

Die Ansprechrate von 20% für die hochdosierte kontinuierliche IFN-Therapie ist durchaus vergleichbar mit der gut belegten Rate für die Monochemotherapie DTIC [34]. Eine Überlebensverlängerung ist für die IFN-Therapie (wie für DTIC) bislang nicht nachgewiesen. Beeindruckend sind allerdings einige lang anhaltende komplette Remissionen. Der Prozentsatz der kompletten Remission liegt bei ca. 5%. Insgesamt stellt die IFN-α-Therapie, wenn sie hochdosiert und kontinuierlich gegeben wird, nur eine mäßig effektive, aber belegbar wirksame Therapie dar. IFN-β- oder IFN-γ-Therapie sind bei dieser Indikation gegenwärtig wegen fehlender Daten nicht abschließend beurteilbar.

Adjuvante Therapie

Nachdem gezeigt wurde, daß insbesondere kutane und Lymphknotenmetastasen auf eine hochdosiert kontinuierliche IFN-Therapie ansprechen, zum anderen das IFN bei einer minimalen Tumormasse zu besserem Ansprechen führt, wurden auch adjuvante Studien beim malignen Melanom begonnen. Derzeit laufen drei große adjuvante prospektiv randomisierte Studien:
1. IFN-α_{2b} 20 Mio. I.E./m^2 für 5 von 7 Tagen für 3 Wochen i.v.. Dann 10 Mio. I.E./m^2 dreimal pro Woche (SWOG).
2. IFN-α_{2b} 1 Mio. I.E./m^2 für ein halbes Jahr (EORTC).
3. WHO-Studie 1 Mio. I.E. IFN-α_{2a} für mindestens 2 Jahre (WHO).

Allerdings werden diese adjuvanten Studien so durchgeführt, daß IFN systemisch verabreicht wird. Eine alternativ zu testende adjuvante Therapie stellt sicher die regionale Gabe von IFN dar.

Auch die Testung einer Kombination von IFN mit zytotoxischen Substanzen erscheint im metastasierten Stadium sinnvoll, da IFN einen anderen Wirkungsansatz als die Zytostatika hat. Hier wurden gegenwärtig Kombinationen von IFN und DTIC bzw. IFN und BCNU bzw. IFN + α-Difluormethylarnithine getestet [35]. Aussagen über Wirksamkeit sind verfrüht (Kapitel „IFNe und andere Therapiemodalitäten").

Das Kaposi-Sarkom

Obwohl opportunistische Infektionen die Haupttodesursache von AIDS-Patienten darstellen, trägt das Kaposi-Sarkom signifikant zur Morbidität, marginal sicher auch zur Mortalität dieser Patienten bei [36]. IFNe bewirken in vitro eine antitumorale Aktivität gegenüber Sarkom-Zellen sowie eine Hemmung der Replikation des HIV-Virus. Es erscheint daher sinnvoll, IFNe in dieser Krankheit klinisch zu prüfen [37]. Aber weniger theoretische Erwägungen führten zum Beginn solcher Studien, sondern vor allem ein Patient mit einem Kaposi-Sarkom, der im Rahmen einer frühen Phase-I-Studie (1981) unter einer IFN-α-Therapie eine komplette Remission entwickelte [38].

In der Behandlung von AIDS-assoziierten Kaposi-Sarkomen wurden bisher drei verschiedene Interferon-α-Präparationen verwendet. Obwohl diese IFNe in sehr unterschiedlichen Dosen und Applikationsformen verabreicht wurden, zeigt sich übereinstimmend eine sichere Wirkung hoher Dosen der verschiedenen IFN-Präparationen bei dieser Erkrankung.

Effektivität lokaler und systemischer Applikation von IFN-α

Beim Kaposi-Sarkom – einer multifocal entstehenden Erkrankung – wurde das IFN-α weitgehend systemisch verabreicht. Nur in wenigen Fällen wurde das IFN-α intraläsional in die Haut oder Schleimhaut injiziert [39]. Die wenigen veröffentlichten Fälle deuten darauf hin, daß die intraläsionale Therapie hoch wirksam ist (75%). Bei der systemischen IFN-Therapie ist nicht die Applikationsform, sondern die verabreichte Dosis entscheidend für die Effektivität einer IFN-Therapie. Denn sowohl s.c. als auch i.v. verabreichtes IFN-α ist effektiv, allerdings nur bei genügend hoher Dosierung. Die einzelnen Studien sind in der Tabelle Kaposi-Sarkom aufgelistet. In der Gruppe der niedrigdosierten IFN-Protokolle lagen die verabreichten IFN-Dosen zwischen 1 und 7,5 Mio. I.E./m², tgl. gegeben [40, 41, 42], während in den Hochdosis-Studienprotokollen Dosen zwischen 25 Mio. I.E. und 54 Mio. I.E./m² intramuskulär bzw. 30–50 Mio. I.E. i.v. gegeben wurden [40, 41, 42, 43]. Die Ergebnisse (Tabelle 7) belegen, daß der IFN-α-Effekt beim AIDS-assoziierten Kaposi Sarkom dosisabhängig ist; in der Hochdosis-Gruppe wurden im Mittel 34% objektive Remissionen beobachtet, hingegen bei den niedrigdosierten Studien lediglich 13%. Komplette Remissionen wurden in der Hochdosis-Therapie in 11%, in der Niedrigdosis-Therapie nur in 5% der Fälle beobachtet. Die größere Wirksamkeit der Hochdosis-IFN-Therapie konnte klinisch insbesondere auch dadurch belegt werden, daß Patienten, die auf niedrigdosierte IFN nicht ansprechen, nachfolgend noch in ca 20% der Fälle unter hoch dosiertem komplette oder partielle Remissionen erreichten [40, 41]. Die höchste Remissionsrate wurde durch Hochdosis i.v.-Gaben erreicht (45% bei 66 evaluierten Patienten) [41]. Da das Kaposi-Sarkom einen Gefäßtumor (vom Endothel ausgehend) darstellt, kann das i.v. verabreichte IFN-α mit extrem hohen Serumspiegeln direkt auf den Tumor wirken. Diese Besonderheit des Kaposi-Sarkoms (im Vergleich zu anderen soliden Tumoren) erklärt vielleicht, warum IFN-α auch i.v. gegeben so wirksam ist und warum insgesamt eine so klare Dosis-Wirkungsbeziehung für IFNe-α bei diesem Tumor etabliert werden konnte. Möglicherweise ist das Kaposi-Sarkom auch der geeignete Tumor, um zu klären, ob eine Effektivitätsdifferenz zwischen 3mal pro Woche und täglichen Gaben von IFN-α existiert. Die vorhandenen Studienergebnisse belegen jedenfalls bereits jetzt eindeutig, daß IFN-α beim AIDS-assoziierten Kaposi-Sarkom wirksam ist und in seiner Effektivität mit Monochemotherapien bei dieser Indikation vergleichbar ist (mit Ausnahme von VP16).

Tabelle 7. Kaposi-Sarkom

IFN-Typ	Dosis $\times 10^6$	Applikation	Therapie-dauer	Tumor-Typ	TH (EV) n	Objektive Remissionsrate CR	PR	MR	NC	PD	Remissions-dauer	Literatur
IFN-α_{2a}	54[1]	i.m. daily	8 w+m	high dose (HD)	36 (34)	8	5	7	2	12	18 m	Krown (38)
	3	i.m. 3/W–daily	8 w+m	low dose (LD)	39 (36)		1	1	9	25	10 m	
	30[1]	i.m. daily	8 w	LD→HD	33 (30)	3	2	1	10	14	10 m	
IFN-γ	0,5[1]	i.m. daily	+m		7 (7)					7		Odajnyk (50)
IFN-α_{2a}	36[1]	i.m. daily	8 w	escalating dose	33 (27)		4	1	7	15		Krown (40)
IFN-α_{2b}	1/m^2	s.c.	2wöchentl.	LD	(18)	4	2		6	6	n. angeg.	Volberding (43)
	30/m^2	s.c. daily	4 Zyklen	ID	(130)	10	26		16	78		
	50/m^2	i.v.		HD	(66)	8	22			36		
rIFN-γ	2	s.c. 2/die	28 d		4 (4)					4		Ganser (49)
IFN-α_{N_1}	7,5/m^2	i.m. daily	28 d		(9)		1	1	5	2		Gelmann (42)
	15/m^2	i.m. daily	28 d		10 (10)			1	4	5		
	25/m^2	i.m. daily	28 d	dose reduction →15/m^2 according to toxicity.	10 (8)	3		1	2	2		

[1] initiale Dosiseskalation

Prognostische Kriterien für die IFN-α-Therapie

In den durchgeführten Studien wurden verschiedene prätherapeutische immunologische Parameter der Kaposi-Sarkom-Patienten auf ihren prognostischen Wert untersucht. Die absolute Lymphozytenzahl, das T4/T8 Verhältnis sowie die absolute T4-Zellzahl korreliert signifikant negativ mit dem klinischen Ansprechen. Patienten mit einem bereits schweren Immundefizit haben also eine signifikant schlechtere Chance, auf die IFN-Therapie anzusprechen [44].

Interessant ist auch, daß das Vorhandensein von säurelabilem IFN-α im Blut von AIDS-Kaposi-Patienten vor der IFN-Therapie hochsignifikant negativ mit der Effektivität einer IFN-Therapie korreliert. Diese in mehreren Studien gefundene Assoziation [42, 45] könnte zweifach erklärt werden:

1. Das AIDS-Kaposi-Sarkom ist in diesen Patienten bereits durch das endogen gebildete IFN-α in seinem Wachstum behindert worden. Eine nachfolgende IFN-α-Therapie, insbesondere eine niedrig-dosierte, führt dann nicht zu intrazellulären Stoffwechselveränderungen und damit nicht zu klinischen Tumorremissionen.
2. Die Patienten entwickeln bei langanhaltender Interferonämie in einer noch nicht experimentell näher charakterisierten Weise eine IFN-Resistenz, die zu einer Unwirksamkeit der IFN-α-Therapie führt. Eine partielle IFN-Resistenz könnte auch gut den nur mäßigen Grad der IFN-Nebenwirkungen erklären.

Trotz der enorm hohen Dosen wird die IFN-α-Therapie von HIV-Patienten recht gut vertragen (nur in einem Viertel der Patienten ist eine Dosisverringerung bei 36–52 Mio. I.E. erforderlich). Da sich die Immunparameter unter einer IFN-α-Therapie sich nicht signifikant verschlechtern und partiell sogar ein p-24-Antigen-Abfall beobachtet wurde, bietet die IFN-Therapie bei AIDS-Kaposi-Patienten mit noch gut erhaltenen immunologischen Funktionen eine therapeutische Alternative zur Chemotherapie, da möglicherweise eine zusätzliche antivirale Behandlung erreicht wird.

Wirkungsmechanismus

Der Mechanismus, wie IFN-α beim Kaposi-Sarkom wirkt, ist derzeit ungeklärt. Die klinischen Daten, insbesondere die Effektivität der intraläsionalen Therapie, weisen daraufhin, daß die Substanz über einen direkten Effekt auf die malignen Zellen wirkt. Auf der anderen Seite ist es beeindruckend, daß offensichtlich nach Etablierung des Immundefektes Kaposi-Patienten wesentlich schlechter auf die Therapie ansprechen. Die bisher erarbeiteten Daten könnten zu der Hypothese zusammengefaßt werden, daß ein T-Zellprodukt die Entstehung von Endotheltumoren unterdrückt. Denn nicht nur bei verminderter T-Zellzahl, sondern auch bei massiver Suppression der T-Zell-Funktion entstehen Kaposi-Sarkome [46]. Ferner kann IFN-α bei fehlenden

T-Zellen bei diesem Tumor nicht oder kaum wirken [44]. Möglicherweise verstärkt das IFN-α biologische Aktivitäten von T-Lymphozyten. So führt eine hochdosierte rIFN-α-Therapie nach frisch durchgeführten Nierentransplantationen zu einer hohen Sofort-Abstoßungsrate [47] einer eng mit T-Lymphozyten assoziierte Immunreaktion. Dieses IFN-α-verstärkte T-Zell-Produkt ist bislang jedoch hypothetisch.

Interferon im klassischen Kaposi-Sarkom

Nachdem eindeutig belegt werden konnte, daß IFN im AIDS-assoziierten Kaposi-Sarkom eine signifikante antitumorale Wirksamkeit hat, wurden auch einige wenige Patienten mit anderen Formen von Kaposi-Sarkomen (klassisches Kaposi-Sarkom, afrikanisches Kaposi-Sarkom und mit Immunsuppression assoziiertes Kaposi-Sarkom) mit IFN behandelt [39]. Von 6 in der Literatur beschriebenen Patienten sprachen immerhin 4 auf eine Therapie an. In einem Falle führte eine intraläsionale Therapie zur kompletten Remission. Diese Daten sollten sicherlich als Anregung empfunden werden, weitere Patienten mit anderen Formen des Kaposi-Sarkoms ebenfalls mit IFN zu behandeln. Aber auch andere Endotheltumore, z. B. Riesenhaemangiome bei Kindern, sollten darauf hin untersucht werden, ob sie auf IFN beeinflußbar sind [48].

IFN-β- oder IFN-γ-Therapie

Nur sehr vorläufige Berichte liegen über eine Therapie mit IFN-γ vor. Weder Ganser [49] noch Odajnyk [50] beobachteten eine Verkleinerung der Tumoren unter einer solchen Behandlung. IFN-β-Monotherapie ist bislang nicht berichtet worden.

Gastrointestinale Tumoren

Maligne Karzinoidtumoren

Das maligne Karzinoid ist ein seltener Tumor, der im Darm, jedoch auch an anderen Stellen des Körpers (z. B. im Bronchialraum) vorkommen kann. Die Therapie der Wahl bei diesem Tumor ist die chirurgische Entfernung: allerdings ist diese bei der überwiegenden Mehrzahl der Patienten bei Diagnosestellung wegen bereits vorhandener, nicht mehr resizierbarer Fernmetastasen häufig nicht mehr anwendbar [51].

Wegen des ausgesprochen langsamen Wachstums dieser neuroendokrinen Tumore (medianes Überleben nach Diagnosestellung > 8 Jahre) steht bei dieser Erkrankung weniger das infiltrative Wachstum und die daraus resultierenden Symptome im Vordergrund, sondern vielmehr Beschwerden, die durch die vermehrte Produktion von neuroendokrinen Hormonen (Serotonin, Bra-

dykinin, et al.) verursacht werden [52]. Von daher zielt die Behandlung der Patienten mit einem Karzinoidsyndrom auf eine Verringerung der durch die neuroendokrinen Hormone verursachten Symptome: Flash, Diarrhoe, gelegentliche Herzinsuffizienz als Folge einer Endokardfibrose sowie asthmatische Beschwerden. In den letzten Jahren wurden neben der bereits bekannten Chemotherapie 3 effektive Therapiemöglichkeiten entwickelt:
1. die arterielle Emboliesation von Lebermetastasen [53],
2. die Verwendung von Somatostatin-Analoga [54] und
3. die Gabe von IFN-α, auf das näher eingegangen wird.

Öberg kommt der Verdienst zu, die Interferon-Therapie bei diesem Tumor etabliert zu haben. In einer ersten Pilotstudie, bereits 1983 im New England Journal veröffentlicht [55], zeigten 6 von 9 behandelten Patienten eine erhebliche Verbesserung ihres Wohlbefindens und eine Verminderung der Karzinoid-assoziierten Symptome. Diese Patienten wurden mit 3–6 Mio. I.E. IFN-α für 3 Monate behandelt. In einer nachfolgenden Studie [56] wurden 36 Patienten in der gleichen Weise für 2 Jahre behandelt. 19 dieser 36 Patienten waren bereits chemotherapeutisch vorbehandelt. 23 von 36 Patienten zeigten eine deutliche Verbesserung ihrer Symptome unter IFN-α. Eine objektive Remission definiert als eine mehr als 50%ige Reduktion in Tumorgröße oder eines biochemischen Tumormarkers wurde in 16 von 36 Patienten beobachtet. Nur 5 Patienten zeigten einen Anstieg der Tumormarker während der Behandlungszeit. Ferner zeigten 4 von 36 Patienten auch eine mehr als 50%ige Reduktion des Tumors, davon 2 Patienten eine komplette Remission, die durch Laparotomie bestätigt werden konnte. Die mediane Dauer der durch Interferon verursachten Remissionen lag bei knapp 3 Jahren. Diese Zahlen belegen die Effektivität einer IFN-α-Therapie.

In einer prospektiven randomisierten kontrollierten Studie mit humanem natürlichem Interferon versus Chemotherapie, bestehend aus Streptozytozyn und 5-Fluoruracil, wurden 20 Patienten mit einem malignen Dünndarmkarzinom verglichen. Nach 6 Monaten zeigten 5 von 10 Patienten unter IFN-α eine objektive Remission, während keiner der 10 Patienten auf die Chemotherapie ansprach [57]. Jeweils 5 Patienten mit einem stabilen Krankheitsverlauf wurden im Interferon und Chemotherapie-Arm beobachtet. Der Ausgang dieser Studie belegt einen Vorteil der IFN-Therapie gegenüber der getesteten Chemotherapie.

Auch rekombinante Interferone weisen eine Wirksamkeit bei dieser Tumorerkrankung auf. 19 Patienten mit einem Karzinoidtumor wurden ebenfalls in Schweden mit 3×5 Mio. I.E./Woche rIFN-α_{2b} behandelt. Nach 6 Monaten wiesen 10 von 19 Patienten eine objektive Remission auf [57]. Doberauer behandelte 7 Patienten mit einer Dosis von 3 rIFN-α_{2b}. 5 von 7 Patienten zeigten eine objektive Remission nach 6 Monaten Therapie ($> 50\%$ Reduktion v. HIAA) [58] (Tabelle 8).

Da die verabreichten Interferondosen bei den verschiedenen Therapiestudien bei 3–6 Mio. I.E. täglich lagen, waren die Nebenwirkungen dieser Behandlungen mäßig bis gut tolerierbar. Lediglich die Entwicklung von Autoan-

Tabelle 8. Malignes Karzinoid

IFN-Typ	Dosis $\times 10^6$	Applikation	Therapie dauer	Vortherapie Ja/Nein außer chir.	TH (EV) n	Objektive Remissionsrate					Remissions- dauer	Literatur
						CR	PR	CR+PR %	NC	PD		
nIFN-α	3–6	i.m. daily	22,4 Mo	18/17	36 (36)	2	15		14	5	34 Mo	Öberg
rIFN-α_{2b}	3–6/m²	s.c. daily	12 Mo +		21 (10)	1	5		3	1		Dolva
rIFN-α_{2b}	10/m²[1]	s.c. 3/Wo	14 Wo (4–52)	2/12	14 (14)	keine meßb. Tumorregression >50% Red. HIAA Exkr: 5 Besserung d. Symptome: 5 PD 8						Smith
rIFN-α_{2b}	3	s.c. 4/Wo	2 Mo + Mo		7 (7)	Objekt. Tumorregression 0 SD 6 >50% Red. HIAA Extr: 5 Besserung d. Symptome: 4					4–40 Mo +	Doberauer

[1] initiale Dosis-Eskalation

tikörpern, vor allem gegen Schilddrüsengewebe, sind erwähnenswert und erfordern entsprechende Kontrollen bei IFN-α-Langzeittherapien [54]. Die geschilderten Therapieergebnisse lassen sicher heute bereits den Schluß zu, daß eine Interferon-α-Therapie bei einem metastasierten Karzinoidtumor sinnvoll ist. In einer randomisierten Studie sollte jedoch in Zukunft geklärt werden, ob die Interferon-Therapie auch einer Therapie mit einem Somatostatinanalogon überlegen ist.

Die erfreulichen Therapieergebnisse bei den Karzinoidtumoren führten zu dem Versuch, auch Patienten mit endokrin aktiven Pankreastumoren (Apudome) zu behandeln. Von 22 derartig behandelten Patienten wiesen 17 eine objektive Remission auf mit einer mittleren Dauer der Remission von 8,5 Monaten [59].

Somit erscheint es berechtigt, Patienten mit nicht chirurgisch resizierbaren, endokrin aktiv sezernierenden Apudomen und behandlungsbedürftigen Symptomen mit IFN-α zu therapieren. Bei einer solchen Langzeit-IFN-Therapie ist auf die Entwicklung von IFN-Antikörpern zu achten.

Hepatozelluläres Karzinom

Hepatitis B-Virus und/oder Hepatitis C-Virus stellen mögliche Cofaktoren in der Cancerogenese dieses Tumores dar. Auf Grund ihrer antiviralen und antiproliferativen Wirkung auf hepatocelluläre Karzinomzellinien [60] wurden Interferone in klinischen Studien auch beim primären hepatozellulären Karzinom untersucht.

Sachs et al. [61] konnten in ihrer Studie mit rekombinantem IFN-$_{2a}$, in der je acht Patienten niedrig- (12 Mio. E/m^2) und hochdosiert (50 Mio. E/m^2) über 12 Wochen intramuskulär behandelt wurden, keine Remissionen beobachten (1 Patient mit stable disease, 15 Patienten progredient). Nair [62] setzte natürliches IFN-α bei fünf Patienten in einer Dosis von 3 Mio. E intramuskulär, täglich über 2 Monate gegeben, ohne klinischen Erfolg ein. Okai [63] stellte in Fallberichten die kontinuierliche low dose (5–10 Mio. E täglich i.v., 3 Patienten) einer intermittierenden high dose-Applikation (50 Mio. E i.v., 2 × pro Woche, 5 evaluierbare Patienten) von IFN-β einander gegenüber. Keine objektive Remission wurde beobachtet. Ein ebenfalls von Okai mittels intraarterieller Injektion in die a. hepatica (5–10 Mio. E IFN-β täglich) behandelter Patient zeigte nach 4wöchiger Therapie keine Veränderung der Tumorgröße. In Studien von Forbes [64] und Mazzanti [65] wurde Interferon-γ (IFN-γ) in einer Dosis von 2,7 Mio. E/m^2 respektive 2 mg/m^2 bei insgesamt 13 Patienten mit hepatozellulärem Karzinom intravenös appliziert eingesetzt. Objektive Remissionen wurden bei keinem Patienten beobachtet (Tabelle 9). Damit erscheint das hepatozelluläre Karzinom therapeutisch nicht durch konventionell dosierte IFNe beeinflußbar zu sein, obwohl chronischen Infektionen mit Hepatitis B und C-Viren mit IFN-α eindeutig therapeutisch beeinflußbar sind. Möglicherweise ist eine Kombinationstherapie IFN-α/Doxorubicin in dieser Indikation prüfenswert (Creagan et al. [66]).

Tabelle 9. Hepatozelluläres CA

IFN-Typ	Dosis $\times 10^6$	Applikation	Therapie-dauer		TH (EV)	Objektive Remissionsrate				Remissions-dauer	Literatur
						CR	PR	NC	PD		
rIFN-α_{2a}	12/m^2	i.m. 3/Wo	LD		8 (8)	0	0	1	7		Sachs
	50/m^2	i.m. 3/Wo	HD		9 (8)	0	0	0	8		
IFN-γ	2,7/m^2	i.v. 3/Wo	4 w		7 (6)	0	0	0	6		Forbes
IFN-γ	2 mg/m^2	i.v. 3/Wo	?		6 (6)	0	0	2	4		Mazzanti
nIFN-α	3	i.m. daily	2 m		5 (5)	0	0	1	4		Nair
nIFN-β	5–10	i.v. daily	24–51 d		3 (3)	0	1	2	0		Okai
		i.v. 2/Wo	21–61 d		6 (5)	0	0	3	2		
		i.a. daily	27 d	via hepatic intraart-rial injec.	2 (1)	0	0	1	0		

[1] initial dose escalation
LD = low dose, HD = high dose

Magenkarzinom

14 Patienten wurde lymphoblastoides Interferon (IFN-α_{N_1}) in einer Dosis von 4 Mio. E tgl. i.m. gegeben im ersten Monat verabreicht. Nachfolgend wurde die IFN-Dosis reduziert auf 4 Mio. E. 3× die Woche. Keiner der behandelten Patienten sprach auf die IFN-α-Therapie an. Weiter wurden 24 Patienten mit fortgeschrittenem Magen- [67] oder Pankreas-Karzinom [68] mit IFN-γ intravenös behandelt. IFN-γ wurde zweimal pro Woche über 2 Stunden in einer Dosis von 3 mg/m^2 gegeben. Keiner der Patienten sprach auf die Therapie an.

Kolorektales Karzinom

Im Rahmen der bei kolorektalem Karzinom durchgeführten klinischen Studien mit IFNen zeigten sowohl niedrige als auch hohe IFN-α-Dosierungen in der Monotherapie keine therapeutische Wirksamkeit. Weder IFN-β-, IFN-γ- noch IFN-α-Präparationen waren wirksam. Interessante Daten werden von einer 5-FU/IFN-α-Kombinationstherapie berichtet [69].

Neefe behandelte 19 evaluierbare Patienten mit rIFN-α_{2a} in einer Dosis von 50 Mio. I.E./m^2 (i.m. 3× pro Woche, 3 Monate). In dieser Studie erreichte ein Patient eine partielle Remission, die 4 Monate andauerte, alle weiteren Patienten zeigten einen Progreß [70]. Niederle [71], Clark [72] und Lundell [73] führten klinische Studien mit IFN-α_{2a}, intravenös in einer Dosis von 50 Mio. I.E./m^2 oder subkutan in einer Dosis von 20 Mio. I.E./m^2 gegeben, bei insgesamt 59 evaluierbaren Patienten durch. Objektive Remissionen wurden bei keiner der drei Studien gesehen. Auch Silgals [74], der 30–50 Mio. IFN-α_{2a}/m^2 intravenös gab, konnte bei 14 evaluierbaren Patienten keine Remissionen beobachten. Eggermund und Weimar [75] behandelten 20 Patienten mit kolorektalem Karzinom mit 20 Mio. I.E. IFN-α/m^2, wobei die eine Hälfte der Patienten über 12 Wochen mit zweimaligen intramuskulären Injektionen pro Woche, die andere Hälfte zyklisch mit 8täglichen intramuskulären IFN-Injektionen, Wiederholung Tag 28 behandelt wurde. In der Gruppe der kontinuierlich durchgeführten IFN-Injektionen erreichte einer von 10 Patienten eine über 7 Monate anhaltende partielle Remission. In der intermittierend behandelten Gruppe wurde keine objektive Remission beobachtet. Niedrigere Dosierungen setzten Krown [76] (15 Mio. I.E. IFN-α N1/m^2 i.m., 3× pro Woche, 22 Patienten), Flodgreen [77] (7,5 Mio. I.E. IFN-α/m^2, 3× pro Woche, 15 evaluierbare Patienten), Figlin [78] (3 Mio. I.E. IFN-α, i.m., 5× pro Woche, 18 evaluierbare Patienten) und Chaplinski [79] (3 Mio. I.E. IFN-α N1/m^2, i.m., 3× pro Woche, 18 evaluierbare Patienten) in ihren Studien ein. Nur Krown sah eine 4 Monate andauernde partielle Remission. In zwei klinischen Studien wurde rIFN-β (SER) bei kolorektalem Karzinom eingesetzt: Triozzi [80] gab 90 Mio. I.E. 3× pro Woche intravenös, konnte jedoch bei 13 evaluierbaren Patienten keine objektiven Remissionen verzeichnen. Lillis [81] behandelte 19 Patienten mit 30 Mio. I.E. rIFN-β (5× pro Woche intravenös).

Von 17 evaluierbaren Patienten zeigte ein Patient ein über mehr als 9 Monate andauernde komplette Remission, 16 Patienten boten einen Progreß. 1 von 13 evaluierbaren Patienten, die mit 0,25–0,5 mg IFN-γ i.m. täglich behandelt wurden, zeigte eine objektive Remission [82].

Während IFN-α als Monotherapie sicher keine Tumorreduktion induziert, ist möglicherweise die Kombination von 5FU (750 mg/m^2 Tg 15) und IFN-α 6–12 Mio. I.E. täglich wirksamer als 5FU alleine [83]. In den ersten 30 behandelten Patienten wurden 14 objektive Remissionen beobachtet [69]. Andere Studien mit einer IFN-α/5-Fluoruracil [72] und einer IFN-γ/5-Fluoruracil Kombinationstherapie [84] zeigten allerdings keine Wirksamkeit (siehe Kapitel „Interferone und andere antitumorale Therapiemodalitäten). Ähnliche Therapieschemata werden inzwischen beim Ösophagus- und PankreasCa getestet.

Ovarialkarzinom

An Ovarialtumorzellinien und Ovarialtumoren in Mäusen (Nierenkapselassay) ist ein signifikanter antiproliferativer Effekt durch Interferon-alpha meßbar [85, 86]. Auch eine Reduktion von Tumorzellkolonien in Agar von frischen menschlichen Ovarialtumoren konnte durch Interferon-alpha erzielt werden [87].

In klinischen Studien wurden hingegen bei systemischer Interferon-Monotherapie nur bescheidene Erfolge bei Patienten mit rezidivierendem Ovarialkarzinom erzielt. Einhorn [88] beschrieb bereits 1982, daß bei 5 Patienten mit fortgeschrittenem Ovarialkarzinom eine Therapie mit 3 MIO I.E. nIFN-α täglich i.m. gegeben eine partielle Remission sowie in mehreren Fällen ein deutlicher Rückgang des Aszites zu erzielen war. In einer zweiten Studie [89] verwendete derselbe Autor 3–27 MIO I.E. nIFN-α täglich in 24 Patienten mit fortgeschrittenem und chemotherapieresistentem Ovarialkarzinom. Von 9 Patienten, mit einer länger als 2 Monate dauernden IFN-Therapie, entwickelten 2 Patienten eine partielle Remission. Von Interesse ist sicher, daß dieser Autor seine klinischen Erfahrungen so zusammenfaßt, daß eine höhere systemische Interferon-Therapie nur zu einer höheren Toxizität und damit gegebenenfalls zu einer kürzeren Therapiedauer führt, nicht jedoch zu einer erkennbar höheren Wirksamkeit.

Eine ähnliche Ansprechrate (ca. 20%) auf eine systemische Interferon-Therapie wurde von Abdullah an 28 evaluierbaren Patienten mit fortgeschrittenen Ovarialkarzinomen beobachtet [90]. Bei einer Therapie mit 5 MIO I.E. IFN-α tgl., i.m. gegeben, beobachtete er 2 komplette und 3 partielle Remissionen. Hingegen konnte Niloff nach 8-wöchiger Therapie mit IFN-α in einer Dosis von 20 MIO I.E./m^2, i.m. tgl. gegeben, bei 15 Patienten keine objektive Remission erzielen [91]. In einer Studie von Friedman sprachen von 15 Patienten nur einer mit einer partiellen Remission auf die nIFN-α-Therapie (3 MIO. I.E. tgl.) an [92]. Die Auflistung dieser klinischen Ergebnisse be-

Tabelle 10. Tumorart: Kolorectales Karzinom I

IFN-Typ	Dosis $\times 10^6$	Applikation	Therapie-dauer	Vortherapie Ja/Nein außer chir.	TH (EV) n	Objektive Remissions-rate				Remissionsdauer	Literatur
						CR	PR	NC	PD		
rIFN-β (ser)	90	i.v. 3/Wo		1/12	13 (13)			4	9		Triozzi (80)
nIFN-α_{N_1}	3/m²	i.m. 3/Wo	6 Wo + Mo	?	19 (18)			7	11		Chaplinski (79)
nIFN-α	3	i.m. 5/Wo		17/1	19 (18)				18		Figlin (78)
nIFN-α	7,5/m²	i.m. 3/Wo	12 Wo	4/12	16 (15)			3	12		Flodgreen (77)
rIFN-$\alpha_{2\alpha}$	30–50/m²	i.v. 5 d/2 Wo	6 Zyklen	14/0	21 (14)			2	12		Silgals (74)
rIFN-β (ser)	30	i.v. 5/Wo		4/15	19 (17)	1			16	9 Mo +	Lillis (81)
nIFN-α_{N_1}	15/m²	i.m. 3/Wo	12 Wo		22 (22)		1	4	17	4 Mo	Krown (76)
rIFN-α_{2b}	50/m² 20/m²	i.v. 5 d/4 Wo s.c. 3/Wo	8 Wo		12 (6) (5)			6	5		Niederle (71)
rIFN-α_{2a}	50/m²	i.m. 3/Wo	3 Mo	4/17	21 (19)		1		18	4 Mo	Neefe (70)

Tabelle 10. Kolorectales Karzinom II (Fortsetzung)

IFN-Typ	Dosis $\times 10^6$	Applikation	Therapie-dauer	Vortherapie Ja/Nein	TH (EV)		Objektive Remissions-rate				Remissionsdauer	Literatur
				außer chir.	n		CR	PR	NC	PD		
rIFN-α_{2b}	50/m² 20/m²	i.v. 5 d/4 Wo s.c. 3/Wo		23/13	19 17	(15) (15)			4	26	2, 3, 4, 6 Mo	Clark (72)
rIFN-α_{2a}	20/m² 20/m²	i.m. 2/Wo i.m. Tg 1–8 WH Tg 28	12 Wo	0/20	20	(10) (10)	1	2		9 8	7 Mo	Eggermont (75)
nIFN-α	3	i.m. 5/Wo			19	(18)					18	Figlin (78)
rIFN-α_{2a}	50/m²	i.m. 2/Wo	12 Wo		9	(9)				9		Quesada (84a)
rIFN-α_{2b}	20/m² 50/m²	i.m. 3/Wo i.v. 5/Wo	3 Mo 4wöch.	n. angeg.	18	(9) (9)					18	Lundell (73)

[1] initiale Dosis-Eskalation

legt eine mäßige Wirksamkeit der systemischen IFN-α-Therapie bei dieser Erkrankung.

Aus der Überlegung heraus, daß im klonogenen Assay höhere Interferonkonzentrationen eine größere Wirksamkeit zeigen, wurde das Interferon lokal d.h. intraperitoneal, gegeben. Bei dieser Darreichungsform erreichte Berek Interferonkonzentrationen von über 10000 I.E. im Peritonealexsudat [93]. Dieses lokal verabreichte Interferon trat auch in den Kreislauf über und führte dort zu Interferonkonzentrationen bis 100/I.E. sowie zu typischen Nebenwirkungen einer systemischen Interferon-Therapie. Die bisher verfügbaren Daten einer intraperitonealen Interferon-Therapie sind beeindruckend. Berek behandelte 14 Patienten mit einem fortgeschrittenen Ovarialkarzinom mit 5–50 MIO I.E. IFN-α_{2b} einmal pro Woche. Wöchentliche Gaben von 50 MIO I.E. einmal pro Woche war die maximal tolerierbare Dosis. Die gleiche Dosis häufiger gegeben führte zu nicht tolerierbaren lokalen Reizungen und Symptomen wie z.B. schweres Erbrechen, Durchfall und Abdominalschmerzen. Die Therapie wurde mit 50 MIO I.E. einmal pro Woche über 4 Monate verabreicht. 5 komplette, in 4 Fällen durch eine secondlook-Operation bestätigte Remission sowie eine partielle Remission wurden beobachtet.

Rambaldi konnte mit 3 MIO I.E. IFN-β, 2 × die Woche i.p. gegeben, bei 8 Patienten keine objektiven Remissionen erzielen, erreichte aber in 4 Patienten das Verschwinden des zuvor bestehenden Aszites [94]. Möglicherweise war die Interferon-β-Dosis zu niedrig, um objektive Therapieerfolge zu erzielen. Auch die Tumorgröße der mit IFN-β behandelten Patienten war wesentlich größer als die der mit rIFN-α_{2b} therapierten.

Weitere klinisch gut kontrollierte Studien zur intraperitonealen Gabe von IFN-α sind bei dieser Indikation dringend erwünscht und sinnvoll, um zu einer Abschätzung der klinischen Wirksamkeit bei dieser Indikation zu gelangen. Sollte die gute Ansprechrate bei lokaler Applikation sich bestätigen lassen, sollte IFN-α in dieser Indikation auch ebenfalls adjuvant getestet werden. Welander führte eine intravenöse IFN-gamma-Therapie bei 14 Ovarialkarzinompatienten mit einer Dosis von 2 mg/m^2 durch. Er beobachtete eine komplette und drei partielle Remissionen [95]. Hingegen konnte Markmann [96] in einer IFN-gamma-Phase-I-Studie keine klinische Wirksamkeit beobachten. Er verabreichte 27 Patienten mit chemotherapieresistenten Ovarialkarzinomen IFN-gamma in einer Dosis von 0,1 8,0 MIO I.E. i.p. Diese Daten sollten von anderen Gruppen bestätigt oder widerlegt werden, um eine eindeutige Bewerbung der IFN-gamma-Therapie bei dieser Indikation vornehmen zu können.

Mammakarzinom

Experimentelle Daten weisen auf eine antitumorale Wirkung von IFNen beim Mammakarzinom hin. Mammakarzinom-Zellinien werden in ihrem Wachstum durch IFNe gehemmt [97]. Auch das Auswachsen von Zellkolonien in Agar von frischen Mamma-Karzinom-Gewebe kann durch Interferon verhindert werden [97, 98]; schließlich kann eine wachstumshemmende Wirkung von humanen IFNen Brustkrebsxenotransplantate in nackten Mäusen nachgewiesen werden [99].

A. Systemische IFN-Therapie

Das Mammakarzinom nimmt unter den malignen Erkrankungen insofern eine Sonderstellung ein, weil nur bei dieser Indikation Ergebnisse, die mit natürlichem IFN-α erzielt wurden, durch rekombinantes IFN-α nicht nachvollzogen werden konnten. So behandelte Gutterman 17 evaluierbare Patientinnen mit 3–9 MIO I.E. 3× pro Woche mit natürlichen IFN-α. 7 dieser Patientinnen zeigten eine objektive Remission [113]. Auch Borden prüfte subkutan eine Cantell-Präparation von natürlichen IFN-α in einer Dosis von 3 MIO I.E. täglich für 28 Tage. In seiner Studie zeigten 5 von 23 Patientinnen eine objektive Remission [101]. Dieser Rate von 27,5% objektiven Remissionen steht eine Effektivitätsrate von 3% bei rekombinanten bzw. gereinigten lymphoblastoiden Interferonen gegenüber. Sowohl Hochdosis- als auch Niedrigdosis-Therapie wurde getestet.

Sherwin behandelte Patientinnen mit einer Dosis von 50 MIO I.E. pro m^2 i.m., 3× pro Woche gegeben mit rIFN-α$_{2a}$ bis zu 3 Monaten. Keine der 17 auswertbaren Patientinnen zeigte ein objektives Ansprechen [115]. Silver verwendete lymphoblastoides IFN in einer Dosis von 25 MIO I.E./m^2 i.m. täglich für 10 Tage. Von 27 Patientinnen zeigte eine ein Ansprechen [103]. Muss gab rIFN-α$_{2b}$ in einer Dosis von 30–50 MIO I.E. pro m^2 i.v. an 5 aufeinanderfolgenden Tagen jede 2.-3. Woche oder s.c. 3mal pro Woche 2 MIO/m^2. Keiner der 33 behandelten Patientinnen sprach an [104]. Sikora verwandte rIFN-α$_{2a}$ in einer Dosis von 20 MIO I.E. pro m^2 täglich oder 50 MIO I.E. 3× die Woche. 3 von 15 Patientinnen zeigten eine objektive Remission [105]. Goodwin verwendeten lymphoblastoides IFN in einer Dosis von 0,5–3 MIO I.E. pro m^2. Eine der 22 behandelten und evaluierbaren Patientinnen zeigte eine objektive Response [106, 119]. In 15 Patientinnen wurde von Sarna eine wöchentliche Dosis von 30 MIO I.E. pro m^2 verwendet, ohne eine objektive Remission zu erreichen [107]. Nethersell beobachtete zwei objektive Remissionen in 12 evaluierbaren Patientinnen, die er mit 20 MIO I.E. rIFN-α$_A$ 3× pro Woche i.m. behandelte [108]. Quesada behandelte 23 Patientinnen mit 3–30 MIO rIFN-α$_A$, von denen eine ein objektives Ansprechen zeigte [109]. Weder Lenzhofer [110] noch Padmanabhan [111] konnten eine objektive Remission in insgesamt 24 Patientinnen mit rIFN-α$_{2b}$ induzieren [10 MIO tgl. s.c. oder 2 MIO/m^2 3× pro Woche).

Nimmt man die geschilderten Studien zusammen, so haben 4 von 125 mit rIFN-α behandelten Patientinnen eine objektive Remission gezeigt. Diese Zahlen belegen eindrucksvoll, daß eine Monotherapie mit rekombinanten Interferonen-α beim Mammakarzinom ineffektiv ist. Es bleibt derzeit eine wichtige, aber noch unbeantwortete Frage, ob natürliches IFN-α in der Tat eine begrenzte Wirksamkeit aufweist oder ob die klinischen Daten vom Ende der

Tabelle 2. Die topische Behandlung des Ovarialkarzinoms mit Interferonen. Dosis, Applikation und klinische Ergebnisse

Autor (Jahr)	Interferon	Dosis und Applikation	Ergebnis
Berek et al. (1985)	rINF-α_{2b}	5–50·10^6 IU ×1/Woche ×16	PR 5/11 PD 6/11
Rambaldi et al. (1985)	nIFN-β	3·10^6 IU ×2/Woche	NC 1/8 PD 7/8

- Mit einer standardisierten Inzidenz von 12/100000 in Baden-Württemberg und von 15/100000 weiblicher Einwohner im Saarland ist das Karzinoma in situ der Cervix einer der häufiger vorkommenden Tumoren [19].
- Eine geringe Tumormasse.
- In der Regel handelt es sich um virginelle, nicht vorbehandelte Tumoren.
- Eine Kontrolle des Behandlungsergebnisses durch Kolposkopie und Gewebeentnahme ist jederzeit möglich.
- Sowohl eine intracavitäre Behandlung, bei der Salbenpräparationen mit Hilfe eines Pessars appliziert werden, als auch eine direkte intraläsionale Injektion sind möglich.

Allerdings muß berücksichtigt werden, daß mit Koniotomie oder ggfs. Hysterektomie vergleichsweise komplikationsarme, kurative Behandlungsformen existieren. Untersuchungen zur Wirksamkeit neuer Therapiekonzepte dürfen daher bei diesem Tumor nur im Rahmen streng kontrollierter Studien durchgeführt werden und setzen eine gute Compliance der Patientinnen voraus.

Ikic und Mitarbeiter berichteten 1981 über die Behandlung von 15 Patientinnen mit Zervixkarzinom mit nIFN-α [24] (Tabelle 3). Bei allen Patienten lag ein manifester Tumor vor, 3 Patientinnen hatten einen Tumor des Stadiums IIB (FIGO-Klassifikation). Während 6 Patienten durch alleinige topische Applikation von IFN behandelt wurden, erfolgte bei 9 Patienten eine adjuvante i.m. Gabe von 10^6 IU IFN/die. Bei 10 Patienten wurde eine adjuvante Strahlentherapie durchgeführt. In 3 Fällen wurde eine CR und bei 3 weiteren Patienten wurde eine PR beobachtet. Bei einer Patientin kam es zum Auftreten von Fernmetastasen.

Seto und Mitarbeiter behandelten 12 Patientinnen mit CIN durch intraläsionale Injektion mit verschiedenen IFN-Typen [54]. Während eine Behandlung mit nIFN-α oder rIFN-α in 6 von 7 Fällen zu einer kompletten Remission führte – bei einer Patientin kam es zu einer Besserung des Malignitätsgrades, die als PR beurteilt wurde –, führte die Behandlung mit nIFN-β in 2 von 5 Fällen zu einer CR. Bei 3 Patientinnen wurde das Behandlungsergebnis als PR eingestuft. Bei allen Patientinnen, die mit nIFN-β behandelt worden waren, kam es zu einem Tumorrezidiv, das mit IFN-α nachbehandelt wurde. In allen Fällen konnte eine CR erzielt werden.

Zusammenfassung

Anhand der besprochenen Tumorerkrankungen läßt sich belegen, daß IFNe eine antitumorale Wirkung beim malignen Karzinoid-Tumor, beim Kaposi-Sarkom und beim malignen Melanom zeigen. Im Gegensatz zu hämatologischen malignen Erkrankungen ist die therapeutische Effektivität einer IFN-α-Monotherapie eher mäßig ausgeprägt. Die IFN-α-Monotherapie muß – zumindest beim Kaposi-Sarkom und malignen Melanom – hochdosiert und kontinuierlich gegeben werden. Sowohl i. v. als auch i. m. und s. c. Gaben von IFN-α sind effektiv. Bei den besprochenen Indikationen erscheint IFN-γ erheblich schwächer wirksam als IFN-α. Interessant sind die Beobachtungen beim Mamma-Ca unter einer IFN-α-Therapie, die auf ein unterschiedliches Wirkungsspektrum von verschiedenen IFN-α-Subtypen hinweisen könnten (siehe dazu Kapitel „IFN in der Augenheilkunde"). Die IFN-α-Effekte bei den gynäkologischen Tumoren bedürfen jedoch noch dringend der Bestätigung. Eine Verbesserung des IFN-Therapieansatzes bei soliden Tumoren ist dringend erwünscht. So sollten einerseits der oder die therapeutisch wichtigen, molekularen IFN-Wirkungsmechanismen besser verstanden und auf die klinische Applikation von IFNen übertragen werden. Andererseits ist die Austestung von Kombinationsmöglichkeiten mit Zytostatika, Cytokinen und Bestrahlung sinnvoll (siehe Kapitel „IFNe und andere Therapiemodalitäten"). Schließlich sollten bislang nicht klonierte IFNe-α sowie verschiedene IFN-Cytokin-Proteinhybride klinisch auf ihren therapeutischen Index hin überprüft werden.

Trotz der kritischen Bewertung der IFN-Effektivität sollte nicht vergessen werden, daß zahlreiche jetzt weit verbreitete Zytostatika in der Monotherapie nur objektive Remissionsraten von 10–20% bei soliden Tumoren induzierten, in der Kombination jedoch therapeutische Durchbrüche erzielen konnten.

Literatur

1. Ishihara K, Hayasaki K, and Hasegawa F (1983) Clinical responses of patients with malignant skin neoplasia to intralesional treatment with three types of interferons (α and β). In: The clinical Potential of Interferons Ed. R Kono, J Vilcek. pp 245–256, Univ of Tokyo Press
2. von Wussow P, Block B, Hartmann F, Deicher H (1988) Intralesional interferon-alpha therapy in advanced malignant melanoma. Cancer 61:1071–1074
3. Horoszewicz JS, Kong SS, Iro M, Buffet RF, Karokonsis C, Holyoke E, Job L, Dolen JG, Carter WA (1899–1906) Cancer Treat Rep 62
4. Retsas S, Priestman TJ, Newton KA, Westbury G (1983) Evaluation of human lymphoblastoid interferon in advanced malignant melanoma. Cancer 51:273–276
5. Goldberg RM, Ayoob M, Silgals R, Ahlgren JD, Neefe JR (1985) Phase II trial of lymphoblastoid interferon in metastatic malignant melanoma. Cancer Treat Rep 69:813–816
6. Krown SE, Burk MW, Kirkwood JM, Kerr D, Morton DL, Oettgen HF (1984) Human leukocyte (alpha) interferon in metastatic malignant melanoma: The American Cancer Society Phase II

7. Landthaler M, Geyer C, Papendick U, Braun-Falco O Alpha 2-Interferon-Therapie des metastasierenden malignen Melanoms. Dtsch Med Wochenschr 112:919-921 (1987), Trial. Cancer Treat Rep 68:723-726 (1984)

8. Robinson WA, Kirkwood J, Harvey H, Mughal T, McCune C, Muggia F, Hawkins M, Muscato M, Pouillart P, Ernstoff M, Sorell M, Spiegel R (1984) Effective use of recombinant human alpha 2 interferon (IFN alpha 2) in metastatic malignant melanoma (MMM): A comparison of two regimens. Proc Annu Meet Am Soc Clin Oncol 3:60

9. Hawkins MJ, McCune CS, Speyer JL, Sorell M (1984) Recombinant alpha 2 interferon (IFN-alpha 2) (Sch 30500) in patients with metastatic malignant melanoma (MMM): An ECOG Pilot Study. Proc Annu Meet Am Soc Clin Oncol 3:51

10. Dorval T, Palangie T, Jouve M, Garcia-Giralt E, Falcoff E, Schwab D, Lerminier M, Pouillart P (1987) Treatment of metastatic malignant melanoma with recombinant interferon alpha-2b. Invest New Drugs 5 (Suppl):61-63

10b.Hawkins MJ, Barden EC, Cantell K, Wirtanen GW, Sielaf KM, Ma Brain JA, Fox RW, Smith-Zaremba KM (1982) Intraarterial administration of natural leukocyte interferon in advanced tumor patients. UCLA Symp Molec Cell Biol 25:407-420

11. Coates A, Rallings M, Hersey P, Swanson C (1986) Phase-II study of recombinant alpha 2-interferon in advanced malignant melanoma. J Interferon Res 6:1-4

12a.Creagan ET, Ahmann DL, Green SJ, Long HJ, Rubin J, Schutt AJ, Dziewanowski ZE (1984) Phase II study of recombinant leukocyte A interferon (rIFN-alpha A) in disseminated malignant melanoma. Cancer 54:2844-2849

12b.Creagan ET, Ahmann DL, Frytak S, Long HJ, Cang MN, Itri LM (1986) Phase II of recombinant leukocyte A interferon in disseminated malignant melanoma: Results in 96 patients. Cancer Treat Rep 70:619-624

12c.Creagan E, Ahmann D (1985) Phase II study of recombinant leukocate A interferon (IFN-rA) plus cimetidine in disseminated malignant melanoma. J Clin Oncol 3:977-981

12d.Creagan ET, Ahmann DL, Gree SJ, Long HJ, Frytak S, Itri LM (1985) Recombinant leukocyte A interferon (IFN-alpha A) plus cimetidine in disseminated malignant melanoma (DMM). Proc Am Soc Clin Oncol 4:126

13. Hersey P, Hasic E, MacDonald M, Edwards A, Spurling A, Coates AS, Milton GW, McCarthy WH (1985) Effects of recombinant leukocyte interferon (rIFN-alpha A) on tumor growth and immune responses in patient with metastatic melanoma. Br J Cancer 51:815-826

14. Robinson WA, Mughal TI, Thomas MR, Johnson M, Spiegel RJ (1986) Treatment of metastatic malignant melanoma with recombinant interferon alpha 2. Immunobiol 172:275-282

15. Dorval T, Palangie T, Jouve M, Garcia-Giralt E, Israel L, Falcoff E, Schwab D, Puillart P (1986) Clinical phase II trial of recombinant DNA interferon (interferon alpha 2b) in patients with metastatic malignant melanoma. Cancer 58:215-218

16. Elsasser-Beile U, Drees N, Neumann HA, Schopf E (1987) Phase II trial of recombinant leukocyte A interferon in advanced malignant melanoma. J Cancer Res Clin Oncol 113:273-278

17. Legha SS, Papadopoulos NEJ, Plager C, Ring S, Chawla SP, Evans LM, Benjamin RS (1987) Clinical evaluation of recombinant interferon alpha-2a (Roferon-A) in metastatic melanoma using two different schedules. J Clin Oncol 5:1240-1246

18. Kirkwood JM, Ernstoff MS, Davis CA, Reiss M, Ferraresi R, Rudnick SA (1985) Comparison of intramuscular and intravenous recombinant alpha-2 interferon in melanoma and other cancers. Ann Intern Med 103:32-36

19. Pouillart P, Bietandeau B, Doval T, et al (1984) Clinical phase II study of recombinant DNA interferon in patients with metastatic malignant melanoma. Antiviral Res 1(3):92 abstract D 19

20. Flodgren P, Borgstrom S, Jonsson PE, Lindstrom C, Sjogren HO (1983) Metastatic malignant melanoma: Regression induced by combined treatment with interferon (HuIFN-alpha (Le)) and cimetidine. Int J Cancer 32:657-665

21. Hill NO, et al (1983) IFN- and cimetidine combination in malignant melanoma. Kishida T (ed) Interferons. Kyoto, pp 227–238
22. Steiner A, Wolff K, Pehamberger H (1986) Recombinant leukocyte A Interferon and cimetidine treatment in disseminated melanoma. Eur J Cancer Clin Oncol 22:1407–1411
22a.Mughal TI, Robinson WA, Thomas MR, Garvin PR, Etringer M (1984) Evaluation of rIFN-α_b and cimetidine in metastatic maligment melanoma restistant to rIFN-α_{2b} alone. Clin. Res. 32, 59A
23. Ernsthoff MS, Davis CA, Kirkwood JM et al (1985) Cimetidin plus Interferon alpha 2 does not remit metastatic melanoma which has failed IFN alone. Proc Am Met Ann Soc Clin Onc 4:62
24. Lipton A, Harvey HA, Simmonds MA, White DS, Sorell M, Grimm M (1984) Lack of enhanced activity of systemic interferon by cimetidine in malignant melanoma. Proc Annu Meet Am Soc Clin Oncol 3:56
25. Slater DE, Krown SE, Pinsky CM, Livingston PO, Oettgen HF (1984) Human leukocyte (alpha) interferon (Hu IFN-alpha (Le)) and cimetidine in malignant melanoma. Proc Annu Meet Am Soc Clin Oncol 3:54
26. Creagan ET, Ahmann DL, Frytak S, Long HJ, Itri LM (1986) Recombinant leukocyte A interferon (rIFN-alpha A) in the treatment of disseminated malignant melanoma. Analysis of complete and long-term responding patients. Cancer 58:2576–2578
27. Ito Y, Jinbo K, Miura S, Maeda K (1984) Local application of interferon-beta to skin lesions of malignant melanoma and malignant lymphoma: Clinical and histopathological analysis. Gan To Kagaku Ryoho Cancer and Chemotherapy 11:1263–1268
28. Lechner W (1987) Therapie des malignen Melanoms mit natürlichen β-IFN. Internationale Erfahrungen mit natürlichen β-IFN. 2. Laupheimer Symposium 8/86. pp 52
29. Sarna GP, Figlin RA, Pertcheck M (1987) Phase II study of Betaserom (BSER17-interferon) as treatment of advanced malignant melanoma. J Biol Response Mod 6:375–378
30. Ernstoff MS, Trautman T, Davis CA, Reich SD, Witman P, Balser J, Rudnik S, Kirkwood JM (1987) A randomized phase I/II study of continuous versus intermittent intravenous interferon gamma in patients with metastatic melanoma. J Clin Oncol 5:1804–1810
31. Haase KD, Lange OF, Scheef W (1987) Interferon-gamma treatment of metastasized malignant melanoma. Anticancer Res 7:335–336
32. Creagan ET, Ahmann DL, Long HJ, Frytak S, Sherwin SA, Chang MN (1987) Phase II study of recombinant interferon-gamma in patients with disseminated malignant melanoma. Cancer Treat Rep 71:843–844
33. Creagan ET, Loprinzi CL, Ahmann DL, Schmid DJ: Phase II trial of the combination of r leukocyte A interferon and r hu IFN- in patients with metastatic malignant melanoma. Cancer
34. Hill GJ, Kremmtz ET, Hill HZ (1984) Dimethyl-triazan-imidazole carboxamide and combination therapy for melanoma IV late results after complete response to chemotherapy. Cancer 53:1299–1305
35. Talpaz M, Plager C, Quesada J et al (1986) Difluormethylornithine and leukocyte interferon: A phase I study in cancer patients. Eur J Clin Oncol 22:685–689

Kaposi-Sarkom

36. Safai B (1987) Pathophysiology and Epidemiology of Epidemic Kaposi-Sarcoma Seminars in Oncol. Vol 14, 2 suppl 3:7–12
37. HO DD, Hartmann KL, Rota TR et al (1985) Recombinant human IFN-alpha A suppresses HTLV-III replication in vitro. Lancet 1:602–604
38. Krown S et al (1987) The role of Interferon in the therapy of Epedemic Kaposi-Sarcoma. Seminars Oncol. Vol 14, 2 suppl 3:27–33
39. Contu L, Sulis E, Ceriuncle D, Carcassi C, laNasa G, Pintus A, Pizus F (1987) The role of alpha-interferon in the therapy of Kaposi Sacoma (AIDS and classic forms) and cutaneous T cell lymphomas. New Trends Ther Ink Lymph 2:89

40. Krown SE, Real FX (1983) Preliminary observations in the effects of recombinant leukocyte-A-IFN in homosexual men with Kaposi-Sarkoma. New Engl J Med 308, 1071–1076
41. Groopman JE, Gotlieb MS (1984) Recombinant 2-IFN-Therapy for Kaposi-Sarcoma associated with the AIDS. Ann Intern Med 100, 671–676
42. Gelmann EP, Preble OT, Steis R, et al (1985) Human lymphoblastoid interferon of Kaposi Sarkoma in the acquired immune deficiency syndrom. Clin. Response and prognostic parameters. Ann J Med 78:737–741
43. Volberding P, et al (1984) Therapy of Kaposi Sarcoma with interferon. In „AIDS The epidemic of Kaposi Sarcoma with interferon. Eds: Friedman, Laubenstein, p. 63–67
44. Krown SE, Real FX (1986) Treatment with rIFN-α and analysis of prognostic factors. Cancer 57:1662–1665
45. Vadhan-Rj S, Wong G, Guecco C et al (1986) Immunological variables as predictors of prognosis in patients with Kaposi Sarcoma and the acquired immunodeficiency syndrome. Cancer Res 46:417–425
46. Harwood AR, Osoba D, Hofstader SL, Goldstein MB, Cardella CJ, Holecek MJ, Kemnitz R, Giammarco RA (1979) Kaposi Sarcoma in recipiants of renal transplants. Am J Med 67:759–765
47. Kramer P, Bigmen AB, Tenkate FWJ, Jeekel J, Weimar W (1984) Lancet i:989–991
48. White CW, Sandheimer HM, Crouch EC, Wilson H, Fou LL: Therapy of pulmonary hemangiomatosis with recombinant interferon-alpha 2a. New Engl Med (in press)
49. Ganser A, Brucher W, Brodt HR et al (1986) Treatment of AIDS-Related Kaposi-Sarcoma with recombinant gamma interferon. Onkologie 9:163–166
50. Odajnyk C, Laubenstein L (1985) Therapeutic trial of human gamma interferon in patients with epidemic Kaposi Sarcoma. Proc of ASCO 4:C-237

Malignes Karzinoid

51. Moertel GG, Saur WF, Dockerty MB et al (1961) Life history of the carcinoid tumor of the small intestine. Cancer 14:901–912
52. Öberg K, Grimelius L, Landquist G et al (1981) Update on pancreatic polypeptide as a specific marker for endocrine tumors of the pancreas and the GUT. Acta Med Scand 210:145–152
53. Martensen H, Nobin A, Bengmark S, Linderquist A, Owman T, Sander A (1984) Embolization of the liver in the management of metastatic tumors. J Surg Oncol 27:152–158
54. Kools LK, Moertel CG, O'Connell MJ, Schutt AJ, Rubin J, Hahne RG (1986) Treatment of the malignant carcinoid syndrome: evaluation of a long-acting somatostatin analogue. N Eng J Med 315:663–666
55. Öberg K, Funa K, Alm G (1983) Effects of leukocyte interferon on clinical symptoms and hormone levels in patients with mid-gut carcinoid tumors and the carcinoid syndrome. N Engl J Med 309:129–133
56. Öberg K, Nordheim I, Lind E, Alm G, Lundquist G, Wide L, Jonsdottir B, Magnusson A, and Wilander E: Treatment of malignant carcinoid tumors with human leukocyte interferon: long-term results.
57. Öberg K, Erikson B, Narheim I (1988) Interferon-treatment of neuro-endocrine tumors of pankreas and gut. Dev Med Virol 4:195–212
58. Doberaner C, Niederle N, Kloke O, Merschel E, Schmidt CG (1987) Zur Behandlung des metastasierenden Karzinoids von ileum und caecum mit rekombinantem Interferon-alpha 2b. Onkologie 10, 340–344
59. Kods LK (1986) Metastatic carcinoid tumors and the carcinoid syndrome: a selective review of chemotherapy and hormonal therapy. Am J Med 81:49–55

Hepatozelluläres Karzinom

60. Dunk AA, Ikeda T, Pignatelli M, Thoma HC (1986) Human lymphoblastoid interferon. In vitro and in vivo studies in hepatocellular carcinoma. J Hepatol 2(3):419–429
61. Sachs E, Di bisceglie AM, Dusheiko GM, Song E, Lyons SF, Schomb BD, Kew MC (1985) Treatment of hepatocellular carcinoma with recombinant leukocyte interferon: a pilot study. Br J Cancer 52(1):105–109
62. Nair PV, Tong MJ, Kempf R, Co R, Lee SD, Venturi CL (1985) Clinical serologic and immunologic effects of human leukocate interferon in Hbs-Ag-positive primary hepatocellular carcinoma. Cancer 56(5):1018–1022
63. Okai T, Kato Y, Unoura M, Tanaka M, Kobyashi K, and Hahari N (1983) Antitumor effect of human fibroblast interferon (IFN-β) on patients with hepatocellular carcinoma (HCC) In „Interferons" ed. Kshida T p. 415–419 Japan Convention Serv; Osaka
64. Farbes A, Johnson PJ and William R (1985) Recombinant human interferon-gamma in primary hepatocellular carcinoma. J Res Soc Med 78(10):826–829
65. Mazzanti R, Pinzani M, Zignego L, Romanelli R, Gentilini P (1986) Recombinant human gamma-interferon in the treatment of hepatocellular carcinoma; Preliminary results of a pilot study. Dig Dis Sci New Series 31(suppl):131–139
66. Creagan ET, Long HJ, Frytak S, Moertek CG (1988) Recombinant leukocyte A interferon with doxorubin. A phase I-study in advanced solid neoplasms and implications for hepatocellular carcinoma. Cancer 61(1), 19–22

Magen und Pankreas-Ca.

67. Strander H: Interferon treatment of human neoplasia. in „Advances in Cancer Research" V. 46. S. 170
68. Reh JK, Wooley PV, Reich SD, Coal-Goldsmith S, Neefe JR (1986) Phase II evaluation of recombinant interferon gamma in advanced pancreatic and gastric adenocarcinoma. Proc Am Soc Clin Onc 5:85

Kolonkarzinom

69. Waller S, Lyver A, Goldman M, Wiernik PH (1988) Therapy with 5-Fluoruracil and rIFN-α 2a in refrectory GI malignancies. Proc Am Soc Clin Onc 89, abstract 384
70. Neefe JR, Silgals R, Ayoob M, Schein PS (1984) Minimal activity of recombinant clone a interferon in metastatic colon cancer. J Biol Resp Mod 3(4):366–370
71. Niederle N, Kurschel E, Schmidt, CG: Biologischer Effekt von rekombinierten Leukozyten-alpha 2 Interferon bei metastasierten Kolorektalen Karzinomen. Dtsch Med Wochenschr 109 (20), 779–82
72. Clark OI, Slevin ML, Reznek RH et al (1987) Two randomized Phase II trails of intermittent intravenous versus subcutnenous alpha-2 interferon alone (trial 1) and in combination with 5-Fluoruracil (trial 2) in advanced colorectal Cancer. Int J Color Dis 2(1), 26–29
73. Lundell G, Blomgren H, Cedermark B et al (1984) High dose rDNA human alpha 2 interferon therapy in patients with advanced colorectal adenocarcinoma: a phase II study. Radio Ther Oncol 1(4):325–332
74. Silgals RM, Ahlgren JD, Neefe JR et al (1984) a phase II trial of high-dose intravenous interferon alpha 2 in advanced colorectal Cancer. Cancer 54 (10):2257–2261
75. Eggermont AM, Weimar W, Tank B et al (1986) Clinical and immunological evaluation of 20 patients with leukocyte interferon alpha a. Cancer Immunol. Immunother 21(1):81–84

76. Krown SE, Mintzer D, Cunningham-Rundles S, et al (1987) High dose human lympho-blastoid interferon in metastatic colorectal cancer: clinical results and modification of biological responses. Cancer Treatment Rep 71(1):39-45
77. Flodgreen P, Hugander A, Sjögren HO (1985) Recombinant leukocyte A interferon as single agent therapy or in combination with cimetidine in patients with advanced colo-rectal carcinom. Acta Radiologica Oncology 24:25-24
78. Figlin RA, Callaghan M, Sarna G (1983) Phase II trail of alpha (human leukocyte) in-terferon administered daily in adenocarcinoma of the colon/rectum. Cancer Therapy 67(5):493-494
79. Chaplinski T, Lazlo J, Moore J, Silverman P (1983) Phase II trial of lymphoblastoid interferon in metastatic colon carcinoma. Cancer Therapy Rep 67(11):1009-1012
80. Triozzi PL, Kenney P, Young D, Rinehart JJ (1987) Open label Phase II trial of recom-binant beta interferon (IFN-β_{ser}) in patients with colorectal cancer. Cancer Treat Rep 71(10):983-984
81. Lillis PK, Brown TD, Beougher K, et al (1987) Phase II trial of recombinant beta inter-feron in advanced colorectal cancer. Cancer Treat Rep 71(10):965-967
82. O'Connel MJ, Moertel CG, Schutt AJ, Sherwin SA (1986) Phase II clinical trial of hu-man recombinant gamma interferon in patients with advanced colorectal cancer (mee-ting abstract). Proc Annu Meet Am Assoc Cancer Res 27:181
83. Wadler S, Wiernik PH: 5-fluoruracil and rIFN-α 2: a rationally designed regimen against colorectal carcinoma. Clin Res 36:abstract 803
84. Rios A, Levin B, Ajani J et al (1987) Combination of recombinant human interferon gamma and 5-fluoruracil n the treatment of patients with advanced colorectal carci-noma (meeting abstract). Proc Annu Meet Am Soc Clin Oncol 6:328
84a.Quesada JR, Rios A, Swanson D, Trown P, Gutterman JU (1985) Antitumor activity of rekombinant-derived IFN-α in metastatic colon carcinoma. J Clin Oncol 3:1522-28

Ovarialkarzinom

85. Epstein LB, Shen JT, Abelle JS et al (1980) Sensitivity of human ovarian carcinoma cells to interferon and other antitumor agents as assessed by an in vitro semisolid agar tech-nique. Ann NY Acad Sci 350:228-244
86. Gronroos M, Maenpaa J, Soderstorm KO et al (1983) Effects of Alpha and Gamma Interferons and Cytostatics on Ovarian Cancer in the Subrenal Capsule Assay. Med Biol, 61 (5), 275-9
87. Wilson JKV, Bittner G, Borden EC (1984) Antiproliferative activity of human interfe-rons against ovarian cancer cells grown in human tumor stem cell assay. J Interferon Res 4:441-447
88. Einhorn N, Cantell K, Einhorn S, Strander H (1982) Human Leukocyte Interferon The-rapy for Advanced Ovarian Carcinoma. Am J Clin Oncol 5 (2), 167-172
89. Einhorn N, Ling P, Einhorn S, Strander H (1988) A Phase II Study on Escalating Inter-feron Doses in Advanced Ovarian Carcinoma. Am J Clin Oncol 11 (1), 3-6
90. Abdulhay G, DiSaia PJ, Blessing JA, Creasman WT (1985) Human Lymphoblastoid Interferon in the Treatment of Advanced Epithelial Ovarian Malignancies: A Gynecolo-gic Oncology Group Study. Am J Obstet Gynecol 152 (4), 418-423
91. Niloff JM, Knapp RC, Jones G et al (1985) Recombinant Leukocyte Alpha Interferon in Advanced Ovarian Carcinoma. Cancer Treat Rep 69 (7-8), 895-896
92. Freedman RS, Gutterman JU, Wharton JT et al (1983) Leukocyte Interferon (IFN al-pha) in Patients with Epithelial Ovarian Carcinoma. J Biol Resp Mod 2 (2), 133-138
93. Berek JS, Hacker NF, Lichtenstein A et al (1985) Intraperitoneal Recombinant Alpha-Interferon for „Salvage" Immunotherapy in Stage III Epithelial Ovarian Cancer: A Gy-necologic Oncology Group Study. Cancer Res 45 (9), 4446-53
94. Rambaldi A, Introna M, Colotta F et al (1985) Intraperitoneal Administration of Inter-feron Beta in Ovarian Cancer Patients. Cancer 56 (2), 294-301

95. Welander C, Homesley H, Levin E, Reichs S (1986) Phase II Trial of the Efficacy of Human Recombinant Interferon Gamma (RIFN GAMMA) in Recurrent Ovarian Adenocarcinomas (meeting abstract). Proc Am Soc Clin Oncol 5, 221
96. Markman MD, Acquisto R, Hakes T et al (1987) Lack of Efficacy of Rekombinant Gamma Interferon (rGI) Administered by the Intraperitoneal (IP) Route as Therapy of Refractory Ovarian Carcinoma (ROC). Clin Res 35, 806A

Mammakarzinom

97. Balkwill F, Watling D, Taylor-Papadimitrou J (1978) Inhibition by lymphoblastoid interferon of growth cells derived from the human breast. Int J Cancer 22:258–265
98. Jakesz R, Herjaschki D, Kolb R et al (1981) In vitro inhibitory effect of interferon on DNA-synthesis of breast cancer cells and relationship to steriod receptors. Eur Surg Res 13:31
99. Balkwill F, Taylor-Papadimitrou J, Fantes VH (1980) Human lymphoblastoid interferon can inhibit the growth of human breast cancer xenografts in a thymic (nude) mice. Eur J Cancer 16:569–573
100. Gutterman J, Blumenschein R, Alexanian R et al (1980) Leukocyte interferon induced tumor regression in human metastatic cancer, multiple myeloma and malignant lymphoma. Am Intern Med 93:399–406
101. Borden EC, Holland JF, Dao TL et al (1982) Leukocyte-Derived Interferon (Alpha) in Human Breast Carcinoma. The American Cancer Society Phase II Trial. Ann Intern Med 97 (1), 1–6
102. Sherwin SA, Mayer D, Ochs JJ et al (1983) Recombinant Leukocyte a Interferon in Advanced Breast Cancer. Results of a Phase II Efficacy Trial. Ann Intern Med 98 (5), 598–602
103. Silver HKB, Conners J, Salinas FA (1983) Antiviral Res 1:90
104. Muss HB, Kempf RA, Martino S, et al (1984) A Phase II Study of Recombinant Alpha Interferon in Patients with Recurrent or Metastatic Breast Cancer. J Clin Oncol 2 (9), 1012–6
105. Sikora K, Smedley H (1983) Br Med J 286:739–740
106. Goodwin BJ, Brenckman W (1984) Phase II Trial of Human Lymphoblastoid IFN in Metastatic Breast Cancer. Proc Annu Meet Am toc Clin Oncol 3, C–233
107. Sarna GP, Figlin RA (1985) Phase II Trial of Alpha. Lymphoblastoid Interferon Given Weekly as Treatment of Advanced Breast Cancer. Cancer Treat Rep 69 (5), 547–9
108. Nethersell A, Smedley H, Katrak M, et al (1984) Recombinant Interferon in Advanced Breast Cancer. Br J Cancer, 49 (5), 615–20
109. Quesada JR, Hawkins M, Horning S, et al (1984) Am J Med 77:427–432
110. Lenzhofer R, Micksche M, Dittrich C et al (1984) Drugs exp Clin Res 7:463–470
111. Padmanabhan N, Balkwill FR, Bodmer JG et al (1985) Recombinant DNA Human Interferon Alpha 2 in Advanced Breast Cancer: A Phase 2 Trial. Br J Cancer 51 (1), 55–60
112. Bruntsch U, Groos G, Tigges FJ et al (1984) Leck of response on 9 patients with breast cancer treated with fibroblast interferon. Cancer Chemother Pharmacol 13:39–42
113. Quesada JR et al (1982) Clinical and Immunological Study of β-IFN by Intranmuscular Route in Patients with Metastatic Breast Cancer. J Interferon Res 2, 593–99
114. Van der Burg M et al (1985) Recombinant IFN-Gamma (Immuneron): Results of a Phase I Trial in Patients with Cancer. J Biol Response Mod 4, 264–272
115. Ikic D, Maricic Z, Oresic W et al (1981) Application of Human Leucocyte Interferon in Patients with Urinary Bladder Papillomatosis, Breast Cancer, and Melanoma. Lancet 1:1022–1024
116. Szepesi S, Jacobi V, Rübesam D: Intraläsionale Behandlung assärer Mammakarzinom Metastasen mit fiblaferon: Prüfung der antitumoralen Wirkung und erste klinische Erfahrungen. 2. Laupheimer Symposium

117. Pouillart P, Palangie T, Jouvre M, Garcia-Giralt E, Fridman WH, Magdalenart H, Falcoff E, Billiau A (1982) Administration of fibroblast interferon to patients with advanced breast cancer: possible effects on skin metastatis and on hormone receptors. Eur J Cancer Clin Oncol 18(10):929–935
118. Dimitrou NV, Meyer CJ, Strander H, Einhorn S, Cantell K (1984) Interferons as a Modifier of Estrogen receptors. Ann Clin Lab Science, Vol 14.1, p. 32–38
119. Fentiman S, Balkwill FR, Cuzick J, et al (1987) A Trial of Human Alpha Interferon as an Adjuvant Agent in Breast Cancer after Loco-Regional Recurrence. Eur J Surg Oncol 13 (5), 425–8

Die topische Behandlung solider Tumoren mit Interferonen

B. J. SCHMITZ-DRÄGER und R. ACKERMANN

Einleitung

Die natürliche Rolle der Interferone (IFN) im Organismus und ihre spezifische Bedeutung im Rahmen der antitumoralen Immunreaktionen konnte bislang nicht eindeutig definiert werden. In vitro und in verschiedenen Tierexperimenten konnten ebenso direkte zytotoxische als auch immunmodulierende Effekte nachgewiesen werden. Interferone stimulieren in vitro und in vivo verschiedene Zellen des Immunsystems. Abhängig vom verwendeten Typ kommt es zu einer unterschiedlich ausgeprägten Stimulation von Monozyten, Makrophagen, Killer-Zellen, natürlichen Killer-Zellen, T-Lymphozyten und B-Lymphozyten. Die Aktivierung der verschiedenen Kompartimente des Immunsystems kann zwar bestimmt werden, da aber die Bedeutung dieser Zellen für die antitumorale Reaktion im Menschen nicht bekannt ist, bleibt die Relevanz der Beobachtungen für den Therapieerfolg unklar. Bei soliden Tumoren stellt sich darüber hinaus das Problem, daß die üblicherweise im peripheren Blut nachgewiesenen Reaktionen für die lokale Situation nicht repräsentativ sind [61, 63].

Bei der topischen IFN-Therapie erscheint die Situation weniger komplex. Vorausgesetzt, daß die behandelten Tumorzellen gegenüber dem gewählten IFN sensitiv sind, entscheidet die lokale IFN-Konzentration über das Ausmaß des zytostatischen Effektes. Bei der Überlegung, ob bei einem Tumor eine topische IFN-Behandlung möglich ist müssen Art, Lokalisation und Ausdehnung des Tumors ebenso berücksichtigt werden wie IFN-Typ, die Dosis und das Applikationsintervall.

Prinzipiell müssen die intraläsionale und die intrakavitäre Applikation bei der topischen Behandlung unterschieden werden. Während bei einer intraläsionalen Applikation in den Tumor eine hohe Wirkstoffkonzentration am Tumor sichergestellt ist, muß bei der intrakavitären Behandlung eine Diffusion des Interferons in das Tumorgewebe erfolgen. Eine intrakavitäre Applikation erscheint daher nur dann erfolgversprechend wenn gewährleistet ist, daß alle vorhandenen Tumorzellen in Kontakt mit Interferon treten können.

Voraussetzungen für den topischen Einsatz von Interferonen in der Behandlung solider Tumoren

Voraussetzung für die lokale Behandlung von Tumoren ist eine entsprechende Sensitivität der Zellen gegenüber dem antiproliferativen Effekt der Interferone. Mit Hilfe von in-vitro-Experimenten in der Zellkultur konnte gezeigt werden, daß zwei verschiedene Rezeptortypen auf der Zellmembran den antiproliferativen Effekt der Interferone vermitteln (s. Kapitel 5). Eine Reaktion der Zellen gegenüber Interferon setzt die Expression intakter Rezeptoren voraus. Die Stärke des antiproliferativen Effektes ist jedoch nicht streng der Anzahl der auf der Zellmembran vorhandenen Rezeptoren proportional [65].

Auch bei Zellinien, die aus demselben Tumortyp angezüchtet wurden, fand sich eine unterschiedliche Sensitivität gegenüber Interferonen. Grups und Mitarbeiter unterschieden in einer Untersuchung an 13 verschiedenen Blasentumorzellinien sensitive, semisensitive und resistente Linien [16]. Die Fähigkeit einiger Tumorzellinien nach Transplantation auf thymusaplastische Nacktmäuse als Tumor auszuwachsen wird durch vorherige Inkubation mit nIFN-α oder IFN-α-Ly in unterschiedlichem Ausmaß beeinflußt [5]. Bei langfristiger IFN-Exposition wurden morphologische Veränderungen der Tumorzellen im Sinne einer Redifferenzierung beobachtet [5, 58]. Die unterschiedliche Sensitivität von Tumorzellen gegenüber einer Behandlung mit Interferonen scheint nicht auf einem in der Langzeitkultur entstandenem Artefakt zu beruhen, wie Untersuchungen im Stammzellassay zeigten. Salmon und Mitarbeiter beobachteten bei 225 Gewebeproben verschiedener Tumoren eine unterschiedliche Wachstumshemmung durch Interferon [50]. Bei 30 Proben wurde eine Zunahme der Proliferation nach Behandlung mit IFN-α registriert. Auch in in-vivo-Experimenten, bei denen IFN-α intraläsional appliziert wurde, ließ sich eine unterschiedliche Sensitivität von Tumoren gegenüber einer IFN-Behandlung nachweisen [15].

Borden und Mitarbeiter zeigten, daß verschiedene Interferone in vitro einen unterschiedlichen antiproliferativen Effekt haben [3, 4]. So wurde das Wachstum der Blasentumorzellinie T24 durch natürliches und rekombinantes IFN-β effektiver inhibiert als durch natürliche oder rekombinante IFN-α-Präparationen. Eine Potenzierung des antiproliferativen Effektes kann in vitro durch eine Kombination von Typ I- und Typ II-Interferonen erreicht werden [35].

Während die Elimination von i.v. appliziertem Interferon aus dem Serum gut untersucht ist, existieren nur wenige Daten über die Pharmakokinetik nach topischer Gabe. Dies hat vor allem methodische Gründe, da die Bestimmung von IFN-Gewebekonzentrationen sehr aufwendig ist. Ishihara et al. und Koyama beobachteten einen rascheren Abbau von IFN-α im Vergleich zu IFN-β [28, 31]. Während nach 24 h nur noch etwa 1% der Ausgangskonzentration nachgewiesen werden konnte, lag dieser Wert für IFN-β etwas unter 10%.

Smith und Mitarbeiter untersuchten IFN-α-Konzentrationen nach intraventrikulärer und cerebrospinaler Applikation [52]. Während nach intraventrikulärer Gabe von $2,5 \cdot 10^5$ bis 10^6 IU Konzentrationen bis $3,5 \cdot 10^3$ IU lokal nachgewiesen werden konnten und IFN-α sowohl intraventrikulär als auch im Spinalkanal bis zu 24 h nach Applikation nachgewiesen wurde, wurden nach Injektion in den Spinalkanal intraventrikulär kein IFN nachgewiesen. Auch im Aszites waren bei Patienten mit metastasiertem Ovarialkarzinom 24 h nach intraperitonealer Injektion von 5–$50 \cdot 10^6$ IU IFN-β noch IFN-Spiegel bis $3 \cdot 10^4$ IU nachweisbar [2].

Ebert und Mitarbeiter bestimmten enzymimmunologisch nach intravesikaler Instillation von IFN-α die Urinkonzentrationen zu Beginn und am Ende der Behandlung (nach 2 h). Es fand sich lediglich eine Dilution des instillierten IFN durch die während der Behandlung produzierte Urinmenge [12].

Klinische Untersuchungen

Obwohl sich die topische Behandlung von malignen Tumoren mit Interferonen auf Grund der experimentellen Erfahrungen anbietet, liegen bislang überwiegend kasuistische Mitteilungen oder Phase-I-Studien vor. Dies liegt zum einen daran, daß die mit bereits etablierten Therapiekonzepten erzielten Ergebnisse bei einigen Tumoren aus ethischen Gründen den Einsatz von Interferonen verbieten (z. B. Hodentumoren), zum anderen müssen bestimmte Voraussetzungen erfüllt sein, um den topischen Einsatz von Interferonen sinnvoll erscheinen zu lassen. So muß eine gezielte Punktion des Tumors zur intraläsionalen Injektion möglich sein. Falls es sich um einen Tumor in einem Hohlorgan handelt, ist eine ausreichend lange Kontaktzeit zwischen Tumor und IFN erforderlich. Bei Vorliegen multipler Metastasen ist eine topische Behandlung nur in Ausnahmefällen sinnvoll. Wichtiges Kriterium für den topischen Einsatz von Interferonen, vor allem im Rahmen von Therapiestudien, ist die Möglichkeit einer Kontrolle des Behandlungsergebnisses. In aller Regel sind hierfür dreidimensional meßbare Läsionen erforderlich. Notwendig ist weiterhin die Möglichkeit einer Gewebeentnahme zur histologischen Bestätigung einer klinischen Beobachtung.

Beim malignen Melanom, dem Zervixkarzinom, dem Glioblastom und bei Harnblasentumoren wurden bislang Phase-II-Studien durchgeführt. Prospektiv, randomisierte Phase-III-Untersuchungen, in denen die topische Interferontherapie mit anderen, nachgewiesen effektiven Therapiekonzepten verglichen wird, wurden erst in jüngster Zeit initiiert [19, 62]. Der kurze Nachbeobachtungszeitraum erlaubt bislang noch keine abschließende Beurteilung.

Die topische Behandlung maligner Hirntumoren mit Interferonen

Osther und Mitarbeiter berichteten 1981 erstmals über die Behandlung von 2 Patienten mit malignem Glioblastom mit nIFN-α [45] (Tabelle 1). Beide Pa-

Tabelle 1.   Die topische Behandlung maligner Hirntumoren mit Interferonen. Dosis, Applikation und klinische Ergebnisse

Autor (Jahr)	Tumorart	Interferon	Dosis und Applikation	Ergebnis	
Osther et al. (1981)	Glioblastom	nIFN-α	$4 \cdot 10^6$ IU $\times 7$/Woche $\times$? $+4 \cdot 10^6$ IU $\times 7$/Woche $\times$?	PD	2/2
Ueda et al. (1982)	Glioblastom Ependymom	nIFN-α	$0{,}1 - 1 \cdot 10^7$ IU/Woche $\times 4$–8	PR PD	2/4 2/4
Koyama (1984)	Glioblastom u. malignes Astrocytom	nIFN-β	$1 - 6 \cdot 10^6$ IU $\times 7$/Woche $\times$?	CR PR NC PD	1/33 4/33 18/33 10/33
Nagai und Arai (1984) Nagai (1986)	Glioblastom u. malignes Astrocytom	nIFN-β	$1 - 6 \cdot 10^6$ IU $\times 7$/Woche $\times$?	CR PR NC PD	1/19 5/19 8/19 5/19
Duff et al. (1986)	Glioblastom	nIFN-β	10^6 IU $\times 3$/Woche $\times 4$ $+ 10^6$ IU $\times 7$/Woche	NC	12/12
Misset et al. (1981)	Meningeale Leukämie	nIFN-β	$1{,}3 \cdot 10^6$ IU $\times 3$–7/Woche $\times$?	CR	1/6

tienten hatten ein Tumorrezidiv nach vorangegangener Resektion und Chemotherapie. Neben der täglichen Applikation von $4 \cdot 10^6$ IU intraläsional über ein Wickham-Reservoir wurden weitere $4 \cdot 10^6$ IU i.m. verabreicht. Bei beiden Patienten kam es zu einer Tumorprogression. Die histologische Untersuchung von nach IFN-Behandlung gewonnenem Tumorgewebe zeigte ausgeprägte Nekrosen sowie eine Demarkierung des Tumorgewebes gegenüber dem umgebenden Normalgewebe. Ueda und Mitarbeiter berichteten über 4 weitere Patienten, bei denen wegen maligner Hirntumoren eine topische Behandlung mit IFN-α durchgeführt wurde. Bei 2 der 4 Patienten wurde computertomographisch eine Rückbildung der Tumormasse nachgewiesen [59].

Vergleichsweise umfangreiche Erfahrungen wurden mit einer topischen Behandlung von Hirntumoren mit IFN-β gemacht [10, 31, 42]. In einer Multicenter-Studie in Japan wurden 33 Patienten mit Glioblastom oder malignem Astrozytom mit IFN-β topisch über ein Ommaya-Reservoir behandelt [31]. Bei 1 Patienten konnten eine komplette Remission (CR), bei weiteren 4 eine partielle Remission (PR) erzielt werden. Bei 24 Patienten, die ebenfalls im Rahmen dieser Studie systemisch behandelt wurden, fanden sich in 3 Fällen PR. Während sich die Ansprechraten mit 15% bei topischer und 12% bei systemischer Therapie nicht unterschieden, wurden bei intracranieller Applikation deutlich weniger Nebenwirkungen registriert.

Nagai und Mitarbeiter berichteten über die topische Behandlung von 34 Patienten mit IFN-β [42, 43]. Bei den 19 intrathekal behandelten Patienten wurde neben einer CR bei einem Patienten eine PR in weiteren 5 Fällen nachgewiesen. In der Gruppe der 15 Patienten, die systemisch behandelt wur-

den, fand sich bei 3 Patienten eine PR. Der Unterschied in der Ansprechrate
– 32% bei den topisch behandelten und 20% bei den systemisch behandelten
Patienten – war jedoch statistisch nicht signifikant. Ebenso wie Koyama et al.
beschrieben Nagai und Mitarbeiter eine bessere Verträglichkeit der topischen
Behandlung im Vergleich zur systemischen Applikation. Es wurden jedoch
bei 2 der 19 Patienten Infektionen im Bereich der Implantationsstelle des
Ommaya-Reservoirs beobachtet, ohne daß jedoch ernsthafte Komplikationen
z. B. in Form einer Enzephalitis eintraten.

Diese Ergebnisse stehen in Widerspruch zu den Resultaten der Untersuchung von Duff und Mitarbeitern, die den Einfluß einer intratumorösen Behandlung mit IFN-β bei 12 Patienten mit Glioblastom untersuchten [10]. Unter einer kombinierten lokalen und systemischen (i.v.)-Behandlung konnte bei
keinem der Patienten ein Einfluß der Behandlung auf den Verlauf der Erkrankung nachgewiesen werden. Die Autoren verwiesen auf das bei dieser
Erkrankung bestehende Problem der Verlaufskontrolle, die ausschließlich auf
der Grundlage von bildgebenden Verfahren und nicht auf histopathologi-
scher Untersuchung des Tumorgewebes beruht. Darüber hinaus existieren
bislang bei keiner Untersuchung zuverlässige Daten über die am Tumor erzielten IFN-Konzentrationen.

Die topische Behandlung des Ovarialkarzinoms mit Interferonen

Die intraperitoneale Behandlung des Ovarialkarzinoms durch Interferone
stellt eine Besonderheit dar, da ein diffus metastasierter Tumor lokal behandelt wird. Ein Problem ist die Erfolgskontrolle, die bei diffuser Metastasierung entweder durch Laparaskopie oder Laparatomie erfolgen muß. Hingegen erscheint bei Vorliegen klinisch, mit bildgebenden Verfahren faßbarer
Tumorknoten eine intraperitoneale Applikation von IFN aus pharmakokinetischen Überlegungen heraus wenig erfolgversprechend.

Berek und Mitarbeiter berichteten über eine Behandlung bei 11 Patientinnen mit rIFN-α_{2b} [2]. 5–50·10^6 IU wurden wöchentlich in die Bauchhöhle
injiziert. Bei 5 Patientinnen wurde eine Verringerung der Tumormasse von
mehr als 50% nachgewiesen. Rambaldi und Mitarbeiter behandelten 8 Patientinnen durch intraperitoneale Injektion von IFN-β [47]. Die Dosis lag mit
3·10^6 IU deutlich niedriger als in der von Berek und Mitarbeitern durchgeführten Untersuchung. Das IFN wurde in dieser Studie jedoch 2× wöchentlich injiziert. Im Gegensatz zu den Ergebnissen von Berek et al. wurde keine
Tumorremission beobachtet (Abb. 2).

Die topische Behandlung des Zervixkarzinoms mit Interferonen

Vor allem die Frühform des Zervixkarzinoms, die intraepitheliale Neoplasie
der der Cervix uteri (CIN), erfüllt viele Anforderungen an ein ideales Modell
zur Prüfung topischer Therapiekonzepte bei malignen Tumoren.

Tabelle 2. Die topische Behandlung des Ovarialkarzinoms mit Interferonen. Dosis, Applikation und klinische Ergebnisse

Autor (Jahr)	Interferon	Dosis und Applikation	Ergebnis
Berek et al. (1985)	rINF-α_{2b}	5–50·10^6 IU ×1/Woche ×16	PR 5/11 PD 6/11
Rambaldi et al. (1985)	nIFN-β	3·10^6 IU ×2/Woche	NC 1/8 PD 7/8

- Mit einer standardisierten Inzidenz von 12/100 000 in Baden-Württemberg und von 15/100 000 weiblicher Einwohner im Saarland ist das Karzinoma in situ der Cervix einer der häufiger vorkommenden Tumoren [19].
- Eine geringe Tumormasse.
- In der Regel handelt es sich um virginelle, nicht vorbehandelte Tumoren.
- Eine Kontrolle des Behandlungsergebnisses durch Kolposkopie und Gewebeentnahme ist jederzeit möglich.
- Sowohl eine intracavitäre Behandlung, bei der Salbenpräparationen mit Hilfe eines Pessars appliziert werden, als auch eine direkte intraläsionale Injektion sind möglich.

Allerdings muß berücksichtigt werden, daß mit Koniotomie oder ggfs. Hysterektomie vergleichsweise komplikationsarme, kurative Behandlungsformen existieren. Untersuchungen zur Wirksamkeit neuer Therapiekonzepte dürfen daher bei diesem Tumor nur im Rahmen streng kontrollierter Studien durchgeführt werden und setzen eine gute Compliance der Patientinnen voraus.

Ikic und Mitarbeiter berichteten 1981 über die Behandlung von 15 Patientinnen mit Zervixkarzinom mit nIFN-α [24] (Tabelle 3). Bei allen Patienten lag ein manifester Tumor vor, 3 Patientinnen hatten einen Tumor des Stadiums IIB (FIGO-Klassifikation). Während 6 Patienten durch alleinige topische Applikation von IFN behandelt wurden, erfolgte bei 9 Patienten eine adjuvante i.m. Gabe von 10^6 IU IFN/die. Bei 10 Patienten wurde eine adjuvante Strahlentherapie durchgeführt. In 3 Fällen wurde eine CR und bei 3 weiteren Patienten wurde eine PR beobachtet. Bei einer Patientin kam es zum Auftreten von Fernmetastasen.

Seto und Mitarbeiter behandelten 12 Patientinnen mit CIN durch intraläsionale Injektion mit verschiedenen IFN-Typen [54]. Während eine Behandlung mit nIFN-α oder rIFN-α in 6 von 7 Fällen zu einer kompletten Remission führte – bei einer Patientin kam es zu einer Besserung des Malignitätsgrades, die als PR beurteilt wurde –, führte die Behandlung mit nIFN-β in 2 von 5 Fällen zu einer CR. Bei 3 Patientinnen wurde das Behandlungsergebnis als PR eingestuft. Bei allen Patientinnen, die mit nIFN-β behandelt worden waren, kam es zu einem Tumorrezidiv, das mit IFN-α nachbehandelt wurde. In allen Fällen konnte eine CR erzielt werden.

Tabelle 3. Die topische Behandlung des Cervixkarzinoms mit Interferonen. Dosis, Applikation und klinische Ergebnisse

Autor (Jahr)	Interferon	Dosis und Applikation	Ergebnis	
Ikic et al. (1981)	nIFN-α	$2 \cdot 10^6$ IU $\times 7$/Woche $\times 21$*	CR	2/6
			PR	2/6
			NC	2/6
		$2 \cdot 10^6$ IU $\times 7$/Woche $\times 21$	CR	1/9
		$+ 10^6$ IU $\times 7$/Woche $\times 21$ i.m.	PR	1/9
			NC	7/9
Seto et al. (1984)	nIFN-α bzw. rIFN-α	$2 \cdot 10^6$ IU $\times 1$–2/Woche $\times 2$–18**	CR	6/7
			PR	1/7
	nIFN-β	$2 \cdot 10^6$ IU $\times 2$/Woche $\times 2$–12	CR	2/5
			PR	3/5
Coleman (1985)	nIFN-α oder nIFN-β	?	CR	8/12
			NC	4/12
	nIFN-α	$4 \cdot 10^5$ IU Gel $\times 2$/Woche $\times 12$	CR	2/8
Krusic et al. (1984)	nIFN-β	$3 \cdot 10^4$ IU $\times 5$/Woche $\times 120$–144	CR	8/10
		$+ 5 \cdot 10^3$ IU $\times 5$/Woche (Salbe)	NC	2/10
		$1{,}25$–$2 \cdot 10^6$ IU $\times 5$/Woche (Pessar)	PR	4/18
			NC	14/18
		$1{,}25$–$2 \cdot 10^6$ IU $\times 5$/Woche (Pessar)	PR	2/9
		$+ 10^6$ IU $\times 5$/Woche i.m.	NC	7/9
De Palo et al. (1985)	nIFN-β	2–$3 \cdot 10^6$ IU $\times 5$/Woche $\times 2$–3	CR	10/20
		z. Tl. + Gel	PR	3/20
			NC	7/20
Ikic et al. (1981)	nIFN-α	10^6 IU $\times 7$/Woche $\times 14$	CR	7/13
		(Dysplasien)	PR	1/13
			NC	4/13
			PD	1/13
Møller et al. (1983)	nIFN-α	$6 \cdot 10^4$ IU Gel $\times 2$/Woche $\times 12$ (Dysplasien)	CR	6/6

* Z. Tl. fortgeschrittene Tumorstadien: IA 2/15 ⎫
                                        IB 10/15 ⎬ (FIGO-Klassifikation)
                                        IIB 3/15 ⎭

** 5 Patienten hatten nach vorangegangener erfolgreicher Behandlung mit IFN-β ein Tumorrezidiv bekommen

Coleman berichtete über 12 Patientinnen mit CIN, die durch intraläsionale Applikation mit nIFN-α oder nIFN-β behandelt wurden [6]. Bei 8 Patientinnen konnte eine CR erzielt werden, in 4 Fällen persistierte die Erkrankung. In einer weiteren Untersuchung an 8 Patientinnen mit CIN wurde nIFN-α als Gel mit Hilfe eines Pessars appliziert. Bei 2 Patientinnen wurde eine CR beobachtet. Im folgenden wurde von Coleman und Mitarbeitern eine prospektive, randomisierte Doppelblindstudie initiiert, in der die topische Applikation eines IFN-α-Gels mit einem Plazebo verglichen wurde [7]. Die Studie wurde nach Behandlung von 26 Patientinnen abgebrochen. Zu diesem Zeitpunkt waren 12 Patientinnen mit IFN und 14 mit dem Plazebo behandelt worden. Ein signifikanter Unterschied wurde nicht beobachtet.

Krusic et al. behandelten 37 Patientinnen mit nIFN-β. Bei 10 Patientinnen erfolgte die intraläsionale Injektion einer niedrigen IFN-β-Dosis [32, 33]. In einigen Fällen wurde zusätzlich mit einem IFN-β-Gel behandelt. 18 Patientinnen wurden lediglich mit einem Gel behandelt, bei 9 weiteren Patientinnen wurden zusätzlich 10^6 IU IFN-β i.m. verabreicht. Während die Resultate der intraläsionalen Behandlung (CR 8/10) mit denen einer IFN-α-Therapie vergleichbar waren, waren die Ergebnisse der topischen Behandlung mit Gel, als Monotherapie oder in Kombination mit einer systemischen Applikation unbefriedigend. Eine partielle Remission wurde bei nur 6 der insgesamt 27 behandelten Patientinnen beobachtet.

De Palo und Mitarbeiter bestätigten die von Krusic et al. beobachteten guten Ansprechraten einer intraläsionalen IFN-β-Behandlung [9]. Eine Remission wurde bei 13 der 20 behandelten Patientinnen nachgewiesen. In einigen Fällen wurde adjuvant ein IFN-β-Gel verabreicht.

Die topische Behandlung des Harnblasenkarzinoms mit Interferonen

Ebenso wie das Zervixkarzinom stellt das oberflächliche Harnblasenkarzinom ein gutes Modell zur Untersuchung der Effizienz topischer Behandlungskonzepte dar. Auch hier liegt in aller Regel nur ein geringes Tumorvolumen vor. Wie beim Zervixkarzinom sind intraläsionale und intrakavitäre Applikation möglich. Ein Nachteil im Vergleich zum Zervixkarzinom ist die vergleichsweise aufwendige Gewebeentnahme durch transurethrale Resektion zur Beurteilung des Therapieerfolges, da andere verfügbare nicht-invasive Untersuchungsmethoden keine ausreichende Sensitivität aufweisen. Bei der intravesikalen Applikation ergibt sich das Problem, daß zwar kurzfristig hohe Konzentrationen erzielt werden können, die permanente Urinproduktion jedoch rasch zu Dilution und Ausscheiden des Therapeutikums aus dem Organismus führt. Die kurative Therapie des Harnblasenkarzinoms durch radikale Zystektomie und supravesikale Harnableitung ist mit einer nicht unerheblichen Morbidität und Letalität verbunden, so daß die Suche nach alternativen, organerhaltenden Therapiekonzepten im Rahmen von kontrollierten Studien sinnvoll erscheint.

Ikic und Mitarbeiter berichteten 1981 über erste Ergebnisse einer intraläsionalen Behandlung von oberflächlichen Harnblasentumoren mit nIFN-α [23] (Tabelle 4). Bei 5 von 8 Patienten, bei denen die Tumorbasis täglich mit 10^6 IU unterspritzt wurde, wurde eine CR beobachtet. Bei 1 Patienten fand sich eine PR. Allerdings wurden die Patienten in dieser Pilotstudie unterschiedlich behandelt. Bei 4 Patienten erfolgte eine adjuvante i.m. Applikation, bei 2 Patienten wurde während der Behandlung eine transurethrale Resektion durchgeführt, und 1 Patient wurde nach Reduktion der Tumormasse durch die Interferonbehandlung zystektomiert.

Tabelle 4. Die topische Behandlung des Harnblasenkarzinoms mit Interferonen. Dosis, Applikation und klinische Ergebnisse

Autor (Jahr)	Interferon	Dosis und Applikation	Ergebnis	
Ikic et al. (1981)	nIFN-α	10^6 IU $\times 7$/Woche $\times 3$–6*	CR	4/4
		10^6 IU $\times 7$/Woche $\times 6$–9*	CR	1/4
		$+ 1$–$2 \cdot 10^6$ IU $\times 3$/Woche $\times 8$–24 i.m.	PR	1/4
		$+ 10^6$ IU $\times 7$/Woche $\times 6$**	NC	2/4
Kamidono et al. (1981)	nIFN-α	10^5 IU $\times 1$/Woche $\times 3$*	CR	1/2
		$+ 10^5$ IU $\times 7$/Woche $\times 30$ i.m.	NC	1/2
Mishina et al. (1983)	nIFN-α	$4{,}8 \cdot 10^5$ IU $\times 1$/Woche*	NC	3/3
		$1{,}6 \cdot 10^6$ IU $\times 1$/Woche*	NC	3/3
Morita et al. (1984)	IFN-α-Ly	6–$32 \cdot 10^6$ IU $\times 2$/Woche $\times$?*	CR	4/11
		z. Tl. $+ 6 \cdot 10^6$ IU $\times 7$/Woche $\times$?	PR	6/11
			NC	1/11
Oliver et al. (1986)	IFN-α-Ly	$5 \cdot 10^7$ IU $\times 1$/Woche $\times 8$	CR	3/16
			PR	3/16
			NC	10/16
Torti und Lum (1987)	rIFN-α_{2b}	$5 \cdot 10^7 \times 2$/Woche $\times 4$–16	CR	7/17
			NC	10/17
Ackermann, D. et al. (1986)	rIFN-α-A	$5{,}4 \cdot 10^7$ IU $\times 1$/Woche $\times 8$	CR	1/15
			PR	3/15
			NC	4/15
			PD	7/15
Schmitz-Dräger et al. (1986)	rIFN-α_{2a}	$5 \cdot 10^7$ IU $\times 2$/Woche $\times 6$***	„CR"	3/11
			PD	8/11
Williams et al. (1988)	rIFN-α_{2b}	10^7 IU $\times 1$/Woche $\times 12$****	CR	1/15
		10^8 IU $\times 1$/Woche $\times 12$****	CR	9/21
Kato et al. (1983)	nIFN-β	3–$5 \cdot 10^6$ IU $\times 7$/Woche $\times 2$–4 oder	PR	1/4
		10^7 IU $\times 3$/Woche $\times 2$–5	NC	3/4

   * intraläsional
  ** bei 2 Patienten zusätzliche intravesikale Instillation
     bei 2 Patienten zusätzliche transurethrale Resektion
 *** Rezidivprophylaxe nach transurethraler Resektion
**** anschließend $\times 1$/Monat $\times 9$

Mishina und Mitarbeiter beobachteten hingegen nach topischer Injektion von 2 verschiedenen IFN-Dosen ($4{,}8 \cdot 10^5$ IU bzw. $1{,}6 \cdot 10^6$ IU) bei keinem der 6 Patienten eine Tumorregression [36]. Im Gegensatz zu Ikic et al. [23] erfolgte die Injektion in wöchentlichen Abständen. Morita und Mitarbeiter führten bei 11 Patienten ebenfalls eine intraläsionale Behandlung mit IFN-α-Ly durch [39]. Die Dosis lag jedoch mit 6–$32 \cdot 10^6$ IU deutlich höher als in der Untersuchung von Mishina et al. [36]. Außerdem erfolgte die Behandlung zweimal wöchentlich. Es wurde über eine CR in 4 und eine PR in weiteren 6 Fällen berichtet. Lediglich bei einem Patienten persistierte der Tumor.

Torti und Lum berichteten über die Ergebnisse einer intravesikalen Instillationsbehandlung [57]. In dieser Studie wurden 17 Patienten mit oberflächlichen Harnblasentumoren mit $5 \cdot 10^7$ IU rIFN-α_{2b} zweimal wöchentlich behandelt. Bei 7 Patienten fand sich eine vollständige Tumorremission, bei den übrigen 10 Patienten wurde keine Befundänderung registriert. Bemerkenswert ist die Beobachtung, daß, mit einer Ausnahme, die Tumorremissionen nur bei Patienten mit Cis erzielt wurden. Papilläre Tumoren erwiesen sich dieser Behandlung gegenüber als resistent. Vergleichbare Ergebnisse wurden auch von Ackermann und Mitarbeitern mit rIFN-α_{2a}, und von Oliver und Mitarbeitern mit IFN-α_{N_1}, jeweils in ähnlicher Dosierung in wöchentlichen Intervallen appliziert, erzielt [1, 44].

Schmitz-Dräger und Mitarbeiter untersuchten den Wert von rIFN-α_{2a} in der Rezidivprophylaxe [53]. Bei 11 Patienten mit rezidivierendem oberflächlichem Harnblasenkarzinom wurden $5 \cdot 10^7$ IU IFN nach vorangegangener transurethraler Resektion zweimal wöchentlich intravesikal instilliert. In 8 Fällen fanden sich jedoch bereits nach 3 Monaten erneut Tumorrezidive. Auch eine Verlängerung des tumorfreien Intervalls ließ sich nicht nachweisen.

Ergebnisse einer prospektiven, randomisierten Untersuchung wurden kürzlich von Williams et al. berichtet [62]. Bei 36 Patienten mit Carcinoma in situ der Harnblase wurde rIFN-α_{2b} in wöchentlichen Abständen intravesikal instilliert. Weitere Instillationen erfolgten in monatlichen Abständen. Bei 15 Patienten, die mit einer niedrigen Dosis behandelt wurden, fand sich in 1 Fall eine CR, während 9 von 21 Patienten, die mit einer hohen IFN-Dosis behandelt wurden, nach Therapie tumorfrei waren. Hoeltl und Mitarbeiter, die in einer Phase-III-Studie die Effizienz von IFN in der Rezidivprophylaxe von oberflächlichen Harnblasentumoren prüften, fanden keinen Unterschied zwischen hoher und niedriger IFN-Dosis [19].

Die topische Behandlung des malignen Melanoms mit Interferonen

Prinzipiell erscheint eine topische Therapie von Hautmetastasen des malignen Melanoms oder anderer solider Tumoren nicht sinnvoll. Die Vielzahl der Untersuchungen des lokalen Effektes von Interferonen bei diesem Tumor erfolgte vor dem Hintergrund, daß nach scheinbar erfolgreicher Exzision eines klinisch lokal begrenzten Melanoms häufig Tumormetastasen beobachtet werden. Mit den vorliegenden Untersuchungen sollte daher geprüft werden, ob prinzipiell ein antiproliferativer Effekt von Interferonen beim Melanom nachgewiesen werden kann. Durch eine peritumorale Injektion von Interferonen könnte dann im Rahmen der Behandlung lokal begrenzter Tumoren einer, durch die Exzision provozierten, Verschleppung von vitalen Tumorzellen vorgebeugt werden oder bereits in die Umgebung infiltrierte Melanomzellen durch Aktivierung lokaler Immunreaktionen abgetötet werden. Erste kasuistische Berichte über die topische Behandlung von 2 Patienten mit malignem Melanom wurden von Ikic und Mitarbeitern 1981 veröffentlicht [23] (Tabellen 5a, b).

Tabelle 5a.   Die topische Behandlung des Melanoms mit Interferon-α. Dosis, Applikation und klinische Ergebnisse

Autor (Jahr)	Tumorart	Interferon	Dosis und Applikation	Ergebnis*	
Ikic et al. (1981)	Melanom	nIFN-α	$2 \cdot 10^6$ IU $\times 7$/Woche $\times 8$ $+ 10^6$ IU $\times 3$/Woche i.m. (1 Pat.)	CR PR	1/2 1/2
Flodgren et al. (1983)	Melanom	nIFN-α**	4–$12 \cdot 10^6$ IU $\times 2$–5/Woche i.m./i.l.	CR PR NC PD	5/20 1/20 3/20 11/20
Hill et al. (1983)	Melanom	nIFN-α**	$6 \cdot 10^6$ IU $\times 5$/Woche	CR PR NC PD	3/32 3/32 3/32 23/32
Ishihara et al. (1983)	Melanom	IFN-α_{N_1}	$0{,}3$–$6 \cdot 10^6$ IU $\times 3$–7/Woche	PR NC	1/4 3/4
		rIFN-α-A	$0{,}3$–$6 \cdot 10^6$ IU $\times 3$–7/Woche	PR NC	1/2 1/2
Slater et al. (1984)	Melanom	rIFN-α_{2a}	3–$6 \cdot 10^6$ IU/m^2 $\times 5$/Woche	CR PD	5/6 1/6
Mughal et al. (1984)	Melanom	rIFN-α_{2b}	$1{,}5$–$2 \cdot 10^7$ IU $\times 3$/Woche $\times 12$ i.m./i.l.	CR PR NC PD	1/13 2/13 2/13 8/13
von Wussow et al. (1988)	Melanom	nIFN-α oder rIFN-α_{2b}	$6 \cdot 10^6$ IU $\times 3$/Woche 10^7 IU $\times 3$/Woche	CR PR NC PD	16/51 7/51 26/51 2/51

 * Ergebnisse bezogen auf die behandelte Läsion
** + Cimetidin

Die Ergebnisse umfangreicherer Untersuchungen wurden von Flodgren et al. und Hill et al. 1983 berichtet [13, 18] (Tabelle 5a). In beiden Untersuchungen wurde die topische Behandlung mit nIFN-α mit einer systemischen Gabe des H$_2$-Rezeptorblockers Cimetidin kombiniert. Die zusätzliche Gabe von Cimetidin sollte den immunstimulierenden Effekt des Interferons potenzieren. Diese Vorstellung beruht auf Beobachtungen von Damle und Gupta, die in vitro durch Gabe von Histamin T-Suppressorzellen aktivieren konnten [8]. Dieser Effekt konnte durch Zugabe von H$_2$-Rezeptorblockern inhibiert werden. Flodgren et al. und Hill beobachteten Remissionen bei 6 von 20 (30%) bzw. bei 6 von 32 (19%) behandelten Läsionen. In beiden Studien wurde in der Mehrzahl der Fälle eine Tumorprogression beobachtet. Mit Ausnahme von Slater und Mitarbeitern, die bei 5 von 6 mit rIFN-α_{2a} behandelten Tumoren eine CR erzielen konnten, lagen die Remissionen in allen Studien, in denen IFN-α lokal eingesetzt wurde, zwischen 20 und 30% [27, 28, 40, 55].

Tabelle 5b.   Die topische Behandlung des Melanoms mit Interferon-β. Dosis, Applikation und klinische Ergebnisse

Autor (Jahr)	Tumorart	Interferon	Dosis und Applikation	Ergebnis*	
Horoszewicz et al. (1978)	Melanom	nIFN-β	$5 \cdot 10^5$ IU $\times 7$/Woche $\times 3$–8	CR PR PD	2/6 2/6 2/6
Murphy (1981)	Melanom	nIFN-β	10^6 IU $\times 30$	CR NC PD	2/6 2/6 2/6
Koyama (1983)	Melanom	nIFN-β	1–$3 \cdot 10^6$ IU $\times 7$/Woche $\times 8$	CR PR NC PD	1/20 9/20 6/20 4/20
Ishihara et al. (1983)	Melanom	nIFN-β	$0{,}3$–$6 \cdot 10^6$ $\times 3$–7/Woche $\times 3$–60	CR PR NC PD	7/41 18/41 8/41 8/41
Rosso et al. (1985)	Melanom	nIFN-β	$\leq 3{,}5 \cdot 10^6$ IU $\times 10$ (z. Tl. Kontrollen mit NaCl)	CR PR NC	2/6 3/6 1/6

* Ergebnisse bezogen auf die behandelte Läsion

Koyama und Ishihara und Mitarbeiter setzten IFN-β zur topischen Behandlung von Melanommetastasen bei 20 bzw. 41 Patienten ein [27, 28, 31] (Tabelle 5b). In beiden Studien wurden Remissionen bei etwa der Hälfte der behandelten Tumoren beobachtet. Auch andere Autoren, die Untersuchungen an kleineren Patientengruppen durchführten, berichteten über ähnliche gute Ergebnisse [21, 41, 49].

Interessante Ergebnisse wurden in einer neueren Arbeit von von Wussow und Mitarbeitern berichtet, die bei 51 Patienten mit metastasiertem Melanom eine topische Behandlung mit nIFN-α oder rIFN-α$_{2b}$ durchführten [64] (Tabelle 5a). Bemerkenswert war in dieser Studie, daß neben der hohen Anzahl lokaler Tumorregressionen bei 18% der Patienten auch systemische Reaktionen im Sinne einer kompletten oder partiellen Remission nachgewiesen wurden.

Die topische Behandlung von Basaliom und Plattenepithelkarzinom mit Interferonen

Immunmodulatoren wie BCG oder DNCB wurden in der Vergangenheit mit unterschiedlichem Erfolg zur lokalen Behandlung von Hauttumoren von mehreren Untersuchern eingesetzt [48]. Ikic und Mitarbeiter berichteten 1981 über die erfolgreiche Anwendung von intraläsional injiziertem nIFN-α beim

Tabelle 6. Die topische Behandlung von Basaliom und Plattenepithelkarzinom mit Interferonen. Dosis, Applikation und klinische Ergebnisse

Autor (Jahr)	Tumorart	Interferon	Dosis und Applikation	Ergebnis*	
Ikic et al. (1981)	Basaliom	nIFN-α	$3 \cdot 10^5$ IU $\times 7$/Woche $\times 7$–19 $+ 3 \cdot 10^5$ IU $\times 3$/Woche i.m. $\times \leq 70$	CR PR NC	8/13 3/13 2/13
Greenway et al. (1986)	Basaliom	rIFN-α_{2b}	$1{,}5 \cdot 10^6$ IU $\times 3$/Woche $\times 3$	CR	8/8
Ishihara et al. (1983)	Basaliom	nIFN-β	$0{,}3$–$6 \cdot 10^6$ IU $\times 3$–7/Woche	NC	3/3
Remy, Demmler (1987)	Basaliom	nIFN-β	10^5 IU $\times 2$/Woche $\times 10$–20	CR	5/5
Ikic et al. (1981)	Plattenepithelkarzinom	nIFN-α	$3 \cdot 10^5$ IU $\times 7$/Woche $\times 7$–19 $+ 3 \cdot 10^5$ IU $\times 3$/Woche i.m. $\times \leq 70$	CR PR	6/9 3/9
Ikeda et al. (1985)	Plattenepithelkarzinom	rIFN-α_{2a}	3–$50 \cdot 10^6$ IU $\times 7$/Woche	PR NC	26/36 10/36
Ishihara et al. (1983)	Plattenepithelkarzinom	nIFN-β	$0{,}3$–$6 \cdot 10^6$ IU $\times 3$–7/Woche	CR NC	1/2 1/2
Sato et al. (1983)	Leukoplakie**	nIFN-β	5–$50 \cdot 10^3$ IU $\times 2$/Woche $\times 10$ (Topisch Mundschleimhaut)	CR SD	14/20 6/20

* Ergebnisse bezogen auf die behandelte Läsion
** Präkanzerose

Basaliom [25] (Tabelle 6). Sie kombinierten eine tägliche, lokale Applikation von $3 \cdot 10^5$ IU nIFN-α mit einer systemischen i.m. Gabe derselben Dosis. Auch weitere Untersuchungen zum Wert einer intraläsionalen IFN-Behandlung mit rIFN-α_2 und nIFN-β zeigten vielversprechende Resultate [14, 48]. Bei allen Patienten kam es zu einer vollständigen Rückbildung der Läsion. Zu anderen Ergebnissen kamen bislang lediglich Ishihara und Mitarbeiter, die bei keinem der 3 von ihnen mit nIFN-β behandelten Patienten eine Befundbesserung registrierten [27].

Ikeda und Mitarbeiter untersuchten den Effekt von rIFN-α-A bei 36 Patienten mit Plattenepithelkarzinom [22] (Tabelle 6). Unter einer täglichen, intraläsionalen Applikation von 3–$50 \cdot 10^6$ IU rIFN-α-A wurde bei 26 Patienten eine PR beobachtet. Eine CR fand sich nicht. Dies steht in Gegensatz zu Ergebnissen von Ikic und Mitarbeiter. Sie fanden bei 6 oder 9 mit einer täglichen Injektion von $3 \cdot 10^5$ IU nIFN-α behandelten Patienten eine CR [25]. Bei den 3 übrigen Patienten wurde das Behandlungsergebnis als PR klassifiziert.

Tabelle 7.   Die topische Behandlung des Mammakarzinoms mit Interferonen. Dosis, Applikation und klinische Ergebnisse

Autor (Jahr)	Interferon	Dosis und Applikation	Ergebnis*	
Ikic et al. (1981)	nIFN-α	$2 \cdot 10^6$ IU $\times 7$/Woche $\times 8$	CR**	2/4
		$+ 10^6$ IU $\times 7$/Woche $\times 8$ dann	PR	1/4
		$2 \cdot 10^6$ IU $\times 3$/Woche i.m. –6 Monate	PD	1/4
Ishihara et al. (1983)	nIFN-α_{N_1}	$0{,}3$–$6 \cdot 10^6$ IU $\times 3$–7/Woche	NC	2/2
Murphy (1981)	nIFN-β	10^6 IU $\times 30$	CR	1/6
			PR	2/6
			NC	3/6
Ishihara et al. (1983)	nIFN-β	$0{,}3$–$6 \cdot 10^6$ IU $\times 3$–7/Woche	PR	2/2
Kato et al. (1983)	nIFN-β	3–$5 \cdot 10^6$ IU $\times 7$/Woche	CR	1/2
			SD	1/2
Rosso et al. (1985)	nIFN-β	$\leq 3{,}5 \cdot 10^6$ IU $\times 10$ (z. Tl. Kontrollen mit NaCl)	CR	1/7
			PR	1/7
			NC	5/7

   * Ergebnisse bezogen auf die behandelte Läsion
 ** Nach adjuvanter chirurgischer Exzision

Die topische Behandlung anderer solider Tumoren mit Interferonen

Eine intraläsionale IFN-Behandlung wurde, neben den bereits erwähnten Malignomen, auch bei Hautmetastasen des Mammakarzinoms durchgeführt. Remissionen wurden, bei allerdings nur geringen Fallzahlen, bei 30–50% der behandelten Metastasen nachgewiesen [30, 41, 49]. Die von Ikic et al. beschriebene Remission bei 3 von 4 behandelten Patientinnen wurde erst durch eine adjuvante chirurgische Exzision der Metastasen erzielt [23] (Tabelle 7).

Haase und Lange berichteten über die palliative Behandlung von Knochenmetastasen durch intraläsionale Injektion von IFN [17]. Haase und Lange behandelten 15 Patienten mit IFN-β und weitere 24 Patienten mit IFN-γ [17]. $2{,}5$–$5 \cdot 10^5$ IU IFN-γ oder $5 \cdot 10^5$ IU IFN-β wurden dreimal wöchentlich für 8 bzw. 4 Wochen intraläsional appliziert. Es wurde eine Rückbildung der Knochenmetastasen bei 7 der 15 mit IFN-β behandelten Patienten und bei 8 der 24 mit IFN-γ behandelten Patienten beobachtet.

Diskussion

Eine topische IFN-Behandlung ist, wie alle topischen Therapiemaßnahmen, prinzipiell nur bei lokal begrenzten Tumoren sinnvoll. Im Gegensatz zur systemischen Behandlung mit Interferonen, wo die Festlegung von Dosis und Applikationsintervall bei unbekanntem Wirkmechanismus auf empirischer

Grundlage erfolgt, kann für die topische Behandlung eine Korrelation zwischen Dosis und Wirkung angenommen werden. Entscheidend ist das Erreichen hoher Wirkstoffkonzentrationen über einen möglichst langen Zeitraum. Bei der Wahl des geeigneten Interferons müssen daher, neben dem antiproliferativen Effekt, auch pharmakokinetische Aspekte berücksichtigt werden.

Ein besonderes Problem stellen die IFN-resistenten Tumoren dar. Bei allen bislang untersuchten Tumorarten fanden sich IFN-resistente Zellinien. Es ist nicht auszuschließen, daß IFN-resistente Zellklone in den meisten oder allen Tumoren vorhanden sind. Allerdings ist es bislang nicht möglich in vivo zwischen IFN-sensitiven und resistenten Tumoren zu diskriminieren.

Interferone besitzen in der Behandlung einiger Viruserkrankungen eine klinisch nachgewiesene Aktivität. Dies legt die Vermutung nahe, daß Virus-induzierte Tumoren einer Behandlung mit IFN gegenüber besonders zugänglich sein könnten. Experimente von Turek et al. zeigten, daß die Inkubation von Papilloma Virus-infizierten murinen Zellen in vitro durch eine Inkubation mit 200 IU/ml IFN-α oder IFN-β zu einer signifikant erniedrigten Anzahl intrazellulärer Virusgenome führte [58]. Bei bis zu 10% dieser mit IFN behandelten Zellen konnte das Virus aus der Zelle eliminiert werden, was phänotypisch zu einer Redifferenzierung führte. Genome endogener Viren wurden in den vergangenen Jahren in verschiedenen Tumoren wie Burkitt Lymphom, Zervixkarzinom, Harnblasentumoren, Mammakarzinom u.a. nachgewiesen [66].

Grundsätzlich bietet die topische Therapie von Tumoren mit IFN im Vergleich zur systemischen Behandlung den Vorteil geringerer Nebenwirkungen. Dosisabhängig kommt es bei systemischer Gabe von IFN bei fast allen Patienten zu einer Grippe-ähnlichen Symptomatik [34, 46]. Bei der Analyse der Nebenwirkungen einer systemischen Behandlung mit rIFN-α_{2a} bei 623 Patienten registrierte Linder-Ciccolunghi bei 23 Patienten schwere Nebenwirkungen von seiten des Zentral-Nervensystemes wie Enzephalopathie, Koma oder epileptische Anfälle [34]. Je nach Schweregrad erzwingen die Nebenwirkungen bei vielen Patienten den Abbruch der Behandlung oder eine Reduktion der Dosis. Bei der topischen Behandlung sind schwere Nebenwirkungen – eine Ausnahme bildet die intrakranielle Injektion [52] – nicht bekannt. Die Serumspiegel liegen unterhalb der Nachweisgrenze. Temperaturerhöhungen werden nicht beobachtet [28].

Die Bildung von Antikörpern gegen Interferone kann zu einem Wirkungsverlust der Substanz führen. Die Immunogenität hängt einerseits vom IFN-Typ (α, β, γ), zum anderen auch von der verwendeten Präparation (natürlich oder rekombinant) ab. Quesada und Mitarbeiter beobachteten das Auftreten neutralisierender Antikörper gegen rIFN-α_{2a} bei 20 von 53 Patienten (38%) mit Nierenzellkarzinom [46]. Ihrer Ansicht nach verkürzt das Auftreten von IFN-Antikörpern die Dauer einer Tumorremission. Spiegel und Mitarbeiter berichteten über eine Inzidenz von IFN-Antikörpern bei 2,5% von 423 mit rIFN-α_{2b} systemisch behandelten Patienten [56]. Die Inzidenz von IFN-Antikörpern bei 1480 topisch behandelten Patienten lag in dieser Analyse bei 0,2%.

Die bislang durchgeführten klinischen Untersuchungen weisen darauf hin, daß die topische Behandlung mit IFN bei einigen Tumoren wie Zervixkarzinom, Harnblasenkarzinom und Hauttumoren effektiv sein kann. Vor allem die intraläsionale Injektion führte beim oberflächlichen Zervixkarzinom und Harnblasenkarzinom zu Remissionen während die Applikation von Gelpräpationen beim Zervixkarzinom wenig effektiv zu sein scheint. Es bleibt jedoch zu berücksichtigen, daß für beide Tumoren etablierte, effektive Therapiekonzepte vorliegen.

IFN-β scheint nach den bislang vorliegenden Ergebnissen in der Behandlung des Melanoms α-Interferonen überlegen zu sein. Remissionen wurden jedoch auch mit IFN-α erzielt. Künftige Untersuchungen müssen zeigen, ob eine periläsionale Injektion eine wirksame Prophylaxe der Metastasierung des malignen Melanoms darstellt. Auch beim Basaliom und Plattenepithelkarzinom wurden häufig Tumorremissionen beobachtet. Der Effekt einer topischen Therapie von IFN in der Behandlung von Hirntumoren, Mamma- und Ovarialkarzinomen erscheint hingegen umstritten.

Obwohl bei einigen Tumorarten Remissionen beobachtet wurden, kann eine topische Behandlung von soliden Tumoren mit IFN derzeit noch nicht als ein etabliertes Therapiekonzept betrachtet werden. Unabdingbare Voraussetzung dafür ist ein Wirkungsnachweis im Rahmen prospektiv-randomisierter Phase-III-Studien, die, von Ausnahmen abgesehen, noch ausstehen. Bis zu diesem Zeitpunkt sollte eine topische Behandlung mit IFN lediglich in kontrollierten Studien erfolgen. Ein wichtiges Problem stellt die Selektion IFN-sensitiver Tumoren dar. Mit Hilfe monoklonaler Antikörper z. B. gegen IFN-Rezeptoren muß versucht werden, diejenigen Patienten zu identifizieren, deren Tumoren gegenüber einer IFN-Behandlung sensitiv sind. Auf dieser Grundlage könnte schließlich eine Optimierung der Behandlung, z. B. durch Kombination mit Zytostatika, erfolgen.

Literatur

1. Ackermann D, Biedermann C, Bailly G, Studer U (1986) Behandlung oberflächlicher Blasentumoren mit rIFN-αA-Instillation (Roferon A): eine Phase I und II Studie. In: Ackermann R (Hrsg) Verhandlungsbericht der Deutschen Gesellschaft für Urologie, Springer, Berlin, p 211–212
2. Berek JS, Hacker NF, Lichtenstein A, Jung T, Spina C, Knox RM, Brady J, Greene T, Ettinger LM, Lagasse LD, Bonnem EM, Spiegel RJ, Zighelboim J (1985) Intraperitoneal recombinant α-interferon for „salvage" immunotherapy in stage III epithelial ovarian cancer: a gynecologic oncology group study. Cancer Res 45:4447–4453
3. Borden EC, Yamamoto N, Hogan TF, Edwards BS, Bryan GT (1981) In: Munk K, Kirchner H (Hrsg) Interferon. Properties, mode of action, production, clinical application. S. Karger, Basel, pp 42–52
4. Borden EC, Edwards BS, Hawkins MJ, Merritt JA, Sielaff KM, Groveman DS, Zaremba KS, Schiller J, Willson JVK (1985) Design considerations for phase II trials of interferons in bladder, breast, and colorectal carcinomas. In: Zoon K (Hrsg) Interferon: Research, clinical application, and regulatory consideration. Elsevier, North Holland, pp 207–217

5. Brouty-Boye D, Mogensen KE, Gresser I (1985) Effects of long-term treatment of human carcinoma cells with interferon α. Eur J Cancer Clin Oncol 21:507–514
6. Coleman DV (1985) Evaluation of interferon treatment of cervical intraepithelial neoplasia. Acta cytol 29:192–193
7. Coleman DV, Wickenden C, Malcolm DB (1986) Association of human papillomavirus with squamous carcinoma of the uterine cervix. Ciba Found Sympo 120:175–189
8. Damle NK, Gupta S (1981) Autologous mixed lymphocyte reaction in man. II. Histamine-induced suppression of the autologous mixed lymphocyte reaction by T-cell subsets defined with monoclonal antibodies. J Clin Immunol 1:241–249
9. De Palo G, Stefanon B, Rilke F, Pilotti S, Ghione M (1985) Human fibroblast interferon in cervical and vulvar intraepithelial neoplasia associated with viral cytopathic effects: a pilotstudy. J Repro Med 30:404–408
10. Duff TA, Borden E, Bay J, Piepmeier J, Sielaff K (1986) Phase II trial of interferon-β for treatment of recurrent glioblastoma multiforme. J Neurosurg 64:408–413
11. Durie BGM, Young LA, Salmon SE (1983) Human myeloma in vitro colony growth: Interrelationships between drug sensitivity, cell kinetics, and patient survival duration. Blood 61:929–934
12. Ebert T, Schmitz-Dräger BJ, Ackermann R (1986) Untersuchungen zum Einfluß der harnpflichtigen Substanzen auf intravesikal appliziertes alpha-Interferon. 8. Symp Exp Urol, Mainz
13. Flodgren P, Borgström S, Jönsson PE, Lindström C, Sjögren HO (1983) Metastatic malignant melanoma: regression induced by combined treatment with interferon (HuIFN-α(Le)) and cimetidine. Int J Cancer 32:657–665
14. Greenway HT, Cornell RC, Tanner DJ, Peets E, Bordin GM, Nagi C (1986) Treatment of basal cell carcinoma with intralesional interferon. J Acad Dermatol 15:437–443
15. Gresser I (1983) The antitumor effects of interferon in mice. In: SDikora K (Hrsg) Interferon and cancer. Plenum, New York, pp 65–76
16. Grups JW, Frohmüller HGW (1988) Antiproliferative effects of interferon against human bladder carcinoma cell lines in vitro. Urol int 43:265–268
17. Haase KD, Lange OF (1988) Lokale Interferontherapie metastatisch bedingter Osteolysen. TumorDiag Ther 9:96–99
18. Hill NO (1983) Interferon alpha and cimetidine combination in malignant melanoma. In: Kishida T (Hrsg) Interferons. Kyoto, pp 227–238
19. Hoeltl W, Hasun R, Albrecht W, Marberger M (1987) Topical alfa-2b-Interferon low dose vs. high dose vs. Etoglucide for preventing recurrent superficial bladder cancer. 8. Eur Conf Clin Oncol, Madrid
20. Hoffmeister H (1987) Bevölkerungsbezogene Krebsregister in der Bundesrepublik Deutschland. MMV Medizin, München
21. Horoszewicz JS, Leong SS, Ito M, Buffett RF, Karakousis C, Holyoke E, Job L, Dolen JG, Carter WA (1978) Human fibroblast interferon in human neoplasia: clinical and laboratory study. Cancer Treat Rep 62:1899–1906
22. Ikeda S, Takaharshi M, Kato T (1985) Phase II study of recombinant human interferon αA in skin malignant tumors. Proc 16th Int Congress on Chemother 1:212
23. Ikic D, Nola P, Maricic Z, Smudj K, Oresic V, Knezevic M, Rode B, Jusic D, Soos E (1981) Application of human leucocyte interferon in patients with urinary bladder papillomatosis, breast cancer and melanoma. Lancet I:1022–1024
24. Ikic D, Krusic J, Kirhmajer V, Knezevic M, Maricic Z, Rode B, Jusic D, Soos E (1981) Application of human leucocyte interferon in patients with carcinoma of the uterine cervix. Lancet I:1027–1030
25. Ikic D, Padovan I, Brodarec I, Knezevic M, Soos E (1981) Application of human leucocyte interferon in patients with tumours of the head and neck. Lancet I:1025–1027
26. Ikic D, Singer Z, Beck M, Soos E, Sips DJ, Jusic D (1981) Interferon treatment of uterine cervical precancerosis. J Cancer Res Clin Oncol 101:303–308
27. Ishihara K (1983) Clinical studies of human fibroblast interferon in malignant tumors of the skin - with special reference to local administration. J Jap Soc Cancer Ther 18:41–53

28. Ishihara K, Hayasaka K, Yamamoto A, Hasegawa F (1983) Clinical responses of patients with malignant skin neoplasia to intralesional treatment with three types of interferons (α and β). In: Kishida T (Hrsg) Interferons. Kyoto, pp 222–227

29. Kamidono S, Hamami G, Tomioka O, Fujii A, Ishigami J, Kishida T, Matsuo A (1981) Interferon therapy in urothelial tumor. Kobe J Med Sci 27:207–212

30. Kato Y, Hattori N, Furue H, Takeuchi S, Nijima T, Kukita A, Takakura K (1983) Antitumor effect of human fibroblast interferon in various malignant tumors. In: Kishida T (Hrsg) Interferons, Kyoto, pp 180–188

31. Koyama Y (1983) Pharmacokinetics and clinical trials of HuIFN-β in malignant tumors. In: Kishida T (Hrsg) Interferons, Kyoto, pp 189–195

32. Krusic J, Kirhmajer V, Knezevic M, Ikic D, Maricic Z, Rode B, Jusic D, Soos E (1981) Influence of human leukocyte interferon on squamous cell carcinoma of uterine cervix: clinical, histological, and histochemical observations. III. Communication. J Cancer Res Clin Oncol 101:309–315

33. Krusic J, Maricic V, Chylah B (1984) Influence of human leucocyte interferon on squamous cell carcinoma of the uterine cervix: clinical, histological and histochemical observations. Dev Oncol 15:253–255

34. Linder-Ciccolunghi SN (1985) Improving the acceptability and tolerability of interferon. Therapy in cancer patients. Proc 3rd European Conf Clin Oncol Cancer Nursing, p 8

35. Matsui MS, Solowey WE, Edwalds GD, Cuarini L, Pestka S, Ferrone S, Fisher PB (1986) Potentiation of growth suppression and induction of differentiation in human melanoma cells by the combination of fibroblast and immune interferon. J Invest Der 87:443

36. Mishina T, Watanabe H, Kobayashi T, Maegawa M, Nakao M, Nakagawa S, Kishida T, Imanishi J, Amagai T, Kita M, Kondo M, Matsumura M (1983) Clinical application of human leucocyte interferon on patients with bladder tumors. In: Kishida T (Hrsg) Interferons, Kyoto, pp 239–242

37. Misset JL, Mathe G (1981) Intrathecal interferon in meningeal leukemia. New Engl J Med 310:1544

38. Møller BR, Johannesen P, Osther K, Ulmsteen U, Hastrup J, Berg K (1983) Treatment of dysplasia of the cervical epithelium with an interferon gel. Obstet Gynecol 62:625–629

39. Morita T, Ishikawa S, Tanaka S, Kobayashi Y, Ohba S, Tokue A, Yonese Y, Minato N (1984) Treatment of bladder cancer by topical injection of HBLI. J Jpn Clin Urol 38:875–878

40. Mughal TI, Robinson WA, Thomas MR, Garvin PR, Entringer M (1984) A phase 2 study of the effect of recombinant interferon α2 (Sch 30 500) (IFN α₂) in metastatic malignant melanoma (MMM). Clin Res 32:59A

41. Murphy GP (1981) Current report on the interferon program at Roswell Park Memorial Institute. J Surg Oncol 17:99–111

42. Nagai M, Arai T (1984) Clinical effect of interferon in malignant brain tumors. Neurosurg Rev 7:55–64

43. Nagai M (1986) Study of local administration and instillation of IFN-β into brain tumors. In: Medical Tribune Japan (Hrsg) Clinical aspects of interferon-β, pp 4–5

44. Oliver RTD, Waxman JH, Kwok H, Fowler CG, Mathewman P, Blandy JP (1986) Alpha lymphoblastoid interferon for non-invasive bladder cancer. Br J Cancer 53:432

45. Osther K, Salford LG, Hornmark-Stenstam B, Flodgren P, Christophersen IS, Magnusson K and the Southern Sweden Neuro-Oncology group (1981) Local versus systemic human leukocyte interferon treatment. In: De Maeyer E, Galasso G, Schellekens H (Hrsg) The biology of the interferon system. Elsevier/North-Holland, Amsterdam, pp 415–419

46. Quesada JR, Rios A, Swanson D, Trown P, Gutterman JU (1985) Antitumor activity of recombinant-derived interferon alpha in metastatic renal cell carcinoma. J Clin Oncol 3:1522–1528

47. Rambaldi A, Introna M, Colotta F, Landolfo S, Colombo N, Mangioni C, Mantovani A (1985) Intraperitoneal administration of interferon β in ovarian cancer patients. Cancer 56:294–301
48. Remy W, Demmler M (1988) Örtliche/intratumorale Interferon-Behandlung von Basaliomen. In: Hofschneider PH (Hrsg) Ergebnisse der Beta-Interferon-Therapie bei chronisch-aktiver Hepatitis B, Multipler Sklerose und Krebserkrankungen. Aktuelle Immunologie 3. W. Zuckschwerdt, München, pp 83–86
49. Rosso R, Nobile MT, Sertoli MR, Giannitelli A, Santi PL, Volpe R, Nicolo G (1985) Antitumoral activity of human fibroblast interferon administered intranodularly. Oncology 42:86–88
50. Salmon SE, Durie BGM, Young L (1983) Effects of cloned human leukocyte interferons in the human tumor stem cell assay. J Clin Oncol 1:217–225
51. Sato M, Yoshida H, Yanagawa T, Yura Y, Urata M, Hayashi Y (1983) Topical administration of human fibroblast interferon in premalignant lesions arising in oral mucosa. Proc Int Symp Interferons
52. Smith RA, Kingsbury D, Alksne J, James H, Cantell K Distribution of interferon in cerebrospinal fluid after systemic, intrathecal, and intraventricular administration. Proc Am Neurol Ass, 81
53. Schmitz-Dräger BJ, Ebert T, Ackermann R (1986) Intravesical treatment of superficial bladder carcinoma with interferons. World J Urol 3:218–223
54. Seto WH, Choo YC, Merigan TC (1984) Local IFN treatment of intraepithelial neoplasia. Antiviral Res 3:35
55. Slater DE, Krown SE, Pinsky CM (1984) Human leukocyte (α) interferon and cimetidine in malignant melanoma. Proc Am Soc Clin Oncol 3:54
56. Spiegel RJ, Spicehandler JR, Jacobs SL, Oden EM (1986) Low incidence of serum neutralizing factors in patients receiving recombinant alfa-2b interferon (Intron-A). Am J Med 80:223–227
57. Torti FM, Lum BL (1987) Superficial bladder cancer. Risk of recurrence and potential role for interferon therapy. Cancer 59:613–616
58. Turek LA, Byrne JC, Lowy DR, Dvoretzky I, Friedman RM, Howley PM (1982) Interferon induces morphologic reversion with elimination of extrachromosomal viral genomes in bovine papillomavirus-transformed mouse cells. Proc Natl Acad Sci USA 79:7914–7918
59. Ueda S, Hirakawa K, Nakagawa Y, Suzuki K, Kishida T (1983) Brain tumors. In: Sikora K (Hrsg) Interferon and cancer. Plenum, New York, pp 129–140
60. Vilchez CA, Saffe IE, Sortino HE, Molina CA (1986) Use of human IFN and secretory immunoglobulin A in the treatment of cervical dysplasia and carcinoma in situ (CIN) with Koilocitosis. Proc 2nd Cuban Sem Interferon Biotechnology
61. Vose BM, Vanky F, Argov S, Klein E (1977) Natural cytotoxicity in man: activity of lymph node and tumor-infiltrating lymphocytes. Eur J Immunol 7:753–759
62. Williams R, Sarosdy M, Catalona W, Chodak G, Vogelzang N, Freiha F, Torti F (1988) Randomized trial of high vs. low dose intravesical interferon alpha 2-B (IFN-A2B) treatment of bladder carcinoma-in-situ (Cis). 21th Congr Int Soc Urol, Buenos Aires
63. Wirth M, Schmitz-Dräger BJ, Ackermann R (1985) Functional properties of natural killer cells in carcinoma of the prostate. J Urol 133:973–978
64. Wussow P von, Block B, Hartmann F, Deicher H (1988) Intralesional interferon-alpha therapy in advanced malignant melanoma. Cancer 61:1071–1074
65. Zoon KC, Arnheiter H (1984) Studies of the interferon receptor. Pharmac Ther 24:259–278
66. Zur Hausen H (1980) Papilloma viruses. In: Tooze J (Hrsg) DNA tumor viruses. Cold Spring Harbour, New York, Cold Spring Harbour Laboratory, pp 371–382

AIDS und Interferone

J. LOHMEYER

Einführung

1981 wurde das klinische Bild des sog. „erworbenen Immunmangelsyndroms" („Aquired Immune Deficiency Syndrome", AIDS) erstmals beschrieben [28]. Dieses Krankheitsbild ist charakterisiert durch einen komplexen erworbenen Immundefekt, der sich klinisch in der Entwicklung von opportunistischen Infektionen und Tumoren manifestiert [19]. Mittlerweile wurde das „Humane Immundefizienz Virus" (HIV), ein Retrovirus aus der Gruppe der Lentiviren, als kausales Agens identifiziert [7, 67, 89] und gezeigt, daß das AIDS-Vollbild lediglich ein fortgeschrittenes Stadium eines breiten klinischen Spektrums der HIV-Infektion darstellt [9, 19]. 1988 waren über 3000 AIDS-Fälle in der Bundesrepublik gemeldet bei einer geschätzten Gesamtzahl von 50000–100000 HIV-infizierten Personen [81].

Das HIV hat einen ausgeprägten Tropismus für Zielzellen, die das CD4-Molekül, das als Rezeptor für das virale Glykoprotein gp120 fungiert [10], auf der Zelloberfläche exprimieren [19]. Die beiden Hauptzielzellen des HIV, CD4$^+$ T-Lymphozyten und CD4$^+$-Zellen des mononukleären Phagozytensystems (zirkulierende Monozyten, Gewebsmakrophagen, dendritische Zellen) [36], haben eine zentrale Funktion in der Antigen-spezifischen Immunantwort und bei der Entzündungsreaktion [38, 64]. Das entsprechende klinische Bild wird dominiert von einem progredienten komplexen Immundefekt. Hierbei sind funktionelle Defekte der infizierten Wirtszellen, unter anderem auch Störungen der Zytokinproduktion, sehr viel früher nachweisbar als die für das Endstadium der Erkrankung typische Depletion der CD4$^+$ T-Lymphozyten [19, 35, 39, 50, 79, 82]. So finden sich Defekte der T-Zell-Aktivierung durch lösliche Antigene (wie Tetanus-Toxoid) [19, 44], der T-Helferzellfunktion für die primäre B-Zell-Immunantwort [79], der akzessorischen Monozytenfunktion [79, 82] sowie von verschiedenen spezifischen und unspezifischen zytotoxen [39, 79, 82] Zellfunktionen bereits bei quantitativ normalen CD4$^+$-Zellen im peripheren Blut. Neben dem zellulären Immundefekt ist auch die humorale Immunantwort im Rahmen der HIV-Infektion frühzeitig verändert [54]. Zusätzlich zu einer unzureichenden Antikörperbildung im Rahmen der primären B-Zell-Immunantwort kommt es zu einer sog. „paradoxen Hypergammaglobulinämie" mit Auftreten von zirkulierenden Immunkomplexen, Autoantikörpern und in seltenen Fällen malignen B-Zell-Lymphomen [40].

Das gleichzeitige Auftreten von Immundefizienz und frustraner Aktivierung des Immunsystems ist für weite Phasen der HIV-Infektion charakteristisch [6, 91]. An dieser Immundysregulation, deren genauer Pathomechanismus noch weitgehend unbekannt ist, sind vermutlich unter anderem auch inadäquate Zytokinwirkungen beteiligt. In-vitro-Untersuchungen deuten darauf hin, daß HIV-Genprodukte, insbesondere Virushüllproteine wie das gp 120, die Synthese und Sekretion von Interleukinen wie Interleukin6 [61] und Interleukin1 [86] und von Arachnidonsäuremetaboliten [86] in CD4$^+$ T-Zellen und Monozyten induzieren können. Diese gestörte Interleukinhomeostase führt dann möglicherweise in einer Art „circulus vitiosus" zur vermehrten Expression viraler Genprodukte und letztendlich zur vermehrten Retrovirusproduktion [30, 41].

CD4$^+$-Monozyten haben eine besondere Bedeutung als primäre Zielzellen des HIV und als Virusreservoir im Organismus, da die Infektion in diesen Zellen nur einen geringen zytopathischen Effekt induziert. Sie tragen vermutlich wesentlich zur Dissemination des Virus im infizierten Wirt bei [19, 26]. Hierbei können weitere Wirtszellen wie hämopoetische Vorläuferzellen [23, 92] und insbesondere Zellen des ZNS [19, 69] von HIV infiziert werden. Dieser Neurotropismus von HIV führt zu einer Reihe von neurologisch-psychiatrischen Krankheitsbildern.

Für die medikamentöse Therapie der HIV-1-Infektion stehen zwei Therapieziele im Vordergrund: erstens eine Hemmung der Retrovirusreplikation über Virusstatika und zweitens eine Restauration der defekten bzw. dysregulierten Immunfunktionen [18, 45, 76].

Interferone erscheinen im Zusammenhang mit beiden Therapieansätzen von Interesse: Zum einen zeigen diese Moleküle eine antivirale Aktivität [65, 80], die zumindest in vitro auch gegen Retroviren gerichtet ist, zum anderen besitzen Interferone immunmodulatorische Funktionen [65, 83]. Zusätzlich erscheint die antiproliferative Wirkung [65, 70] dieser Substanzen im Zusammenhang mit HIV-assoziierten Tumoren, insbesondere dem Kaposi's-Sarkom, von Interesse.

Theoretische Grundlagen

Anti-retrovirale Aktivität von Interferonen in vitro

Ein anti-viraler Effekt von Interferonen wurde in vitro gegen eine Reihe von Retroviren nachgewiesen, unter anderem gegen das Katzenleukämievirus FELV [80], gegen das Mäuseleukämievirus MuLV [4, 66] und auch gegen HIV [33, 37]. Nach Bindung an zelluläre Rezeptoren induzieren Interferone die Produktion von zellulären Proteinen mit antiviraler Aktivität [80]. Der Mechanismus der Inhibition der Virusreplikation ist von Virus zu Virus unterschiedlich und betrifft Transkription, Translation, Assembly und Freisetzung. In murinen Retrovirussystemen beeinflußt Interferon vorwiegend die späten Phasen der viralen Morphogenese wie Assembly und Freisetzung der Viruspartikel [4].

In einem System Phythämagglutinin (PAH) stimulierter peripherer mononukleärer Zellen wurde gezeigt, daß rekombinantes Interferon-α (IFN-α) dosisabhängig die HIV-Replikation in Konzentrationen von 256–1024 Einheiten/ml komplett und bis zu einer Schwellendosis von 4–64 Einheiten/ml partiell zu hemmen vermag [37]. Diese Suppression war bei niedrigen Dosen reversibel. Pharmakinetische Daten beim Menschen zeigen, daß nach intramuskulärer Injektion von 36×10^6 Einheiten IFN-α die Interferon-Spitzenkonzentrationen im Serum bei ca. 200–400 Einheiten/ml liegen; die Serumhalbwertszeit liegt bei 1,5 bis 4,5 Stunden und nach 24 h liegt die Serumkonzentration bei ca. 10–20 Einheiten/ml [87]. Die Liquorgängigkeit erscheint allerdings gering [31]. Auch für natürliches IFN-α (Lymphoblasten-Interferon) und für natürliches IFN-β (Fibroblasten-Interferon) wurde eine virusstatische Aktivität gegen HIV in lymphoiden Zielzellen (wie z.B. Phythämagglutinin stimulierten peripheren Blutlymphozyten oder in-vitro-infizierten H9-Zellen) nachgewiesen [61, 77], während diese Klasse I-Interferone die Replikation von HIV in infizierten Zellen der Monozyten-Reihe deutlich weniger inhibieren [77]. Allerdings konnte kürzlich gezeigt werden, daß endogenes IFN-α für die lange Latenz der HIV-Infektion in der monozytären Zellinie U937 von Bedeutung ist [53]. Die Zugabe von Antikörpern mit Spezifität für IFN-α zum Kulturansatz führt zu einer drastischen Verkürzung dieser Latenzphase und raschen Produktion retroviraler Genprodukte und infektiöser Viruspartikel.

Die anti-HIV-Aktivität von IFN-γ ist in lymphoiden Zielzellen praktisch nicht nachweisbar [61, 90], während für die HIV-infizierte Monozytenlinie U937 eine virusstatische Wirkung von IFN-γ bereits bei einer Konzentration von 64 Einheiten/ml gezeigt wurde [32]. Diese in-vitro-Inhibition der HIV-Replikation durch IFN-γ wurde mittlerweile für periphere Blutmonozyten bestätigt [30, 41]. IFN-γ, das im wesentlichen von Antigen- oder Mitogen-stimulierten T-Zellen sezerniert wird, kann Makrophagenfunktionen aktivieren und dadurch möglicherweise die HIV-1-Replikation auch in vivo inhibieren [63].

Es scheinen demnach unterschiedliche anti-retrovirale Wirkungsprofile der verschiedenen Interferone in verschiedenen Zielzellen zumindest in vitro vorhanden zu sein. Außerdem ist die in-vitro-Sensitivität von HIV gegenüber Interferonen von einer Reihe weiterer Faktoren abhängig (Tabelle 1). Die Kombination von IFN-γ mit Tumor Nekrose Faktor α (TNF-α) zeigt in vitro eine deutliche Verstärkung der anti-HIV-Wirkung [88].

Tabelle 1.   Faktoren, die die in-vitro-Sensitivität von HIV gegenüber Interferonen beeinflussen

1. Multiplizität des Virus-Inokulums
2. Linie der infizierten Wirtszelle
3. Chronizität der Infektion
4. Art der IFN-Präparation
5. Zeitpunkt der in-vitro-Zugabe von IFN
6. Gesamtdauer der in-vitro-Kultivierung

Die HIV-Genexpression wird von einer Reihe von Interleukinen und hämopoetischen Wachstumsfaktoren beeinflußt [30, 41]. Somit erscheint es möglich, daß zumindest in heterogenen Zellpopulationen ein Teil der antiviralen Wirkung von Interferonen sekundär über die Beeinflussung von Zytokinsekretion und Zytokinrezeptorexpression vermittelt wird.

HIV-assoziierter Immundefekt und immunmodulatorische Interferonwirkung

Der HIV-assoziierte Immundefekt ist gekennzeichnet durch einen progredienten Funktionsausfall der CD4$^+$ T-Zell Subpopulation, die in fortgeschrittenen Stadien auch numerisch zunehmend reduziert ist [19]. Diese Zellpopulation, die verschiedene funktionell unterscheidbare Subsets umfaßt, hat eine zentrale Bedeutung bei der Induktion und Steuerung der Immunantwort [64]. Neben direkten Zell-Zell-Interaktionen üben diese Zellen über die Sekretion von Zytokinen ihre Steuerfunktionen aus (Abb. 1). CD4$^+$ T-Inducer-Zellen-Typ I, die unter anderem an der Hypersensitivität vom verzögerten Typ (sog. „delayed type hypersensitivity" (DTH)) beteiligt sind [14], sezernieren neben Interleukin2 (IL2) auch IFN-γ. Dementsprechend ist die Produktion von IFN-γ bei Patienten in den klinischen Stadien III (Lymphadenopathiesyndrom) und IV (AIDS-related Komplex (ARC), AIDS) der HIV-Infektion re-

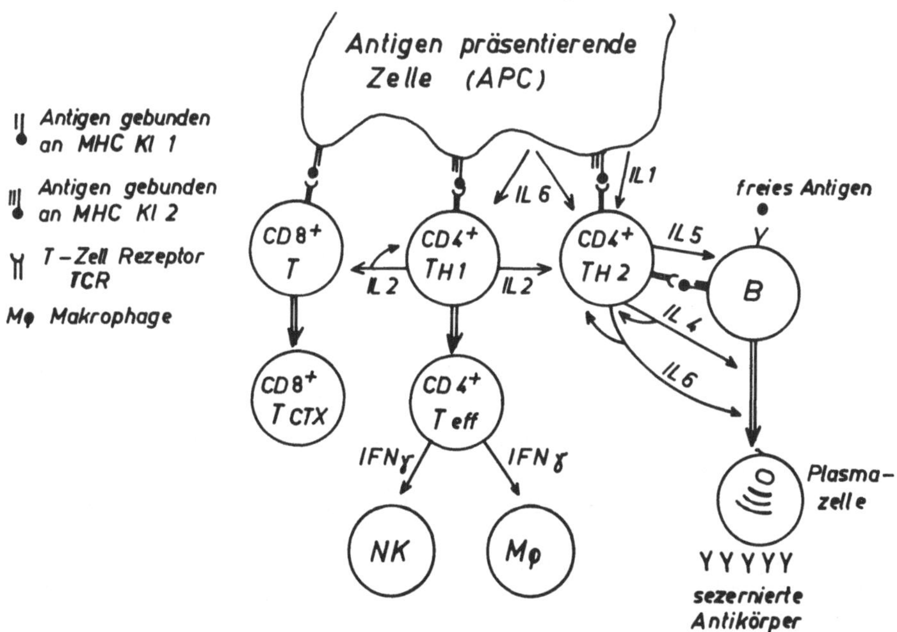

Abb. 1. Vereinfachte Darstellung der Zell-Zell-Interaktionen und der beteiligten Zytokine bei der Induktion der Immunantwort

duziert [58, 59]. Die Fähigkeit der CD4$^+$ T-Zellen, nach in-vitro-Stimulation mit Antigenen wie Tuberkulin oder Tetanustoxoid IFN-γ zu sezernieren, ist ein wichtiges prognostisches Kriterium und verschwindet im klinischen Stadium IV [16]. Insgesamt ist also der HIV-assoziierte Immundefekt durch eine progrediente Reduktion der IFN-γ-Bildung und durch einen Verlust der Immunreaktivität vom verzögerten Typ (DTH, z. B. Tuberkulintest) gekennzeichnet, während die Rezeptoren für IFN-γ z. B. auf Makrophagen erhalten bleiben [49]. Durch Zugabe von IFN-γ in vitro läßt sich die verminderte Expression von MHC-Klasse II-Antigenen auf Monozyten von HIV-Patienten normalisieren und die reduzierte sog. „Natürliche Killer"-Aktivität dieser Patienten steigern [59].

Der Verlust der Fähigkeit, IFN-γ in ausreichendem Maße zu produzieren, könnte aus einer Reihe von Gründen für die Immunpathogenese von HIV-assoziierten opportunistischen Infektionen von Bedeutung sein. So ist IFN-γ ein Schlüssellymphokin, das in Makrophagen und anderen Entzündungszellen eine Verstärkung der anti-mikrobiellen Aktivität gegen intra-und extrazelluläre Erreger sowie der tumoroziden Aktivität induziert [63]. Außerdem stimuliert IFN-γ die Antigen-spezifische T-Zellaktivierung sowie als eines der direkt in die B-Zell-Maturation eingreifenden Lymphokine die Antikörperbildung [83]. Aufgrund dieser Befunde erscheint grundsätzlich eine rationale Basis für die Substitution von IFN-γ bei HIV-Patienten gegeben.

Im Gegensatz zu IFN-γ bleibt die Bildung von IFN-α, das von verschiedenen Leukozytenpopulationen, insbesondere von Monozyten, sezerniert wird, bei HIV-infizierten Patienten weitgehend erhalten [49]. Allerdings ist ein großer Teil des IFN-α biochemisch verändert, nämlich bei niedrigen pH-Werten instabil, weshalb es als sog. „säurelabiles" Interferon bezeichnet wird [11]. Demgegenüber ist die Produktion von normalem säurestabilem IFN-α vermindert [1, 2, 3, 11, 51, 52]. Das säurelabile Interferon ist bei fortgeschrittener HIV-Infektion vermehrt [17] und induziert möglicherweise einen Zustand permanenter Interferon-Wirkung auf bestimmte Zielzellen: so findet sich eine Aktivierung eines Interferon-induzierbaren intrazellulären Enzymsystems (2'-5'-Oligoadenylat Synthetase) und damit parallel eine Verminderung der Rezeptordichte für IFN-α auf mononukleären Blutzellen [68, 72]. Außerdem wurde bei HIV-Infizierten eine vermehrte Expression des Interferon-induzierten sog. MX-Proteins in peripheren Blutzellen gefunden [84]. Die Zielzellen werden durch diesen permanenten und wohl zumindest zum Teil frustranen Aktivierungszustand möglicherweise refraktär für endogenes und letztlich auch exogenes IFN-α. Inwieweit die abnehmende Wirksamkeit von exogenem Interferon bei Fortschreiten der HIV-Infektion hierauf zurückzuführen ist, ist ungeklärt.

Insgesamt liegt bei HIV-Patienten kein definitiver Mangel an IFN-α vor, so daß hier im Gegensatz zu IFN-γ der Aspekt einer reinen Substitutionstherapie in den Hintergrund tritt; allerdings ist nicht auszuschließen, daß die frühzeitige Gabe von IFN-α die qualitativen Verschiebungen der alpha-Interferone bei HIV-Patienten beeinflussen könnte.

Antiproliferative Aktivität von Interferonen bei HIV-assoziierten Tumoren

Dem Einsatz von Interferonen bei dem HIV-assoziierten sog. epidemischen Kaposi-Sarkom liegen Beobachtungen zu Grunde, daß sich Kaposi-Sarkome bei Patienten mit einer therapiebedingten Immunsuppression nach Reduktion der immunsuppressiven Therapie zurückbilden [60]. Interferone erscheinen für die Tumortherapie bei immundefizienten Patienten besonders attraktiv, da sie einerseits direkt antiproliferativ auf Tumorzellen wirken können und andererseits als sog. „biological response modifier" Effektorzellen des Immunsystems stimulieren und damit körpereigene Abwehrsysteme aktivieren können [70, 83]. Allerdings sind für diese beiden Effekte sehr unterschiedliche Dosisbereiche erforderlich: Ein immunmodulierender Effekt ist in einem niedrigen Dosisbereich zu erzielen, während antiproliferative Wirkungen deutlich höhere Dosen benötigen. Ob in diesem hohen Dosisbereich auch ein immunstimulierender Effekt besteht, ist umstritten.

Für die Pathogenese des Kaposi-Sarkoms sind eine Reihe von autokrin- und parakrin-wirksamen Wachstumsfaktoren von Bedeutung. HIV induziert möglicherweise in $CD4^+$ T-Zellen oder Monozyten einen bislang nicht sicher identifizierten Wachstumsfaktor, der dann die Produktion weiterer Zytokine wie Interleukin1 und „basic fibroblast growth factor" (bFGF) vermittelt [15]. Möglicherweise spielt die sog. „Down Regulation" von Zytokinsynthese oder Zytokinrezeptorexpression für den Wirkungsmechanismus von IFN-α beim Kaposi-Sarkom eine Rolle.

Ergebnisse Klinischer Studien

In den letzten fünf Jahren wurden eine Reihe von klinischen Studien bei HIV-Patienten mit verschiedenen Interferon-Präparationen durchgeführt (Tabelle 2). Die wichtigsten klinischen Ziele dieser Studien waren 1. Immunmodulation bzw. Immunrestauration, 2. Nachweis einer anti-Tumor-Aktivität und 3. Nachweis einer antiviralen Aktivität. Die überwiegende Mehrzahl der Studien betrifft die anti-neoplastische Wirkung von Interferonen auf das Kaposi-Sarkom.

Interferon-α (IFN-α)

Die meisten Studien bei Patienten mit Kaposi-Sarkom wurden mit IFN-α (rekombinant oder lymphoblastoid) durchgeführt [12, 22, 24, 25, 27, 29, 43, 46, 56, 73, 74, 75, 85]. Diese Studien zeigten übereinstimmend einen anti-Tumor-Effekt bei einem Teil der Patienten mit HIV-assoziiertem Kaposi-Sarkom, wobei die Ansprechrate wesentlich von der Interferon-Dosis und von der Zusammensetzung des Patientenkollektivs abhing. Gute Ansprechraten wurden nur bei täglichen Interferondosen über 30×10^6 Einheiten i.m. oder i.v. er-

Tabelle 2. Übersicht über Therapiestudien mit IFN-α bei HIV-Patienten

Interferon-Präparation	Untersucher/Referenz	Patientenzahl/Diagnose	Dosierung/Applikation (Patientenzahl)	Ergebnisse
Natürliches IFN-α				
Lymphoblasten-IFN (Burroughs-Welcome)	Gelman/26	29/KS	$7,5 \times 10^6$ U/m^2 im/d $\times$ 28d (9) 15×10^6 U/m^2 im/d $\times$ 10d $\times$ 2 (10) $22,5$–15×10^6 U/m^2 im/d $\times$ 28d (10)	1PR, 1MR, 5NR, 2PD 1MR, 4NR, 5PD 3CR, 1MR, 2NR, 2PD, 2NE
Lymphoblasten-IFN (Burroughs-Welcome)	Fischl/21	10/KS	25×10^6 U/m^2 im/d $\times$ 8 Wo, dann 20×10^6 U/m^2 3 $\times$/Wo (10)	2MR, 2NR, 2PD, 4NE
Rekombinantes IFN-α				
r IFN-α$_{2a}$	Krown/42	36/KS 39/KS	36–55×10^6 U im/d $\times$ 28d, dann 3 $\times$/Wo 3×10^6 U im/d $\times$ 4–8 Wo, dann 3 $\times$/Wo (33 auf hohe IFN Dosen umgesetzt)	2NE, 8CR, 26NR 1PR, 1MR, 9NR, 25PD (3NE, 3CR, 2PR)
r INF-α$_{2b}$	Groopman/28	20/KS	Randomisiert in 1×10^6 U/m^2 sc $\times$ 5d jede 2. Woche $\times$ 4 oder 50×106 U/m^2 iv $\times$ 5d jede 2. Woche $\times$ 4	6 (PR + CR); 4 bei hoher Dosis, 2 bei niedriger Dosis, 14NR
r IFN-α$_{2b}$	Mitsuyasu/55	60/KS, OI	30×10^6 U/m^2 sc 3 $\times$/Wo	14 (PR + CR), 38 PD, 8NE
r IFN-α$_{2b}$	Volberding/83	20/KS	50×10^6 U/m^2 iv $\times$ 5d jede 2. Woche $\times$ 4	2CR, 6PR, 4NR, 8PD (Keine Änderung der Immunparameter)
r IFN-α$_{2b}$	Lane/45	21/KS	35×10^6 U sc/d $\times$ 12 Wo	5CR, 3PR, 13NR (5 mit >75% Reduktion des p24 im Serum, 3 negative HIV-Kulturen)
r IFN-α$_{2a}$	De Wit/12	28/KS	27–36×10^6 U sc/d $\times$ 8 Wo, dann 3 $\times$/Wo bei PR oder SD	5CR, 7PR, 14NR, 2NE (Anstieg der CD4$^+$ Zellen und Abfall des p24 bei CR und PR)

Abkürzungen: CR = komplette Remission, im = intramuskulär, iv = intravenös, KS = Kaposi-Sarkom, MR = geringe Therapieansprache, NR = keine Therapieansprache, NE = nicht evaluierbar, PD = Progression, PR = Partielle Remission, sc = subcutan

reicht [29, 43]. In der UCLA-Studie von Groopman et al. [29] hatten 6 von 20 Patienten eine komplette oder partielle Remission, wobei 50×10^6 Einheiten/ m^2 rekombinantes IFN-α an 5 Tagen/Woche jede zweite Woche in insgesamt 4 Zyklen i.v. appliziert wurde. Krown et al. [43] berichteten über komplette oder partielle Remissionen bei 30% der Patienten bei i.m. Gabe von rekombinantem IFN-α in täglichen Dosen von 36×10^6 Einheiten/m^2 für 4 Wochen, gefolgt von der gleichen Dosis 3×/Woche bei Therapieansprache. Remissionsraten bei niedrigeren Dosen von IFN-α ($1-2 \times 10^6$ Einheiten pro Tag) in drei Studien waren weitaus niedriger [29, 43, 74]. Keine der Studien zeigte eine eindeutige Verbesserung der Immunfunktionen, gemessen an der Verteilung der Lymphozytensubpopulationen, oder eine eindeutige Verringerung der Rate an opportunistischen Infektionen. Allerdings fand sich in einer kürzlich publizierten Studie von Lane et al. [46], in der 35×10^6 Einheiten rekombinantes IFN-α pro Tag s.c. appliziert wurden, bei einer kompletten Remissionsrate des Kaposi-Sarkoms von 38% ein deutlicher anti-retroviraler Effekt gemessen an einer Reduktion des p24 HIV-Antigens im Serum um über 75% bei 5 der Patienten mit Therapieansprache des Kaposi-Sarkoms. Bei 3 der Patienten ließ sich über einen längeren Zeitraum kein HIV mehr in vitro anzüchten. Vergleichbare Ergebnisse zeigte eine Studie von de Wit et al. [12], in der 28 Patienten mit Kaposi-Sarkom mit $27-36 \times 10^6$ Einheiten IFN-$α_{2a}$ pro Tag für 8 Wochen behandelt wurden. Bei 12 der 26 evaluierbaren Patienten sprach das Kaposi-Sarkom an, 5 Patienten erreichten eine histologisch bestätigte komplette Remission. Bei 7 der ansprechenden Patienten fand sich eine signifikante Erhöhung der $CD4^+$-Zellen im peripheren Blut und ein Verschwinden des p24-Virusantigens im Serum.

Übereinstimmend zeigen die meisten Interferon-Studien bei Patienten mit HIV-assoziiertem Kaposi-Sarkom, daß die Therapieansprache von einer Reihe von laborchemischen und klinischen Parametern abhängig ist (Tabelle 3). Zusammenfassend ist eine erhaltene immunologische Restfunktion für die Therapieansprache unerläßlich, wobei allerdings die eigentliche Zielzelle der Interferonwirkung nicht sicher identifiziert ist. Möglicherweise spielen hier neben $CD4^+$ T-Zellen und sog. „Natural Killer"-Zellen auch $CD4^+$-Monozyten, deren Anteil im Verlauf der HIV-Infektion abnimmt, eine Rolle.

Berichte über den Einsatz von IFN-α bei HIV-Patienten ohne Kaposi-Sarkom als immunmodulatorisches bzw. anti-retrovirales Agens sind weitaus spärlicher. Über eine Studie von 18 Männern mit Lymphadenopathie (LAS; Stad. III nach CDC) wurde in Abstract-Form berichtet [5]. In dieser Studie erhielten die Patienten randomisiert entweder Plazebo oder 10×10^6 Einhei-

Tabelle 3.   Ungünstige Prognosefaktoren für ein Ansprechen des HIV-assoziierten Kaposi-Sarkom auf IFN-α

1. Vorangegangene opportunistische Infektionen
2. Fehlende Immunreaktivität vom verzögerten Typ
3. Nachweis von sog. „säurelabilem Interferon" im Serum
4. $CD4^+$ T-Zellen $< 150/\mu l$

ten rekombinantes IFN-α 3×/Woche für eine Dauer von 6 Monaten. Eine Verkleinerung der Lymphknoten wurde bei 5 von 7 evaluierbaren Interferon-Patienten und bei 4 von 7 in der Plazebo-Gruppe festgestellt. Bezüglich Überlebenszeit und Immunfunktion fanden sich keine Unterschiede zwischen den beiden Gruppen.

In einer Multi-Center-Studie von Friedland et al. [25] wurden 67 Patienten für 12 Wochen in drei Therapiearmen wie folgt behandelt:
1. Plazebo,
2. 3×10^6 Einheiten rekombinantes IFN-α 3×/Woche,
3. 36×10^6 Einheiten rekombinantes IFN-α 3×/Woche.

Bei 18 evaluierbaren Patienten in jedem Therapiearm ergaben sich keine signifikanten Unterschiede in der Überlebensrate, Infektionsrate oder in immunologischen Parametern zwischen den 3 Therapiearmen. Ein kleiner Teil der Patienten dieser Studie wurde hinsichtlich eines virusstatischen Effektes der Interferontherapie mit Hilfe der in-vitro-Anzüchtung von HIV untersucht. Bei 4 auswertbaren Patienten fand sich lediglich bei zwei eine transiente Supprimierung der in-vitro-Anzüchtbarkeit von HIV aus dem peripheren Blut.

Schramm et al. [78] untersuchten den Einfluß von IFN-α auf den Verlauf der HIV-Infektion bei asymptomatischen Patienten mit schwerer Hämophilie, wobei Interferondosen von $0{,}3 \times 10^6$ Einheiten/Tag (12 Patienten) und 3×10^6 Einheiten/Tag (12 Patienten) jeweils über 3 Monate 3×/Woche appliziert wurden. Es fanden sich keine signifikanten klinischen, immunologischen ($CD4^+$-, $CD8^+$-Zellen) und virologischen (p24 HIV-Antigen im Serum) Unterschiede zwischen den beiden behandelten Patientenkollektiven und einer nicht behandelten Kontrollgruppe.

Interferon-β (IFN-β)

Größere Studien mit IFN-β liegen bislang nicht vor. Kürzlich berichteten Brockmeyer et al. in Abstractform [8] über die Regression von Kaposi-Sarkomen nach einer kombinierten IFN-β und Zidovudin-Therapie. Neben einer Zidovudin-Dosis von 4×200 mg/die erhielten sieben Patienten 1×10^6 Einheiten/15 kg Körpergewicht IFN-β als tägliche Kurzinfusion für zwei 14tägige Therapiezyklen mit einer Therapieunterbrechung von 14 Tagen und anschließend die gleiche Dosis jeden 3. Tag. Alle Patienten zeigten eine deutliche Regression des Kaposi-Sarkoms, ein Patient entwickelte eine Vollremission. Eine gleichzeitige Verbesserung des Karnowsky-Indexes und ein Ansteigen der peripheren $CD4^+$-Zellen ist am ehesten auf die Zidovudin-Wirkung zu beziehen.

Interferon-γ (IFN-γ)

Die Ergebnisse der Studien mit IFN-γ sind bislang enttäuschend. In einer Phase-I-Studie [55] bei Patienten mit Kaposi-Sarkom sprachen nur 2 von 12

Patienten vorübergehend an, die 0,1–1 mg/m^2 rekombinantes IFN-γ 3×/ Woche i. v. oder i. m. über 8 Wochen erhielten. Bei 6 Patienten zeigte sich ein Progress des Kaposi-Sarkoms, 3 Patienten entwickelten eine Pneumocystis carinii Pneumonie und bei 3 Patienten sanken die peripheren CD4$^+$-Zellen unter der Therapie weiter ab. Weitere Phase-I-Studien [47] zeigten ähnliche Ergebnisse.

Zusammenfassung und Ausblick

Interferone besitzen antivirale, antiproliferative und immunmodulatorische Aktivitäten, wobei sich Typ-I-Interferone (IFN-α/IFN-β) und Typ-II-Interferone (IFN-γ) grundsätzlich in ihrem Wirkungsprofil und in ihrem zellulären Rezeptor unterscheiden [65]. Diese verschiedenen biologischen Effekte lassen diese Substanzgruppe zumindest konzeptionell zur medikamentösen Therapie der HIV-Infektion und der damit assoziierten opportunistischen Infekte und Neoplasien geeignet erscheinen.

Eine klinische Wirksamkeit der IFN-Therapie wurde jedoch bislang nur bei Patienten mit HIV-assoziiertem Kaposi-Sarkom nachgewiesen. Hier induziert IFN-α (und evtl. IFN-β) bei einer selektierten Patientengruppe Teil- und z. T. auch Vollremissionen bei tolerablen Nebenwirkungen [12, 29, 43, 46]. Allerdings wurden die bislang vorliegenden Studien mit hohen Interferondosen durchgeführt (30–50 × 10^6 Einheiten/die). Ob hierbei in erster Linie eine direkte antiproliferative Interferon-Wirkung oder eine indirekte Beeinflussung parakriner und autokriner Wachstumsfaktoren wirksam ist, ist bislang nicht geklärt. Insbesondere Patienten mit nur gering ausgeprägtem Immundefekt sprechen auf die IFN-α-Therapie an. Bei Patienten mit peripheren CD4$^+$-Zellwerten < 150/μl erscheint die Therapie nur in Einzelfällen wirksam. Inwieweit Patienten mit Kaposi-Sarkom unter Interferon-Therapie signifikant länger überleben als unter konventioneller Chemo- oder Radiotherapie, ist bislang nicht randomisiert geprüft. Nach in-vitro-Daten und Ergebnissen neuerer Studien ist jedoch eine Reduktion der Virusreplikation und damit der Virusantigenbelastung des Organismus sowie evtl. auch eine Verbesserung der Immunfunktion möglich [12, 46]. Die Bedeutung von Interferon als antiretrovirale Substanz ist bislang noch nicht zu definieren, als Monotherapie wird es aber voraussichtlich keine wesentliche klinische Bedeutung erlangen. Patienten im AIDS-Stadium der HIV-Infektion haben bislang von einer Interferon-Therapie klinisch nicht profitiert, der Einsatz in früheren Krankheitsstadien ist zumindest im Hochdosisbereich nicht geprüft und wegen der zu erwartenden Nebenwirkungen bei klinisch weitgehend symptomfreien Patienten auch problematisch. Kombinationstherapien z. B. mit Zidovudin befinden sich z. Z. in der klinischen Prüfung [21, 42, 57].

Kombinationstherapien von IFN-α mit IFN-γ sowie evtl. auch mit TNF-α wären nach in-vitro-Befunden (Hemmung der HIV-Replikation in lymphatischen und histiozytären Wirtszellen) zumindest denkbar. Klinische Daten hierzu liegen bisher nicht vor.

Der klinische Einsatz von Interferon unter dem Aspekt der Immunrekonstitution bzw. Immunmodulation ist bislang anhand der vorliegenden klinischen Daten nur schwer zu beurteilen. Ein klinischer Therapieerfolg ist nicht zu dokumentieren, allerdings sind alle immunrekonstitutiven Therapieansätze (einschließlich syngener Knochenmarktransplantation) [13, 48] bei fehlender effektiver antiretroviraler Therapie bislang gescheitert. Somit könnte zukünftig in der Kombinationstherapie mit wirksamen anti-retroviralen Substanzen [20] eine Bedeutung von Interferonen als Immunmodulatoren bei HIV-Patienten liegen. Vieles spricht dafür, daß an der HIV-induzierten Immundysregulation inadäquate Zytokinwirkungen beteiligt sind. Möglicherweise ist das gestörte Gleichgewicht zwischen aktivierenden und supprimierenden Zytokinwirkungen, das zu einem frustanen Aktivierungszustand des Immunsystems bei gleichzeitiger Immundefizienz führt, durch Gabe von Interferonen zu beeinflussen. Entsprechende Studien bleiben abzuwarten.

Literatur

1. Abb J (1985) Serum interferon and clinical manifestations of infection with human T-lymphotropic virus type III. Med Microbiol Immunol, 174:205–210
2. Abb J, Kochen M, Deinhardt F (1984) Interferon production in male homosexuals with acquired immune deficiency syndrome (AIDS) or generalized lymphadenopathy. Infection, 12:240–242
3. Abb J, Piechowiak H, Zachoval R, Zachoval V, Deinhardt F (1886) Infection with human T-lymphotropic virus type III and leukocyte interferon production in homosexual men. Eur J Clin Microbiol, 5:365
4. Aboud M, Hassan Y (1983) Accumulation and breakdown of RNA-deficient intracellular virus particles in interferon-treated NIH 3T3 cells chronically producing Moloney murine leukemia virus. J Virol, 45:489–495
5. Abrams DI, Andes WA, Kisner DL (1986) A trial of alpha-2 interferon in a benign reactive lymphadenopathy syndrome. Second International Conference on AIDS, Paris, France
6. Ascher MS, Sheppard HW (1988) AIDS as immune system activation: a model for pathogenesis. Clin Exp Immunol, 73:165–167
7. Barre-Sinoussi F, Chermann JC, Rey F, Nugeyne MT, Chamaret S, Gruest J, Dauguet C, Axler-Blin C (1983) Isolation of a T-lymphotropic retrovirus from a patient at risk for acquired immune deficiency syndrome (AIDS). Science, 220:868–871
8. Brockmeyer NH, Mertins L, Malessa N, Goos M (1989) Regression von Kaposi-Sarkomen und Besserung des Gesundheitsstatus nach einer kombinierten Interferon-Beta und Zidovudin-Therapie bei AIDS-Patienten. 2. Deutscher AIDS-Kongress, Berlin: p. 333
9. CDC Classification system for human T-lymphotrophic virus type III/lymphadenopathy-associated virus infections. Ann Intern Med, 105:234–237 (1986)
10. Dalgleish AG, Beverly PCL, Clapham PL, Crawford DH, Greave MF, Weiss RA (1984) The CD4 (T4) antigen is an essential component of the receptor for the AIDS retrovirus. Nature (Lond.), 312:763–767
11. De Stefano E, Friedman RM, Friedman-Kien AE, Goedert JJ, Hendriksen D, Preble OT, Sonnabend J, Vilcek J (1982) Acid-labile human leukocyte interferon in homosexual men with Kaposi's sarcoma and lymphadenopathy. J Infect Dis, 146:451–455
12. De Wit R, Boucher CAB, Veenhof KHN, Schattenkerk JKME, Bakker PJM, Danner SA (1988) Clinical and virological effects of high-dose recombinant interferon-alpha in disseminated AIDS-related Kaposi's sarcoma. Lancet, i:1214–1217

13. Devita VT, Broder S, Fauci AS, Kovacs JA, Chabner BA (1987) Developmental therapeutics and the acquired immunodeficiency syndrome. Ann Intern Med, 106:568–581

14. Diamantstein T, Eckert R, Volk HD, Kupier-Weglinski JW (1988) Reversal by interferon-gamma of inhibition of delayed-type hypersensitivity induction by anti-CD4 or anti-interleukin 2 receptor (CD25) monoclonal antibodies. Evidence for the physiological role of the CD4+TH1+ subset in mice. Eur J Immunol, 18:2101–2103

15. Ensoli B, Nakamura S, Salahuddin SZ, Biberfeld P, Larsson L, Beaver B, Wong-Staal F, Gallo RC (1989) AIDS-Kaposi's sarcoma-derived cells express cytokines with autocrine and paracrine growth effects. Science, 243:223–226

16. Epstein JS, Frederick WR, Rook AH, Jackson L, Manischewitz JF, Mayner RE, Masur H, Enterline JC (1985) Selective defects in cytomegalovirus- and mitogen-induced lymphocyte proliferation and interferon release in patients with acquired immunodeficiency syndrome. J Infect Dis, 152:727–733

17. Eyster EM, Goedert JJ, Poon MC, Preble OT (1983) Acid-labile alpha interferon. A possible preclinical marker for the acquired immune deficiency syndrome in hemophilia. N Engl J Med, 309:583–586

18. Fauci SF (1986) Current issues in developing a strategy for dealing with the acquired immunodeficiency syndrome. Proc Natl Acad Sci USA, 83:9278–9283

19. Fauci SF (1988) The human immunodeficiency virus: Infectivity and mechanisms of pathogenesis. Science, 239:617–622

20. Fischl M, Greco MH, Richman DD (1987) The efficacy of azidothymidin (AZT) in the treatment of patients with AIDS and AIDS related complex: a double-blind placebo controlled trial. N Engl J Med, 317:185–191

21. Fischl M, Reese J, Dearmas I (1988) Phase I study of interferon-alpha and AZT in patients with AIDS-related Kaposi's sarcoma. Fourth International Conference on AIDS, Stockholm:3133

22. Fischl MA, Gorowski E, Koch G (1986) Human lymphoblastoid interferon in the treatment of Kaposi's sarcoma. Second International Conference on AIDS, Paris, France

23. Folks TM, Kessler SW, Orenstein JM, Justement JS, Jaffe ES, Fauci AS (1988) Infection and replication of HIV-1 in purified progenitor cells of normal human bone marrow. Science, 242:919–922

24. Frederick WR, Epstein JS, Gelman EP (1985) Viral infection and cell mediated immunity in immunodeficient homosexual men with KS treated with human lymphoblastoid interferon. J Infect Dis, 152:162–170

25. Friedland GH, Landesman SH, Crumpacker CS (1987) A clinical trial of recombinant alpha-IFN in patients with AIDS. III International Conference on AIDS. Washington DC.:p. 165

26. Gartner S, Markovits P, Markowitz DM, Kaplan MH, Gallo RC, Popovic M (1986) The role of mononuclear phagocytes in HTLV-III/LAV infection. Science, 233:215–219

27. Gelmann EP, Preble OT, Steis R (1985) Human lymphoblastoid interferon treatment of Kaposi's sarcoma in the acquired immune deficiency syndrome: clinical response and prognostic parameters. Am J Med, 78:737–741

28. Gottlieb MS, Schroff R, Schanker HM, Weismann JD, Fan PT, Wolf RA, Saxon A (1981) Pneumocystis carinii pneumonia and mucosal candidiasis in previously healthy homosexual men. Evidence of a new acquired cellular immunodeficiency. N Engl J Med, 305:1425–1431

29. Groopman JE, Gottlieb MS, Goodman J (1984) Recombinant alpha-2 interferon therapy for Kaposi's sarcoma associated with the acquired immune deficiency syndrome. Ann Intern Med, 100:671–676

30. Hammer SM, Gillis JM, Groopman JE, Rose RM (1986) In vitro modification of human immunodeficiency virus infection by granulocyte-macrophage colony-stimulating factor and gamma interferon. Proc Natl Acad Sci USA, 83:8734–8739

31. Hartshorn KL, Hirsch MS (1986) Interferons. In: Antimicrobial Agents Annual I edited by PK Peterson and J Verhoef. Amsterdam: Elsevier Science Publishers, 344–357

32. Hartshorn KL, Neumeyer D, Vogt MW, Schooley RT, Hirsch MS (1987) Activity of interferons alpha, beta, gamma against human immunodeficiency virus replication in vitro. AIDS Res Hum Retrovir, 3:125–133
33. Hartshorn KL, Vogt MW, Chou TC (1986) Synergistic inhibition of human T-lymphotropic virus type III in vitro by phosphonoformate and recombinant alpha-A interferon. Antimicrobial Agents & Chemother., 30:189–191
34. Hartshorn KL, Vogt MW, Chou TC (1987) Synergistic inhibition of human immunodeficiency virus in vitro by azidothymidine and recombinant interferon alpha-A. Antimicrobial Agents and Chemother., 31:168–172
35. Hirschel B (1988) HIV infection: Diagnosis and Epidemiology. Sem Hematol, 25:197–207
36. Ho DD, Pomerantz RJ, Kaplan JC (1987) Pathogenesis of infection with human immunodeficiency virus. N Engl J Med, 317:278–286
37. Ho DD, Rota TR, Kaplan JC, Hartshorn KL, Andrews CA, Schooley RT, Hirsch MS (1985) Recombinant human interferon alpha-A suppresses HTLV-III replication in vitro. Lancet, i:602–604
38. Johnston RB (1988) Current concepts: Immunology. Monocytes and Macrophages. N Engl J Med, 318:747–752
39. Katz JD, Mitsuyasu R, Gottlieb MS, Lebow LT, Bonavida B (1987) Mechanism of defective NK cell activity in patients with acquired immunodeficiency syndrome (AIDS) and AIDS-related complex. II. Normal Antibody-dependent cellular cytotoxicity (ADCC) mediated by effector cells defective in natural killer (NK) cytotoxicity. J Immunol, 139:55–60
40. Kekow J, Sterry W, Gross Wl (1989) Paradoxe Hypergammaglobulinämie bei AIDS. Dtsch Med Wschr, 114:192–195
41. Koyanagi Y, O'Brien WA, Zhao JO, Golde DW, Gasson JC, Chen ISY (1988) Cytokines alter production of HIV-1 from primary mononuclear phagocytes. Science, 241:1673–1675
42. Krown SE, Bundow D, Gansbacher B (1988) Interferon-alpha plus zidovudine in AIDS-associated Kaposi's sarcoma: an ongoing phase I trial. Proc Am Soc Clin Oncol, 7:1
43. Krown SE, Real FX, Cunningham-Rundles S (1983) Preliminary observations on the effect of recombinant leukocyte A interferon in homosexual men with Kaposi's sarcoma. N Engl J Med, 308:1971–1976
44. Lane HC, Depper JM, Greene WC, Whalen G, Waldmann TA, Fauci AS (1985) Qualitative analysis of immune function in patients with the acquired immunodeficiency syndrome. Evidence for a selective defect in soluble antigen recognition. N Engl J Med, 313: 79–84
45. Lane HC, Fauci AS (1985) Immunologic reconstitution in the acquired immunodeficiency syndrome. Ann Intern Med, 103:714–718
46. Lane HC, Feinberg J, Davey V, Baseler M, Manischewitz J, Masur H, Kovacs JA, Herpin B (1988) Antiretroviral effects of interferon-alpha in AIDS-associated Kaposi's sarcoma. Lancet, i:1218–1222
47. Lane HC, Sherwin S, Masur HA (1985) A phase I trial of recombinant immune (gamma) interferon in patients with the acquired immunodeficiency syndrome (AIDS). Clin Res, 33:408A
48. Lane HC, Masur H, Longo DL et al. (1984) Partial immune reconstitution in a patient with the acquired immunodeficiency syndrome. N Engl J Med, 311:1099–1103
49. Lau AS, Read SE, Williams BRG (1988) Downregulation of interferon alpha but not gamma receptor expression in vivo in the acquired immunodeficiency syndrome. J Clin Invest, 82:1415–1421
50. Levy JA (1988) Mysteries of HIV: challenges for therapy and prevention. Nature, 333:519–522
51. Lopez C, Fitzgerald PA, Siegal FP (1983) Severe acquired immune deficiency syndrome in male homosexuals: Diminished capacity to make interferon alpha in vitro associated with severe opportunistic infections. J Infect Dis, 148:962–966

52. Lopez C, Fitzgerald PA, Siegal FP, Landesman S, Gold J, Krown SE (1984) Deficiency of interferon-alpha generating capacity is associated with susceptibility to opportunistic infections in patients with AIDS. Ann N Y Acad Sci, 437:39
53. Mace K, Duc Dodon M, Gazzolo L (1989) Restriction of HIV-1 replication in promonocytic cells: a role for IFN-alpha. Virology, 168:399–405
54. Miedema F, Petit AJC, Terpstra FG, Schattenkerk JKME, De Wolf F, Al BJM, Roos M, Lange JMA (1988) Immunological abnormalities in human immunodeficiency virus (HIV)-infected asymptomatic homosexual men. HIV affects the immune system before CD4+ T helper cell depletion occurs. J Clin Invest, 82:1908–1914
55. Miles SA, Martinez O, Sherwin S (1986) Phase I trial of recombinant interferon gamma (rIFN-gamma) in AIDS-related Kaposi's sarcoma. Second International Conference on AIDS, Paris, France
56. Mitsuyasu R, Volberding P, Jacobs A (1984) High dose alpha-2 recombinant interferon (IFN) in the therapy of epidemic Kaposi's sarcoma (KS) in acquired immune deficiency syndrome (AIDS). Proc Amer Sci Oncol, 3:51
57. Mullen M, Spicehandler D, Davidson M, Galasso F, Spiegel R, Grossberg H (1988) Phase I study of combination zidovudine and interferon alpha-2B in patients with AIDS. Proc Am Soc Clin Oncol, 7:1
58. Murray HW, Hillman JK, Rubin BY, Kelly CD, Jakobs JL, Tyler LW, Donelly DM, Carriero SM (1985) Patients at risk for AIDS-related opportunistic infections. Clinical manifestations and impaired gamma interferon production. N Engl J Med, 313:1504–1510
59. Murray HW, Rubin BY, Masur H (1984) Impaired cell-mediated immune responses in the acquired immune deficiency syndrome: Patients with opportunistic infection fail to secrete activating lymphokine and gamma interferon. N Engl J Med, 310:883–889
60. Myers BD, Kessler E, Levi J, Pick A, Rosenfeld JB, Tikvah P (1974) KS in kidney transplant recipients. Arch Intern Med, 133:307–311
61. Nakajima K, Martinez-Maza O, Hirano T, Breen EC, Nishanian PG, Salazar-Gonzales JF, Fahey JL, Kishimoto T (1989) Induction of IL-6 (B cell stimulatory factor-2/IFN-beta-2) production by HIV. J Immunol, 142:531–536
62. Nakashima H, Yoshida T, Harada S, Yamamoto N (1986) Recombinant human interferon gamma suppresses HTLV-III replication in vitro. Int J Cancer, 38:433–436
63. Nathan CF, Murray HW, Wiebe ME, Rubin BY (1983) Identification of interferon-gamma as the lymphokine that activates human macrophage oxidative metabolism and antimicrobial activity. J Exp Med, 158:670-689
64. Nossal G (1987) Current Concepts: Immunology. The basic components of the immune system. N Engl J Med, 316:1320–1325
65. Pestka S, Langer JA (1987) Interferons and their actions. Ann Rev Biochem, 56:728–777
66. Pitha PM, Wivel NA, Fernie BF, Harper HP (1979) Effect of interferon on murine leukemia virus infection. IV. Formation of non-infectious virus in chronically infected cells. J Gen Virology, 42:467–480
67. Popovic M, Sarngadharan MG, Reed E, Gallo RC (1984) Detection, isolation, and continuous production of cytopathic human T lymphotropic retrovirus (HTLV-III) from patients with AIDS and pre-AIDS. Science, 224:497–500
68. Preble OT, Rook AH, Steis R, Silverman RH, Krause D, Quinnan GV, Masur H, Jakob J (1985) Interferon-induced 2'-5' oligoadenylate synthetase during interferon-alpha therapy in homosexual men with Kaposi's sarcoma: marked deficiency in biochemical response to interferon in patients with acquired immunodeficiency syndrome. J Infect Dis, 152:457
69. Price RW, Brew B, Sidtis J, Rosenblum M, Scheck AC, Cleary P (1988) The brain in AIDS: Central nervous system HIV-1 infection and AIDS dementia complex. Science, 239:586–591
70. Quesada JR (1983) Interferons in cancer research – an update. Cancer Bull, 35:30–39
71. Rankin JA, Collman R, Daniele RP (1988) Aquired immune deficiency syndrome and the lung. Chest, 94:155–164

72. Read SE, Williams BRG (1985) Elevated levels of interferon-induced 2-5A synthetase in generalized persistent lymphadenopathy and AIDS. J Infect Dis, 152:466–472
73. Real FX, Krown SE, Krim M (1984) Treatment of Kaposi's Sarcoma (KS) with recombinant leukocyte A interferon (rIFN-alpha A). Proc Amer Sci Clin Oncol, 3:55
74. Real FX, Oettgen HF, Krown SE (1986) Kaposi's sarcoma and the acquired immunodeficiency syndrome: treatment with high and low doses of recombinant leukocyte A interferon. J Clin Oncol, 4:544–551
75. Rios A, Mansell PWA, Newell GR, Reuben JM, Hersh EM, Gutterman JU (1985) Treatment of acquired immunodeficiency syndrome related KS with lymphoblastoid interferon. J Clin Oncol, 3:506–512
76. Salk J (1987) Prospects for the control of AIDS by immunizing seropositive individuals. Nature, 327:473–476
77. Schooley RT (1987) Interferon alpha in the therapy of patients with HIV infection. In: HIV and other highly pathogenic viruses edited by RA Smith. San Diego: Academic Press:113–124
78. Schramm W, Pohlmann H, Guertler L, Drees N, Riethmueller G (1988) Wirkung von alpha-Interferon auf klinischen und immunologischen Verlauf der HIV-1 Infektion bei 37 Haemophilen. 2. Deutscher AIDS-Kongress, Berlin:145
79. Seligman M, Chess L, Fahey JL, Fauci AS, Lachmann PJ, L'Age-Stehr J, Ngu J, Pinching AJ (1984) AIDS – an immunologic reevaluation. N Engl J Med, 311:1286–1297
80. Sen GC, Herz R, Davatelis V, Pestka S (1984) Antiviral and protein inducing activities of recombinant human leukocyte interferons and their hybrids. J Virol, 50:445–450
81. Sonnenburg F (1989) AIDS in der Bundesrepublik und in West-Berlin, in Europa und den USA. In: AIDS und HIV-Infektionen edited by H. Jäger. Landsberg–München–Zürich:ecomed, 1–15
82. Spicket GP, Dalgleish AG (1988) Cellular immunology of HIV-infection. Clin Exp Immunol, 71:1–7
83. Trinchieri G, Perussia B (1985) Immune interferon: a pleiotropic lymphokine with multiple effects. Immunology Today, 6:131–136
84. v. Wussow P, Jakschies D, Block B, Tschechne B, Schedel I, Horisberger MA, Hochkeppel HK, Deicher H (1990) The interferon-induced Mx-homologous protein in people with symptomatic HIV-1 infection AIDS 4:119–124
85. Volberding PA, Mitsuyasu R (1985) Recombinant interferon alpha in the treatment of acquired immune deficiency syndrome related KS. Seminars Oncol, 12:2–6
86. Wahl LM, Corcoran JL, Pyle SW, Arthur LO, Habel-Bellan A, Farrar WL (1989) Human immunodeficiency virus glycoprotein (pg120) induction of monocyte arachidonic acid metabolites and interleukin 1. Proc Natl Acad Sci USA, 86:621–625
87. Wills RJ, Dennis S, Spiegel HE (1984) Interferon kinetics and adverse reactions after intravenous, intramuscular, and subcutaneous injection. Clin Pharmacol Ther, 35:722–727
88. Wong GHW, Krowka JF, Stites DP, Goeddel DV (1988) In vitro anti-human immunodeficiency virus activities of tumor necrosis factor-alpha and interferon-gamma. J Immunol, 140:120–124
89. Wong-Staal F (1988) Human Immunodeficiency Virus: Genetic structure and function. Seminars Hematol, 25:189–196
90. Yamamoto J, Barre-Sinoussi F, Bolton V, Pedersen NC, Gardner MB (1986) Human alpha- and beta-interferon but not gamma-suppress the in vitro replication of LAV, HTLV-III, and ARV-2. J Interferon Res, 6:143
91. Zinkernagel RM (1988) Virus-triggered AIDS: a T-cell-mediated immunopathology? Immunology Today, 9:370–372
92. Zon LI, Groopman JE (1988) Hematologic manifestations of the Human Immune Deficiency Virus (HIV). Seminars Hematol, 3:208–218

Interferone bei chronischen Virushepatitiden

G. HESS

Einleitung

Chronische Hepatitiden sind in ihrer Ätiologie heterogen (Tabelle 1). Insbesondere autoimmune Hepatitiden lassen sich durch ein breites Spektrum von Autoantikörpern von den häufigen virusinduzierten chronischen Hepatitiden abtrennen [1].

Tabelle 1. Heterogenität chronischer Hepatitiden

– Virus-induziert:	Hepatitis B
	Hepatitis D
	Hepatitis Non A/Non B
– autoimmun:	ANA und LMA positiv
	LKM positiv
	SLA positiv
	SMA positiv
– Mischformen mit nicht eitrig destruierender Cholangitis	
– Arzneimittel	
– Morbus Wilson	
– α_1-Antitrypsinmangel	

Abkürzungen: ANA = antinukleäre Antikörper, LMA = Leberzellmembranautoantikörper, LKM = Liver Kidney microsomal antibodies, SLA = Antikörper gegenlösliche Leberantigene, SMA = smooth muscle-Antikörper

Chronische Virushepatitiden werden durch unterschiedliche Viren erzeugt. Tabelle 2 faßt die Hepatitisviren und die Möglichkeiten des chronischen Verlaufes zusammen. Während die Virus A-Hepatitis und die enterale Form der Non A/Non B-Hepatitis niemals einen chronischen Verlauf nehmen, tritt bei 5 bis 10 Prozent der akuten Virus B-Hepatitiden ein chronischer Verlauf auf [2, 3]. Die chronische Virus B-Hepatitis wird durch die Persistenz von Hepatitis B surface antigen (HBsAg), Hepatitis B e Antigen (HBeAg) und Hepatitis B-Virus-DNS (HBV-DNS) angezeigt. Der Prozentsatz chronischer Verläufe läßt sich bei der Virus D-Hepatitis nicht exakt angeben, da nach einer abgelaufenen Hepatitis D anti-delta nicht mit Regelmäßigkeit auftritt [4]. Da das

304   G. Hess

Tabelle 2. Heterogenität der Virushepatitiden mit und ohne chronischen Verlauf

	Nuclein-säure	Vorkommen	chronischer Verlauf
Hepatitis A-Virus (HAV)	RNS	Stuhl	nein
Hepatitis B-Virus (HBV)	DNS	Blut	ja (5–10%)
Hepatitis D-Virus (HDV) (Delta Agens)	RNS	Blut	ja
Non A/Non B-Hepatitis (enterale Form)	?	Stuhl	nein
Non A/Non B-Hepatitis (parenterale Form)	?	Blut	ja (ca. 50%)

Hepatitis D-Virus ein kleines RNS-Virus ist und zur Reduplikation stets das Hepatitis B-Virus benötigt, ist zur Präsenz der Virus D-Hepatitis stets ein positiver HBsAg-Befund erforderlich [4]. Die Hepatitis D kann als Simultaninfektion mit dem HBV und dem HDV sowie als Superinfektion eines HBsAg-Trägers mit dem HDV auftreten. Der oder die Erreger der parenteralen Form der Non A/Non B-Hepatitis sind noch nicht isoliert, die bisherigen Untersuchungen sprechen dafür, daß es sich um ein Virus handelt, das in niedriger Konzentration im Serum vorliegt. Die Übertragung der Non A/Non B-Hepatitis erfolgt in Europa und Nordamerika meist durch Blut und Blutprodukte, chronische Verläufe sind häufig und kommen bei mindestens 50% der Non A/Non B-Hepatitiden vor.

Spontanverlauf der chronischen Virushepatitiden

Die Viruspersistenz führt zu unterschiedlichen histologischen Bildern, die exemplarisch für die Virus B-Hepatitis dargestellt sind (Abb. 1). Unter den verschiedenen histologischen Formen ist die chronisch aktive Hepatitis mit

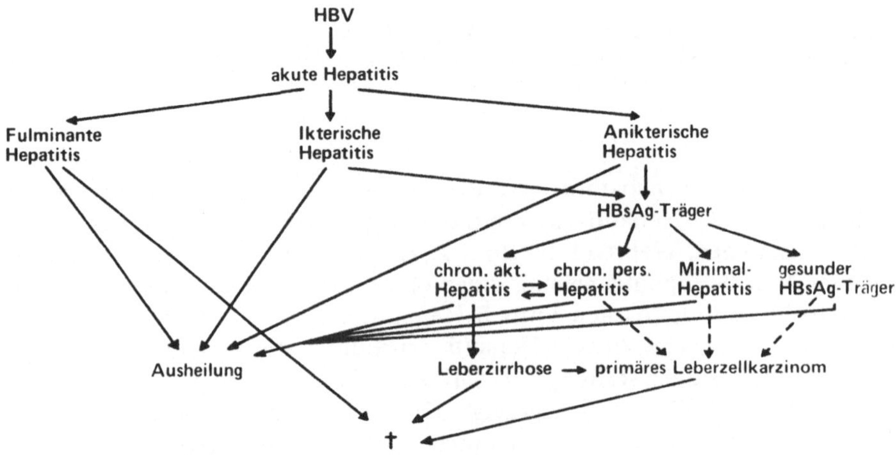

Abb. 1. Histologische Verlaufsform von HBsAg-Trägerstatus

der schlechtesten Prognose belastet, die Fünfjahresüberlebensrate wird bei der chronischen Virus B-Hepatitis mit ca. 75% angegeben, was aus dem Übergang in Leberzirrhose und primäres Leberzellkarzinom resultiert [2, 3]. Demgegenüber zeigt der gesunde HBsAg-Trägerstatus keine Progredienz und ist mit einer guten Prognose versehen [2, 3].

Bisherige Studien belegen eindrucksvoll, daß die Präsenz des kompletten Hepatitis B-Virus, die sich an der Präsenz von HBeAg und besonders HBV-DNS ablesen läßt, mit einer progressiven Lebererkrankung verbunden ist [7–9]. Bei der chronischen Virus B-Hepatitis kommt es in einer Frequenz von 10–15% pro Jahr zum Spontanverlust von HBeAg und HBV-DNS, dem meist ein entzündlicher Schub der Lebererkrankung vorangeht [7–9]. Der Verlust von HBeAg und von HBV-DNS ist von einer Normalisierung der Transaminasen und subjektiver und histologischer Besserung gefolgt. Personen, die HBeAg und HBV-DNS negativ sind, haben eine 1- bis 2%ige Wahrscheinlichkeit, auch HBsAg spontan zu eliminieren [10].

Im Vergleich zur chronischen Hepatitis B verläuft die chronische Virus D-Hepatitis progressiver, eine Leberzirrhose bildet sich frühzeitig aus, so daß viele Patienten die Entwicklung eines primären Leberzellkarzinoms nicht erleben [4].

Die chronische Non A/Non B-Hepatitis nimmt im Gegensatz zur Virus B- und Virus D-Hepatitis meist einen weniger progredienten Verlauf, eine Leberzirrhose und deren Komplikationen entwickeln sich oft erst nach Jahrzehnten, rasch progressive Verläufe mit hoher entzündlicher Aktivität kommen jedoch ebenfalls häufig vor [5, 6].

Bisherige Therapieansätze bei chronischen Virushepatitiden

Insbesondere bei der chronischen Virus B-Hepatitis liegen bereits seit Jahren umfangreiche therapeutische Ansätze vor. Bei dieser Erkrankung ist bereits seit Ende der 60er Jahre bis Mitte der 70er Jahre die immunsuppressive Therapie versucht worden, zumeist in einer Kombination von Cortison und Azathioprin. Die kritische Analyse einer Vielzahl von Studien hat gezeigt, daß die immunsuppressive Therapie bei der überwiegenden Zahl der behandelten Patienten keine positiven Effekte aufwies, die Lebenserwartung konnte nicht verbessert werden [11–13]. Ursache für dieses Fehlschlagen immunsuppressiver Therapie, die als rationale Grundlage eine Unterdrückung der entzündlichen Aktivität hatte, ist, daß der Spontanverlust von HBeAg und HBV-DNS durch diese Art der Therapie verhindert wurde und damit eine längere replikative Phase der Hepatitis B-Viruserkrankung eine weiterhin progressive Lebererkrankung trotz Verringerung der entzündlichen Aktivität zuließ, so daß letztendlich eine verbesserte Lebenserwartung nicht erreicht werden konnte.

Gleichartige Ergebnisse wurden, wenn auch in weniger großen Studien, auch bei der Virus D-Hepatitis und der chronischen Non A/Non B-Hepatitis erzielt, so daß ebenfalls für diese virusinduzierten chronischen Hepatitiden eine immunsuppressive Therapie als nicht wirksam gilt [4–6].

Im Gegensatz zur chronischen Virus D- und Non A/Non B-Hepatitis liegen umfangreiche Erfahrungen über das Absetzen der immunsuppressiven Therapie bei chronischer Virus B-Hepatitis vor. Nach Absetzen der immunsuppressiven Therapie kommt es mit einer Latenz von ca. 4 Wochen bei Patienten mit HBsAg-, HBeAg- und HBV-DNS-positiver chronischer Hepatitis B zu einem entzündlichen Schub der Erkrankung, der in etwa 50% zum Verlust von HBeAg und HBV-DNS führt [14]. Diesen Effekt therapeutisch zu nutzen schien naheliegend, jedoch kam es bei einem Teil der Patienten zu einer Dekompensation der Lebererkrankung, die in Einzelfällen auch einen letalen Ausgang fand [14, 15]. Deswegen ist das Absetzen der immunsuppressiven Therapie als therapeutisches Prinzip bei der chronischen Virus B-Hepatitis verlassen worden [16].

Antivirale Therapie der chronischen Virushepatitiden

Insbesondere bei der Virus B-Hepatitis sind antivirale Substanzen, in erster Linie Adeninarabinosid und Acyclovir, therapeutisch eingesetzt worden, ohne daß sich hieraus Therapieerfolge hätten ableiten lassen [17–29]. Bei der chronischen Virus B-Hepatitis konnten von mehreren Arbeitsgruppen ein Defekt in der endogenen Interferonproduktion nachgewiesen werden [21–25], so daß sich für diese Erkrankung die rationale Behandlung mit Interferon anbot. Dabei half, daß die Interferone mit Hilfe der Molekularbiologie im Gegensatz zu den frühen 70er Jahren, als die Therapie erstmals versucht worden war, nunmehr in größeren Mengen herstellbar waren, so daß Langzeittherapien möglich wurden. Zusätzlich hat sich die Erkenntnis durchgesetzt, daß insbesondere α-Interferon bei der Überwindung von Viruserkrankungen eine bedeutsame Rolle spielt [26, 27]. Eine Vielzahl von Arbeitsgruppen begann, nachdem die Erfolglosigkeit der immunsuppressiven Therapie augenscheinlich wurde, das α-Interferon in der Behandlung, zunächst bei der chronischen Virus B-Hepatitis und neuerdings auch der Virus D- und Non A/Non B-Hepatitis, einzusetzen. Im folgenden soll über die heutigen Möglichkeiten der α-Interferon-Therapie bei chronischen Virushepatitiden berichtet werden.

α-Interferon in der Behandlung der chronischen Virushepatitiden

Chronische Virus B-Hepatitis

Pollard et al. [18] konnten feststellen, daß bei Dosen zwischen 3 und 68 Mio. Einheiten Interferon pro Injektion eine interferondosisabhängige Reduktion der DNS-Polymerase-Aktivität im Serum festzustellen war, so daß gefolgert wurde, daß die antivirale Wirkung des α-Interferons mit der Dosis anstieg. In einer Phase-I-Studie, deren Ergebnisse in Tabelle 3 dargestellt ist, haben wir initial 8 Patienten mit 30 Mio. Einheiten dreimal pro Woche bis zu 12 Wochen behandelt [29]. Bei 6 dieser 8 Patienten kam es zu einer Respons, näm-

Tabelle 3. Interferon-α bei chronischer Virus B-Hepatitis: Ergebnisse

	Dosis	CR	PR	NR
Phase I	30×10^6 $3 \times$/Wo. 12 Wochen	2/8	4/8	2/8
Phase II	18×10^6 2 o. $3 \times$/Wo. 12 Wochen	2/31	10/31	19/31

CR = komplette Respons, PR = partielle Respons, NR = Keine Respons

lich dem Verlust von HBV-DNS und HBeAg aus dem Serum, der in allen Fällen anhaltend war, jedoch häufig erst nach Therapieende eintrat und nach einem entzündlichen Schub der Erkrankung ähnlich dem, wie er bei Absetzen der immunsuppressiven Therapie beobachtet wird [14, 29]. Die Nebenwirkungen waren unter dieser Therapie ausgeprägt, so daß in Verbindung mit anderen Studien eine Dosisreduktion erwogen wurde.

In einer Phase-II-Studie wurden deswegen zwei Schemata, die eine Dosis von 10×10^6 Einheiten/qm^2 Körperoberfläche, was im allgemeinen einer Injektionsdosis um 18 Mio. Einheiten pro Injektion entsprach, 2- oder 3mal pro Woche für 12 Wochen, verglichen [30, 31]. Aufgenommen wurden erneut ausschließlich Patienten mit HBsAg, HBeAg und HBV-DNS positiver, bioptisch gesicherter chronisch aktiver Hepatitis B. Wie aus Tab. 3 zu ersehen ist, haben unter dieser Therapie 12 von 31 Patienten HBeAg und HBV-DNS permanent eliminiert. Im Vergleich zu der Phase-I-Studie, die mit 30 Mio. Einheiten durchgeführt wurde, waren die Nebenwirkungen weniger ausgeprägt.

Auffällig in dieser Studie war, daß 5 Patienten, die anti-HIV-positiv waren auf Interferon nicht ansprachen, was in der Folge auch von anderen Arbeitsgruppen bestätigt werden konnte [31, 32]. Im Gegensatz zu der Phase-I-Studie erfolgten die Responsen in der Phase-II-Studie mit der reduzierten Dosis meist unter der Therapie. Ebenfalls im Gegensatz zu der Phase-I-Studie kam es bei der genannten Phase-II-Studie zum Wiederauftreten von Hepatitis B-Antigenen nach Ende der Interferonbehandlung. Patienten die zu Respondern der Interferontherapie gehörten und dauerhaft HBV-DNS und HBeAg eliminierten, zeigten eine subjektive Besserung der Beschwerdesymptomatik, eine Normalisierung der Transaminasen und auch eine histologische Besserung. Die Abbildungen 2–4 zeigen unterschiedliche serologische Verläufe: Abbildung 1 eine sog. komplette Respons mit sequentieller Elimination von HBV-DNS, HBeAg und HBsAg. Abbildung 2 zeigt eine sog. partielle Respons bei Persistenz von HBsAg, jedoch sequentieller Elimination von HBV-DNS und HBeAg aus dem Serum, während Abbildung 3 eine Nonrespons zeigt mit Persistenz von HBsAg, HBeAg und HBV-DNS, wobei eine temporäre Reduktion von HBV-DNS und HBeAg unter der Interferontherapie auffällt. Abbildung 4 zeigt histologische Verlaufsbiopsien von den genannten Pa-

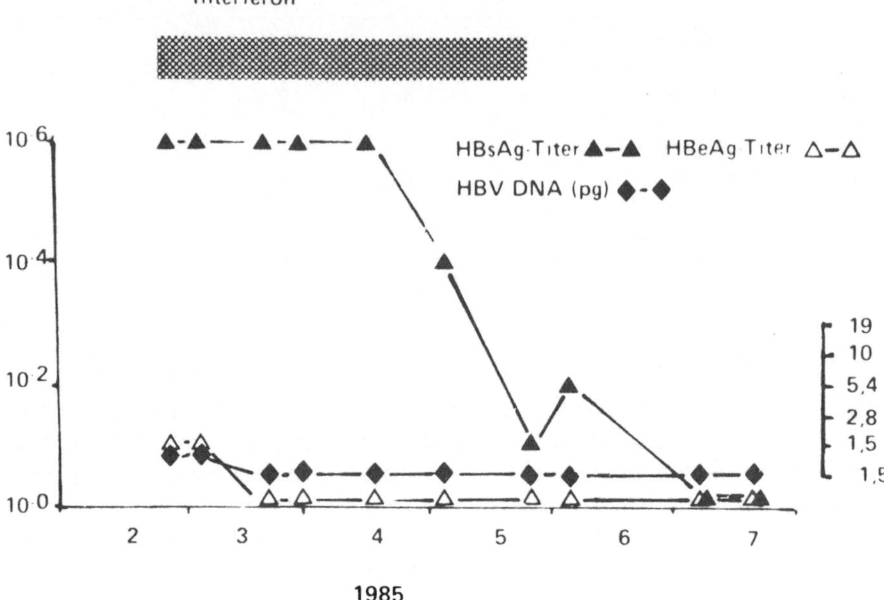

Abb. 2. CR – Serologische Verlaufsform bei kompletter Respons

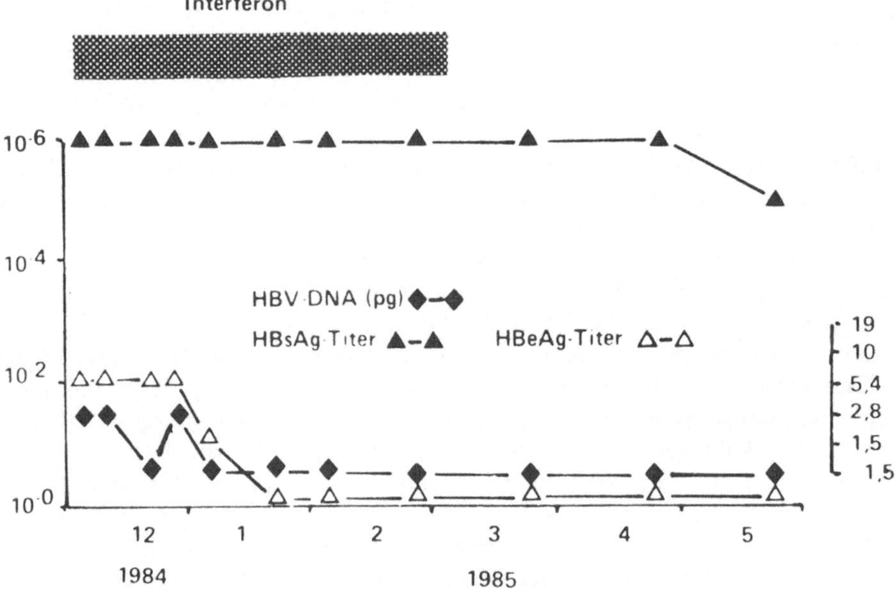

Abb. 3. PR – Serologische Verlaufsform bei partieller Respons

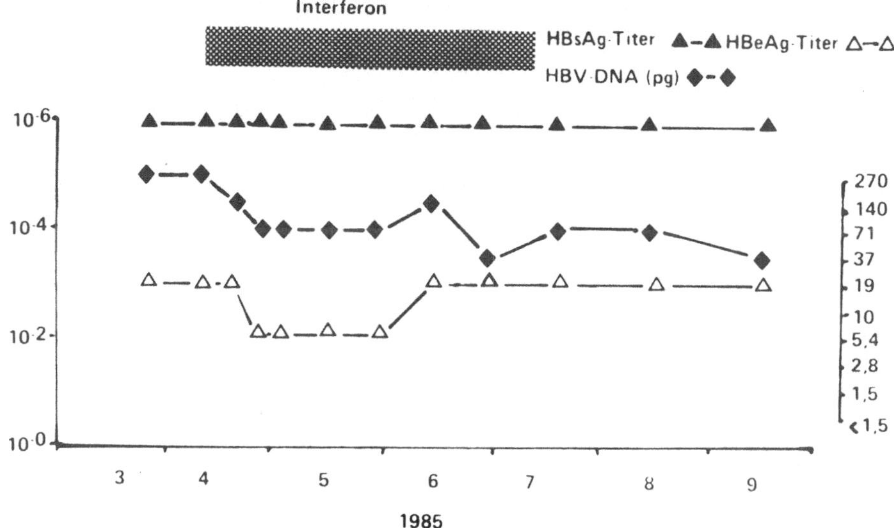

Abb. 4. NR – Serologische Verlaufsform bei fehlender Respons

tienten. Während bei Patienten mit kompletter und partieller Respons sich der histologische Befund ein Jahr nach Beendigung der Interferontherapie deutlich besserte, fand sich bei den Patienten, die eine Nonrespons auf die Interferontherapie aufwiesen, eine unverändert progressive Lebererkrankung, auch histologisch, mit deutlichen entzündlichen Infiltraten (Abb. 4).

Die Ergebnisse der genannten Phase-II-Studie lassen annehmen, daß die Interferontherapie einen 2- bis 3mal höheren HBeAg- und HBV-DNS-Verlust erwarten läßt als spontan [33, 34]. Da es sich allerdings nur um eine kleinere randomisierte, nicht kontrollierte Studie handelt, konnte dies nicht auf einer statistischen Basis erhärtet werden. Wie aus Tabelle 4 zu ersehen ist, zeigen jedoch eine Reihe von weiteren kontrollierten und nicht kontrollierten Studien mit einer beschränkten Zahl von Patienten in etwa ähnliche Tendenzen, so daß die Effektivität dieser Therapie anzunehmen ist.

Unveröffentlichte Befunde von drei großen kontrollierten Studien haben unterdessen die Wirksamkeit von α-Interferon auch statistisch belegen kön- nen (Ryff et al. persönliche Mitteilung). Die wirksame Dosis liegt zwischen 2.5 und 10 Millionen Einheiten α-Interferon pro qm Körperoberfläche, dreimal pro Woche für 4–6 Monate. Personen mit deutlich erhöhten Transaminasen wiesen dabei eine höhere Spontanserokonversion und Therapierespons auf als solche, mit niedriger entzündlicher Aktivität der Lebererkrankung.

Neuere Befunde weisen daraufhin, daß unter α-Interferon-Therapie Autoantikörper auftreten können (Mayet et al., persönliche Mitteilungen). Autoimmune Lebererkrankungen werde nicht induziert, jedoch ist das Auftreten autoimmuner Thyreoditiden berichtet worden (Thomas et al., Hoofnagle et al., persönliche Mitteilungen).

Tabelle 4. Interferontherapie bei chronischer Virus B-Hepatitis

Autoren (et al.)	Typ[1]	Dosis[2]	Dauer	Patienten	HBeAg neg.	Respons %
Weimar	β	2,8 mu ql–3d	2 wks	5	0	
Kingham	β	10 mu qd	2 wks	2	0 ·	
Muller	β	2–3 mu qd	6 mos	8	1	8
Greenberg	nA	1–10 mu qd	wks–mos	4	2	
Scullard	nA	1–3 mu qd	5 wks	8	1	
Weimar	nA	< 12 mu qd	6 wks	10	2	
Scullard	nA	2–10 mu qd	wks–mos	16	4	24
Smith	rA	3–68 mu qd	8 days	9	0	
Dooley	rA	18–100 mu qod	12 days	9	2	11
Yokosuko	rA	36–100 mu qd	4 wks	18	7	
Dusheiko	rA	18–50 mu qd–qod	9 wks	14	6	
Lok	LA	7,5–10 mu qod	12 wks	16	5	
Hoofnagle	rA	5–10 mu qd–qod	16 wks	31	9	
Carreno	rA	10–20 mu q3d	26 wks	12	4	34

[1] nA = natürl. α-Interferon,   rA = recombinantes α-Interferon,   LA = Lymphoblastoid α-Interferon

[2] mu = Millionen Units

qd = täglich, qod = jeden 2. Tag, q3d = jeden 3. Tag

Die Nebenwirkungen der Interferontherapie sind an einer anderen Stelle in diesem Buch ausführlich dargestellt. Für die chronische Virus B-Hepatitis bleibt zu bestätigen, daß die genannten Nebenwirkungen auch für Patienten mit chronischer Virus B-Hepatitis zutreffen, wobei es sich im allgemeinen allerdings um junge Patienten handelt, meist ohne Zweiterkrankung, so daß die dosisabhängigen Nebenwirkungen der Interferontherapie von den meisten Patienten gut toleriert werden. Als schwerwiegendste Nebenwirkungen sind im Rahmen der Interferonbehandlung bei chronischer Virus B-Hepatitis Depressionen aufgefallen, die sich zu therapiebedürftigen Erkrankungen ausprägen können.

Die geschilderten Erfahrungen zeigen, daß nicht alle Patienten auf die Interferontherapie ansprechen und die Responderquoten um ein 2–3faches höher als spontan liegen (Abb. 5). Wir haben uns deswegen in ersten Studien, die noch auszuweiten sind, bemüht, diejenigen Patienten zu charakterisieren, die auf die Interferontherapie mit Wahrscheinlichkeit ansprechen können. Dabei hat sich neben der Tatsache, daß anti-HIV-positive Personen eine geringe Wahrscheinlichkeit haben, auf die Interferontherapie anzusprechen, herausgestellt, daß solche mit hoher Virusreduplikation (über 520 ng/10 µl, Abb. 6) auf die Interferontherapie nicht ansprechen. Gleiches gilt für solche Patienten mit einem HBeAg-Titer von mehr als 1:10000 [49]. Darüber hinaus konnte etabliert werden, daß Patienten mit hohen Transaminasen mit Wahrscheinlichkeit zur Respondergruppe zu zählen waren, wobei die Möglichkeit besteht, daß bei diesen Patienten eine Spontankonversion bevorstand [47].

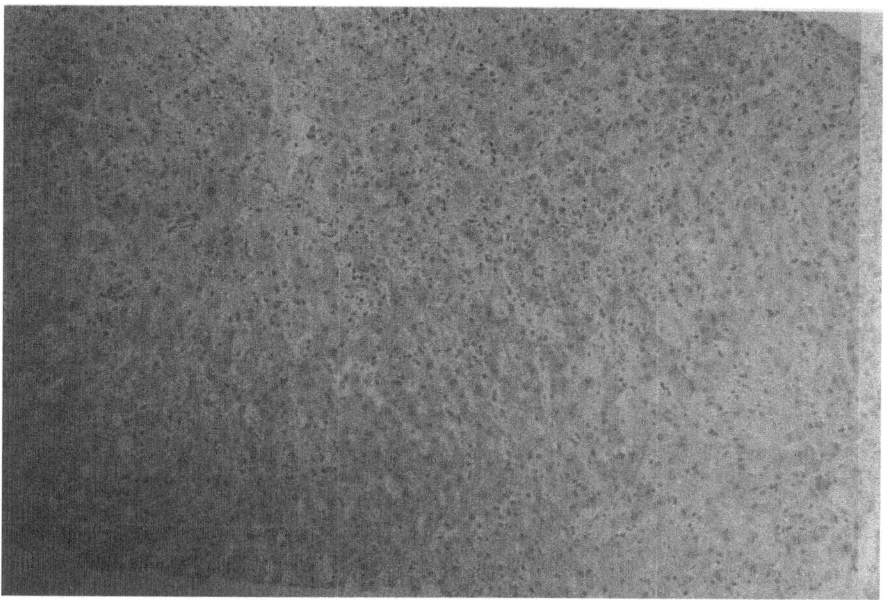

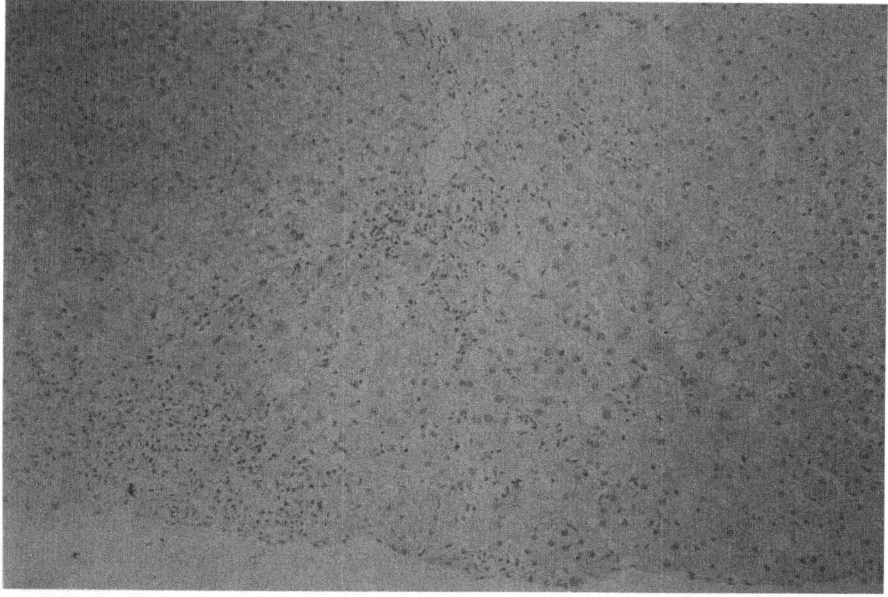

a

Abb. 5a, b. Histologische Verlaufsuntersuchungen vor **a)** und ein Jahr **b)** nach Interferontherapie bei 1. kompletter Respons, 2. partieller Respons, 3. Nonrespons

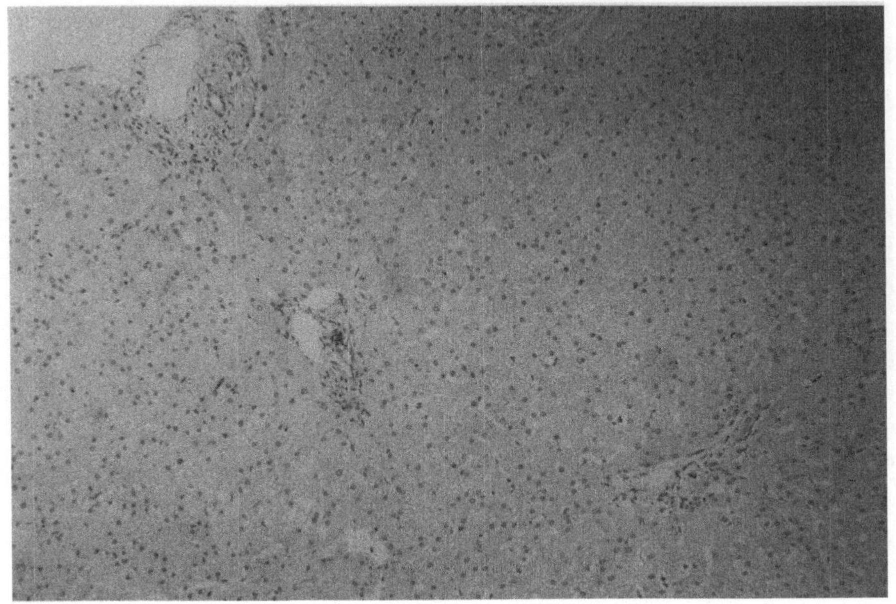

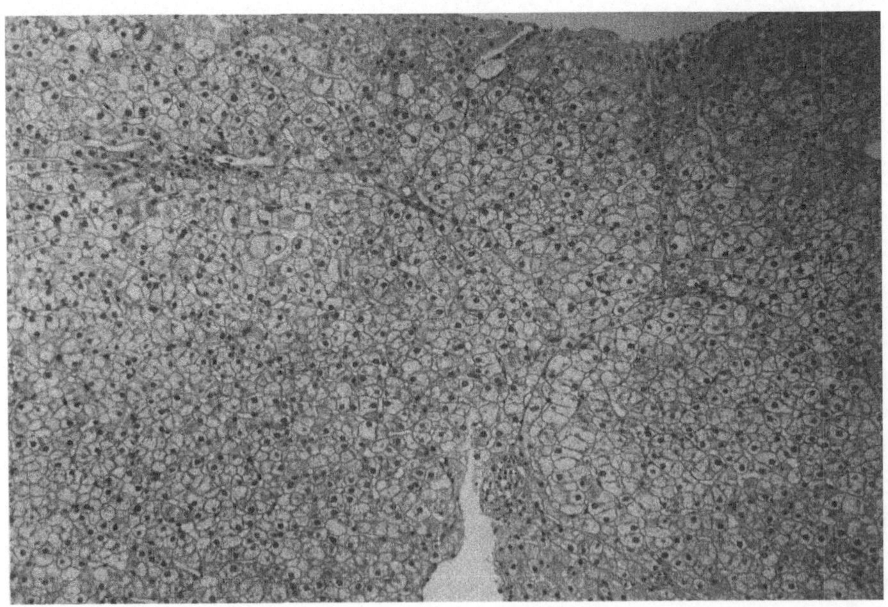

Abb. 5b

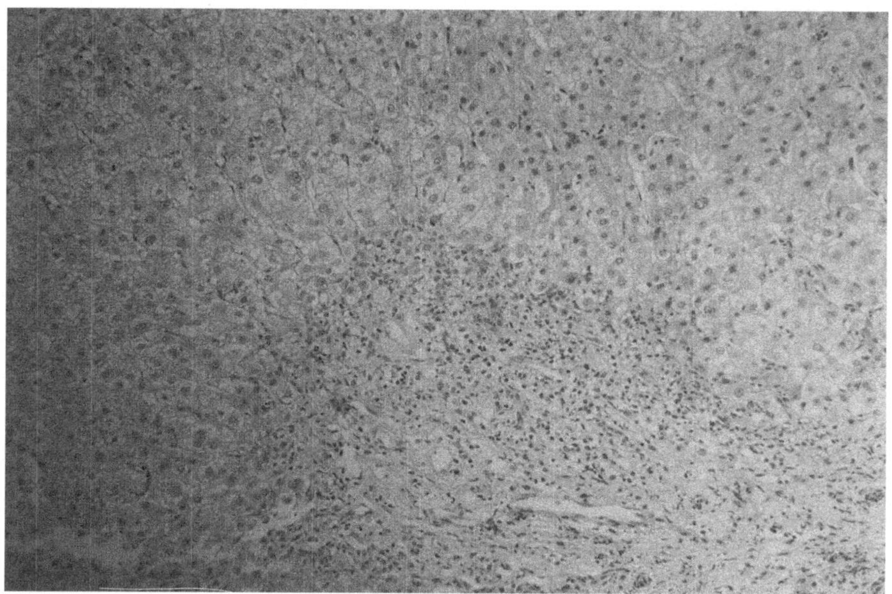

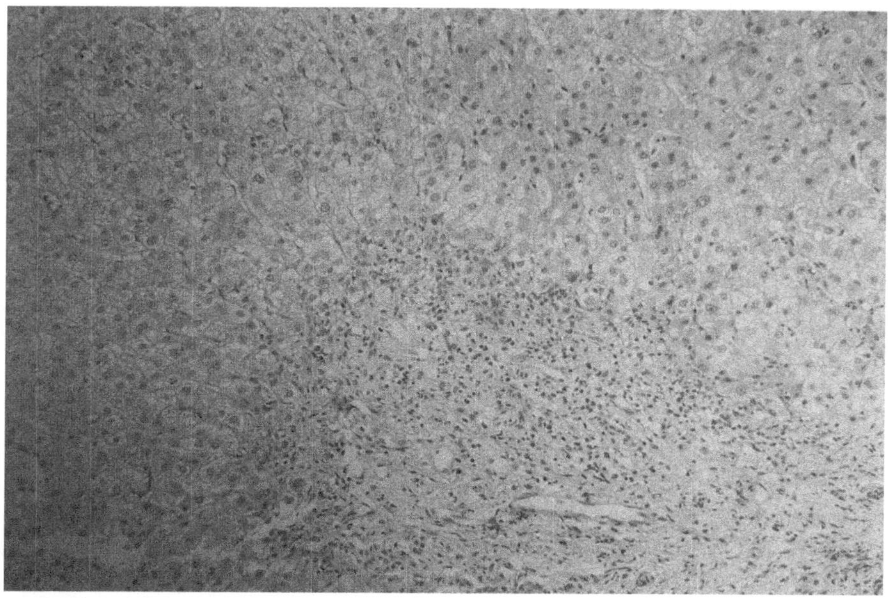

Abb. 5b

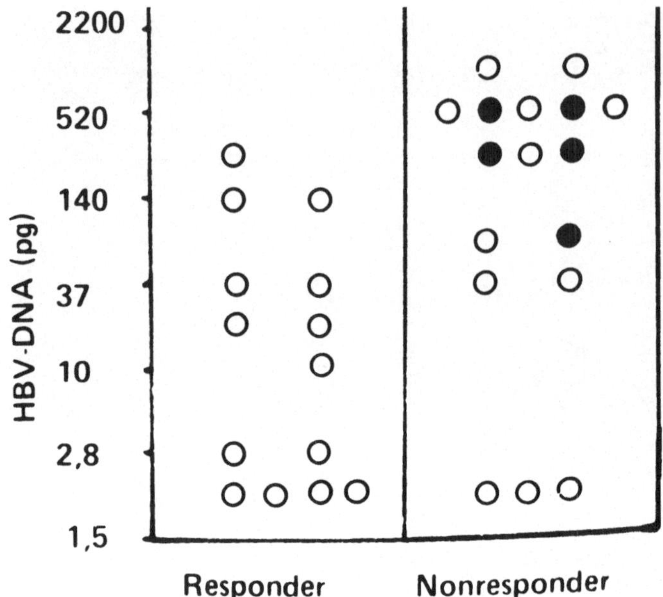

Abb. 6.   HBV-DNS bei Respondern und Nonrespondern nach Interferontherapie

Bei Patienten mit niedrigen Transaminasen war ein Responderstatus oder ein Nonresponder nicht vorhersehbar.

Da die derzeitigen Analysen im Gegensatz zur initialen Annahme vermuten lassen, daß Interferon nicht entscheidend antiviral, sondern eher über den Weg der Immunmodulation, z. B. Verstärkung der HLA-Expression auf virus-infizierten Leberzellen und damit vermehrte entzündliche Aktivität der zyto-toxischen T-Zellen, effektiv sind (Abb. 7) [48, 49], erscheint es naheliegend, solche Parameter zu untersuchen, die die immunologische Kapazität der Interferone bestimmen. Deswegen sind derzeit Untersuchungen im Gange, die die NK-Zellaktivität, die Makrophagenaktivität, aber auch das Ausmaß des endogenen Interferondefektes vor Therapiebeginn berücksichtigen. Auch eine differenzierte histologische Analysen, die die Lymphozyten in situ betreffen, das HLA-Muster und deren Expression vor Therapiebeginn können möglicherweise weitere Aussagen über eine sinnvolle Therapie zulassen.

Virus D-Hepatitis

Ähnlich umfangreiche Untersuchungen wie für die Virus B-Hepatitis liegen für die Virus D-Hepatitis derzeit nicht vor. In einigen Pilotstudien, überwiegend aus dem italienischen Raum, wo diese Erkrankung besonders häufig ist, konnte festgestellt werden, daß die Hepatitis D-Viruskonzentration gemessen

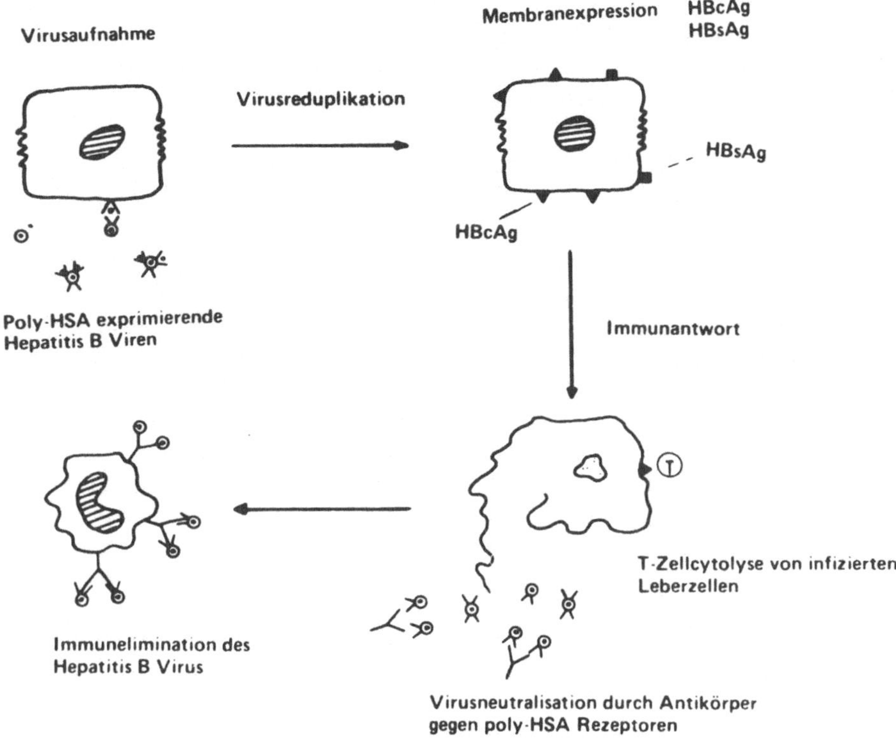

Abb. 7. Vorstellung über die Leberzellzerstörung bei chronischer Virus B-Hepatitis

als Hepatitis D-Virus-RNA im Serum sich unter Interferontherapie reduzieren läßt [4, 40]. Eine komplette Viruselimination, ähnlich wie bei Virus B-Hepatitis, konnte jedoch im allgemeinen nicht festgestellt werden. Hinreichend kontrollierte Studien, die eine Beurteilung der Langzeitwirkung wie bei der Virus B-Hepatitis ermöglichen, liegen nicht vor.

Non A/Non B-Hepatitis

Wie bereits weiter oben dargestellt, ist die Non A/Non B-Hepatitis eine Ausschlußdiagnose, jedoch eine mutmaßlich virusinduzierte Erkrankung. Deswegen wurde lange Zeit gezögert, Interferone auch bei dieser Erkrankung einzusetzen. Kürzliche Studien von Hoofnagle et al. konnten jedoch zeigen, daß unter relativ niedrigen Dosen von Interferon (zwischen 0,5 und 5 Mio. pro Injektion) bei Patienten mit lang andauernd erhöhten Transaminasen sich eine Normalisierung der Transaminasen einstellt [51]. Bei der Mehrzahl der so behandelten Patienten war ein Therapieeffekt jedoch nur temporär, d.h.

nach Absetzen der Interferontherapie kam es zu einem erneuten Ansteigen der Transaminasen. Nur bei wenigen Patienten konnte eine anhaltende Normalisierung der Transaminasen erreicht werden. Personen, die auf die Interferontherapie mit Normalisierung der Transaminasen ansprachen, zeigten auch eine histologische Verbesserung. Dies deutet darauf hin, daß Interferon auch bei der Non A/Non B-Hepatitis wirksam sein könnte und derzeit sind eine Reihe von klinischen Versuchen im Gange, um die initial geschilderten Erfolge der Interferontherapie zu überprüfen und ggf. in einer systematischen Analyse auch statistisch abzusichern.

Vorläufige Ergebnisse zeigen, daß es bei der Non A/Non B-Hepatitis nach einjähriger Therapie häufig zum Wiederanstieg der Transaminasen kommt. Die Erkenntnis, daß unter Interferontherapie auch Autoantikörper auftreten können, und die Tatsache, daß die Non A/Non B-Hepatitis eine Ausschluß- diagnose darstellt, erfordert bei der Interferontherapie der Non A/Non B-Hepatitis eine vorherige sichere Ausschlußdiagnose einer autoimmunen Form einer chronischen Hepatitis, da möglicherweise versehentlich behandelte autoimmune Formen der chronischen Hepatitis eine Verschlechterung der Krankheit erwarten lassen (Realdi et al., Hadziyannis et al., persönliche Mitteilungen).

Diskussion und Ausblick

Es ist etabliert, daß die chronische Hepatitis eine ätiologisch und pathogenetisch heterogene Erkrankung darstellt. Autoimmune Formen der chronischen Hepatitis sind derzeit obligat immunsuppressiv zu therapieren, wobei Autoantikörper wegweisend in der Diagnostik sind [1]. Bei virusinduzierten Formen der chronischen Hepatitis, insbesondere durch die Erreger vom Typ B, D und Non A/Non B, ist die immunsuppressive Therapie nicht wirksam und die bisherigen Erfahrungen haben gezeigt, daß Interferone (α-Interferon) in der Behandlung dieser Erkrankungen wirksam sind. Während bei der Virus B- und Virus D-Hepatitis eher hohe Interferondosen erforderlich sind, scheinen bei der Non A/Non B-Hepatitis niedrigere Interferondosen wirksam zu sein.

Der Wirkungsmechanismus der Interferone scheint sich bei virusinduzierten Formen von einer antiviralen Wirkung auf eine immunmodulatorische Wirkung aufgrund der vorliegenden Befunde zu verlagern [31, 48, 49], was ein Umdenken auch bezüglich der notwendigen Dosen verlangt. Klinische Studien zeigen, daß Interferone bei der Virus B-Hepatitis über einen breiten Dosisbereich hin wirksam sind, wobei niedrige Dosen mit einer niedrigeren Nebenwirkungsrate verbunden sind. Derzeitige Überlegungen sehen deshalb vor, die immunpathologischen Mechanismen, insbesondere bei der Virus B-Hepatitis, für die ein differenziertes und meßbares Antigen-Antikörpersystem entsteht, besser zu definieren. Es ist davon auszugehen, daß das Interferon zu einer Erhöhung der HLA-Expression führt, was erneut die zytotoxischen T-Zellen zu einer effektiveren Lyse HBV-infizierter Leberzellen veranlaßt [48,

49]. Allerdings ist das Target- bzw. Zielantigen auf diesen virusinfizierten Leberzellen nicht eindeutig feststellbar [48, 49]. Die klinischen Erfahrungen sprechen dafür, daß eine zytotoxische Reaktion gegen infizierte Leberzellen nur dann stattfinden, wenn eine aktive Virusreduplikation besteht, so daß derzeitige Spekulationen annehmen lassen, daß das Hepatitis B-core Antigen (HBcAg) oder das Hepatitis B e Antigen (HBeAg), letzteres stellt sich als eine Teilkomponente des HBcAg dar, in erster Linie als Zielantigene auf virusinfizierten Leberzellen in Frage kommen [52, 53]. Möglicherweise werden jedoch auch virusinduzierte Neoantigene exprimiert, die ebenfalls ein Targetantigen darstellen könnten. In diesem Rahmen bleibt auch zu untersuchen, ob die Verstärkung der HLA-Expression individuell unterschiedlich ist, oder ob Personen, die eine stärkere HLA-Expression aufzeigen, auf eine Interferontherapie stärker ansprechen werden. Insgesamt bleibt jedoch davon auszugehen, daß die Interferone in ein komplexes System von immunmodulatorisch wirkenden Zellen und Substanzen eingreift, und eine isolierte Betrachtung von einzelnen Systemen nicht erfolgreich sein kann. Deswegen muß vorrangig die Interaktion des α-Interferons mit anderen Zellen des Immunsystems und Mediatoren des Immunsystems untersucht werden, um ein besseres Verständnis über Kooperation und Interaktion von Lymphokinen und Zellen des Immunsystems durch Interferon zu erreichen. Wir glauben, daß nur auf diese Weise eine rationale Dosierung des α-Interferons erzielt und eine Optimierung der Interferonschemata erreicht werden kann. Das für die Virus B-Hepatitis Gesagte gilt grundsätzlich ebenfalls für die Hepatitis D und für die Hepatitis Non A/Non B.

Unabhängig von diesen Überlegungen scheint es jedoch etabliert, daß α-Interferon derzeit in der Lage ist, etwa 2–3mal häufiger als spontan den Verlust von HBeAg und HBV-DNS bei der chronischen Virus B-Hepatitis zu erreichen. Damit ist nach unserer Einschätzung ein therapeutischer Einsatz des Interferons bei chronischer Virus B-Hepatitis gerechtfertigt.

Langzeitverlaufsuntersuchungen müssen allerdings zeigen, ob es bei erfolgreich Interferon-behandelten Patienten zur späten Reaktivierung der Hepatitisinfektion kommt und ob bei sogenannten Nonrespondern ein Spontanverlust von HBeAg auftritt. Offen ist ebenfalls, ob die erfolgreiche Interferontherapie in der Lage ist, die Entwicklung eines primären Leberzellkarzinoms zu verhindern oder zu vermindern.

Die Interferontherapie bei der Virus D- und Non A/Non B-Hepatitis ist noch in einem frühen experimentellen Stadium, das keine gesicherten Aussagen über die Wirksamkeit von Interferon bei diesen Erkrankungen zuläßt. Gleiches gilt für die Beurteilung der Wirkmechanismen.

Literatur

1. Manns M, Gerken G, Kyriatsoulis A, Meyer zum Büschenfelde KH (1987) Significant Autoimmune Markers of Autoimmune Liver Disorders: Current Status. J Clin Lab Analysis 1:363–370

2. Anderson MG, Murray-Lyon IM (1985) Natural history of the HBsAg carrier. Gut 26:848–860
3. Hoofnagle JJ, Seeff LB (1982) Natural history of chronic type B hepatitis. In: Popper, Schaffner (Hrsg): Progress in liver disease. Bd. 7. Gune & Stratton, New York
4. Bonino F, Smedile A, Verme G (1987) Hepatitis Delta Virus Infection. Adv Intern Med 32:345–358
5. Bradley DW, Maynard JE (1986) Etiology and Natural History of Post-Transfusion and Enterically-Transmitted Non A, Non B-Hepatitis. Seminars in Liver Disease 6:56–66
6. Koretz RL, Stone O, Mousa M, Gitnick GL (1985) Non A, Non B Posttransfusion Hepatitis – A Decate Later. Gastroenterology 88:1251–1254
7. Dusheiko G, Paterson A (1987) Hepatitis B core and surface antigen expression in HBeAg and HBV DNA positive chronic hepatitis B: correlation with clinical and histological parameters. Liver 7:228–232
8. Liaw YF, Pao CC, Chu CM, Sheen IS, Huang MJ (1987) Changes of Serum Hepatitis B Virus DNA in Two Types of Clinical Events Preceding Spontaneous Hepatitis B e Antigen Seroconversion in Chronic Type B Hepatitis. Hepatology 1:1–3
9. Negro F, Chiaberge E, Oliviero S, Hammer M, Berninger M, Canese MG, Bonino F (1984) Hepatitis B virus DNA (HBV-DNA) in anti-HBe positive sera. Liver 4:177–183
10. Poralla T, Manns M, Hüteroth TH, Hess G, Dormeyer HH (1986) HBsAg Clearance in patients with long-standing chronic active hepatitis B and hepatitis B virus-induced liver cirrhosis. Digestion 33:53–60
11. Wright EC, Seeff LB, Berk PD et al. (1977) Treatment of chronic active hepatitis. Gastroenterolog 73:1422–1430
12. Cook GC, Mulligan R, Sherlock S (1971) Controlled prospective trial of corticosteroid therapy in active chronic hepatitis. Quart J Med 40:159–185
13. Murray-Lyon IM, Stern RB, William R (1972) Controlled trial of prednisolone and azathioprine in active chronic hepatitis. Lancet 1:735–737
14. Hess G, Manns M, Hütteroth TH, Meyer zum Büschenfelde KH (1987) Discontinuation of immunosuppressive therapy in HBsAg positive chronic hepatitis. The effect on viral replication and on liver cell damage. Digestion 36:47–54
15. Lam KC, Lai CL, Ng RP, Trepo C, Wu PC (1981) Deleterious effect of prednosolone in HBsAg positive chronic active hepatitis. N Engl J Med 304:380–386
16. Hess G, Meyer zum Büschenfelde KH (1986) Strategien in der Therapie der Hepatitis B-Surface Antigen- (HBsAg)-positiven chronischen Hepatitis. DMW 50:1933–1937
17. Chadwick RG, Bassendine MG, Crawford EM et al. (1978) HBsAg positive chronic liver disease: Inhibition of DNA polymerase activity by vidarabine. Brit Med J 2:531–533
18. Pollard RB, Smith JL, Neal A et al. (1978) Effect of vidarabine on chronic hepatitis B infection. JAMA 239:1648–1650
19. Smith CI, Kitchen LW, Scullard GH et al. (1982) Vidarabine monophosphate and human leucocyte interferon in chronic active hepatitis B infection. JAMA 246:2261–2265
20. Hoofnagle JH, Davis GL, Hansson RG (1985) Treatment of chronic type B hepatitis with multiple ten day courses of adenine arabinoside monophosphate. J Med Virol 15:121–128
21. Ikeda T, Lever AML, Thomas HC (1986) Evidence for a Deficiency of Interferon Production in Patients with Chronic Hepatitis B Virus Infection Acquired in Adult Life. Hepatology 5:962–965
22. Fuji A, Kakumu S, Ohtani Y, Murase K, Hirofuji H, Tahara H (1987) Interferon-y Production by peripheral blood mononuclear cells of Patients with Chronic Liver Disease. Hepatology 3:577–581
23. Abb J, Zachoval R, Eisenburg J, Pape GR, Zachoval V, Deinhard F (1985) Production of interferon alpha and interferon gamma by peripheral blood leucocytes from patients with chronic hepatitis B virus infection. J Med Virol 16:171–177
24. Pirovino M, Aguet M, Huber M, Altorfer J, Schmid M (1986) Absence of Detectable Serum Interferon in Acute and Chronic Viral Hepatitis. Hepatology 4:645–647

25. Kato Y, Nakagawa H, Kobayashi K, Hattori N, Hatano K (1982) Interferon Production by Peripheral Lymphocytes in HBsAg-Positive Liver Disease. Hepatology 2:788–793
26. Bryson Y (1982) Effects of interferon on host resistance to virus infection. Ann Intern Med 96:80–93
27. Welsch RM, Hallenback LA (1980) Effect of virus infections on target cell susceptibility to natural killer cell-mediated lysis. J Immunol 124:2491–2497
28. Smith CI, Weissberg J, Bernhardt L et al. (1983) Acute Dane particle suppression with recombinant leucocyte A interferon in chronic hepatitis B infection. J Infect Dis 148:907–913
29. Hess G, Gerlich W, Gerken G, Manns M, Hütteroth TH, Meyer zum Büschenfelde KH (1987) The effect of recombinant α-Interferon Treatment on Serum Levels of Hepatitis B Virus-Encoded Proteins in Man. Hepatology 4:704–708
30. Hess G, Meyer zum Büschenfelde KH (1986) Modification of hepatitis B virus infection by recombinant leucocyte Alpha A Interferon. Immunobiol 172:255–261
31. Hess G, Gerlich W, Slusarczyk J, Hütteroth TH, Meyer zum Büschenfelde KH (1986) Treatment of hepatitis B surface antigen (HBsAg-) -positive chronic hepatitis with recombinant leucocyte α-A-Interferon. J Hepatology 3:245–251
32. McDonald JA, Harris S, Waters JA, Thomas HC (1987) Effect of human immunodeficiency virus (HIV) infection on chronic hepatitis B hepatic viral antigen display. J. Hepatology 4:337–342
33. Realdi G, Alberti M, Rugge F et al. (1980) Seroconversion from hepatitis Be antigen to anti-HBe in chronic hepatitis B virus infection. Gastroenterology 79:195–199
34. Hoofnagle JH, Dusheiko GM, Seeff LB, Jones EA, Waggoner JG, Bates ZB (1981) Seroconversion from hepatitis Be antigen to antibody in chronic type B hepatitis. Ann Intern Med 94:744–748
35. Weimar W, Heijtink RA, Schalm SW et al. (1977) Fibroblast interferon in HBsAg-positive chronic active hepatitis. Lancet 2:1282
36. Kingham JGC, Ganguly NK, Shaari ZD et al. (1978) Treatment of HBsAg-positive chronic active hepatitis with human fibroblast interferon. Gut 19:91–94
37. Muller R, Deinhardt F, Hofschneider HP et al. (1982) Long term treatment with human fibroblast interferon in chronic hepatitis B: preliminary data of acontrolled trial. In: Szmuness W, Alter HJ, Maynard JE (eds.) Viral hepatitis. Philadelphia, Pennsylvania: Franklin Institute Press: 648–649
38. Greenberg HB, Pollard RB, Lutwick LI et al. (1976) Effect of human leukocyte interferon on hepatitis B virus infection in patients with chronic active hepatitis. N Engl J Med 295:517–522
39. Scullard GH, Alberti A, Wansbrough-Jones MH et al. (1979) Efects of human leukocyte interferon on hepatitis B virus replication and immune responses in patients with chronic hepatitis B infection. J Clin Lab Immunol 1:277–282
40. Weimar W, Heijtink RA, Cantell K et al. (1980) Double blind study of leukocyte interferon administration in chronic HBsAg-positive hepatitis. Lancet 1:336–338
41. Scullard GH, Pollard RB, Smith JL et al. (1981) Antiviral treatment of chronic hepatitis B virus infection. I. Changes in viral markers with interferon combined with adenine arabinoside. J Infect Dis 143:772–783
42. Smith CI, Weissberg J, Berhardt L et al. (1983) Acute Dane particle suppression with recombinant leukocyte A interferon in chronic hepatitis B virus infection. J Infect Dis 148:907–913
43. Dooley JS, Davis GL, Peters M et al. (1985) Pilot study of recombinant human alpha interferon for chronic type B hepatitis. Gastroenterology 88:870–880
44. Yokosuko O, Omata M, Imazeki F et al. (1985) Changes of hepatitis B virus DNA in liver and serum caused by recombinant leukocyte interferon treatment: analysis of intrahepatic replicative hepatitis B virus DNA. Hepatology 5:728–734
45. Dusheiko G, Dibisceglie A, Bowyer S et al. (1985) Recombinant leukocyte interferon treatment of chronic hepatitis B. Hepatology 5:556–560

46. Lok ASF, Novick DM, Karayiannis P et al. (1985) A randomized study of the effects of adenine arabinoside 5'-monophosphate (short and long courses) and lymphoblastoid interferon on hepatitis B virus replication. Hepatology 5:1132–1138
47. Hess G, Weber C, Rossol S, Voth R, Drees N, Meyer zum Büschenfelde KH (in Druck) Behandlung der Hepatitis B Surface Antigen (HBsAg-) -positiven chronischen Hepatitis mit rekombinanten alpha A Interferon: Ergebnisse einer Phase-II-Studie. Zeitschrift für Gastroenterologe
48. Thomas HC, Lok A (1984) The Immunopathology of Autoimmune and Hepatitis B Virus-Induced Chronic Hepatitis. Seminars in Liver Disease 4:36–46
49. Mondelli M, Eddleston ALW (1984) Mechanisms of Liver Cell Injury in acute and chronic hepatitis B. Seminars in Liver Disease 4:47–58
50. Rosina F, Saracco G, Lattore V et al. (1987) Alpha 2 recombinant interferoin in the treatment of chronic hepatitis delta (HDV) hepatitis. In: Rizetto M, Gerin JL, Purcell RH (ed): The hepatitis delta virus (HDV) and its infection. New York: AR Liss 299–303 (Prog Clin Biol Res vol. 234)
51. Hoofnagle JH, Mullen KS, Jones DB, Rustgi V, Bisceglie A, Peters M, Waggoner JG, Park Y, Jones EA (1986) Treatment of chronic Non-A, Non-B-Hepatitis with recombinant human interferon alpha. N Engl J Med 315:1575–1578
52. Uy A, Bruss V, Gerlich WH, Köchel HG, Thomssen R (1986) Precore Sequence of Hepatitis B Virus Inducing e Antigen and Membrane Association of the Viral Core Protein. Virology 155:89–96
53. Hess G, Gerken G, Weber C, Manns M, Meyer zum Büschenfelde KH (in Druck) Reactivation of chronic type B hepatitis: the effect on expression of serum HBV-DNA and pre-S encoded proteins. Journal of Medical Virology

Interferon bei entzündlichen Erkrankungen des Nervensystems

H. W. PRANGE

Vorbemerkungen

Die Anwendung von Interferon-α oder -β (IFN-α, IFN-β) bei entzündlichen Erkrankungen des Nervensystems läßt sich auf zwei völlig unterschiedliche Ausgangspunkte zurückführen: Zum ersten wurde sie als Folge einer therapeutischen Hilflosigkeit bei schwer verlaufenden Virusenzephalitiden und Multipler Sklerose praktiziert. Für erstgenannte Krankheiten war noch Mitte der 70er Jahre keine antivirale Substanz mit erwiesener therapeutischer Effektivität vorhanden. Erst die Einführung von Acyclovir nach 1980 verbesserte wesentlich die Behandlungsmöglichkeiten für die Enzephalitiden, die durch Herpesviren hervorgerufen werden. Zur Therapie anderer schwer verlaufender Virusinfektionen des Gehirns, beispielweise ARBO-Virus-Krankheiten, sind auch heute keine spezifischen Präparate verfügbar.

Ein zweiter Grund für die therapeutische IFN-Anwendung bei viralen ZNS-Infektionen war die Beobachtung, daß die lokale Produktion dieses Signalproteins offensichtlich Bestandteil der natürlichen Auseinandersetzung des „Organes" Zentralnervensystem mit dem krankmachenden Virus darstellt [19]. So wurde bereits 1971 die intrathekale Produktion eines Typ 1-Interferons bei Enzephalitiden durch das Herpes simplex-Virus (HSV) und durch das Western-equine-encephalomyelitis-Virus nachgewiesen [2, 38]. Spätere Untersuchungen erweiterten diesen Befund dahingehend, daß auch bei anderer Virusgenese lokal gebildetes IFN in der Zerebrospinalflüssigkeit auffindbar ist [10]. Hingewiesen wurde insbesondere auf das frühe Erscheinen des Interferons innerhalb der ersten 10 Krankheitstage hingewiesen [9, 20, 22, 33]. Das im Liquor festgestellte IFN entsprach sowohl der α- als auch der β-Variante. Der relative Anteil der letzteren ist bei unkomplizierter Meningitis höher (IFN-α/IFN-β = 1:2) als bei Virusenzephalitis (IFN-α/IFN-β = 5:11). Dies wurde mit unterschiedlichen Bildungsstätten innerhalb des ZNS in Zusammenhang gebracht [41].

Ein erster Versuch, solche Erkenntnisse therapeutisch zu nutzen, erfolgte 1971: Nach vorausgehenden Tierversuchen verabreichte man einem 4½ Monate alten Kind mit HSV-Enzephalitis einen IFN-Induktor (In.Cn). Der therapeutische Effekt war schwer einschätzbar: das Kind überlebte mit ausgeprägten Defekten, um 9 Monate später an einer bakteriellen Sepsis zu versterben [2]. 1975 teilten DeClercq et al. die intrathekale Verabreichung von IFN-α

(8malig 6×10^5 IE) bei einem Neugeborenen mit HSV Typ 2-Enzephalitis mit [8]. Obwohl nicht erfolgreich hinsichtlich einer Lebensrettung des Erkrankten, gewann man durch diesen Therapieversuch einige Einblicke in Toxizität und Pharmakokinetik der Substanz.

Nahezu zeitgleich mit Lewin et al. applizierten wir um 1980 bei drei erwachsenen Enzephalitispatienten mit schwerstem Verlauf intrathekal das IFN-β ($0,5-1 \times 10^6$ IE/d an 5 bis 12 Tagen), in einem Fall zusätzlich intravenös einmalig $1,2 \times 10^6$ IE. Kombiniert war diese Behandlung immer mit Vidarabin. Bei einem Patienten kam es zu einer überraschenden, bei einem weiteren zu einer deutlichen Besserung; der dritte Patient (HSV 1-Enzephalitis) behielt ein schweres Defektsyndrom zurück [46]. Lewin et al. [35] erreichten ähnliche Ergebnisse nach i. m. Gabe von 10^5 IE/kg IFN-α über 4 bis 14 Tage. Besonders gut sprach ein Neugeborenes mit VZV-Enzephalitis an. Diese klinischen Erfahrungen ermutigten zur weiteren IFN-Anwendung bei schweren akuten Viruserkrankungen des ZNS. Zwischenzeitlich sind mehr als 200 Behandlungsfälle mit IFN-β bekannt geworden.

Ziemlich eindeutig ist heute der Stellenwert der IFN-Gabe bei Herpes zoster-Komplikationen. Schon 1975 zeigten Emödi et al. [11], daß Zoster-Effloreszenzen durch IFN-α signifikant besser als durch Plazebo zur Abheilung gebracht werden. Wenige Jahre später konnten Merigan et al. [39] die therapeutische Effektivität höherer IFN-α-Dosen ($5,1 \times 10^5$ IE/kg/d über 5 bis 7 Tage) unter den Bedingungen eines Doppelblindversuches an onkologischen Patienten mit noch nicht generalisiertem Herpes zoster belegen. Es wurden nicht nur Dissemination und weitere Ausbreitung im primären Dermatom, sondern auch die Entwicklung der postzosterischen Neuralgie signifikant reduziert. Diese Ergebnisse ließen sich mit IFN-β reproduzieren, wobei die Differenzen zwischen Verum- und Plazebogruppe trotz kürzerer Behandlungsdauer (3 bis 5 Tage) noch deutlicher waren [18]. Tendenziell ähnliche Befunde wurden für die Anwendung von rekombinantem IFN-α mitgeteilt. Besonders bemerkenswert war die Überlegenheit der IFN-Präparationen gegenüber Acyclovir in der Abheilungsrate der Hauterscheinungen und der Prävention einer postzosterischen Neuralgie [68].

Ein statistisch gesicherter Therapieeffekt ließ sich auch in der Varizellenbehandlung bei immunsupprimierten Kindern demonstrieren. Reduziert wurden insbesondere Dauer und Progredienz des Leidens sowie lebensbedrohliche Organmanifestationen von Lunge und Gehirn [1].

Erste Therapieversuche mit IFN bei Multipler Sklerose führten Ververken et al. [64] um 1978 durch. Die drei mit IFN-β behandelten Kranken zeigten nach i. m. Gabe von 3×10^5 IE/kg keine Veränderung des Krankheitsverlaufes, so daß die Autoren die intrathekale Applikationsweise als erfolgversprechender erachteten. Auch Fog [15] konnte nach i. v. Injektion von $2,5-5 \times 10^6$ IE/d über Wochen bis Monate keine Abschwächung der Progredienz des Leidens erzielen. Nachdem sich einer der MS-Patienten bereits 4 Tage nach Therapiebeginn kritisch verschlechtert hatte, wurde zunächst auf weitere IFN-Anwendung bei dieser Krankheit verzichtet. Zwischenzeitlich hat man mehrere Therapiestudien mit IFN-α, -β und -γ abgeschlossen, die deutlich differierende Ergebnisse erbrachten. Hierauf wird im Abschnitt 3 eingegangen werden.

Enzephalitistherapie

Theoretische Aspekte und experimentelle Erfahrungen

Modell Herpes simplex-Enzephalitis

Die theoretische Grundlage der Enzephalitistherapie mit IFN läßt sich modellhaft am besten am Beispiel der HSV-Enzephalitis erklären. Dieses Krankheitsbild verläuft beim Menschen zumeist mit rasanter Dynamik und hoher Letalität. Der ZNS-Befall erfolgt in der Mehrzahl der Fälle durch Reaktivierung des schon zuvor akquirierten Herpes simplex-Virus Typ 1 (HSV 1) das höchstwahrscheinlich transaxonal via N. olfactorius in das ZNS penetriert.

Im zuerst befallenen Rhinenzephalon repliziert sich das Virus, entfaltet seinen zytopathogenen Effekt, um dann über eine sog. cell-to-cell-Ausbreitung andere Hirnregionen zu besiedeln [12]. Letzteres geschieht in der Regel über die Verknüpfungen des limbischen Systems zu Strukturen des Neokortex und des oberen Hirnstamms. Destruktionen im Bereich des letztgenannten können den Exitus letalis herbeiführen. Im Falle des Überlebens bleiben oftmals Funktionsstörungen des zuerst befallenen limbischen Systems zurück. Ein Antikörperanstieg in Serum und Liquor ist zumeist erst feststellbar, wenn die klinische Symptomatik ihren Höhepunkt überschritten und bereits schwere neuronale Destruktionen erzeugt hat.

Im Tiermodell konnten Gresser et al. [16] demonstrieren, daß Jungmäuse nach Verabfolgung mit IFN-Antikörper ein subkutanes oder intraperitoneales HSV 1-Inokulum nicht überlebten, welches normalerweise nur in 5% der Fälle letal war. Injizierte man das Anti-IFN-Serum erst 18 Tage nach der HSV-Exposition, so wurde die Überlebensrate nicht mehr beeinflußt. Diese Beobachtung deutete man dahingehend, daß die körpereigene IFN-Produktion in der frühen Abwehrphase entscheidend, später aber weniger bedeutsam ist.

Die Befunde von Sokawa et al. [55] weisen in die gleiche Richtung. Nach Inokulation von HSV 1 in den Wangenbereich bei Jungmäusen erschien das Virus am 2. Tag im ipsilateralen Trigeminusganglion, erreichte dort am 4. Tag seine maximale Akkumulation, um bis zum 11. Tag wieder zu verschwinden. Praktisch zeitgleich hiermit ließ sich im befallenen Ganglion eine IFN-Aktivität und eine Aktivierung der 2',5'-Oligoadenylatsynthetase nachweisen. Letzteres Enzym reflektiert den durch IFN induzierten antiviralen Zustand des befallenen Gewebes. Neutralisierende Antikörper waren in ansteigender Konzentration erst ab 5.Tag feststellbar. Nach Ansicht der Autoren zeigten diese Ergebnisse, daß die Konversion von akuter zu latenter Phase der HSV-Infektion interferonabhängig ist. Für die Aufrechterhaltung der Latenz sind dann die zwischenzeitlich gebildeten Serumantikörper und vielleicht auch spezifische zellvermittelte Abwehrmechanismen zuständig.

Bestimmungen der lokalen IFN-Produktion in Biopsie- und Autopsieproben von Patienten mit HSV 1-Enzephalitis stützten diese tierexperimentellen Erkenntnisse: In den befallenen Hirnstrukturen ließ sich nur innerhalb der ersten 10 Tage eine IFN-Aktivität auffinden; es ergab sich eine enge zeitliche Parallelität zur maximalen Antigenakkumulation. Meßbare Antikörperkonzentrationen fand man im Liquor erst ab 6. Krankheitstag mit ansteigender Tendenz [34]. Da die in den Gewebsproben festgestellten IFN-Konzentrationen unter denen lagen, die in vitro zur Inhibition einer bestimmten HSV 1-Menge benötigt werden, vertraten die Autoren die Auffassung, eine zusätzliche exogene IFN-Zufuhr könnte innerhalb der frühen Akutphase den Wirtsorganismus in der Überwindung des Leidens unterstützen.

Dieses Postulat warf 3 grundsätzliche Fragen auf:
1. Ist in neuronalem Gewebe durch exogene IFN-Zufuhr ein antiviraler Zustand zu erreichen, sind also die hierzu erforderlichen IFN-Rezeptoren an der Zelloberfläche von Neuronen überhaupt vorhanden,
2. welches ist der richtige Applikationsweg und
3. wie hoch muß die verabfolgte Dosis sein?

Die erste Frage war relativ leicht zu beantworten: Ganglienzellkulturen lassen sich durch IFN-Vorbehandlung vor dem zytopathologischen Effekt von Herpesviren schützen. Für die Erreichung des antiviralen Status in den Nervenzellen war aber eine höhere IFN-Dosis erforderlich als in nicht neuronalen Zellkulturen [63].

Zur Frage 2 – die Pharmakokinetik des IFN betreffend – wurden zahlreiche Untersuchungen durchgeführt. Es zeigte sich, daß die Halbwertszeit nach IFN-Zufuhr im Liquor wesentlich länger ist als im Serum. Nur im ersteren waren nach 24 Stunden noch 1 bis 5% der Initialkonzentration nachweisbar, wenn man intrathekal $5-10 \times 10^5$ IE IFN-α verabfolgt hatte [8, 53]. Im Serum verschwand die antivirale Aktivität bereits innerhalb von 6 Stunden nach i.v. Gabe von 3×10^7 IE IFN-α (11). Über die Penetration des IFN durch die Schrankensysteme des ZNS wurden unterschiedliche Beobachtungen mitgeteilt. So sollte nach systemischer Applikation das Liquor/Serum-Verhältnis der Konzentrationen 1/30 bis 1/40 betragen [8, 15, 17, 53]. Bei rekombinantem IFN-α ist möglicherweise die Differenz der Liquor/Serum-Konzentrationen wesesentlich ausgeprägter (54). Hieraus zu folgern, daß die intrathekale Gabe der richtige Applikationsweg sei, ist nach Billiau [3] falsch, weil IFN vom Liquorraum aus nur in geringen Mengen in die Hirnrinde eindringen kann und somit tief im Parenchym gelegene Entzündungsherde nicht erreicht. Es ist also die systemische IFN-Verabfolgung eher erfolgversprechend, vorausgesetzt man unterstellt, daß im Bereich der Entzündungsherde das Schrankensystem beeinträchtigt ist. Abgesehen davon gibt es im neueren Schrifttum auch Hinweise für eine günstigere Schrankengängigkeit von IFN-α. Innerhalb von 2 Stunden nach i.v. Gabe stieg bei einzelnen Behandelten der Liquorspiegel auf ¼ bis ⅛ des Serumwertes an [42].

Zur Dosishöhe – Frage 3 betreffend – wurde ausgeführt, daß kontinuierlich hohe Serumspiegel am ehesten einen Interferoneffekt im ZNS wahrscheinlich machen [18, 54].

Antivirale Kombinationstherapie

Aus vorhergehenden Ausführungen ist ersichtlich, daß die IFN-Therapie bei entzündlichen ZNS-Erkrankungen bislang einen hypothetisch-experimentellen Charakter hat. Demgegenüber stehen heute andere antivirale Substanzen mit nachgewiesener therapeutischer Effektivität, definierter Pharmakokinetik und geringer Toxizität für die Behandlung der HSV-Enzephalitis zur Verfügung. Durch das schon erwähnte Nukleosidanalogum Acyclovir (ACV) ließ sich beispielsweise die Letalität jener Erkrankung von 70 auf 25 bis 30% senken. Die Zahl postenzephalitischer Defektsyndrome wurde seltener [67]. ACV gilt deshalb heute als Mittel der Wahl bei entzündlichen ZNS-Erkrankungen durch Herpesviren.

In bezug auf diese Krankheitsgruppe stellt sich jedoch die Frage, ob sich durch zusätzliche IFN-Gabe die Prognose erneut verbessern und die noch zu hohe Letalität senken läßt. Über den antiviralen Effekt einerer kombinierten Verabfolgung von ACV und IFN-α bzw. -β liegen einige in-vivo- und in-vitro-Studien vor. Die Wirkungssteigerung ist additiv bis synergistisch, wahrscheinlich dosisabhängig [5, 25, 27, 28, 57]. Die experimentell erlangten Erkenntnisse scheinen also eine rationale Basis für die exogene Zufuhr von IFN-α oder -β in Verbindung mit ACV bei HSV-Enzephalitis zu bilden [47a].

Non-Herpes-Enzephalitis

Spezifische antivirale Substanzen gegen nicht-herpetische neuropathogene Viren sind bisher nicht verfügbar, sieht man vom HIV-Virus ab. Jedoch verursachen auch ARBO-Viren (insbesondere Flavi- und Alphaviren) und Adenoviren schwere Enzephalitiden, die mit höherer Letalität und gehäuftem Defektsyndrom bei Überlebenden einhergehen. Bisherige Ergebnisse von in-vitro-Studien deuten auf eine gute Sensibilität der meisten enzephalitogenen Togaviren gegenüber IFN-α und -β hin [6, 65]. In Tierversuchen erreichte man erhöhte Überlebenszahlen durch Verabfolgung eines IFN-Induktors nach vorhergehender Infektion mit dem japanischen B-Enzephalitis-Virus [6]. Eine klinische Testung der Wirksamkeit von IFN-α oder -β bei der im gesamten südost- und ostasiatischen Raum häufigen japanischen B-Enzephalitis wurde angeregt [65]. Auch andere neurotrope Viren wie Adeno Typ 3-, Rabies-, Enzephalomyokarditis- und Papova-(SV 40-)Viren erwiesen sich in Kultur- und Tierexperimenten als hemmbar durch Interferone [24, 48, 50, 51, 58, 66].

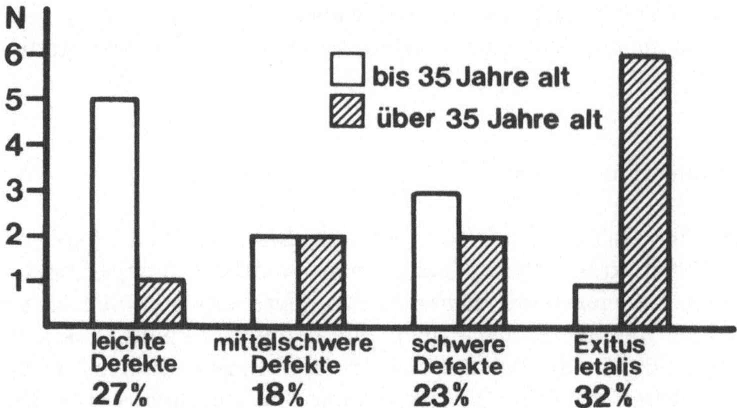

Abb. 1. Ergebnisse der kombinierten Therapie mit Interferon und Nukleosidanalogum bei 22 Patienten mit HSV-Enzephalitis (Einschätzung des Ausmaßes bleibender Defekte frühestens 6 Monate nach der Akutbehandlung)

Klinische Erfahrungen

Von über 200 Patienten, die in der Bundesrepublik wegen Virus-Enzephalitis mit IFN behandelt wurden, konnten bisher 56 Fälle mit genügend langer Beobachtungszeit hinsichtlich ihrer Behandlungsergebnisse ausgewertet werden. Bei 22 lag eine HSV-Enzephalitis vor, die entweder intrathekal mit $5–10 \times 10^5$ IE IFN-β über 4 bis 15 Tage oder mit 30×10^6 IE IFN-β über 3 bis 5 Tage als Dauerinfusion behandelt worden war. Die Zahlen für Defektsyndrome und Letalität sind bezogen auf zwei Altersgruppen der Abbildung 1 zu entnehmen. 7 Patienten verstarben (32%), und 9 Patienten behielten mittelschwere und schwere Defektsyndrome (41%). Auffällig ist ein wesentlich schlechteres „outcome" der Patienten jenseits des 35. Lebensjahres. Alle Patienten hatten zusätzlich ein Nukleosidanalogum (Ara-A oder ACV) erhalten. Diese Zahlen weichen größenordnungsmäßig nicht von denen nach alleiniger ACV-Gabe ab [67]. Dabei sollte allerdings beachtet werden, daß ca. 20% der Erkrankten das weniger effektive Ara-A in Kombination mit IFN bekommen hatten und daß in der Mehrheit der Fälle IFN erst verabfolgt wurde, nachdem sich das Nukleosidanalogum als weitgehend ineffektiv erwiesen hatte. Letzteres war zumeist Folge eines zu späten Therapiebeginns. Es handelt sich bei diesen Krankheitsfällen also um eine negative Selektion. Für die 34 Erkrankten mit Non-HSV-Enzephalitis sind die entsprechenden Zahlen in Abbildung 2 angegeben. Alters- und Geschlechtsdifferenzen bestanden nicht. Alle Patienten hatten initial ein Nukleosidanalogum bekommen. Die hohe Letalitätszahl von 17,5% spricht gewiß gegen eine erhebliche therapeutische Effektivität von IFN-β in dieser Indikation. Allerdings war auch diese Patientengruppe eine Auslese besonders ungünstiger Krankheitsverläufe; der Therapiebeginn lag in nahezu allen Fällen erst in der zweiten Krankheitswoche.

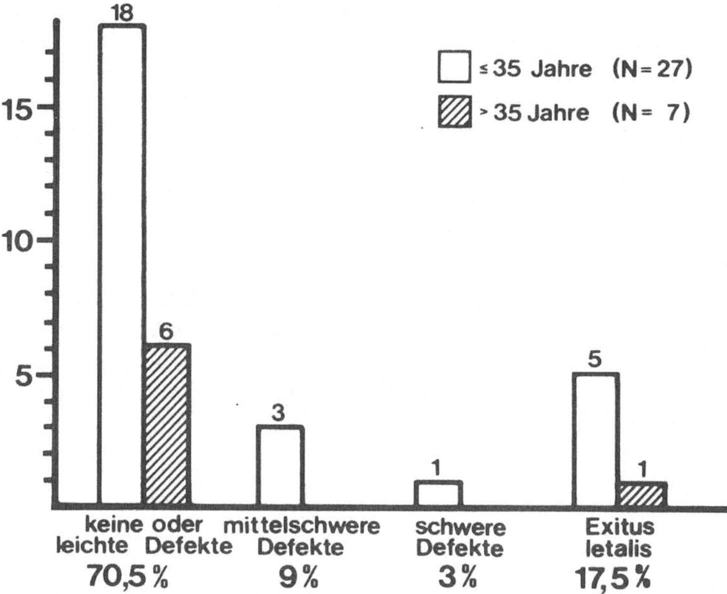

Abb. 2. Therapieergebnisse bei 34 Patienten mit schwerer Virusenzephalitis, für die eine HSV-Ätiologie ausgeschlossen wurde (6 Monate nach IFN- und Nukleosidanalogumgabe)

Andere Autoren konnten bei der Behandlung schwerer, nicht HSV-bedingter Enzephalitiden günstigere Ergebnisse erzielen. In einem Patientengut, bestehend aus 18 Fällen mit Masern und 3 mit VZV-Enzephalitis sowie 3 Patienten mit EBV-assoziierter Gehirnentzündung, kam es nach IFN-α-Behandlung weder zu Todesfällen noch zu Defektsyndromen [61]. Demgegenüber liegt allein die Letalität der nichtbehandelten parainfektiösen Masern-Enzephalitis normalerweise bei 20 bis 30%, und Defektsyndrome sind häufig.

Eine Reihe von Einzelkasuistiken über erfolgreiche IFN-Anwendung bei VZV-, HSV- und Mumpsenzephalitis sowie die Unterbrechung des Fortschreitens einer progressiven multifokalen Leukenzephalopathie (PML) wurden in den letzten Jahren publiziert [21, 24, 51, 59, 60, 62, 69]. Ihnen stehen einige Berichte über Therapieversager gegenüber [31, 44].

Tollwuterkrankungen bei Menschen waren durch frühe IFN-α-Verabfolgung nicht günstig zu beeinflussen [40].

Zahlreiche Behandlungsversuche mit IFN-α und -β unternahm man bei der subakuten sklerosierenden Panenzephalitis (SSPE). Im Schrifttum fanden wir 21 Mitteilungen über insgesamt 68 Fälle. Das Therapieregime unterschied sich von Patient zu Patient erheblich. 39 Kranke (57%) sprachen auf die Behandlung gar nicht an. Bei 20 Fällen (29%) kam es zu einer passageren Unterbrechung der Progredienz, machmal auch mit leichter Besserung, die jedoch das Therapieende nicht überdauerte. Lediglich 9 Patienten zeigten eine länger bestehende Rückläufigkeit der Symptomatik. Zwei von uns behandelte SSPE-

Kranke (14 und 18 Jahre alt), die entweder kombiniert i.v. und intrathekal IFN-β oder i.m. IFN-α erhalten hatten, blieben ohne klare Zeichen einer Besserungstendenz (14).

In Einzelfällen mit Creutzfeldt-Jakob-Krankheit – ebenfalls der Gruppe der slow-virus-Krankheiten zugehörig – erwies sich die IFN-Gabe als unwirksam wie alle anderen antiviralen Substanzen auch [32, 51].

Einen therapeutischen Wert hat hingegen IFN-α und -β bei Herpes zoster-Komplikationen der Lymphompatienten. In diesen Fällen scheint ein Defekt im Interferonsystem zu bestehen [29]. Wir selbst haben 2 Fälle gesehen, deren Zostergeneralisation bzw. Zosterenzephalitis durch Nukleosidanaloga nicht zu durchbrechen war. Sie reagierten aber hervorragend auf zusätzlich systemische Verabfolgung von IFN-β im Dosierungsschema nach Heidemann. Offensichtlich lassen sich die Befunde von Merigan et al. und Heidemann et al. auf ZNS-Komplikationen durch Zoster bei onkologischen Patienten übertragen [18, 40].

Behandlung der Multiplen Sklerose

Ausgehend von der Annahme, der Multiplen Sklerose liege eine Störung der Immunregulation zugrunde, meinte man, bei dieser Krankheit eine rationale Basis für die Immuntherapie mit Interferon zu finden. Bestärkt wurde diese Auffassung durch die Feststellung, daß bei MS-Kranken die NK-Zellaktivität reduziert ist [70]. Aber auch die Möglichkeit, daß die Multiple Sklerose, entgegen aller bisheriger Evidenz, sich als Folge einer persistierender Viruserkrankung entwickele, wurde als theoretische Grundlage für einen Behandlungsversuch mit IFN genommen [4].

Heute liegen abgeschlossene kontrollierte Therapiestudien mit 4 verschiedenen Interferonpräparationen und 2 abweichenden Applikationsweisen vor.

Knobler et al. [30] verabfolgten in einer Pilotstudie bei MS-Kranken mit schubförmigem Verlauf täglich 5×10^6 IE IFN-α s.c. oder i.m. über 6 Monate. Ihre Studie entsprach Doppelblind- und cross-over-Bedingungen. Als Bewertungskriterien wählte man die Frequenz und Schwere der Schübe in den Beobachtungszeiträumen sowie die Verschlechterungsrate. Festzustellen war eine Reduktion der Schubfrequenz während der Studie, die sich unter der IFN-Applikation mehr verdeutlichte als unter Plazebogabe. Bei einigen Patienten bestand eine progrediente Verschlechterung außerhalb der Schübe schon vor der Studie; sie wurde weder durch IFN noch durch Plazebo beeinflußt. Es deutete sich also an, daß die IFN-Therapie bei schubförmigem Krankheitsverlauf günstig, bei chronisch-progredientem Verlauf aber nutzlos ist. Eine 3 Jahre später durchgeführte Nachuntersuchung dieser mit IFN-α behandelten Patienten erbrachte eine weitere und zunehmende Stabilisierung seit Ende der Studie. Signifikant war insbesondere die Abnahme der Schubhäufigkeit während der mehrjährigen Beobachtungszeit [45].

Mit verändertem Studienprotokoll aber vergleichbaren Bewertungskriterien überprüfte Camenga et al. (4) die therapeutische Effektivität des rekombinanten IFN-α bei Multipler Sklerose. Eine große Patientenzahl (N = 98) ermöglichte den Autoren eine differenziertere Auswertung; vor allem war eine bessere Beurteilung der Subgruppen mit schubförmigem, schubförmig/chronisch-progredientem und chronisch-progredientem Verlauf gegeben. Man wählte eine niedrigere Dosis (2×10^6 IU), verabreicht dreimal pro Woche über 12 Monate. Folgende Ergebnisse wurden erzielt:

1. Die Schubrate fiel in beiden Gruppen ab, unter Interferon stärker als unter Plazebo. Die Differenzen waren nicht signifikant.
2. Nach Ende des Versuches kam es zu deutlichen Verschlechterungen des Krankheitsverlaufes in der IFN-Gruppe, was für die Plazebo-Empfänger nicht zutraf.
3. Während der Studie gingen signifikant mehr IFN-Patienten von der prognostisch-günstigeren schubförmigen Verlaufsvariante in die ungünstigere chronisch-progrediente über.

Zusammenfassend ließ sich durch rIFN-α kein therapeutischer Nutzen erzielen; für einen Teil der Behandelten erwies sich die IFN-Gabe sogar als ungünstig.

Eine ganz andere Versuchsanordnung wählten Jacobs et al. [26], indem sie in einer randomisierten, multizentrischen Doppelblindstudie intrathekal 1×10^6 IE IFN-β in 9 bis 10 Einzelgaben über ein halbes Jahr verteilt applizierten. Zunächst erfolgte die IFN-Instillation einmal pro Woche (insgesamt viermal), dann nur noch einmal pro Monat. Einbezogen wurden nur Patienten mit schubförmigem Verlauf und mit hoher Schubhäufigkeit. Die Nachbehandlungsphase umfaßte 18 Monate. Bei der Auswertung der Ergebnisse fand man eine Reduktion der Schubrate bei den mit IFN Behandelten um 57%. In der Plazebogruppe lag dieser Wert bei 26%. Die Zahl klinischer Verschlechterungen war während der Beobachtungsphase in der Plazebogruppe höher (40%) als in der IFN-Gruppe (23,5%). Die betreuenden Ärzte äußerten die Vermutung, daß in den ersten 2 Monaten bei manchen Patienten im zeitlichen Zusammenhang mit der IFN-Gabe ein Schub ausgelöst wurde. Der später einsetzende prophylaktische Effekt des IFN vor weiteren Schüben halte bis zu 5 Jahren an; dies folgerten die Autoren aus Befunden ihrer Vorstudien. Absolut entgegengesetzt zu diesen positiven Erfahrungen mit IFN-β waren die Therapieergebnisse mit IFN-γ. Die von Panitch et al. [45a] behandelten MS-Patienten (N = 18) erhielten zweimal wöchentlich 1, 30 oder 1000 μg IFN-γ i.v. über insgesamt 4 Wochen. Auch in diese Studie wurden nur Patienten mit schubförmigem Verlauf einbezogen. Bei 7 Patienten trat unter der Therapie, unabhängig von der Dosishöhe, ein akuter Schub auf. Verglichen mit der Schubrate vor Studienbeginn bestand eine signifikante Schubhäufung während der Behandlungsphase, die in der 6- bis 12monatigen Nachbeobachtungsperiode wieder auf den Ausgangswert zurückging. Auffällig war eine begleitende Zunahme zirkulierender HLA-DR-positiver Monozyten im peripheren Blut. Als Ergebnis dieser Studie äußerten Panitch et al. [4]

die Ansicht, die Gabe von IFN-γ sei bei Multipler Sklerose kontraindiziert. Aus vorgenannten Untersuchungen läßt sich resümieren, daß bei Multipler Sklerose die systemische Gabe von IFN-γ und rekombinantem IFN-α nicht mehr rechtzufertigen ist. Natürliches IFN-α scheint bei schubförmigen Verlaufsformen dieses Leidens einen therapeutischen Langzeiteffekt zu entfalten. Für die intrathekale Gabe von IFN-β trifft dies jedoch eindeutig zu.

Interferone bei sonstigen neurologischen Krankheiten

Polyradikulitis (Guillain-Barré-Syndrom)

Bei der Polyradikulitis handelt es sich um eine entzündliche Erkrankung der peripheren Nerven, der wahrscheinlich eine Autoimmunreaktion zugrunde liegt. Die therapeutische Anwendung von Interferon bzw. Interferoninduktoren bei diesem Leiden begründete man mit dem immunregulatorischen Effekt des Präparates. Berichtet wurde über die Behandlung der chronischen Verlaufsform mit 100 µg/kg Poly-ICLC, einem Interferoninduktor, mit „ermutigenden Ergebnissen" bei 11 von 13 Patienten [37, 51]. Trotz dahingehender Empfehlung konnte sich die IFN-Anwendung bei der Polyradikulitis nicht durchsetzen.

Amyotrophische Lateralsklerose (ALS)

Ausgehend von der Annahme, die ALS sei durch eine slow-virus-Infektion mit besonderem Tropismus zum spinalen Motoneuron verursacht, unternahm man auch bei diesem Leiden zahlreiche Therapieversuche mit Interferon. Verabfolgt wurde natürliches und rekombinantes IFN-α über wenige Tage bis mehrere Monate. Die jeweiligen Präparationen wurden intrathekal, subkutan oder als intravenöse Dauerinfusion ($1-2 \times 10^8$ IE über 6 Tage) appliziert. Lediglich bei letztgenannter hoher Dosierung soll in Einzelfällen eine passagere Zunahme der Muskelkraft eingetreten sein; erheblich waren hingegen die Nebenwirkungen dieser Therapie [7, 13, 23, 43, 49, 51]. Ebenso wie sich bisher die slow-virus-Theorie der ALS nicht verifizieren ließ, besteht für eine IFN-Anwendung bei diesem Leiden weder eine rationale noch eine empirische Berechtigung.

Behçet-Sydrom

Dieses Krankheitsbild, das verschiedene Organsysteme – vorzugsweise Haut, Schleimhäute, Auge und Nervensysteme – erfaßt, ist bislang ätiologisch unaufgeklärt. Es wird der Gruppe der Vaskulitiden bzw. Kollagenosen zugeordnet und immunsuppressiv/zytostatisch behandelt. Günstige Therapieeffekte mit Acyclovir in Einzelfällen ließen an eine virale Genese denken. Signifikante Erhöhungen der IFN-Konzentrationen im Serum wurden in akuten Krankheitsphasen beobachtet.

Der bisher einmalige Behandlungsversuch mit rekombinantem IFN-α (18×10^6 IE zunächst täglich, dann dreimal pro Woche über 10,5 Wochen) erbrachte eine „überraschend gute" Rückbildung der Krankheitserscheinungen [56].

Schlußfolgerungen

Die Indikationen zur Interferonanwendung bei Erkrankungen des Nervensystems blieben begrenzt. Folgt man den Ausführungen der Arbeitsgruppe Jacobs [26], so ist ein Therapieversuch mit intrathekaler Gabe von IFN-β bei MS-Kranken mit schubförmigem Verlauf und höherer Schubfrequenz gerechtfertigt. Diese Patienten sprechen höchstwahrscheinlich auch auf systemische IFN-α-Verabreichung an, wobei der Langzeiteffekt bemerkenswert ist. Andere Verlaufsformen der Multiplen Sklerose sollten nicht mit IFN behandelt werden; IFN-γ ist grundsätzlich kontraindiziert. Ein weiteres Indikationsgebiet für IFN-α oder -β sind Herpes zoster-Komplikationen des Nervensystems bei onkologischen Patienten. Wesentlich scheint hier der frühe Therapiebeginn zu sein. Acyclovir ist in solchen Fällen oftmals unzureichend wirksam. Die Bedeutung der Interferone für die Behandlung schwerer Virusenzephalitiden ist bisher unentschieden, wenn auch vielversprechende Einzelergebnisse publiziert wurden. Das Therapiekonzept stützt sich hierbei noch immer auf experimentelle Befunde und Einzelfallberichte. Nur über eine kontrollierte Studie ist eine weitere Klärung dieser Frage möglich.

Bei chronischen Virusinfektionen des ZNS bzw. slow-virus-Erkrankungen ließ sich durch Interferone kein reproduzierbarer Therapieeffekt demonstrieren, sieht man von dem einen PML-Fall ab, dessen klinische Progredienz durch intrathekal verabreichtes IFN-β zu unterbrechen war. Für die Behandlung der SSPE ist IFN-α oder -β offensichtlich nicht geeignet. Gerechtfertigt scheint allerdings ein Therapieversuch mit IFN-γ, namentlich wenn man die pathogenetischen Besonderheiten des Leidens berücksichtigt. Bei Polyradikulitis konnte sich eine IFN-Anwendung nicht durchsetzen, und bei degenerativen ZNS-Krankheiten wie ALS und Alzheimer-Demenz erscheint sie wenig sinnvoll. Abzuwarten bleibt, ob sich erste positive Erfahrungen mit der IFN-Gabe beim Behçet-Sydrom bestätigen lassen.

Die interessante Frage nach der Rolle von „Interferon-Defizienz-Syndromen" bei der Entstehung entzündlicher ZNS-Erkrankungen, beispielsweise der HSV-Enzephalitis [36], wird im Zusammenhang mit möglichen therapeutischen Konsequenzen zukünftig intensiver zu verfolgen sein.

Literatur

1. Arvin AM, Kushner JH, Feldman S, Baehner RL, Hammond D, Merigan TC (1982) Human leukocyte interferon for the treatment of varicella in children with cancer. N Engl J Med 306:761–765
2. Bellantini JA, Catalano LW, Chambers RW (1971) Herpes simplex encephalitis: Virologic and serologic study of a patient treated with an interferon inducer. J Pediat 78:136–145
3. Billiau A (1981) Interferon therapy: pharmacokinetic and pharmacological aspects. Arch Virol 67:121–133
4. Camenga DL, Johnson KP, Alter M, Engelhardt CD et al (1986) Systemic recombinant α-2 interferon. Therapy in relapsing multiple sclerosis. Arch Neurol 43:1239–1246
5. Connell EV, Cerruti RL, Trown PW (1985) Synergistic acticity of combinations of recombinant human alpha interferon and acyclovir. Antimicrob Agents Chemother 28:1–4
6. Canonico PS, Kende M, Luscri BJ, Huggins JW (1984) In vivo activity of antivirals against exotic RNA viral infections. J Antimicrob Chemother 14 Suppl A: 27–41
7. Dalakas MC, Aksamit AJ, Madden DL, Sever JL (1986) Administration of recombinant human leukocyte $α_2$-interferon in patients with amyotrophic lateral sklerosis. Arch Neurol 43:933–935
8. DeClercq E, Edy VG, De Vlieger H, Eeckels R, Desmyter J (1975) Intrathecal administration of interferon in neonatal herpes. J Pediat 86:736–739
9. Do Ho-Yen, Carrington D (1987) Alpha-interferon responses in cerebrospinal fluid of patients with suspected meningitis. J. Clin Pathol 40:83–86
10. Dussaix E, Lebon P, Ponsot G, Huault G, Tardieu M (1985) Intrathecal synthesis of different alpha-interferons in patients with various neurological diseases. Acta Neurol Scand 71:504–509
11. Emödi G, Rufli T, Just M, Hernandez R (1975) Human interferon therapy for herpes zoster in adults. Scand J Infect Dis 7:1–15
12. Esiri NM (1982) Herpes simplex encephalitis. An immunohistological study of the distribution of viral antigen within the brain. J neurol Sci 54:209–226
13. Färkillä MA, Iivanainen MV, Roine RO, Cantell K (1985) Effect of interferon on the course of amyotropic lateral sclerosis. J Neurol Suppl: 265 (No 17.15.05)
14. Feldmann M, Schäfer U, Prange HW (1989) Subakute sklerosierende Panenzephalitis: Therapieversuche mit Interferon. Akt Neurol 16:93–98
15. Fog T (1980) Interferon treatment of multiple sclerosis patients: a pilot study. In: Boese A (ed) Search for the cause of multiple sclerosis and other chronic diseases of the nervous system. VCH-Verlag, Weinheim p 490–495
16. Gresser I, Tovey MG, Maury C, Bandu MT (1976) Role of interferon in the pathogenesis of virus diseases in mice as demonstrated by the use of anti-interferon serum. J Exp Med 144:1316–1323
17. Habif DV, Lipton R, Cantell K (1975) Interferon crosses blood-cerebrospinal fluid barrier in monkeys. Proc Soc Exp Biol Med 149:287–289
18. Heidemann E, Dietz K, Obert HJ, Wilms K (1984) Günstiger Verlauf des Herpes zoster bei immunsupprimierten Patienten unter Behandlung mit Fibroblasteninterferon. Onkologie 7:210–212
19. Heremans H, Billiau A, De Somer P (1980) Interferon in experimental viral infections in mice. Infect Immun 30:513–522
20. Hilfenhaus J, Ackermann R (1981) Endogenous interferon in the cerebrospinal fluid of herpes encephalitis patients. Proc Soc Exp Biol Med 116:205–209
21. Huber M (1987) Die Therapie der Herpes simplex Enzephalitis. In: v Wild K, Vicek J, Takakura K (Hrsg) Internationale Erfahrungen mit natürlichem Beta-Interferon. Zuckschwerdt-Verlag, München, S 67–70
22. Ichimura H, Shimase K, Tamura I, Kaneto E et al (1985) Neutralizing antibody and interferon-alpha in cerebrospinal fluids and sera of acute aseptic meningitis. J Med Virol 15:231–237

23. Iivanainen M, Laaksonen K, Niemi M, Färkillä M, Bergström L, Mattson K, Niiranen A, Cantell K (1985) Memory and psychomotor impairment following high-dose interferon treatment in amyotrophic lateral sclerosis. Acta Neurol Scand 72:4475–480

24. Imanishi J, Kishida T (1981/82) Clinical trials with interferon in Japan. Texas Rep Biol Med 41:647–652

25. Isacsohn M, Rosenbluth M, Smetana O, Rudenski B, Lipsical I, Doerner T (1985) Enhanced efficacy of vira-A, acyclovir in combination with beta interferon in herpes simplex infection. Ped Res 19 (No 10):1105

26. Jacobs L, Herndon R, Freeman A, Cuetter A et al (1986) Multicentre double-blind study of effect of intrathecally administered natural human fibroblast interferon on exacerbation of multiple sclerosis. Lancet 2 (8521):1411–1413

27. Janz C, Wiegand R (1982) Combined interaction of antiherpes substances and interferon-beta on the multiplication of herpes simplex virus. Arch Virol 72:135–143

28. Kawaguchi H, Baba M, Shigeta S (1986) Synergistic inhibitory effect of acyclovir and human native beta-interferon on the growth of herpes simplex virus type 2 in human embryo fibroblast cell cultures. Microbiol Immunol 30:593–597

29. Kirchner H (1987) Persönliche Mitteilung

30. Knobler RL, Panitch HS, Braheny SL, Sipe JC et al (1984) Systemic alpha-interferon therapy of multiple sclerosis. Neurology 34:1273–1279

31. Koskiniemi ML, Vaheri A, Valtonen S, Haltia M et al (1982) Trial with human leukocyte interferon and vidarabine in herpes simplex virus encephalitis. Acta Med Scand (Suppl) 668:150–160

32. Kovanen J, Haltia M, Cantell K (1980) Failure of interferon to modify Creutzfeldt-Jakob disease. Br Med J 280:902

33. Lebon P, Ponsot G, Aicardi J, Goutières F, Arthuis M (1979) Early intrathecal synthesis of interferon in herpes encephalitis. Biomedicine 31:267–271

34. Legaspi RC, Gatmaitan B, Bailey EJ, Lerner AM (1980) Interferon in biopsy and autopsy specimens of brain. Its presence in herpes simplex virus encephalitis. Arch Neurol 37:76–79

35. Levin S, Hahn T, Rosenberg H, Bino T (1982) Treatment of live-threatening viral infections with interferon-α: Pharmacokinetic studies in a clinical trial. Isr J Med Sci 18:439–446

36. Levin S, Hahn T (1985) Interferon deficiency syndrome. Clin Exp Immunol 60:267–273

37. Levy HB, Chirigos M, Talmadge J, Mc Farlin D et al (1983) Studies with poly ICLC: Effect on immune modulation and paralytic neurological diseases. In: Kishida T (ed) interferons. ISIFN Proc, Kyoto, p 330–337

38. Luby JP, Sanders CV, Sulkin SE (1971) Interferon assays and quantitative virus determination in a fatal infection in man with western equine encephalomyelitis virus. Amer J Trop Med Hyg 20:765–774

39. Merigan TC, Rand KH, Pollard RB, Abdallah PS, Jordan GW, Fried RP (1978) Human leukocyte interferon for the treatment of herpes zoster in patients with cancer. N Engl J Med 298:981–987

40. Merigan TC, Baer GM, Winkler WG, Bernard KW et al (1984) Human leukocyte interferon administration to patients with symptomatic and suspected rabies. Ann Neurol 16:82–87

41. Miyazu M, Morishima T, Hanada N, Isomura S, Susuki S (1985) Types of interferons detected in cerebrospinal fluid from patients with viral infections of the central nervous system. J Infect Dis 152:1098–1099

42. Mizutani N, Miyazu M, Maehara M, Isomura S, Watanabe K, Imanishi J (1985) Treatment of subacute sclerosing panencephalitis with human leukocyte interferon. Tohoku J Exp Med 146:277–284

43. Mora JS, Munsat TL, Kao KD, Finison LJ et al (1986) Intrathecal administration of natural human interferon alpha in amyotrophic lateral sclerosis. Neurology 36:1137–1140

44. Olding-Stenkvist E, Forsgren M, Henley D, Kreuger A et al (1982) Measles encephalopathy during immunosuppression: Failure of interferon treatment. Scand J Infect Dis 14:1–4
45. Panitch HS (1987) Systemic α-interferon in multiple sclerosis. Long-term patient follow-up. Arch Neurol 44:61–63
45a.Panitch HS, Hirsch RL, Haley AS, Johnson KP (1987) Exacerbationen Multipler Sklerose bei Patienten unter γ-Interferonbehandlung. Lancet (D) 1:568–570
46. Prange H, Wismann H (1981) Intrathecal use of interferon in encephalitis. N Engl J 305:1283–1284
47. Prange HW, Weber T (1986) Zur Behandlung der schweren Virusenzephalitis mit Interferon und Virusstatika. Med Klin 81:657–662
47a.Prange HW, Henze T (1988) An antiviral combination treatment for virus encephalitis, theoretical aspects and clinical experiences. J Neuroimmunol 20:165–167
48. Postic B, Fenje P (1971) Effect of administered interferon on rabies in rabbits. Appl Microbiol 22:428–431
49. Rissanen A, Palo J, Myllylä G, Cantell K (1980) Interferon therapy for ALS. Ann Neurol 7:392
50. Romano A, Ladizensky E, Guarari-Rotman D, Revel M (1981/82) Clinical effect of human-fibroblast-derived (beta) interferon in treatment of adeno-virus epidemic keratoconjunctivitis and its complications. Texas Rep Biol Med 41:559–565
51. Salazar AM, Gibbs CJ, Gajdusek CD, Smith RA (1984) Clinical usage of interferons in central nervous system disorders. In: Came P, Carter W (eds) interferons and their applications. Handbook of experimental pharmacology. Springer, Berlin
52. Sasahira M, Takagi K, Hashimoto K, Arai T, Nagai M (1983) Herpes simplex encephalitis. Case report. Neurol Med Chir (Tokyo) 23:821–827
53. Smith RA, Kingsburg D, Alksne J, James H, Cantell K (1982) Distribution of interferon in cerebrospinal fluid after systemic, intrathecal, and intraventricular administration. Ann Neurol 12:81 (No C6)
54. Smith RA, Norris F, Palmer D, Bernhardt L, Wills RF (1985) Distribution of alpha interferon in serum and cerebrospinal fluid after systemic administration. Clin Pharmacol Ther 37:85–88
55. Sokawa Y, Ando T, Ishihara Y (1980) Induction of 2'5'-oligoadenylate synthetase and interferon in mouse trigeminal ganglia infected with herpes simplex virus. Infect Immun 28:719–723
56. Stadler R, Bratzke B, Baumann I (1987) Morbus Behçet and exogenes Interferon. Hautarzt 38:97–100
57. Stanwick TL, Schinazi RF, Campbell DE, Nahmias AJ (1981) Combined antiviral effect of interferon and acyclovir on herpes simplex virus types 1 and 2. Antimicrob Agent Chemother 19:672–674
58. Strebbing N, Weck PK, Fenno JT, Estell DA, Rinderknecht E (1983) Antiviral effects of bacteria-derived human leukocyte interferon against encephalomyocarditis virus infection of squirrel monkeys. Arch viral 76:365–372
59. Takenaka H, Hyuga M, Ueda K, Ohshima E et al (1983) A clinical trial of human leukocyte interferon to encephalitis with VZV. In: Kishida T (ed) Interferons. ISIFN-Proceedings, Kyoto/Japan, p 379–382
60. Tashiro K, Doi S, Moriwaka F, Marno Y, Nomura M (1987) Progressive multifocal leucoencephalopathy with magnetic resonance imaging verification and therapeutic trials with interferon. J Neurol 234:427–429
61. Tchoulamjan DA, de la Pena NC, Costa H (1985) HUIFN-alpha in acute and slow neurological diseases. Abstracts Ann Mtg Interferon System (TNO/ISIR). Clearwater Beach, Fla, p 155
62. Timofeeva GA, Sichko ZV, Kozlova OL (1981) Experience in interferon therapy of the nervous forms of epidemic parotitis. Vop Okhrany Materin Dets 26:41–43
63. Tsukamoto LF, Price RW (1982) Interferon protects neurons in culture infected with vesicular stomatitis and herpes simplex viruses. J Neurol Sci 56:115–128

64. Ververken D, Carton H, Billiau A (1978) Intrathecal administration of interferon in MS patients? NATO Advanced Study Institute series: Ser A life sciences 24:625–627
65. Vithanomsat S, Wasi C, Harinasuta C, Thongcharoen P (1984) The effect of interferon on flaviviruses in vitro: A preliminary study. Southeast Asian J Trop Med Pub Hlth 15:27–31
66. Weinmann E, Majer M, Hilfenhaus J (1979) Intramuscular and/or intralumbar postexposure treatment of rabies virus infected cynomolgus monkeys with human interferons. Infect Immun 24:24–31
67. Whitley RJ, Alford CA, Hirsch MS, Schooley RT, Luby JP, Aoki FY, Honley D, Nahmias AJ, Soong SJ (1986) Vidarabin versus acyclovir therapy in herpes simplex encephalitis. N Engl J Med 314:144–149
68. Winston DJ, Ho WG, Gale RP, Champlin RE (1986) Treatment of herpes zoster infection in immunosuppressed patients. In: Steward WE (ed) The biology of the interferon system. Elsevier, Amsterdam, p 479–484
69. Worthmann W, Thouet R (1985) Generalisierte Herpes simplex Virusinfektion. Kombinierte Behandlung mit Acyclovir und Human-Interferon-β. MMW 127:262–263
70. Zweiman B, Lisak RP (1986) Cell-medialed immunity in neurologic disease. Hum Pathol 17:234–245

Interferone bei rheumatischen Erkrankungen

T. STOLZENBURG und K. WILMS

Einleitung

Die Aufklärung der Pathogenese entzündlich rheumatischer Erkrankungen, speziell der chronischen Polyarthritis (c. P.), und damit eine an der Pathogenese orientierte Therapie, ist bis heute ein ungelöstes Problem. Grundlage derzeitig weitgehend empirisch begründeter medikamentöser Therapie ist ein am Aktivitätsstadium angepaßter Einsatz von symptomatisch wirkenden nicht-steroidalen Antirheumatika (NSAID) und Kortikosteroiden. Daneben finden Basistherapeutika mit dem Ziel Verwendung, die krankheitstypische Progredienz der Gelenkzerstörung aufzuhalten (Chloroquin [49], Gold [23, 30, 31], D-Penicillamin [60, 103, 113], Sulphasalazin [7, 128, 167], Methotrexat [104, 122, 150, 158], Azathioprin [39, 74, 113, 117, 151, 164], Cyclophosphamid [94, 139, 146, 159]). Ob jedoch dieses wesentlichste Therapieziel mit den derzeit zur Verfügung stehenden therapeutischen Mitteln tatsächlich erreicht werden kann, muß auch nach neuesten Ergebnissen weitgehend skeptisch beurteilt werden [119, 120, 131]. Nachgewiesene, therapieinduzierte Remissionen bezüglich der Progredienz ossärer Destruktionen sind eher selten, so daß häufig allenfalls mit einer Verlangsamung des Prozesses gerechnet werden kann [119]. Diese Ergebnisse sind um so ernüchternder, da oben zitierte Langzeitstudien weitgehend an rheumatologisch spezialisierten Zentren durchgeführt wurden, wo Erfahrung und eine die Prognose wesentlich mitbestimmende gute allgemeintherapeutische Infrastruktur eine überdurchschnittlich intensive Behandlung ermöglichte. Wird darüber hinaus noch in Betracht gezogen, daß diese limitierten Erfolgsaussichten durch eine hohe Therapienebenwirkungsquote belastet sind, so wird die insgesamt wenig befriedigende therapeutische Situation offensichtlich.

Damit ergibt sich die Notwendigkeit, systematisch nach neuen, erfolgversprechenden Therapieprinzipien zu suchen. Eine Vielzahl von Anstrengungen sind in diese Richtung unternommen worden. Jedoch stellen Leukozytapherese [10, 86, 153, 156, 157], Plasmapherese [6, 79, 153, 157], totale Lymphknotenbestrahlung [85, 107, 147, 148] sowie eine Behandlung mit plazentaeluiertem Gammaglobulin [29, 127], monoklonalen Antkörpern [24, 71, 81] oder Cyclosporin A [37, 152] aufgrund von Nebenwirkungsrate, technischem Aufwand und/oder nicht hinreichend belegter Wirksamkeit allenfalls besondere Ausnahmeindikationen dar. In den Problemfällen aggressiver, konventionell nicht hinreichend zu beeinflussender Fälle entzündlich rheumatischer Erkrankungen gilt eine immunsuppressive Therapie heute als anerkannteste Behandlungsalternative [4, 99, 100, 165]. Dieses vor allem unter der Vorstellung, daß zu unterdrückende autoimmunologische Vorgänge den Pathomechanismus wesentlich mitbestimmen [118].

Interferonen (IFN) wurde wegen deren immunologisch aktivierender Wirkung [1, 62, 73, 88, 116, 129, 149, 162] in diesem Zusammenhang bis heute eine potentielle Schlüsselrolle zugesprochen [18, 20, 102], zumal verschiedene Interferone von einigen Arbeitsgruppen im Serum und in der Synovialflüssigkeit von Patienten mit Autoimmunerkrankungen nachgewiesen wurden [2, 3, 26, 33, 59, 134, 166]. Auch wenn diese pathogenetische Rolle von Interferonen bis heute nicht hinreichend belegt werden konnte, stellen doch seit neuerem mit Interferonen unternommene Behandlungsversuche bei chronischer Polyarthritis [21, 22, 47, 80, 90, 91, 92, 97, 108, 114, 133, 154, 161, 168], juveniler chronischer Polyarthritis [115] und Arthritis psoriatica (A. ps.) [44, 45, 130] einen neuen und in seiner teilweise positiven Erstbeurteilung überraschenden und interessanten Therapieansatz dar. Im folgenden werden zunächst bisher publizierte Ergebnisse über den klinischen Einsatz von Interferonen in der Rheumatologie im Überblick zusammengefaßt und diskutiert. Anschließend soll die potentielle Rolle von Interferonen im rheumatischen Entzündungsprozeß in pathophysiologisch-autoimmunologischer Hinsicht sowie deren mögliche Wirkungsweise bei therapeutischer Anwendung erörtert werden.

Klinischer Einsatz von Interferonen bei chronischer Polyarthritis

Zwischen 1983 und 1985 wurden bei Patienten mit c. P. erste Pilotstudien mit natürlichem [108] und rekombinantem [108, 161] IFN-γ sowie einer nicht gereinigten Lymphokinpräparation [168] durchgeführt. Diese ersten Publikationen berichteten über ungewöhnliche Therapieerfolge bei nahezu allen behandelten Patienten. Beschrieben wurde Schmerzfreiheit, Reduktion der Gelenkschwellung, Zunahme der Beweglichkeit, Normalisierung der BSG sowie des vorher nachgewiesenen Rheumafaktors [108, 168]. Einer breiteren klinischen Erprobung von natürlichem IFN-γ stand dessen aufwendige Herstellung im Zellkulturverfahren entgegen. Die Lymphokinpräparation enthielt darüber hinaus teilweise nicht definierte oder in deren Aktivität nicht bestimmte und standardisierte Immunmodulatoren (u. a. IL1, IL2, IFN-γ, GM-CSF, Lymphotoxin, MIF). Daher wurde in sich anschließenden Studien rekombinantes, gentechnologisch hergestelltes humanes Interferon-γ (rIFN-γ) zur weiteren klinischen Erprobung eingesetzt [21, 22, 47, 80, 90, 91, 92, 97, 108, 114, 133, 154, 161, 168]. In diesen Studien sind etwa 700 c. P.-Patienten mit rekombinantem IFN-γ behandelt worden. In den Dosisfindungsstudien wurden zwischen 10 μg und 400 μg/die subcutan (s. c.) eingesetzt, entsprechend $2{,}2 \times 10^5$ bis $1{,}36 \times 10^7$ I. U. absolut applizierter IFN-Aktivität [Bioferon/Laupheim bzw. Biogen/Genf; $2{,}2$–$3{,}4 \times 10^7$ I. U./mg Protein [34, 135, 145]]. Zur klinischen Aktivitätsbeurteilung der Patienten wurden dabei meist der in rheuma-

Tabelle 1.   Einsatz von rekombinantem γ-Interferon[1] bei chronischer Polyarthritis (publizierte Studienergebnisse)

| Autor | Applikationsmodus | Dauer | n | therapeutisches Ansprechen (nach Angabe und Kriterien der Autoren) | | | Abbruch | Studientyp |
				++	+	Ø		
Wolfe et al. (1986)	Doppelblindrandomisation 10 µg versus 100 µg verum s.c. 5×/Wo	28 Tage	33	4/14* 5/14** 4/14*** } 10 µg 7/16* 6/16** 2/16*** } 100 µg	5/14* 3/14** 4/14*** } 10 µg 6/16* 5/16** 3/16*** } 100 µg	5/14* 6/14** 6/14*** } 10 µg 3/16* 5/16** 5/16*** } 100 µg	3	Phase I/II (doppelblind 10 µg versus 100 µg randomisiert)
Seitz et al. (1986)	Tag 1 50 µg, Tag 2–20 100 µg s.c. (ab Tag 11 200 µg, wenn Ritchie-Index nicht um >15% gebessert) Bei Respondern ab Tag 21 3×/ Wo. 100 µg s.c. bis 8 Mo.	20 Tage	13	2/13²	4/13²	6/13²	1	offen, Phase I/II
Lemmel et al. (1987)	A: Tag 1–10 50 µg s.c., ab Tag 11 100 µg, wenn Ritchie-Index am Tag 10 nicht um >15% besser B: Tag 1–10 100 µg s.c., ab Tag 11 200 µg, wenn Ritchie-Index am Tag 10 nicht um >15% besser	20 Tage	49	— 24/49² —		16/49²	9	offen, Phase I/II multizentrisch
Lemmel et al. (1988)	Tag 1–20 50 µg s.c., dann 50 µg alle 2 Tage s.c.	28 Tage	91	— 23/40² (verum) — — 11/39² (placebo) —		17/40² (verum) 28/39² (placebo)	1 1	Phase III, multizentrisch, doppelblind, placebokontrolliert
Cannon et al. (1989)	s.c. Applikation von 100 µg rIFN-γ an 5 Tagen/Wo. über 3 Monate	3 Monate	105	— 12/54 (verum) — — 6/51 (placebo) —		42/54 (verum) 45/51 (placebo)	12 9	Phase III, multizentrisch, doppelblind, placebokontrolliert

[1] Biogen Cambridge/Genf, Bioferon Laupheim/D; $2{,}2{-}3{,}4 \times 10^7$ IU/mg Protein
[2] Verbesserung des Ritchie- u./o. Lansbury-Index um mindestens 25%
* Ansprechrate bezüglich Druckschmerz der Gelenke
** Ansprechrate bezüglich Gelenkschwellung
*** Ansprechrate bezüglich ärztlicher Gesamtbeurteilung

Tabelle 2. Die klinische Wirksamkeit von Lymphokinen bei chronischer Polyarthritis (publizierte Kurzberichte und Abstracts)

Autor	IFN-Typ	therapeutisches Ansprechen nach Angabe der Autoren			Abbruch
		++	+	∅	
Obert et al. (1985)	rIFN-γ	25/60	13/60	16/60	6/60
Obert et al. (1985)	natürl. IFN-γ	4/6	2/6	–	–
Zilly et al. (1986)	nicht gereinigte Lymphokine (u.a. IL1, IL2, MIF, IFN-γ, GCSF)	11/14	3/14	–	–
Cannon et al. (1985)	rIFN-γ	statistisch signifikante Besserung des Verum-Kollektivs nach 8 Wo., nicht signifikant nach 12 Wo. (verum: n=42, placebo: n=42) wegen hoher Wirkung im Plazebo-Kollektiv.			
Veys et al. (1987)	rIFN-γ	signifikante Besserung des Verumkollektivs bezüglich Druckschmerz der Gelenke (n=22)			
Machold et al. (1987)	rIFN-γ	keine signifikante Besserung des Verumkollektivs nach 4 Mo. (n=13).			
Firestein et al. (1987)	rIFN-γ	keine signifikante Besserung — 2/17 —		15/17	
Kajander et al. (1979)	IFN-α	keine signifikante klinische Wirkung (n=6)			
Peddinani et al. (1986)	IFN-α	signifikante Besserung in Plazebo/Verum-Cross-over-Studie (n=40)			

tologischen Therapiestudien anerkannte [17, 61] Ritchie-Index für die Gelenkdruckschmerzhaftigkeit [126], der Funktionsindex nach Lee [89] und der Gelenkindex nach Lansbury [87] eingesetzt. Darüber hinaus wurde von einigen Studiengruppen der Verlauf von Morgensteifigkeit, Griffstärke, Spontan- und Bewegungsschmerz, die allgemeine Krankheitsaktivität durch Arzt- und Patientenangaben, sowie die Laborparameter der Entzündung analysiert. Eine Übersicht dieser Studienergebnisse wird in den Tabellen 1 und 2 dargestellt.

In einer auf ambulanter Basis durchgeführten Doppelblindstudie (10 µg versus 100 µg rIFN-γ s.c. 5×/Wo) erwies sich bereits die geringste Dosis als signifikant wirksam [161]. Diese Wirksamkeit (p < 0,05) zeigte sich in beiden Kollektiven in einer verringerten Anzahl druckschmerzhafter und synovitischer Gelenke, in der Patienteneinschätzung bezüglich der allgemeinen Schmerzaktivität und Funktionseinschränkung der Gelenke sowie der ärztlichen Einschätzung der Gesamtkrankheitsaktivität. Unbeeinflußt blieben die Griffstärke, BSG und Morgensteifigkeit nach vier Behandlungswochen. In dem mit 100 µg behandelten Kollektiv dokumentierte sich zwar in der Tendenz ein besseres Ansprechen als in dem mit 10 µg behandelten Kollektiv, dieser Unterschied erreichte jedoch bei den untersuchten Fallzahlen (n = 30) kein signifikantes Niveau. Ähnliche Ergebnisse bezüglich einer Wirkung von rIFN-γ in geringerer Dosierung zeigen andere Autoren [91]. In einer offenen Phase-I/II-Studie wurde ein Kollektiv (n = 14) mit 50 µg, ein anderes mit 100 µg/die s.c. behandelt (n = 24). Eine Verbesserung des Ritchie-Index und des Lansbury-Index um mindestens 30% als Erfolgskriterium der Behandlung zeigte sich nach 20 Tagen bei 60% der Patienten. Nach Applikation von täglich 50 µg zeigte sich eine Funktionsverbesserung bei 71% der Patienten, nach Verabreichung von 100 µg/die bei 53% der Behandelten. Wurde bei den Non-Respondern jeder Gruppe die Dosis nach 10 Behandlungstagen verdoppelt (auf 100 µg bzw. 200 µg) konnte nur noch bei 25% dieser Patienten eine signifikante Funktionsverbesserung festgestellt werden. Diese Ergebnisse deuten an, daß eine Dosiserhöhung bei Non-Respondern nur in wenigen Fällen zu einer effektiveren Behandlung führt. Tendenziell sollen auch niedrigere Dosierungen von 50 µg/die nach längerer Applikation eher zu einer Senkung der BSG führen, als höhere Dosen, wenn dieses bisher auch noch nicht statistisch belegt ist [91].

Dosiserhöhungen auf 200 µg/die und darüber bewirkten in kasuistischen Einzelbeobachtungen bei Patienten mit Arthritis psoriatica eine Befundverschlechterung nach initialer Besserung unter niedrigen Dosierungen. Diese Ergebnisse führten in der Konzeption von rIFN-γ Phase-III-Studien in Deutschland zu einer Dosisfestlegung auf 50 µg s.c. jeden 2. Tag [92]. Zur Zeit liegen fünf Berichte über teilweise multizentrische, randomisierte, plazebokontrollierte Doppelblindstudien unterschiedlichen Umfangs zum Einsatz von IFN-γ bei c.P. vor [22, 92; [21, 97, 154 Abstracts]]. In einer kleineren Studie (n = 13) zeigte sich nach viermonatiger Applikation von rIFN-γ keine signifikante Überlegenheit von Verum gegenüber Plazebo [97]. In einer größeren, amerikanischen Studie (n = 105) wurde zwar nach achtwöchiger Behandlung mit 100 µg/die rIFN-γ eine signifikante Verbesserung der Gelenk-schwellungen beschrieben, jedoch konnte nach weiteren vier Behandlungs-wochen keine anhaltende Funktionsverbesserung unter rIFN-γ aufrecht er-halten werden [21]. Auch bei Studienende nach dreimonatiger Behandlung zeigte sich keine signifikante Besserung der Verum-Gruppe gegenüber den mit Plazebo behandelten Patienten [22]. Dieses Ergebnis steht im Gegensatz zu denen der deutschen Phase-III-Multicenter-Studie [92]. Lemmel et al. be-handelten 91 c. P.-Patienten mit 50 µg/die rIFN-γ bzw. Plazebo über 28 Tage. Dabei zeigte sich am Studienende eine signifikante Überlegenheit von IFN-γ bezüglich der Hauptkriterien „Besserung des Ritchie- und/oder Lansbury-Index" um mindestens 30% bei 58% der verum- bzw. 28% der plazebobehan-delten Patienten. Auch die von den Autoren definierten Nebenkriterien wur-den teilweise als überlegen gebessert beschrieben (Tabelle 3).

Trotz einer günstigeren Bewertung der Verum-Therapie fällt eine nicht un-wesentliche Funktionsverbesserung innerhalb der Plazebogruppe auf (im Mittel ca. 20%). Da diese Studien teilweise unter stationären Bedingungen durchgeführt wurden, könnte eine Besserung des Beschwerdebildes durch un-spezifische Therapieeffekte wie Verminderung der alltäglichen körperlichen Belastung mitbedingt sein. Diese Einflüsse sind bei der Interpretation der un-ter rIFN-γ beobachteten Befundverbesserungen zu berücksichtigen. Von den Autoren der oben zitierten amerikanischen Studie wird die ausbleibende Si-gnifikanz der Befundverbesserung zwischen Plazebo- und Verumgruppe nach zwölf Wochen unter anderem ebenfalls mit einem hohen Therapieerfolg der Plazebogruppe in Zusammenhang gebracht [21. 22]. Offen bleiben muß der-zeit die Beantwortung der Frage, ob die in der deutschen und amerikanischen Phase-III-Studie verwendeten unterschiedlichen Dosen (50 µg bzw. 100 µg/die) und unterschiedliche Applikationsintervalle, aus den bereits oben disku-tierten Gründen für diese unterschiedlichen Therapieerfolge verantwortlich sind. Letzlich bleibt die Möglichkeit zu berücksichtigen, daß es sich bei den initial günstigen IFN-Effekten um einen realen, aber nur passager aufrecht zu erhaltenden Therapieeffekt handelt. Auch in diesem Sinne könnten die Er-gebnisse von Cannon et al. [21, 22] interpretiert werden, die, wie oben er-wähnt, ein Schwinden der signifikanten Wirkung zwischen der vierten und zwölften Behandlungswoche beobachten mußten. In diesem Zusammenhang ist eine eventuelle Entwicklung neutralisierender Antikörper gegen rIFN-γ unter Therapie von Bedeutung. Eine Studie untersuchte diese Frage und fand keine derartigen Antikörper im Serum der Patienten nach achtwöchiger The-rapie [161]. Bei den kurzen Beobachtungszeiten läßt sich bis heute noch keine Aussage über einen eventuellen Einfluß auf die ossären Destruktionen der c. P. machen.

Bezüglich der Verträglichkeit von subcutan appliziertem IFN-γ bei c. P. zei-gen sich in den genannten publizierten Studien eine Reihe von teilweise aus onkologischen Studien bekannte Nebenwirkungen, die jedoch alle als reversi-bel und im Ausmaß mäßig beschrieben wurden (Tabelle 4). Übereinstimmend wurde die IFN-γ-Applikation bei c. P. über die bisherigen Beobachtungsräu-me als gut verträglich beschrieben. Fieber war die häufigste, wenn auch kei-

Tabelle 3.   Funktionelle Verbesserung von c.P.-Patienten unter rIFN-γ-Therapie* (Lemmel et al. 1988)

	Therapie	
	Verum	Plazebo
Funktionsindex nach Lee	−30%	− 4%
BSG-Beschleunigung	−19%	+ 4%
Abnahme schwerer und mittlerer Schmerzen		
– am Morgen	−43%	−17%
– bei Bewegung	−14%	−22%
– in Ruhe	−48%	−30%
allg. Beweglichkeit	+58%	+22%
generelles Befinden	+53%	+26%
Morgensteifigkeit	−50%	−20%

* 50 µg/die s.c. über 28 Tage

Tabelle 4. Nebenwirkungen unter γ-Interferon-Therapie bei chronischer Polyarthritis*

	Studie				
	Wolfe et al.	Seitz et al.	Lemmel et al. (1987)	Lemmel et al. (1988)	Obert et al.
Fieber >38,5°C	12/33	6/13	17/49	5/47	12/80
Schüttelfrost	6/33		2/49		
Schwitzen		1/13	2/49	1/47	2/80
ANA-Anstieg	3/13				
Leukopenie		3/13			1/80
Anstieg der Leberenzyme		2/13			1/80
Übelkeit	3/33	1/13		2/47	2/80
Kopfschmerzen	9/33	1/13	2/49	1/47	2/80
Müdigkeit	6/33		2/49	3/47	4/80
Blutdruckabfall	3/33	1/13	1/49		
Flash			2/49		
Verwirrtheit	4/33	1/13		1/47	
Euphorie		1/13			
lokale Hautreizung	6/33		1/49	1/47	
Luftnot					1/80
Lymphknotenschwellung					1/80
Gliederschmerzen/Myalgien	9/33			2/47	2/80
Husten					1/80
gastrointestinale Symptome	8/33			2/47	

* Anzahl der jeweiligen Nebenwirkungen/Zahl behandelter Patienten, IFN-γ-Dosierung siehe Tabelle 1

neswegs obligate Nebenwirkung. Es handelte sich um eine teilweise passagere und in der Regel symptomatisch gut zu behandelnde Beeinträchtigung. Problematisch kann die Behandlung von Frühfällen sein, falls sich das Krankheitsbild nicht von larviert oder abortiv verlaufenden Kollagenosen differenziert. In einem Fallbericht wird eine Schubsituation eines Lupus erythematodes dissiminatus beschrieben, welcher unter der initialen Annahme einer c. P. mit Interferon-γ behandelt wurde [98]. Auch andere Autoimmunerkrankungen (Multiple Sklerose [111]) scheinen sich unter Interferon-γ eher zu verschlechtern. Bei der c. P. ist die Gesamtnebenwirkungsrate offensichtlich dosisabhängig und bei einer Applikation von 50 µg/die deutlich geringer als bei 100 µg/die [91].

In wesentlich geringeren Fallzahlen wurde auch Typ-I-Interferon (IFN-α) zur Therapie bei c. P. eingesetzt (Tabelle 2). Eine finnische Pilotstudie berichtete 1979 nach Applikation von 3×10^6 I. U. natürlichem, partiell gereinigtem IFN-α $5\times$ pro Woche s. c. über 2 Monate an 6 Patienten keine klinische Wirksamkeit oder wesentliche Nebenwirkungen [80]. Dem entgegen stehen neuere Ergebnisse einer offenen Plazebo/Verum-Cross-over-Studie an 40 c. P.-Patienten. Hier wird bei insgesamt achtzehnwöchiger Behandlung eine signifikante Funktionsverbesserung während der Verum-Behandlung (9 Wochen 100 µg/die) gegenüber einer neunwöchigen Plazebo-Behandlungsphase beschrieben [114]. Aufgrund geringer Fallzahl und teilweise fehlender Angaben zur Studienkonzeption und klinischen Evaluation ist eine hinreichende Bewertung dieser Ergebnisse derzeit noch nicht möglich.

Klinischer Einsatz von rIFN-γ bei Arthritis psoriatica

Nach Vorliegen erster positiver Erfahrungsberichte mit IFN-γ bei Patienten mit c. P. wurde diese auch in Pilotstudien bei Patienten mit Arthritis psoriatica (A. ps.) eingesetzt [44, 45, 130]. Da in diesen Phase-I/II-Studien zwar das gleiche Präparat (Bioferon, Laupheim), jedoch keine einheitliche Dosierung und Behandlungsdauer angewendet wurden, lassen sich zwar kasuistische, jedoch keine statistischen Aussagen über die IFN-γ-Wirkung bei dieser Erkrankung machen.

Fierlbeck et al. [44, 45] berichten über 15 Patienten, welche mit individuell unterschiedlichen Dosen von „meist deutlich unter 200 µg/die" (Autorenangabe) über 16 Tage mit anschließend einmal täglicher Injektion alle 3 Tage s. c. behandelt wurden. Bei einem Therapieabbruch zeigten 10 von 14 Patienten eine Besserung des Ritchie-Index um mehr als 30%. Auch werden Morgensteifigkeit, Morgen-, Ruhe- und Bewegungsschmerz sowie Beweglichkeit und allgemeine Krankheitsaktivität nach Patienteneinschätzung in etwa zwei Drittel der Fälle nach 10 Tagen als deutlich gebessert beschrieben. Der Bedarf an symptomatischer Schmerzmedikation halbierte sich in 9 von 14 Fällen. Nach Eindruck der Autoren zeigte sich bei akuten Krankheitsstadien eine frühzeitigere Besserung als bei anderen Krankheitsverläufen. Eine Abnahme der Gelenkschwellung wurde erst im weiteren Verlauf bis zu 2 Monate nach einer symptomatischen Besserung beschrieben. Mit Dosen unterhalb von 200 µg/die zeigten sich keine Veränderungen der psoriatischen Effloreszenzen. Nach initialer Besserung von 3 Patienten unter geringeren Dosen verschlechtere sich die arthritische Beschwerdesymptomatik nach Dosissteigerung auf über 200 µg/die. Bei zwei dieser Fälle besserten sich dann jedoch die psoriatischen Hautveränderungen (Psoriasis vulgaris cum pustulatione bzw. Psoriasis pustulosa generalisata). Wurde bei Respondern eine Erhaltungstherapie mit 3× wöchentlicher s.c.-Injection weitergeführt, konnten über 4 Monate andauernde Behandlungserfolge der Arthritiden beobachtet werden. Diese Ergebnisse stehen in auffallendem Widerspruch zu denen von Schulze et al. [130]. Bei keinem der von ihnen behandelten Patienten (n = 7) konnte eine signifikante symptomatische Besserung bei s.c.-Injektionen von 1×10^6 I.U./die rIFN-γ (= 50 µg) nach 3 Wochen erzielt werden. Auch eine Dosisverdopplung ergab keine Verbesserung dieser Ergebnisse, lediglich 3 Patienten erfuhren eine zunächst deutliche, aber weniger als eine Woche anhaltende Beschwerdereduktion zu Beginn der Therapie. Art, Grad und Häufigkeit der aufgetretenen Nebenwirkungen deckten sich im wesentlichen mit denen, die schon bei mit rIFN-γ behandelten c.P.-Patienten auftraten (Tabelle 4). Es wird in diesen kleineren Kollektiven über keine therapieinduzierte Verschlechterung der arthritischen oder dermatologischen Befunde berichtet. Auffallend ist lediglich die in einem Kollektiv beschriebene signifikante Erhöhung der Nüchternserumtriglyzeride um 70% bei 5 von 7 zuvor normalwertigen Patienten unter Therapie, bzw. ein Anstieg auf über 1100 mg/dl bei einem Patienten mit initialer Hypertriglyzeridämie von 287 mg/dl [130]. Eine Korrelation zu anderen metabolischen und alimentären Risikofaktoren bestand nicht.

Zusammenfassend ergibt sich derzeit noch kein einheitliches Bild zur Wirksamkeit von Interferonen bei Patienten mit c.P. und A.ps.. Weder der Grad der Krankheitsaktivität, vorherige oder begleitende Medikation, Korrelation zur Körperoberfläche oder Körpergewicht, noch das Alter, Geschlecht oder die Erkrankungsdauer zeigten nach bisherigen Analysen eine Beziehung zur Wirksamkeit der IFN-γ-Therapie. Eine Dauertherapie wird auch nach gutem Ansprechen derzeit als wahrscheinlich notwendig erachtet, da nach Absetzen eine erneute Zunahme der Beschwerden beschrieben wurde, welche sich nach neuerlicher Aufnahme der Medikation wieder verringerten [91]. Die Fragen nach der notwendigen Behandlungsdauer, dem Applikationsintervall und der Höhe der Dosis einer Langzeitbehandlung ist noch nicht abschließend zu beantworten. Auffallend ist insgesamt eine von verschiedenen Autoren dokumentierte Wirkung, die jedoch in den neueren und umfassenderen Studien im Vergleich zu den sehr positiven Erstbeschreibungen [108, 168] deutlich geringer ausfällt. Inwieweit dieses mit der Verwendung von natürlichem IFN-γ (100) bzw. einer Kombination mehrerer Lymphokine [168] oder einer günstigeren Patientenselektion bei kleinen Fallzahlen in diesen ersten Studien zusammenhängt, muß offenbleiben. Teilweise hohe Therapieerfolge in den Plazebokollektiven erschweren zudem eine Beurteilung der therapeutischen Wirksamkeit der Interferone [21]. Wesentlichen Aufschluß werden hier laufende plazebokontrollierte Doppelblindstudien an größeren Patientenkollektiven mit einer definierten Krankheitsmindestaktivität als Einschlußkriterium und einer längeren Beobachtungszeit geben. Auch sind angekündigte Ergebnisse von über einhundert Patienten nach einjähriger Therapie mit rIFN-γ von großem Interesse [93]. Zum gegenwärtigen Zeitpunkt sollte diese Behandlung ausschließlich im Rahmen von kontrollierten Studien durchgeführt werden.

Experimentelle Aspekte

Bei der c. P. handelt es sich um eine Systemerkrankung mit hauptsächlicher Manifestation als progredient destruierende Arthritis [64]. Geprägt wird dieser Prozeß im Frühstadium durch eine synoviale Vaskulitis mit begleitender mononukleärer und granulozytärer Infiltration der Synovialis sowie einer Ausbildung fibrinreicher Gelenkergüsse [43, 65, 68, 101]. In diesem Initialstadium wird eine verstärkte Proliferation synovialer Deckzellen mit Aufhebung der geordneten Architektur dieses Gewebeverbandes beobachtet. Unter Freisetzung verschiedener Entzündungsmediatoren, u. a. Interleukin-1, neutraler Proteasen, Prostaglandinen, Leukotrienen und freien Sauerstoffradikalen in die Gelenkflüssigkeit und ins Interstitium, entwickelt sich eine aggressive, knorpeldestruierende, villöse Synovialishyperplasie [43, 65, 68, 101]. Im weiteren Verlauf kommt es zur Zerstörung des Gelenkknorpels, des Bandapparates sowie zu ossärer Resorption und Destruktion. Eine abklingende Entzündungsaktivität und Zunahme fibrös-reparativer Vorgänge stellt oft das Endstadium der „ausgebrannten" c. P.-Synovitis mit Verlust der Gelenkfunktion durch eine knöcherne oder bindegewebige Ankylose dar. Welche Prozesse diesen Vorgang initiieren und aufrechterhalten ist ungeklärt. Jedoch zeigt der immunhistologische Aufbau der destruierenden Synovitis wesentliche Besonderheiten. Als Zeichen der immunologischen Aktivierung zeigt sich eine deutlich vermehrte Expression von Klasse II-Antigenen, vor allem auf dendritischen Synovialzellen [19, 82, 83, 110, 160]. Sie sind von gleichfalls aktivierten T-Zellen, hauptsächlich vom Helfer-Typ (CD 4 +), sowie von Antikörper-produzierenden B-Zellen umgeben [77]. Unter diesen T-Zellen scheint der „helper-inducer"-Phänotyp (CDw29 positiv) gegenüber dem „suppressor-inducer" Phänotyp (CD 45R positiv) zu überwiegen [42, 50]. Die funktionelle Aktivität dieser stimulierten Synovialdendrozyten zeigt sich in ihrer Fähigkeit Antigen präsentieren zu können [84]. Außerdem stellen einige Subpopulationen in der autologen Lymphozytenstimulation (AMLC) einen starken antigenen Reiz dar [84]. In diesem Zusammenhang ist jedoch zu erwähnen, daß jene Zeichen der immunologischen Aktivierung, wenn auch in deutlich geringerem Ausmaß, ebenfalls bei nicht-autoimmunologischen, posttraumatischen Synovitiden und auch bei arthrotischen Veränderungen gefunden werden [78, 110]. In dieser Hinsicht handelt es sich bei der c. P.-Synovitis eher um quantitative als um grundsätzlich qualitative Veränderungen.

Wesentliche Bedeutung bezüglich der Aufklärung der Pathogenese könnten Publikationen über den Nachweis oligoklonaler T-Zellpopulationen im Synovialgewebe von c. P.-Patienten haben [142]. Diese Ergebnisse stützen unmittelbar die These, daß die das Synovialgewebe infiltrierenden T-Zellen dort über ein bis dato noch nicht charakterisiertes Antigen selektioniert werden.

IFN-γ ist ein Lymphokin mit breitem Funktionsspektrum [116, 149]. Es induziert die Aktivierung monozytärer Zellen [1, 62, 73, 88, 129] sowie eine Expression von Klasse II-Antigene [28, 162]. Daher wird IFN-γ eine mögliche Rolle bei der Initiierung und Perpetuierung von Autoimmunreaktionen zugeschrieben [18, 20, 102, 118, 144]. Unterstützung findet diese Hypothese in Befunden einer Exazerbation von Autoimmunerkrankungen nach Applikation von IFN-γ [98, 111]. Gleichfalls zeigte sich bei Mäusen mit einer dem SLE ähnlichen Glomerulonephritis eine Progression des Krankheitsverlaufes nach systemischer Applikation von IFN-γ [76]. Dagegen führte eine Behandlung mit monoklonalen Antikörpern gegen IFN-γ in dieser Untersuchung zu einer signifikanten Verlängerung der Überlebensrate [76].

Zur Erklärung der beschriebenen immunhistologischen Veränderungen bei der c. P.-Synovitis könnte somit eine vermehrte Präsenz von IFN-γ im entzündlichen Gewebe erwartet werden. Erstaunlicherweise konnte dieses jedoch nicht bestätigt werden. Trotz hoher Klasse II-Antigenexpression konnte in florider c. P.-Synovitis keine signifikanten Mengen von IFN-γ oder Interleukin-2 nachgewiesen werden [75]. Bei dem im Serum von Patienten mit c. P. und anderen Autoimmunerkrankungen nachgewiesenem Interferon [26, 33, 134, 166] handelte es sich ebenso nach weiteren Analysen nicht um IFN-γ, sondern um ein atypisches, säurelabiles IFN-alpha [3, 5, 59]. In neueren Arbeiten konnte sich bei Verwendung hochsensibler und spezifischer Radioimmunassays weder im Serum IFN-γ nachweisen lassen, noch zeigten PBL in vitro eine Spontansekretion [125, 143]. Weiterhin ist die IFN-γ- [66, 95, 125, 132, 143] und IFN-α- [67, 132] Sekretionsfähigkeit von PBL bei Patienten mit Autoimmunerkrankungen in vitro deutlich eingeschränkt, wobei es sich bei der IFN-γ-Produktionsdefizienz um einen vom Aktivierungsmechanismus abhängigen Defekt handelt [143]. Auch wenn die in-vivo-Bedeutung dieses Phänomen noch ungeklärt ist, läßt sich diese IFN-γ-Sekretionsdefizienz bei der c. P. schwierig mit der Vermutung einer vermehrten IFN-γ-Produktion in vivo vereinbaren. Insgesamt sprechen diese Befunde für das Vorliegen eines atypischen, nicht einzig durch die Präsenz von IFN-γ zu erklärenden Aktivierungszustandes [35, 46] und stellt eine direkt ursächliche Beziehung zwischen IFN-γ und der Immunpathogenese der c. P. eher in Frage.

Bezüglich der Wirkung von IFN-γ [149] stand bei bisheriger therapeutischer Anwendung primär dessen immunstimulierende Wirkung im Vordergrund [141]. Neuere Untersuchungen belegen darüber hinaus in vitro einen supprimierenden Einfluß von IFN-γ auf die von Interleukin-1 vermittelte Knochenresorption [58, 65], die Kontrolle der B-Zell-Differenzierung und Aktivierung [28, 121], den Lipoxygenase- und Cyclooxygenase-Metabolismus der Entzündung [12, 13, 15, 36] sowie der Kollagen- und Fibronectin-Synthese [2]. Diese Einzelaspekte könnten zu der berichteten antiphlogistischen Wirkung von IFN-γ in vivo [8, 69] beitragen und eine eventuelle rationale Grundlage für einen therapeutischen Einsatz aus dieser Indikation darstellen.

Eicosatriensäurederivate, wie Prostaglandine und Leukotriene, sind Produkte des Lipoxygenase- und des Cyclooxygenase-Metabolismus der Arachidonsäure. Sie stellen hochaktive Mediatoren mit wesentlicher Bedeutung für rheumatische Destruktionsprozesse dar [11, 32, 55]. Ähnlich wie Kortikosteroide [109] kann auch IFN-γ, im Gegensatz zu NSAID, beide Metabolisierungswege der Arachidonsäure durch Blockierung der Phospholipase A2 [12, 13] bei Monozyten in physiologischer Konzentration hemmen [12, 15, 36]. IFN-γ übt in dieser Beziehung eine antagonistische Funktion zu Interleukin-1 aus, welches die Freisetzung dieser Mediatoren fördert [15]. Aufgrund der potentiellen Rolle von IL-1 im Ablauf verschiedener Entzündungsprozesse [27, 56, 57], speziell bei der c. P. [41, 70, 105, 106, 144], könnte diesem Antagonismus eine therapeutische Bedeutung zukommen, zumal IL-1 im Synovialgewebe, in der Synovialzellkultur [38, 105, 155] und in der Synovialflüssigkeit [48, 105, 163] nachgewiesen werden konnte. IFN-γ kann zwar bei ruhenden Makrophagen in Verbindung mit einem Antigen eine vermehrte Produktion von IL-1 induzieren [51]. Im Falle der Interaktion mit zuvor bereits aktivierten Makrophagen, wie es bei der c. P. unter IFN-γ-Therapie der Fall ist, wird jedoch ein suppressiver Effekt auf die IL1-Produktion beschrieben [40]. Die Bedeutung einer antiphlogistischen Potenz von systemisch appliziertem IFN-γ in vivo konnte von Heremans et al. im Tiermodell gezeigt werden [69].

Ein weiteres wesentliches Merkmal der c. P. ist die eintretende ossäre Resorption und Destruktion. Auch hier könnte sich ein Antagonismus zwischen IL-1 und IFN-γ auswirken. Die resorptive Aktivität von Osteoklasten wird über eine durch IL-1-induzierte Erhöhung von Prostaglandinen stimuliert, wobei IFN-γ diesen Prozess in vitro blockieren kann [57, 58, 72]. IFN-γ ist außerdem in der Lage, die durch IL-1 selber autokrin regulierte IL-1-Synthese zu hemmen [54].

Auf der Ebene zellulär immunologischer Funktionsstörungen der c. P. fällt eine gestörte Regulation der B-Zellaktivität und Antikörperproduktion auf [25, 68, 96]. Eine durch Epstein-Barr-Virus induzierte, polyklonale B-Zell-Aktivierung wird bei c. P.-Patienten nur unter deutlich höheren Konzentrationen von IFN-γ supprimiert als bei gesunden Probanden [96]. Da (in vitro) gleichzeitig eine drastisch verringerte Fähigkeit zur IFN-γ-Produktion vorliegt [66, 95, 125, 132, 143], könnte diese Defizienz bei systemischer Substitution eventuell kompensiert werden und so zu einer effektiveren Kontrolle der B-Zellaktivität führen. Darüber hinaus kann IFN-γ die aktivierende Wirkung von IL-4 auf ruhende B-Zellen inhibieren [121] und möglicherweise die humorale Überaktivität bei c. P.-Patienten dämpfen.

Bei den beobachteten klinischen Effekten unter IFN-γ-Therapie könnten jedoch, neben einer eventuellen immunmodulierenden Wirkung, auch Interferenzen dieses Lymphokins mit dem Metabolismus gleichzeitig verabfolgter Medikamente von Bedeutung sein. Besonders das System der Cytochrom P-450-abhängigen, mischfunktionellen Oxygenasen der Leber kann nach einer durch IFN-γ induzierte Aktivierung der Xanthinoxydase und anschließendem Ansteigen freier Sauerstoffradikale, funktionell relevant blockiert werden [52, 53, 112, 136, 138, 140]. Sowohl im Tierexperiment wie beim Menschen ist eine deutlich verringerte Metabolisierung von Pharmaka im Zusammenhang mit IFN-γ, teilweise mit Erreichen toxischer Serumspiegeln, beschrieben worden [63, 123, 124]. Bisher liegen keine Befunde über Interaktionen mit Antirheumatika vor. Jedoch werden einige NSAID nicht unwesentlich über diesen hepatischen Eliminationsweg metabolisiert. Daher sollte eine mögliche Interferenz, auch in bezug auf die beschriebenen klinischen IFN-γ-Effekte, beachtet werden.

Abschließend soll noch einmal die Breite des Wirkspektrums sowie die Komplexität der Wechselwirkung von IFN-γ mit anderen immunologischen Regulationsmechanismen angesprochen werden. Wenn auch einzelne Konzepte über die grundsätzliche Rolle von IFN-γ im Netzwerk immunologischer Abläufe entworfen wurden [8, 16, 137], so ist es heute noch nicht möglich, den „biologischen Nettoeffekt" dieses Lymphokins in vivo abzuschätzen. Damit können die zuvor aufgeführten experimentellen Ergebnisse zwar Hinweise auf möglicherweise nutzbare therapeutische Ansätze geben, wegen meist isolierter Betrachtung einzelner immunologischer Aspekte kann die Frage nach deren Bedeutung im pathophysiologischen und therapeutischen Gesamtkomplex jedoch nicht hinreichend beantwortet werden. Im besonderen ist auch zu berücksichtigen, daß es sich bei den ablaufenden immunologischen Prozessen in vivo um dynamische Vorgänge handelt. Innerhalb dieser Prozesse ist die biologische Wirkung von Lymphokinen entscheidend vom wechselnden Funktionszustand der interagierenden Zellen abhängig. Wie bereits zuvor angesprochen, können diese Lymphokine somit gleichermaßen aktivierende wie auch supprimierende Eigenschaften besitzen. Aufgrund dieser Komplexität stellt der therapeutische Einsatz von Lymphokinen mit der Absicht einer „gezielten" Immunmodulation auch in Zukunft eine besondere Herausforderung für Klinik und Forschung dar.

Literatur

1. Adams DO, Hamilton TA (1984) The cell biology of macrophage activation. Ann Rev Immunol 2:283–318
2. Amento EP, Bhan AK, McCullagh KG, Krane SM (1985) Influence of γ interferon on synovial fibroblastlike cells Ia induction and inhibition of collagen synthesis. J Clin Invest 76:837–848
3. Arvin AM, Miller III JJ (1984) Acid labile alpha-interferon in sera and synovial fluids from patients with juvenile arthritis. Arthritis Rheum 27:582–585
4. Baker DG, Rabinowitz JL (1986) Current concepts in treatment of rheumatoid arthritis. J Clin Pharmacol 26:2–21
5. Balkwill FR, Griffin BD, Band HA, Beverly PCA (1983) Immune human lymphocytes produce an acid-labile α-interferon. J Exp Med 157:1059–1063
6. Balow JE, Austin III HA, Tsokos GC (1984) Plasmapheresis therapy in immunologically mediated rheumatic and renal diseases. Clin Immunol Rev 3:235–272
7. Bax DE, Amos RS (1985) Sulphasalazine: a safe, effective agent for prolonged control of rheumatoid arthritis. A comparasion with sodium aurothiomalate. Ann Rheum Dis 44:194–198

8. Billiau A (1988) Gamma-interferon: the match that lights the fire. Immunol today 2:37–39
9. Billiau A, Heremans H, Vandekerckhove F, Dijkmans R, Sobis H, Meulapas E, Carton H (1988) Enhancement of experimental allergic encephalomyelitis in mice by antibodies against IFN-γ. J Immunol 140:1506–1510
10. Boerbooms AM, De Rooy TH, Geerdink B (1984) Lymphapheresis as compared with rest period in treatment of severe rheumatoid arthritis. Clin Rheumatol 3:21–27
11. Bonney JR, Humes JL (1984) Physiological and pharamcological regulation of prostaglandin and leukotriene production by macrophages. J Leukocyte Biol 35:1
12. Boraschi D, Censini S, Bartalini M, Tagliabue A (1985) Regulation of arachidonic acid metabolism in macrophages by immune and nonimmune interferons. J Immunol 135:502–505
13. Boraschi D, Censini S, Bartalini M, Ghiara P, Di Simplicio P, Tagliabue A (1987) Interferons inhibit LTC4 production in murine macrophages. J Immunol 138:4341–4346
14. Brandwein SR (1986) Regulation of interleukin 1 production by mouse peritoneal macrophages. J Biol Chem 261:8624–32
15. Browning JL, Ribolini A (1987) Interferon blocks interleukin 1-induced prostaglandin release from human peripheral blood monocytes. J Immunol 138:2857
16. Brozoska J, Obert HJ (1987) Interferon-γ: Ein janusköpfiger Mediator bei Entzündungen. Arzneimittel-Forschung 37:1410–1416
17. Buchanan WW, Tugwell P (1985) Clinical evaluation in rheumatic diseases. In: Mc Carty DJ (ed) Arthritis and Allied Conditions. Lea & Febiger, Philadelphia; 156–177
18. Burman P, Karlsson FA, Öberg K, Alm G (1985) Autoimmune thyroid disease in interferon-treated patients. Lancet ii:100–101
19. Burmester GR, Schneeberger J, Jahn B, Gramatzki M, Zacher J, Kalden JR (1984) Rheumatoid non-lymphoid synovial cells and the induction of MLC: Low-density preparations containing Ia+ macrophages and dendritic cells are less stimulatory than peripheral blood non-T-cells. Rheumatol Int 4 (suppl.):31
20. Campbell IL, Harrison LC (1985) Mechanism of autoimmunity. Lancet ii:955
21. Cannon GW, Schindler JD, Denes A, Emkey RD, Wolfe F, Cohen SA, Jaffer AM, Saway A, Weaver AL, Cogen L (1987) Double-blind trial of recombinant interferon-γ versus placebo in rheumatoid arthritis. Arthritis Rheum 30 (suppl. S 18), (abstract)
22. Cannon GW, Pincus SH, Emkey RD, Denes A, Cohen SA, Wolfe F, Saway PA, Jaffer AM, Weaver AL, Cogen L, Schindler JD (1989) Double-blind trial of recombinant γ-Interferon versus placebo in the treatment of rheumatoid arthritis. Arthritis Rheum 32:964–973
23. Capell HA, Lewis D, Carey J (1986) A three year follow up of patients allocated to placebo, or oral or injectable gold therapy for rheumatoid arthritis. Ann Rheum Dis 45:705–711
24. Caperton E, Byers V, Shepard J, Ackerman S, Scanon PJ (1989) Treatment of refractory rheumatoid arthritis (RA) with antilymphocyte immunotoxin. Arthritis Rheum. (suppl 4) 32:S 130 (abstract D22)
25. Cerce F, Lessard J, McDuffy S, Pope R (1982) Evidance for the local production and utilisation of immune reactants in rheumatoid arthritis. Arthritis Rheum 25:1307
26. Cesario TC, Andrews BS, Martin DA, Jason M, Treadwell T, Friou G, Tilles JG (1983) Interferon in serum and synovial fluid of patients with rheumatic diseases. J Rheumatol 10:647
27. Chang J, Gilman SC, Lewis AJ (1986) Interleukin-1 activates phospholipase A2 in rabbit chondrocytes: A possible signal for IL-1 action. J Immunol 136:1283
28. Coffman RL, Carty J (1986) A T cell activity that inhances polyclonal IgE production and its inhibition by interferon-γ. J Immunol 136:949
29. Combe B, Cosso B, Clot J, Bonneau M, Sany J (1985) Human placenta-eluted γ-globulins in immunomodulating treatment of rheumatoid arthritis. Am J Med 78:920–928
30. Cooperating Clinics Committee of the American Rheumatism Association (1973) A controlled trial of gold salt therapy in rheumatoid arthritis. Arthritis Rheum 16:353–358

31. Davis P, Harth M (eds) (1982) Therapeutic innovation in rheumatoid arthritis: worldwide auranofin symposium. J Rheumatol (Suppl. 8) 9:1–209

32. Dayer JM, Rochemonteix B, Burrus B, Demczuk S, Dinarello CA (1986) Human recombinant IL-1 stimulates collagenase and prostaglandin-E_2 production by human synovial cells. J Clin Invest 77:645

33. Degre M, Mellbye OJ, Clarke-Jenssen O (1983) Immune interferon in serum and synovial fluid in rheumatoid arthritis and related disorders. Ann Rheum Dis 42:672

34. Devos R, Cheroutre H, Taya Y, Degrave W, van Heuverswyn H, Fiers W (1982) Molecular cloning of human immune interferon cDNA and expression in eukaryontic cells. Nucleic Acids Res 10:2487

35. Dinarello CA, Kent Jr. EF (1985) Chemical characterization of an interleukin-inducing substance derived from human mixed leukocyte reaction: IL-1 inducing substance is not γ-interferon. Yale J Biol Med 58:735

36. Dore-Duffy P, Perry W, Kuo H-H (1983) Interferon-mediated inhibition of prostaglandin synthesis in human mononuclear leukocytes. Cell Immunol 79:232–239

37. Dougados M, Awada H, Amor B (1988) Cyclosporin in rheumatoid arthritis: a double blind, placebo controlled study in 52 patients. Ann Rheum Dis 47:127–133

38. Duff GW, Forre O, Waalen K, Dickens E, Nuki G (1985) Rheumatoid arthritis synovial dendritic cells produce interleukin-1. Br J Rheumatol 24 (suppl. 1):94–97

39. Dwosh IL, Stein HB, Urowitz MB, Smythe HA, Hunter T, Ogryzlo MA (1977) Azathioprine in early rheumatoid arthritis. Comparasion with gold and chloroquine. Arthritis Rheum 20:685–692

40. Eden E, Turino GM (1986) Interleukin-1 secretion by human alveolar macrophages stimulated with endotoxin is augmented by recombinant immune-(γ)-interferon. Am Rev Respir Dis 133:455

41. Emery P, Williamson DJ, Mackay IR (1987) Role of cytokines in rheumatological inflammation. Karger Verlag, Basel, p. 171–199

42. Emery P, Gentry KC, Mackay IR, Muirden KD, Rowlay M (1987) Deficiency of the suppressor inducer subset of T lymphocytes in rheumatoid arthritis. Arthritis Rheum 30:849–856

43. Fassbender HG, Simmling-Annefeld M, Stofft E (1980) Transformation of synovial cells in rheumatoid arthritis. Verh Dtsch Ges Path 64:193–212

44. Fierlbeck G, Rassner G (1986) Interferon-γ bei Psoriasis arthropathica. Dtsch Med Wschr 111:1313

45. Fierlbeck G, Rassner G (1987) γ-Interferon-Therapie bei der Psoriasis arthropathica. in: Holzmann H, Altmeyer P, Marsch WC, Vogel HG (ed) Dermatologie und Rheuma. Springer Verlag, Berlin/Heidelberg, S. 537–538

46. Firestein GS, Zvaifler NJ (1987) Peripheral blood and synovial fluid monocyte activation in inflamatory arthritis. II. Low levels of synovial fluid and synovial tissue interferon suggests that IFN-γ is not the primary MAF. Arthritis Rheum 30:864–71

47. Firestein GS, Weisman MH, Zvaifler NJ (1987) Parenteral IFN-γ in rheumatoid arthritis: effect on the disease activity and peripheral blood monocytes. Arthritis Rheum (suppl. 4):S 115 (abstract)

48. Fontana A, Hengartner H, Weber E, Fehr K, Grob PJ, Cohen G (1982) Interleukin 1 activity in the synovial fluid of patients with rheumatoid arthritis. Rheumatol Int 2:49

49. Friedman A, Steinberg VL (1962) Chloroquine in rheumatoid arthritis. A double blindfold trial of treatment for one year. Ann Rheum Dis 19:243–250

50. Gerli R, Bertotto A, Barbieri P, Ciompi ML, Bombardieri S (1988) T cell immunoregulation in rheumatoid synovitis. Arthritis Rheum. 31:1075–6 (letter)

51. Gerrard TL, Siegel JP, Dyer DR, Zoon KC (1987) Differential effects of interferon-alpha and interferon-gamma on interleukin-1 secretion by monocytes. J Immunol 138:2535

52. Ghezzi P, Biancji M, Mantovani A, Spreafico F, Salmona M (1984) Enhanced Xanthine oxidase activity in mice treated with interferon and interferon inducers. Biochem Biophys Res Comm 119:144–149

53. Ghezzi P, Bianchi M, Gianera L, Landolfo S, Salmona M (1985) Role of active oxygen intermediates in the interferon-mediated depression of hepatic drug metabolism and protective effect of N-Acetylcysteine in mice. Cancer Res 45:3444

54. Ghezzi P, Dinarello C (1988) IL-1 induces IL-1. III. Specific inhibition of IL-1 production by IFN-γ. J Immunol 140:4238–4244

55. Goetzl, EJ, Dayan DJ, Goldman DW (1984) Immunopathogenetic roles of leucotrienes in human diseases. J Clin Immunol 4:79

56. Gowen M, Wood DD, Ihrie EJ, Meats JE, Russel GG (1984) Stimulation by human interleukin-1 of cartilage breakdown and production of collagenase and proteoglycanase by human chondrocytes but not by human osteoblasts in vitro. Biochim Biophys Acta 797:186

57. Gowen M, Russel RG, Mundy GR (1985) Studies on the control of IL-1 stimulated bone resorbtion. J Leukocyte Biol 37:708

58. Gowen M, Mundy GR (1986) Action of recombinant interleukin-1, interleukin-2 and interferon-γ on bone resorbtion in vitro. J Immunol 136:2478

59. Green JA, Spruance SL (1984) Acid-labile α-interferon. N Engl J Med 311:922

60. Grindulis KA, Mc Conkey B (1984) Outcome of atempts to treat rheumatoid arthritis with gold, penicillamine, sulfasalazine, or dapsone. Ann Rheum Dis 43:398–401

61. Haataja M (1975) Evaluation of the activity of rheumatoid arthritis. Scand J Rheumatol 4 (suppl. 7):1–54

62. Haq AU, Rinehard JJ, Maca RD (1985) The effect of γ-interferon on IL-1 secretion of in-vitro differentiated human macrophages. J Leukocyte Biol 38:735

63. Harned CL, Nerland DE, Sonnenfeld G (1982) Effect of passive transfer and induction of γ (type II Immune) interferon preparations on the metabolism of Diphenylhydantoin by murine cytochrom P-450. J Interferon Res 2:5–10

64. Harris jr ED (1985) Rheumatoid arthritis: The clinical spectrum. in: Kelley WN, Harris jr ED, Ruddy S, Sledge CB, Saunders WB (ed) Textbook of Rheumatology. Philadelphia S. 915–949

65. Harris jr ED (1985) Pathogenesis of rheumatoid arthritis. in: Kelley WN, Harris ED, Ruddy S, Sledge CB, Saunders WB (ed) Textbook of Rheumatology. Philadelphia/USA, S. 886–914

66. Hasler F, Bluestein HG, Zvaifler NJ, Epstein LB (1983) Analysis of the defect responsible for the impaired regulation of EBV-induced B-cell proliferation by rheumatoid arthritis lymphocytes. I. Deminished γ-interferon production in response to AMLC. J Exp Med 157:173

67. Hasler F, Laubscher HA, Rentsch HU, Gerber NJ (1986) α-interferon abnormalities in rheumatoid arthritis. Br J Rheumatol 25:118

68. Henderson B, Pettipher ER (1985) The synovial lining cell: Biology and Pathology. Seminars Arthritis Rheum. 15:1–32

69. Heremans H, Dijkmans R, Sobis H, Vandekerckhove F, Alfons B (1987) Regulation by interferons of the local inflammatory response to bacterial lipopolysaccharide. J Immunol 138:4175

70. Hermann E, Muller W (1985) Die Bedeutung von Interleukin-1 und verwandter Monokine in der Pathogenese der chronischen Polyarthritis. Z Rheumatol 44:207

71. Herzog C, Walker C, Pichler W, Aeschlimann A, Wassmer P, Stockinger H, Knapp W, Rieber P, Müller W (1987) Monoclonal anti-CD4 in arthritis. Lancet ii:1461–2 (letter)

72. Hoffman NO, Klaushofer K, Koller K, Kock A, Peterlik M, Luger TA (1986) ETAF and recombinant murine IL1 induced bone resorbtion is blocked by γ-interferon. J Invest Dermatol 86:360

73. Holter W, Grunow H, Stockinger H, Knapp W (1986) Recombinant interferon-γ induces interleukin-2 receptors on human peripheral blood monocytes. J Immunol 136:2171

74. Hunter T, Urowitz MB, Gordon DA, Smythe HA, Ogryzlo MA (1975) Azathioprine in rheumatoid arthritis. A long-term follow-up. Arthritis Rheum 18:15–20

75. Husby G, William RC (1985) Immunohistochemical studies of IL-2 and γ-interferon in rheumatoid arthritis. Arthritis Rheum 28:174

76. Jacob V, Van der Meide PH, McDevitt HO (1987) In vivo treatment of (NZB X NZW) F1 lupus-like nephritis with monoclonal antibody to interferon-γ. J Exp Med 166:798

77. Janossy G, Duke O, Poulter LW, Panay G, Bofill M, Goldstein G (1981) Rheumatoid arthritis: A disease of T-lymphocyte / macrophage immunoregulation. Lancet ii:839–842

78. Johnell O, Hulth A, Hendricson A (1985) T-lymphocyte subsets and HLA-DR expressing cells in the osteoarthritic synovialis. Scand J Rheumatol 14:259–264

79. Jones JV, Clough JD, Klingenberg JR, Davis P (1981) The role of therapeutic plasmapheresis in rheumatic diseases. J Lab Clin Med 97:589–598

80. Kajander A, v Essen R, Isomäki H, Cantell K (1978) Interferon treatment of rheumatoid arthritis. Lancet i:972–973

81. Kirkham B, Chikanza I, Pitzalis C, Kingsley GH, Grahame R, Gibson T, Panayi GS (1988) Response to monoclonal CD7 antibody in rheumatoid arthritis. Lancet i:589

82. Klareskog L, Forsum U, Tjernlund UM, Kabelitz D, Wigren A (1981) Appearance of anti-HLA-DR-reactive cells in normal and rheumatoid synovial tissue. Scand J Immunol 14:183

83. Klareskog L, Johnell O, Hulth A (1984) Expression of HLA-DR and HLA-DQ antigens on cells within the cartilage-pannus junction in rheumatoid arthritis. Rheumatol Int 4 (suppl):11

84. Klareskog L, Forsum U, Kabelitz D, Plöen L, Sunderström Ch, Wigren A, Wigzell H (1985) Immune functions of human synovial cells. Arthritis Rheum 25:488

85. Kotzin BL, Strober S, Calin A, Engleman EG, Kansas GS, Hoppe RT, Terrell CP, Kaplan HS (1981) Treatment of intractable rheumatoid arthritis with total lymphoid irradiation. N Engl J Med 305:969–976

86. Krüger K, Demant T, Kellner H, Schattenkirchner M (1987) Die Lymphozytapherese in der Behandlung der chronischen Polyarthritis. Einfluß auf klinische und laborchemische Parameter sowie auf die Lymphozytenfunktion. Z Rheumatol 46:303–310

87. Lansbury J (1968) Clinical appraisal of the activity index as a measure of the rheumatoid arthritis. Arthritis Rheum 11:599–604

88. Le J, Prensky W, Hoffman T, Yip YK, Chang Z, Stevenson HC, Balazs I, Sadlik JR, Vilcek J (1983) Activation of human monocyte cytotoxicity by natural and recombinant immune interferon. J Immunol 131:2821

89. Lee P, Jasani MK, Dick WC, Buchanan WW (1973) Evaluation of a functional index in rheumatoid arthritis. Scand J Rheumatol 2:71–77

90. Lemmel EM, Franke M, Gaus W, Hofschneider PH, Hartl PW, Mielke K, Machalke M, Wilms K, Obert HJ (1986) Recombinant human interferon-γ in the treatment of rheumatoid arthritis: A multicenter phase II trial. Arthritis Rheum 29 (suppl. C 50) (abstract)

91. Lemmel EM, Gaus W, Franke M, Hartl PW, Hofschneider PH, Mielke K, Machalke K, Obert HJ (1987) Results of a phase-II clinical trail on treatment of rheumatoid arthritis with recombinant interferon-γ. Rheumatol Int 7:127–132

92. Lemmel EM, Brackertz D, Gaus W, Franke M, Machalke K, Hartl PW, Obert HJ, Mielke H, Sieper J, Peter HH, Sprenkler R, Stierle H (1988) Results of a multicentre placebo-controlled double-blind randomized phase III clinical study of treatment of rheumatoid arthritis with recombinant interferon-γ. Rheumatol Int 8:87–93

93. Lemmel EM, Obert HJ, Hofschneider PH (1988) Low-dose γ-interferon in treatment of rheumatoid arthritis. Lancet i:598 (letter)

94. Lidsky MD, Sharp JT, Billings S (1973) Double-blind study of cyclophosphamide in rheumatoid arthritis. Arthritis Rheum 16:148–153

95. Lotz M, Tsoukas CD, Fong S, Dinarello CA, Carson DA, Vaughan JH (1986) Release of lymphokines after infection with Epstein Barr Virus in Vitro. II. A monocyte-dependent inhibitor of IL-1 downregulates the production of interleukin-2 and interferon-γ in RA. J Immunol 136:3643

96. Lotz M, Tsoukas CD, Curd JG, Carson DA, Vaughan JH (1987) Effects of recombinant human interferons on rheumatoid arthritis lymphocytes activated by Epstein Barr Virus. J Rheumatol 14:42–45

97. Machold KP, Flener R, Smolen JS (1987) Double-blind placebo-controlled crossover study of human recombinant γ-interferon (γIFN) therapy in rheumatoid arthritis. Clin Exp Rheumatol (suppl 2) 5:53

98. Machold KP, Smolden JS (1989) Gamma-Interferon induzierter Schub eines systemischen Lupus erythematodes. Z Rheumatol 48:271 (abstract)

99. McCarty DJ (1981) Treating intractable rheumatoid arthritis. N Engl J Med 305:1009–1011

100. McCarty DJ (1985) Arthritis and allied conditions. Lea & Febiger, Philadelphia, 10th edition

101. Mohr W (1984) Gelenkkrankheiten: Diagnostik und Pathogenese makroskopischer und histologischer Strukturveränderungen. G Thieme Verlag, Stuttgart

102. Moustopoulos HM, Kooks JJ (1983) Interferon and autoimmunity. Clin Exp Rheumatol 1:81–84

103. Multi-Centre Trial Group, (1973) A controlled trial of D-penicillamine in severe rheumatoid. Lancet i:275–280

104. Nordstrom DM, West SG, Anderson PA, Sharp JT (1987) Pulse methotrexate therapy in rheumatoid arthritis. A controlled prospective roentgenographic study. Ann Int Med 107:797–801

105. Nouri AME, Panayi GS, Goodman SM (1984) Cytokines and the chronic inflammation of rheumatic diseases. I. The presence of interleukin-1 in synovial fluids. Clin exp Immunol 55:295–302

106. Nouri AME, Panayi GS, Goodman SM, Waugh APW (1985) Cytokines in rheumatoid arthritis: Production of IL-1. Br J Rheumatol 24 (suppl. 1):191–196

107. Nüsslein HG, Herbst M, Manger BJ, Gramatzki M, Fritz H, Burmester GR, Sauer R, Kalden JR (1985) Total lymphoid irradiation in patients with refractory rheumatoid arthritis. Arthritis Rheum 28:1205

108. Obert HJ, Hofschneider PH (1985) Interferon in chronic polyarthritis. Positive effect in clinical evaluation Dtsch Med Wochenschr 11:1766

109. Ohuchi K, Watanabe M, Levine L (1984) Arachidone metabolites in acute and allergic air pouch inflammation in rats and the anti-inflammatory effects of indomethacin and Dexamethasone. Int Archs All Appl I 75:157

110. Palmer DG, Selvendran Y, Allen C, Revell PA, Hogg N (1985) Features of synovial membrane identified with monoclonal antibodies. Clin exp Immunol 59:529

111. Panitch HS, Hirsch RL, Haley AS, Johnson KP (1987) Exacerbations of multiple sclerosis in patients treated with γ-interferon. Lancet i:893–894

112. Parkinson A, Kramer MJ, Lasker J, Thomas RE, Huang MT, Reik LM, Ryan DE, Levin W, Norman RL, Conney AH (1982) Effect of three recombinant human leucozyte interferons on drug metabolism in mice. Drug Metb Dispos 10:579

113. Paulus HE, Reading JC, Williams HJ, Ward JR, Samuelson CM jr, Egger MJ, Coleman ML, Willkens RF, Kaplan SB, Wilder RL, MacLaughlin EJ, Alarcona GS, Weinstein A, Solskey MA, Meenan RF (1984) Azathioprine versus D-penicillamine in rheumatoid arthritis patients who have been treated unsuccessfully with gold. Arthritis Rheum 27:721–727

114. Peddinani MV, Savery F, Hang L (1986) Human leukocyte interferon in the treatment of rheumatoid arthritis. Clin Ther 9:39–42

115. Pernice W, Schuchmann L, Dippell J, Schuschke J, Vogel P, Truckenbrodt H, Schindera F, Humburg Ch, Brzoska J (1989) Therapy for systemic juvenile rheumatoid arthritis with γ-interferon: a pilot study of nine patients. Arthritis Rheum 32:643–646

116. Peters PM, Svedersky LP, Shalaby RM, Palladino MA (1985) Interferon-γ: More than a MAF. Lymphokine Res 4:265

117. Pinals RS (1976) Azathioprine in the treatment of chronic polyarthritis: Long-term results and adverse effects in 25 patients. J Rheumatol 3:140–144

118. Pope RM, Talal N (1985) Autoimmunity in RA. In: Cruse JM, Lewis RE jr (ed) Concepts in Immunopathology. Vol 1. Autoimmunity: Basic concepts; systemic and selected organ-specific diseases. Karger; Basel, New York, S. 219–250

119. Pullar T, Capell HA (1986) Can treatment really influance the radiologic progression of rheumatoid arthritis. Br J Rheumatol 25:2
120. Pullar T, Hunter A, Capell HA (1984) Does second-line therapy affect the radiological progression of rheumatoid arthritis? Ann Rheum Dis 43:18–23
121. Rabin EM, Mond JJ, Ohara J, Paul WE (1986) Interferon-γ inhibits the action of B-cell stimulating factor (BSF)-1 on resting B cells. J Immunol 137:1573–1576
122. Rau R (1987) Methotrexat-Behandlung der chronischen Polyarthritis. Dtsch Med Wschr 112:1142–1147
123. Renton KW (1979) The deleterious effect of Bordetella pertussis vaccine and Poly (rI.rC) on the metabolism and disposition of phenytoin. J Pharmacol Exp Ther 208:267–270
124. Renton KW, Gray JD, Hall RI (1980) Decreased elimination of theophylline after influenza vacctination. Can Med Assoc J 123:288
125. Ridley, MG, Panay GS, Nicholas NS, Murphy R (1986) Mechanism of macrophage activation in rheumatoid arthritis (RA): The role of interferon-γ. Clin Exp Immunol 63:587
126. Ritchie DM, Boyle JA, McInnes JM, Jasani MK, Dalakos TG, Grieveson P, Buchanan WW (1968) Clinical studies with an articular index for the assessement of joint tenderness in patients with rheumatoid arthritis. Q J Med 37:393–406
127. Sany Y, Clot J, Bonneau M, Andary M (1982) Immunomodulating effect of human placenta-eluted γ-globulins in rheumatoid arthritis. Arthritis Rheum 25:17
128. Schattenkirchner M (1987) Sulphasalazin (Azulfidine RA) versus Aurothioglucose in der Therapie der chronischen Polyarthritis – Statusreport über eine offene, vergleichende, multizentrische Studie. Z Rheumatol 46:67-70
129. Schultz RM, Kleinschmidt WR (1983) Funcitonal identity between murine interferon-γ and macrophage activating factor. Nature 305:239
130. Schulze HJ, Mahrle G (1987) Rekombinantes γ-Interferon bei Psoriasis und Psoriasis arthropathica. In: Holzmann H, Altmeyer P, Marsch W Ch, Vogel HG (ed) Dermatologie und Rheuma. Springer Verlag, Heidelberg, S. 539–544
131. Scott DL, Symmons DPM, Coulton BL, Popert AJ (1987) Long-term outcome of treating rheumatoid arthritis: Results after 20 years. Lancet i:1108–1111
132. Seitz M, Napierski N, Augustin R, Hunstein W, Kirchner H (1987) Reduced production of interferon-alpha and interferon-γ in leucocytes from patients with active rheumatoid arthritis. Scand J Rheumatol 16:257–262
133. Seitz M, Manz G, Franke M (1986) Einsatz von rekombinantem human-Interferon-γ bei Patienten mit rheumatoider Arthritis. Z Rheumatol 45:93
134. Sibbitt RM, Gibbs DL, Kenny C, Bankhurst AD, Searles RP, Ley KD (1985) Relationship between circulating interferon and anti-interferon antibodies and impaired natural killer cell activity in systemic lupus erythematosus. Arthritis Rheum 28:624
135. Simons G, Remault E, Allet B, Devos R, Fiers W (1984) High level expression of human interferon γ in Escherichia coli under controle of PL promoter of bacteriophage lambda. Gene 28:55
136. Singh G, Renton KW, Stebbing N (1982) Homogeneous interferon from E. coli depresses hepatic cytochrom P-450 and drug biotransformation. Biochem Biophys Res Commun 106:1256–1261
137. Skurkovich S, Skurkovich B, Bellanti JA (1987) A unifining model of the immunoregulatory role of the interferon system: Can interferon produce diseases in humans? Clin Immunol Immunopathol 43:362–373
138. Smith PK, Nerland DE, Sonnenfeld G (1983) Effect of interferon on murine cytochrome P-450: Effect of partially purified antigen-specific interferon-γ. J Interfer Res 3:219
139. Smyth CJ, Bargtholomew BA, Mills DM, Steigerwald JC, Strong SJ, Recart S (1975) Cyclophosphamide therapy for rheumatoid arthritis. Arch Intern Med 135:789–793
140. Sonnenfeld G, Harned CL, Thaniyavarn S, Huff S, Mandel AD, Nerland DE (1980) Type II interferon induction and passive transfer depresses the murine cytochrome P-450 drug metabolism system. Antimicrob Agents Chemother 17:969–972

141. Springfellow DA (1986) Clinical application of interferons and their inducers. Marcel Dekker Inc, New York, second edition

142. Stamenkovic I, Stegagno M, Wright KA, Krane SM, Amento EP, Colvin RB, Duquesnoy RJ (1988) Clonal dominance among T-lymphozyte infiltrates in arthritis. Proc Natl Acad Sci USA 85:1179–83

143. Stolzenburg T, Binz H, Fontana A, Felder M, Wagenhäuser F-J (1988) Impaired mitogen-induced interferon-γ production in rheumatoid arthritis and related diseases. Scand J Immunol 27:73

144. Talal N (1985) Interleukins, interferons and rheumatic diseases. Clin Rheum Dis 11:633–644

145. Taya Y, Devos R, Tavernier J, Cheroutre H, Engler G (1982) Cloning and structure of the human immune interferon-γ chromosomal gene. EMBO J 1:953

146. Townes AS, Sowa JM, Shulman LE (1975) Controlled trial of cyclophosphamide in rheumatoid arthritis. Arthritis Rheum 19:563–573

147. Trentham DE, Weinblatt ME, Austen KF (1985) Total lymphoid irradiation in the tertiary level of care for rheumatoid arthritis. Ann Intern Med 102:544 545

148. Trentham DE, Belli JA, Anderson RJ, Buckley JA, Goetzl EJ, David JR, Austen KF (1981) Clinical and immunologic effects of fractionated total lymphoid irradiation in refractory rheumatoid arthritis. N Engl J Med 305:976–982

149. Trinchieri G, Perussia B (1985) Immune interferon: A pleiotropic lymphokine with multiple effects. Immunol today 6:131–136

150. Tugwell P, Bennet K, Gent M (1987) Methotrexate in rheumatoid arthritis. Indication, contraindication and savety. Ann Int Med 107:358–366

151. Urowitz MB, Gordon DA, Smythe HA, Anzanski W, Ogryzlo MA (1973) Azathioprine in rheumatoid arthritis – A double-blind cross-over study. Arthritis Rheum 16:411–418

152. van Rujthoven AWAM, Dijkmans BAC, Goei The HS, Montnors Beckers ZLBM, Jacobs BJC, Cats A (1986) Cyclosporine treatment in rheumatoid arthritis: A multicentre placebo-controlled double-blind study. Br J Rheumatol 25:120–124

153. Verdickt W, Dequecker J, Ceuppens JL, Stevens E, Gantama K, Vermylen C (1983) Effect of lymphoplasmapheresis on clinical indices and cell subsets in rheumatoid arthritis. Arthritis Rheum 26:1419–1426

154. Veys EM, Mielants H, Verbruggen G, Grosclaude JP, Luyten F, Fiers W, Meier W, Galazka AR (1987) Recombinant interferon-γ in rheumatoid arthritis: A double blind study comparing Immuneron (recombinant interferon-γ) with placebo. Clin Exp Rheumatol (suppl 2) 5:53

155. Waalen K, Duff GW, Forre O, Dickens E, Kvarnes L, Nuki G (1986) Interleukin-1 activity produced by human rheumatoid and normal dendritic cells. Scand J Immunol 23:365

156. Wahl SM, Wilder RL, Katona IM, Wahl LM, Allen JB, Scher I, Decker JL (1983) Leukapheresis in rheumatoid arthritis. Arthritis Rheum 26:1076

157. Wallace DL, Goldfinger D, Gratti R (1979) Plasmapheresis and lymphoplasmapheresis in the management of rheumatoid arthritis. Arthritis Rheum 22:709–710

158. Weinstein A, Marlowe S, Korn J, Farouhar F (1985) Low-dose methotrexate treatment of rheumatoid arthritis. Long-term observations. Am J Med 79:331–337

159. Williams HJ, Reading JC, Ward JR, O'Brien WM (1980) Comparasion of high and low dose cyclophosphamide therapy in rheumatoid arthritis. Arthritis Rheum 23:521–526

160. Winchester RA, Burmester GR (1981) Demonstration of Ia antigens on certain dendritic cells and on a novel elongated cell found in human synovial tissue. Scand J Immunol 14:439–444

161. Wolfe F, Cathey MA, Hawley DJ, Balser JP, Schindler JD (1985) Clinical trial with recombinant interferon-γ in rheumatoid arthritis. in: Pincus SH, Pisetsky DS, Rosenwasser LJ (ed) Biologically based immunomodulators in the therapy of rheumatic diseases. ELSEVIER, North Holland, S. 379–395

162. Wong GHW, Clark-Lewis I, McKimm-Breschkin JL, Harris AW, Schrader JW(1983) Interferon-γ induces enhanced expression of Ia and H-2 antigens on B-lymphoid, macrophage, and myeloid cell lines. J Immunol 131:788
163. Wood DD, Ihrie EJ, Dinarello CA, Cohen PL (1983) Isolation of an interleukin-1-like factor from human joint effusions. Arthritis Rheum 26:975–983
164. Woodland J, Chaput de Saitonge MD, Evans SJW, Sharman VL, Currey HLF (1981) Azathioprine in rheumatiod arthritis: double-blind study of full versus half doses versus placebo. Ann Rheum Dis 40:355–359
165. Wright V (1986) Treatment of severe rheumatoid arthritis. Br Med J 292:431–432
166. Ytterberg S, Schnitzer T (1983) Serum interferon levels in patients with systemic lupus erythematosus. Arthritis Rheum 25:401
167. Zeidler H (1987) Klinische Studien mit Salazopyrin – Konsequenzen und Perspektiven. Z Rheumatol 46:59–66
168. Zilly A, Obert HJ (1986) Therapie der chronischen Polyarthritis. Münch Med Wschr 128:87–89

Interferone bei Erkrankungen der Haut und der angrenzenden Schleimhäute

G. GROSS

Einleitung

Für die Dermatotherapie zeichnet sich mit den Interferonen eine ganz neue Entwicklung ab. Es handelt sich um Proteine und Glykoproteine, die im Organismus selbst produziert werden und in niedrigen Konzentrationen wirksam sind. Ihre Aktivität ist weitgehend speziesspezifisch. Damit sind Interferone mit Hormonen vergleichbar. Als körpereigene Proteine stellen sie Komponenten der unspezifischen Abwehr des Organismus gegen Infektionen und Tumoren dar [75].

Durch verbesserte Zellkulturverfahren und durch Entwicklungen in der Gentechnologie ist es möglich geworden, große Mengen an Interferon zur Verfügung zu stellen. Seit Anfang der 80er Jahre stehen damit die drei Haupttypen der humanen Interferone Interferon-α (IFN-α), Interferon-β (IFN-β) und Interferon-γ (IFN-γ) in rekombinanter Form für klinische Studien bei Erkrankungen der Haut und angrenzenden Schleimhäute bereit. Obwohl sich die verschiedenen Interferone in ihren biologischen Wirkungsspektren unterscheiden, zeigen alle in vitro dosisabhängige antiproliferative Aktivität in Keratinozyten-, Melanozyten-, Fibroblasten- und in Melanomzellkulturen [124]. In diesem Zusammenhang hat sich IFN-γ als das effektivste IFN erwiesen.

Darüber hinaus haben Interferone antivirale und immunmodulatorische Aktivitäten. Interferone können sowohl anregend als auch hemmend auf die Immunabwehr einwirken, wobei IFN-γ wirksamer als IFN-α und IFN-β zu sein scheint. Zu den immunstimulierenden Effekten von IFN gehört v. a. die Aktivierung von Makrophagen und von NK-Zellen. Auch die zytotoxische Wirkung der T-Lymphozyten gegenüber Tumorzellen wird gesteigert. Dasselbe gilt für die Phagozytoserate von Makrophagen und Neutrophilen. Außerdem führen Interferone zu einer verstärkten Expression von Fc-Rezeptoren und von Histokompatibilitätsantigenen der Klasse I und II auf der Zelloberfläche von Langerhans-Zellen, Keratinozyten und Tumorzellen [3].

Alle diese Effekte sind eigentlich zelluläre Effekte. Interferone werden an spezifische Zellmembran-Rezeptoren gebunden, wobei IFN-β und alle Subtypen von IFN-α an denselben Rezeptor binden, der sich vom Rezeptor für IFN-γ unterscheidet.

Tabelle 1. Interferone in der Dermatologie

Klinisches Ansprechen auf Interferon-Therapie	Krankheitsbilder
gut	Juvenile Larynxpapillome Condylomata acuminata Viruswarzen Basaliome

mäßig	Herpesvirus-Infektionen
	Kutane-T-Zell-Lymphome
	AIDS-Kaposi-Sarkome
	Präkanzerosen Genitoanalregion
	    Bowenoide Papulose (PIN, VIN)
	    Cervixdysplasie (CIN)

gering	Metastasierendes malignes Melanom Epidermodysplasia verruciformis
in klinischer Prüfung	Aktinische Keratosen Psoriasis vulgaris/arthropathica Morbus Behcet Systemische progressive Sklerodermie Kutane Leishmaniose (Lepra)

CIN = Cervicale intraepitheliale Neoplasie, PIN = Penile intraepitheliale Neoplasie, VIN = vulväre intraepitheliale Neoplasie

Klinische Anwendungen in der Dermatologie

Einen idealen Ansatz für die Therapie mit Interferonen bieten virale Krankheiten des Hautorgans (Tabelle 1). Von seiten der dermatoonkologischen Krankheitsbilder besteht das größte Interesse beim metastasierenden malignen Melanom, beim Basaliom, beim AIDS-Kaposi-Sarkom und bei den T-Zell-Lymphomen. Weitere mögliche Indikationen stellen entzündliche Dermatosen, und in Zukunft vielleicht auch die kutane Leishmaniose dar. Wie bei einer Reihe von Dermatosen gezeigt wurde, ist es denkbar, daß Störungen der IFN-Produktion bei der Krankheitsentstehung selbst eine Rolle spielen. Ein Defekt der IFN-γ-Synthese wurde so z.B. bei der Tuberkulose gefunden [99]. Im Gegensatz dazu wurden bei Patienten mit systemischem Lupus erythematodes erhöhte Serum-IFN-Spiegel und IFN-Antikörper-Spiegel festgestellt [62, 103, 109, 148].

IFN-Therapie bei Virusdermatosen

Im klassischen Experiment von Isaacs und Lindenmann wurde 1957 die antivirale Wirkung als erster spezifischer IFN-Effekt erkannt [67]. Diese antivirale Aktivität ist nicht gegen bestimmte Viren gerichtet, sondern es werden sowohl DNA- als auch RNA-Viren gehemmt. Der antivirale Effekt ist indirekt. Intrazellulär werden durch IFN nach spezifischer Bindung an den IFN-Rezeptor verschiedene Enzyme induziert, die den viralen Replikationszyklus hemmen. Die wichtigsten der IFN induzierten Enzyme sind 2′, 5′-Oligoadenylatsynthetase, 2′, 5′-abhängige Ribonuklease und eine Proteinkinase. Diese Enzyme wirken hemmend auf die Translation viraler Proteine ein. Außerdem beeinflußt IFN die Viruspenetration durch die Zellmembran negativ [35].

Beim Menschen konnte bei folgenden Viruserkrankungen der Haut und hautnahen Schleimhäute durch Anwendung verschiedener Interferone bisher eine positive Beeinflussung des Krankheitsverlaufes und in einzelnen Fällen eine vollständige Abheilung beobachtet werden: Herpes-Virusinfektionen (Herpes Simplex, Herpes Simplex Keratitis, Herpes Zoster, Prophylaxe von Varizella-Zoster-Virusinfektion unter Immunsupression), papillomvirus-assoziierte Tumoren (Larynxpapillomatose, Condylomata acuminata, Viruswarzen, bowenoide Papulose und Vorstadien des Gebärmutterhalskrebses bzw. des Vulva- und Peniskarzinoms).

Herpes-Virusinfektionen

In erster Linie sind hier Infektionen mit Herpes Simplex-Virus (Herpes-Keratitis, Herpes genitalis und Herpes Enzephalitis) und Varizella-Zoster-Virus (Gürtelrose) zu nennen. Außerdem liegen erste Untersuchungsergebnisse vor zur Behandlung von Epstein-Barr-Virus-(EBV)Infektionen bzw. zur Behandlung des Nasopharynx-Karzinoms, das ebenfalls EBV-assoziiert ist.

Herpes Simplex-Virusinfektionen

Eine strenge Indikation zur IFN-Therapie bei Herpes Simplex-Virusinfektionen existiert nicht, da mit Aciclovir ein sehr wirksames Virusstatikum zur Verfügung steht. Bei der Herpes Enzephalitis, beim Herpes neonatorum und beim Herpes generalisatus bei immunsupprimierten Patienten, insbesondere bei schweren Verläufen und bei Aciclovir-Resistenz, kann eine zusätzliche Therapie oder die Monotherapie mit IFN erwogen werden.

Fälle mit rekurrierendem Herpes genitalis und Fälle mit Herpes labialis wurden im Rahmen einiger Therapiestudien topisch mit IFN-α behandelt. Hierbei wurden unterschiedliche Ergebnisse erzielt bezüglich Krankheitsdauer und bezüglich Dauer der Schmerzempfindlichkeit. Eron und Mitarbeiter konnten bei 59 Patienten mit Herpes genitalis rezidivans keinen Unterschied zwischen topisch appliziertem IFN-α und Plazebo feststellen [30]. Im Gegensatz dazu konnte in einer Studie von Glezerman und Mitarbeitern gezeigt werden, daß die topische Applikation von IFN-β bei 25 Patienten mit Herpes genitalis oder Herpes labialis zu signifikanter Verkürzung der Krankheitsdauer und auch zur Verringerung der Rezidivhäufigkeit führte [38]. Diese Studie wurde plazebokontrolliert über eine Zeitdauer von 2 Jahren durchgeführt. IFN-β wurde topisch viermal am Tag über insgesamt 10 Tage appliziert.

Auch die systemische Behandlung mit IFN-α führte zu unterschiedlichen Ergebnissen. Zwei getrennten, plazebokontrollierten Untersuchungen zufolge kam es unter systemischer IFN-α-Therapie zu einer Zunahme der Herpes genitalis Rezidive [79, 85]. Anwendung fand hierbei die subkutane IFN-α-Therapie (3 Mio. I. E., 3mal pro Woche während drei Monaten). Während auch Eron und Mitarbeiter weder einen Einfluß auf die Krankheitsdauer, noch auf die Rezidivhäufigkeit bei Herpes genitalis fanden [29], teilten Lassus et al. zwar eine Verkürzung der Krankheitsdauer um 50% beim rezidivierenden Herpes genitalis, aber ebenfalls keine Beeinflussung der Rezidivhäufigkeit mit [81].

Nach wie vor ist der Wirkungsmechanismus von IFN bei Herpes-Virus-Infektionen ungeklärt. Möglicherweise wirkt IFN sowohl antiviral als auch immunmodulatorisch auf die HSV-Infektion ein [93, 126]. Hinweisend hierfür ist, daß zirkulierende Lymphozyten von Patienten mit rezidivierendem Herpes weniger Interferon produzieren als Lymphozyten gesunder Patienten [39].

In Analogie zur topischen Behandlung der Herpes Keratitis mit einer virusstatischen Substanz wie Aciclovir und IFN-α [130], könnte in Zukunft auch zur Therapie von Herpes-Virusinfektionen der Haut und des Genitale eine Kombinationsbehandlung eingesetzt werden, die synergistische antivirale Effekte aufweist.

Varizella-Zoster-Virus-Infektionen

Auch hier steht mit Aciclovir eine hochwirksame spezifisch antiviral wirksame Substanz zur Verfügung. Interferone können nur selten als alternative Behandlungsmethode eingesetzt werden.

Folgende Problemsituationen könnten Indikationen zur Interferon-Therapie beim Zoster sein. In Abhängigkeit von der Lokalisation der Infektion können sehr schwerwiegende Schäden verursacht werden. Der Zoster ophthalmicus kann therapieresistent sein. Hier kann IFN entweder zusammen mit Aciclovir gegeben werden oder sogar als alternative Behandlungsmethode eingesetzt werden. Bereits 1976 haben Merigan und Mitarbeiter IFN mit Erfolg bei Varizellen und bei Gürtelrose immunsupprimierter Patienten verabreicht [86]. Die Behandlung hat nicht nur zur Verkürzung der Krankheitsdauer geführt, sondern hat vor allem den akuten und postzosterischen Schmerz günstig beeinflußt. Aciclovir das in hoher Dosierung (10 mg pro kg Körpergewicht/d über 10 Tage) in den meisten Fällen zur raschen Besserung der Zoster-Effloreszenezen führt, beeinflußt den postzosterischen Schmerz nur unbedeutend dann, wenn es über 7 Tage, besser über 14 Tage, bei einer Tagesdosierung von 10 mg pro kg Körpergewicht verabreicht wird. Da auch Versuche einer Kombinationsbehandlung (hochdosierte Steroide kombiniert mit Aciclovir) ebenfalls bisher zu keinem Erfolg geführt haben [73], könnte die Kombination von Aciclovir mit IFN-α kontrolliert geprüft werden.

Epstein-Barr-Virusinfektionen

Auch EBV-Infektionen sprechen auf Aciclovir an. Allerdings muß mit sehr hohen Dosen therapiert werden. Eine mögliche Indikation zur IFN-Therapie besteht beim chronischen Verlauf der EBV-Infektion. Von größerem Interesse ist, daß das mit EBV in Zusammenhang gebrachte, undifferenzierte Nasopharynxkarzinom laut ersten Untersuchungsergebnissen auf IFN anspricht [135]. Diese Beobachtung ist deshalb von großer Bedeutung, da dieser bei uns relativ seltene maligne Tumor in bestimmten Teilen der Welt, vor allem in China weit verbreitet ist [8]. Das gleiche gilt für das Burkitt-Lymphom, das in Zentral-Afrika endemisch vorkommt und für das, wie auch für das Nasopharynxkarzinom, keine spezifische Therapie bisher bekannt war [149].

Eine weitere mögliche Indikation für eine Kombinationsbehandlung bei EBV-Krankheiten besteht bei der oralen Haar-Leukoplakie. Hierbei handelt es sich um eine Leukoplakie vorwiegend des Zungenrandes und der Wangenschleimhaut bei HIV-positiven Patienten. Diese EBV-assoziierte Leukoplakieform läßt sich durch hohe Dosen Aciclovir beeinflussen. Nach Unterbrechung der Therapie kommt es jedoch zum Wiederauftreten der Haarleukoplakie [117]. Möglicherweise könnte IFN zusammen mit Aciclovir zu einer dauerhafteren Remission führen.

Cytomegalie Virus-Infektionen

Das menschliche Cytomegalievirus (CMV) ist für die Dermatologie bisher nur von marginaler Bedeutung. CMV führt gelegentlich zu einem infektiösen mononukleoseähnlichen Exanthem, das im Rahmen der differentialdiagnostischen Abklärung rubeoliformer und masernähnlicher Exantheme eine Rolle spielen kann. Weiterhin werden CMV-Infektionen in der Transplantationsmedizin und im Rahmen der HIV-Infektion mehr und mehr gefürchtet. Hierbei werden vor allem lebensbedrohende CMV-Pneumonien beschrieben, die therapeutisch nur sehr schwer zu beeinflussen sind. Das vor kurzem eingeführte CMV-Virusstatikum Ganciclovir zeigt zwar erfolgsversprechende Wirkungen, mittlerweile wurden jedoch ganciclovirresistente CMV-Viren gefunden [27, 28, 60]. Inwiefern auch hier IFN als Alternative oder zumindest als Kombination in Frage kommt, ist noch nicht eindeutig zu beurteilen [59].

Humane Papillomvirus-Infektion

Papillomviren sind infektiöse epitheliotrope DNA-Viren, (Abb. 1) die über eine Kontaktinfektion primär benigne epitheliale Tumoren und Warzen der Haut, des unteren Urogenitaltraktes, der Analschleimhaut, der Mundhöhle, des Larynx und auch der Konjunktiven hervorrufen.

Diese Infektionen sind sehr verbreitet und scheinen weltweit zahlenmäßig zuzunehmen. Eine Ursache hierfür dürfte u. a. das Fehlen einer spezifischen und allgemein wirkungsvollen Behandlung sein. Papillomviren haben in den

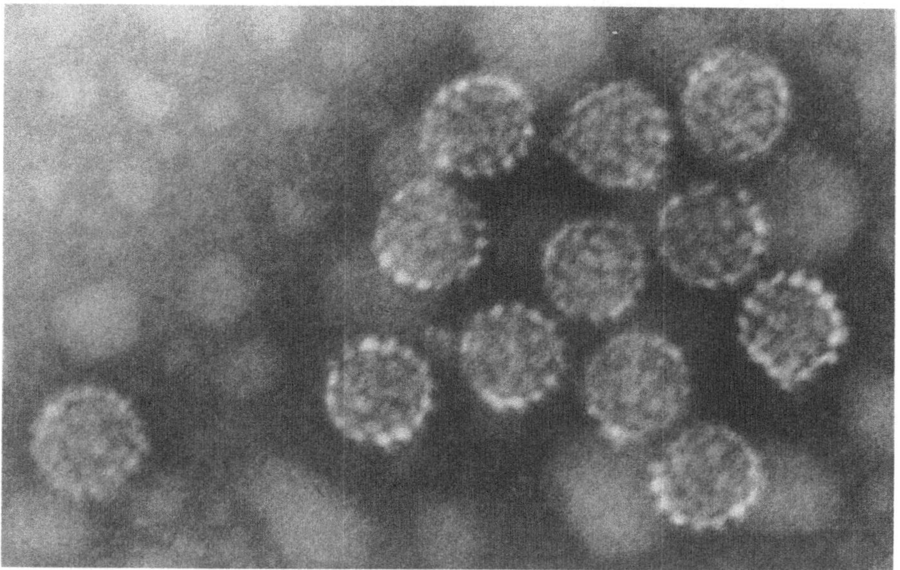

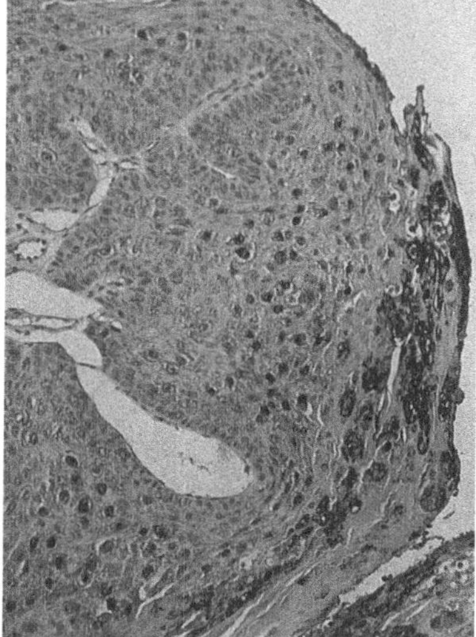

Abb. 1a–c. (a) Papillomaviruspartikel (Balkenlänge entspricht 50 nm); (b) Hypothetische Vorstellung zur Pathogenese der Viruswarzenentstehung (● entspricht einem Viruspartikel); (c) Peroxydase – Antiperoxidase (PAP)-Test mit Nachweis der gruppenspezifischen Strukturantigene in den oberen Epidermisschichten einer Verruca vulgaris (HPV 2-DNA-Nachweis über Southern Blot)

letzten Jahren auch die Aufmerksamkeit auf sich gelenkt, da ein Zusammenhang zwischen bestimmten Genotypen dieser Viren und der Entstehung maligner Tumoren der Haut und des Genitale, vor allem der Cervix uteri, aber auch des äußeren Genitale bei beiden Geschlechtern gefunden wurde [108]. Obwohl es bis heute unmöglich war, Papillomviren in Keratinozytenkulturen zur Vermehrung zu bringen, sind die Kenntnisse der Molekularbiologie dieser Viren dank der rekombinanten DNA-Technologie weit fortgeschritten. Die DNA von mindestens 60 humanen Papillomvirus (HPV)-Typen aus benignen und malignen Tumoren der Haut und Schleimhaut sind kloniert und die Hybridisierungsanalyse der Nukleinsäure ist heute die Methode der Wahl zur Diagnostik der HPV-Infektionen und zur HPV-Typisierung [140]. Im Vergleich zu dieser modernen HPV-Diagnostik und im Gegensatz zu den Herpes-Virus-Infektionen ist eine gezielte antivirale Therapie der HPV-Papillome nicht möglich. Die konventionelle Behandlung besteht zum größten Teil aus ablativen Verfahren, die zum Ziel haben das HPV-infizierte und transformierte Gewebe möglichst in toto und in sano zu zerstören bzw. zu entfernen. Die Notwendigkeit, bessere und sicherere Behandlungsstrategien zu entwickeln, wird nicht nur durch die hohe Rückfallquote von ca. 60% der Papillomvirusinfektionen nach chirurgischen und lokal destruktiven Therapie-Methoden wie Cryo-, Elektrokauter- und CO_2-Laserchirurgie, Podophyllin, Podophyllotoxin bzw. 5-Flurouracil deutlich, sondern auch durch die große Zahl der bisher zur Behandlung von Papillomvirus-Krankheiten eingesetzten Methoden überhaupt (Tabelle 2). Die Neigung zum Rezidiv ist bei urogenitalen, analen Warzen und bei Larynxpapillomen besonders stark ausgeprägt und stellt das eigentliche therapeutische Problem dar. Ursachen der Rezidive sind in der

Tabelle 2.   In der Literatur mitgeteilte Therapieformen bei HPV-induzierten Krankheitsbildern

Chemotherapie	*Immuntherapie*
Podophyllin/Podophyllotoxin*	Autogene Vakzine
Trichloressigsäure*	Levamisol
5-Fluorourazil*	Transferfaktor
Bleomycin	Virale Antigene
Methotrexat	Inosiplex
Thiotepa	Interferone*
Colchizin	*Andere Therapieansätze*
Chirurgie	Antibiotika
Kürettage, Schere*	Hormone
Kryotherapie*	Steroide
Elektrokauter*	Röntgenstrahlen
CO_2-Laser (Neodym-Yag-Laser)*	Retinoide*
Antivirale Substanzen	Suggestionstherapie*
Idoxuridin	
Aciclovir	
Adenin-Arabinosid	
Interferone*	

* derzeit noch als Therapie in der Praxis eingesetzt

unvollständigen Entfernung von Warzengewebe und in der je nach Lokalisation unterschiedlich ausgeprägten Multifokalität der HPV-Infektion zu sehen. Außerdem konnte gezeigt werden, daß Papillomviren latent in normal erscheinender Haut und Schleimhaut persistieren und möglicherweise Anlaß geben können zum (Wieder)-Auftreten von Läsionen [32].

Die Entwicklungen der Therapiestrategien müssen die komplexe Natur der Papillomviruskrankheiten berücksichtigen. Folgende allgemeine Daten und Zusammenhänge der HPV-Infektion machen deutlich, daß die bisherigen Therapieverfahren wie Chirurgie, Chemotherapie oder sonstige Methoden in den meisten Fällen nicht kurativ sein können.

– *Die Pathogenese der Papillomvirus-Infektionen* ist modellhaft in Abbildung 1 dargestellt. In der Regel handelt es sich bei Warzen um hyperproliferative benigne epitheliale Neoplasien, die durch eine Verdickung der Stachelzellenschicht charakterisiert ist.

Es wird angenommen, daß das Papillomvirus einen basalen Keratinozyten infiziert, ihn transformiert und letztlich zur vermehrten Zellteilung anregt und damit zum Wachstum des benignen Tumors führt. Papillomviren replizieren nicht in transformierten Basalzellen, sondern erst in differenzierten Stachel-, bzw. Körner-, Hornzellen (Abb. 1). Das Warzengewebe wächst rasch und es können innerhalb von wenigen Wochen nach chirurgischer Abtragung erneut Warzenrezidive beobachtet werden.

– *Die Rolle des Immunsystems* wird dadurch dokumentiert, daß unter Immunsuppression, z. B. nach Nierentransplantation, ein Risiko von ca. 40% besteht, Papillomvirusinfektionen zu aquirieren bzw. Warzen auszubilden [108, 114].

Auch die Regression gutartiger HPV-Papillome wird scheinbar von zellvermittelten Immunmechanismen reguliert. Heilung von Hautwarzen, v. a. von Verrucae planae juveniles, Condylomata acuminata und Larynxpapillomen sind in der Literatur gut dokumentiert. Andererseits ist bekannt, daß während der Schwangerschaft Larnyxpapillome und Condylomata acuminata verstärkt wuchern, nach Geburt jedoch spontan abheilen können [57]. Auch die spontane Regression von Präkanzerosen (bowenoide Papulose) des äußeren Genitale nach Schwangerschaft deutet auf eine Kontrolle durch zellvermittelte Immunmechanismen hin. Andererseits ist nicht ausgeschlossen, daß auch hormonelle Faktoren hierbei beteiligt sind.

– *Das klinische Bild* der Papillomvirusinfektionen beim Menschen ist sehr vielgestaltig. Sowohl an der Haut als auch im urogenitalen, analen und Mundschleimhautbereich werden exophytische und flache z. T. subklinische papillomvirusassoziierte Bilder unterschieden (Abb. 2). An der Haut sind hier die pityriasis versicolor-ähnlichen Effloreszenzen bei Epidermodysplasia verruciformis (EV) zu nennen [69, 100]. Insbesondere im Genitoanalbereich wurden die flachen Veränderungen, und pigmentierten, papulösen Effloreszenzen erst vor kurzem mit HPV in Zusammenhang gebracht [44, 45]. Werden solche Effloreszenzen nicht in die Behandlung eingeschlossen, kommt es zwangsläufig zum Rezidiv bzw. zum Auftreten von flachen bzw. warzenförmigen Effloreszenzen durch Reinfektion.

– *Multiple und multifokale Krankheitsbilder* sind nicht nur häufig an der Haut, sondern vor allem auch im Schleimhautbereich. Es ist bekannt, daß ca. 50% der Frauen mit Condylomata acuminata der Vulva auch am Gebärmutterhals HPV-Kondylome aufweisen. Gleichzeitiges Vorkommen von HPV-Läsionen am äußeren Genitale, in der Harnröhre, Perianal- und Analschleimhaut ist nicht selten. Diese multifokalen Effloreszenzen, vor allem in der Vagina, in der Harnröhre und in der Analschleimhaut sind sehr schwer zu diagnostizieren und werden oft übersehen.

– *Die sexuelle Übertragbarkeit genitaler Warzen* trägt ebenso dazu bei, daß die Behandlung von Condylomata acuminata problematisch sein kann. Der Häufigkeitsgipfel genitaler

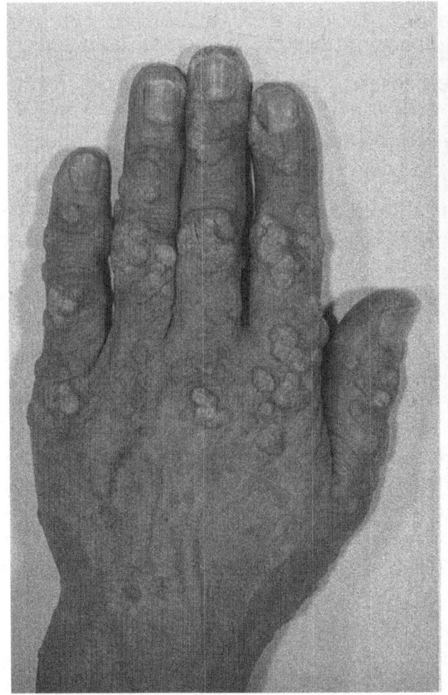
a

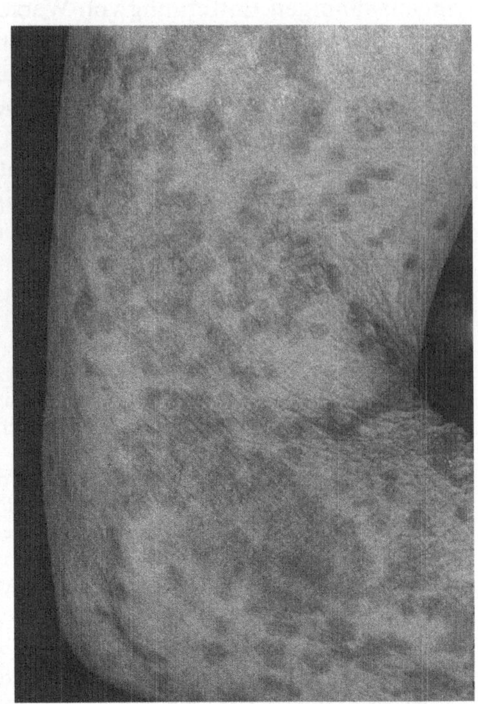
b

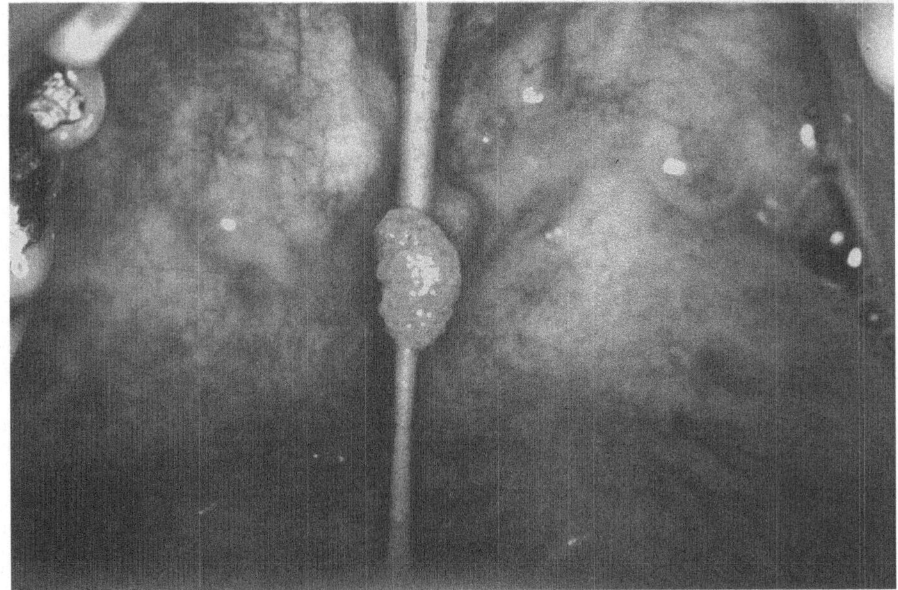
c

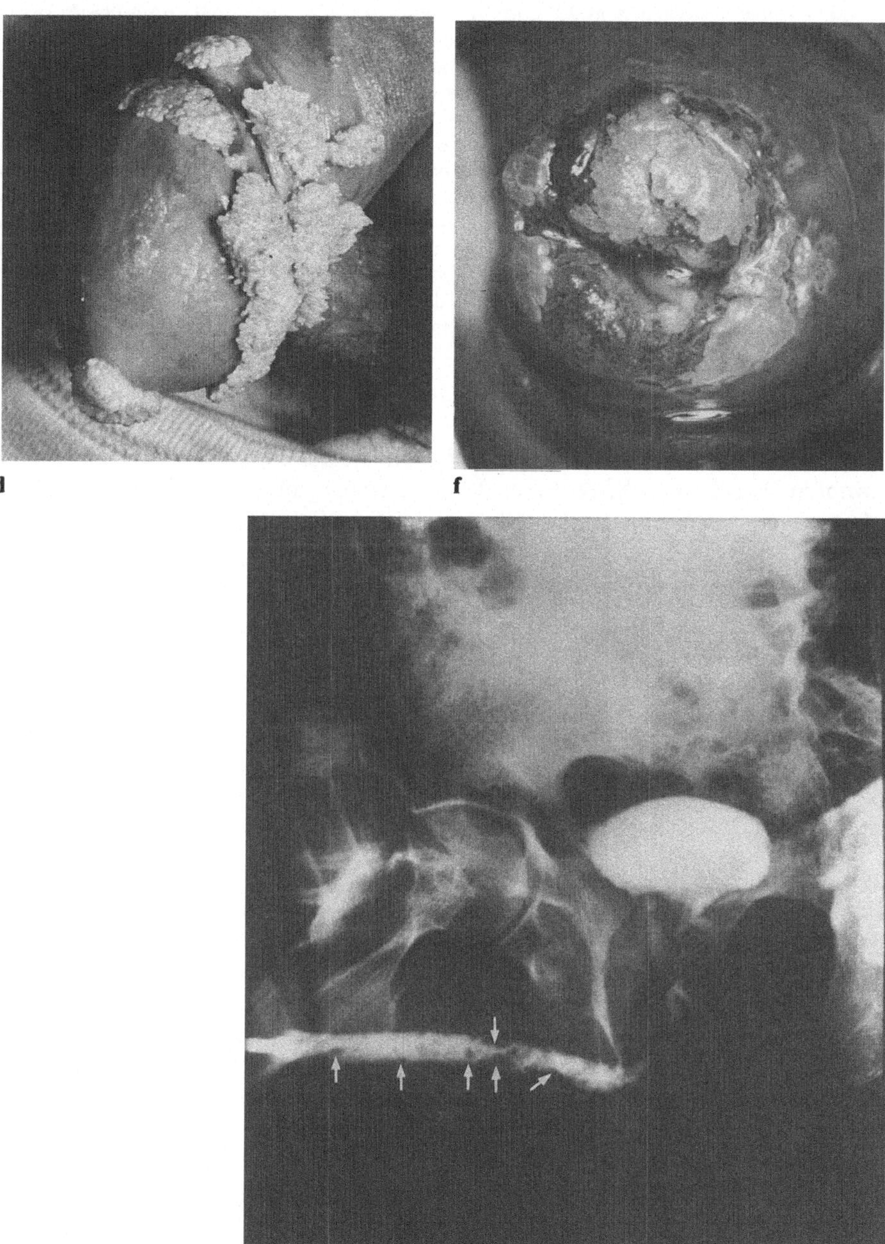

Abb. 2a–e. HPV-assoziierte Krankheitsbilder (**a**) Verrucae vulgares (HPV 2-DNA-Nachweis) bei einem Patienten mit chronisch lymphatischer Leukämie; (**b**) pityriasis-versicolorähnliche Hautveränderungen bei Epidermodysplasia verruciformis; (**c**) Condylomähnliches Viruspapillom am Zungenbändchen; (**d**) Condylomata acuminata an Glans penis, Sulcus coronarius penis und Meatus urethrae externus; (**e**) urethrographischer Nachweis multipler Condylomata acuminata der Harnröhre (multiple Kontrastmitteldefekte, Pfeile); (**f**) Condylomata plana der Cervix uteri

Warzen liegt zwischen dem 20. und 30. Lebensjahr, wie dies auch von anderen sexuell übertragbaren Krankheiten, wie Gonorrhea z. B. bekannt ist. Eigene Untersuchungen ergaben, daß Infektionen des Partners bei ca. 35–60% der Fälle auftreten, wobei 35% der Sexualpartner eine klinisch faßbare (sichtbare) Papillomvirusinfektion aufweist und bei 60% der Partner das Virus über Hybridisierung an abgestrichenen Zellen bzw. im Gewebebiopsiat von unauffälliger Haut identifiziert werden kann (sogenannte subklinische Papillomvirusinfektion) [49, 145]. Die Zunahme genitaler HPV-Infektionen ist im Zusammenhang mit der allgemeinen Häufung sexuell übertragbarer Erkrankungen zu sehen. Ein weiterer Grund für die Häufigkeitszunahme dürfte aber auch sein, daß *Behandlung und Vorbeugung* insuffizent sind und daß asymptomatische Virusträger nicht erkannt werden. Die Reservoirs der HPV-Infektion sind nicht immer zugänglich. Möglicherweise spielt die Harnröhre hierbei eine besondere Rolle, da ohne klinische Symptomatik Papillomvirus DNS aus abgestrichenen Zellen und im Urin nachweisbar ist (eigene Beobachtung).

In-vitro-Untersuchungen mit IFN

In einem aus Mausembryo-Fibroblasten bestehenden In-vitro-Zellsystem konnten Turek und Mitarbeiter 1982 erstmals zeigen, daß Maus-IFN die akute Transformation durch Rinderpapillomvirus (BPV) verhindern kann [136].

Weiterhin konnte in diesen Untersuchungen gezeigt werden, daß IFN die Papillomvirusreplikation in vitro hemmt. Unklar bleibt, ob sich die IFN-Wirkung nur auf die Beeinflussung der sogenannten episomalen Virusreifung und Virus-DNA-Replikation erstreckt, und ob die in die zelluläre chromosomale DNA integrierten Papillomvirus-DNA-Abschnitte vor IFN-Wirkung geschützt sind.

Klinische Untersuchungen mit IFN bei HPV-Infektionen

Bereits seit den 70er Jahren wurden Erfahrungen mit IFN bei Viruspapillomen gesammelt. Erste Beobachtungen wurden von Krusik et al. 1972 und von Ikic et al. 1975 bei der Behandlung von Condylomata acuminata, und von malignen Tumoren, vor allem der Cervix uteri gemacht [65, 66, 78].

In historischen Therapieversuchen mit natürlichem Leukozyten IFN, beobachteten 1972 Strander und Cantell spontane Abheilung von bilateral lokalisierten Plantarwarzen [128]. Die Beobachtung führte Strander dazu, IFN bei der Behandlung der schweren HPV-assoziierten Larynxpapillomatose einzusetzen. Hierbei zeigte sich, daß es unter systemischer intramuskulärer Applikation von natürlichem Leukozyten-IFN zur Abflachung der Papillome kommt, daß nach Therapieunterbrechung jedoch die Papillome erneut auftreten.

Mittlerweile wurde IFN bei Papillomviruserkrankungen in zahlreichen klinischen Studien eingesetzt. Am meisten verwendet wurde IFN-α aus Leukozyten bzw. aus lymphoblastoiden Zellen (IFN-αn1) oder rekombinantes IFN-α (IFN-α2a, -α2b oder -α2c). IFN-β fand vor allem Anwendung bei der Behandlung von Hautwarzen und erst seit kurzem wird IFN-γ aus Escherichia coli für klinische Studien eingesetzt. IFN wird systemisch (intramuskulär, subcutan oder intravenös wie z. B. bei rekurrierenden Larynxpapillomen) verabreicht. Darüber hinaus kann IFN intraläsional gegeben werden bzw. auch als Gel oder Creme topisch zur Anwendung kommen. Weltweit durchgeführte Untersuchungen sollen klären, welche Applikationsform die effektivste ist und welche Dosis bzw. welches IFN bei welcher Indikation eingesetzt werden soll und ob IFN adjuvant zur konventionellen Behandlung oder kombiniert mit anderen Verfahren Anwendung finden sollte.

Während juvenile Larynxpapillome ca. 6–12 Monaten behandelt werden, werden rekurrierende Genitalwarzen nur für ca. 4–6 Wochen behandelt. Vor kurzem konnte gezeigt werden, daß der klinische Erfolg bei genitalen Warzen auch vom Therapieschema abhängt. Die kontinuierliche „low-dose-Behandlung" (3mal pro Woche 1–5 Mio. I. E./d) zeigte sich der zyklischen „Intervalltherapie" mit IFN-α bzw. IFN-γ unterlegen (Abb. 3) [47, 53].

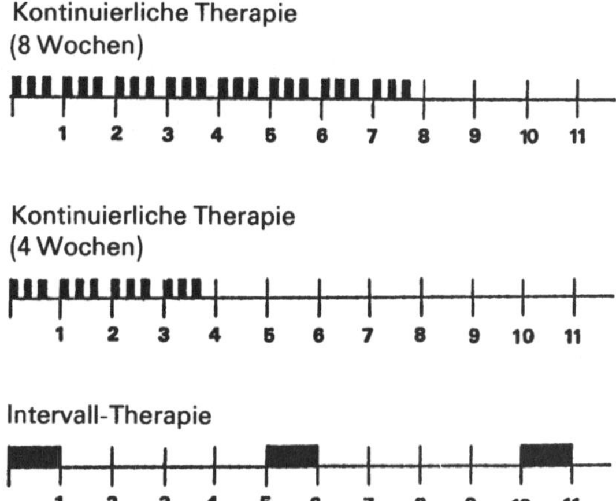

Abb. 3. Kontinuierliche Interferontherapie und zyklische („Intervall") Interferontherapie

Klinische Studienergebnisse bei Larynxpapillomatose

Im Vergleich zu Viruswarzen der Haut und auch zu Warzen der genitalen Region, stellen die juvenilen Larynxpapillome (JLP) ein sehr ernst zunehmendes medizinisches Problem dar. Rekurrierende JLP und Papillome des oberen Respirationstrakts sind selten. Histologisch handelt es sich um benigne epitheliale Neoplasien, die mit HPV 6 und HPV 11 assoziiert sind [91, 92]. Gelegentlich können diese Papillome lebensbedrohende Ausmaße annehmen, indem sie zum Verschluß der Luftwege führen oder aber das Lungengewebe zerstören. Die Standardbehandlung besteht in mikroendoskopischer Exzision vor allem mit Hilfe des CO_2-Lasers. Hierdurch können zwar sichtbare Wucherungen entfernt werden, das HPV-Genom bleibt jedoch im normal erscheinenden Gewebe zurück [127].

Regelmäßig kommt es zum Neuwachstum von Papillomen und in den meisten Fällen sind wiederholte chirurgische Eingriffe während vieler Jahre nötig. Das Ziel der Behandlung ist bei dieser Erkrankung die totale und dauerhafte Entfernung der Papillome. Zufriedenstellend wäre bereits für Patient und Arzt wenn die Schwere der Symptome, und vor allem wenn die Häufigkeit notwendiger Operationen verringert werden könnte. Bei dieser Erkrankung zeigt sich sehr deutlich, daß die ideale Behandlung die endgültige Entfernung des Virus umfassen müßte. Dies wäre auch deshalb erforderlich, da sich bei einem, wenn auch kleinen Teil der Patienten im Laufe der Zeit aus dem JLP ein Larynxkarzinom entwickelt. Bei der Mehrzahl dieser Fälle kommt zwar als (Co) Karzinogener Faktor Röntgenbestrahlung in Frage, bei einigen Patienten jedoch kommt es zur spontanen Entwicklung des Larynxkarzinoms [57].

Aufgrund der anekdotischen Beobachtung des positiven Effektes von natürlichem Leukozyten-IFN bei plantaren Warzen durch Strander und Cantell [128], wurden die ersten Erfahrungen mit diesem natürlichen Leukozyten-IFN auch bei JLP gemacht. Dabei konnte gezeigt werden, daß IFN das Papillomwachstum kontrolliert, daß Rezidive im Zusammenhang mit Absetzen der IFN-Behandlung stehen und daß die rezidivierten Papillome bei Reexposition IFN-sensibel bleiben [55].

Nachdem größere randomisierte klinische Studien durchgeführt worden sind, erscheint es sicher, daß IFN die Schwere des Krankheitsbildes reduzieren kann. In fast allen Studien wurden die Larynxpapillome chirurgisch entfernt und gleichzeitig wurde IFN systemisch verabreicht.

Die erfolgreiche IFN-Therapie stellt damit bei JLP eine Rezidivprophylaxe dar. Insgesamt konnten 3 verschiedene Formen des Ansprechens unterschieden werden: bei 30% der Patienten kommt es zur vollständigen Remission, bei ca. 50% heilen die Papillome unter der systemischen IFN-Therapie ab, benötigen aber ständig IFN-Injektionen zur Verhinderung von Rezidiven und bei ca. 20% der Patienten werden die Kehlkopfpapillome nur minimal oder überhaupt nicht beeinflußt [2]. Nach wie vor ist nicht vollständig geklärt, ob der Virustyp oder ein Subtyp der zugrundliegenden HPV-Infektion prognostische Bedeutung hat bezüglich Schwere des Krankheitsbildes, bezüglich Ansprechen auf IFN und bezüglich Rezidivverhalten der Larynxpapillome [92].

Klinische Erfahrungen bei genitalen HPV-Infektionen

Genitale Warzen neigen zur Spontanheilung in ca. 10–30% während der ersten 6 Monate nach Entstehung. Unbehandelte Genitalwarzen können an Größe zunehmen und sich zu anderen anatomischen Lokalisationen ausbreiten. Möglicherweise spielen Faktoren wie Begleitinfektionen und die Abwehrlage des Wirtsorganismus eine Rolle bei der Abheilung genitaler Viruspapillome.

Persistierende Läsionen können zu erheblichen Beschwerden und Schwierigkeiten bei der Hygiene führen. Das Wiederauftreten von Kondylomen nach völligem Verschwinden steht im Einklang mit der Persistenz von Papillomviren in subklinischen Läsionen und in unauffälliger Haut [32]. Gerade die Persistenz der zugrundeliegenden HPV-Infektionen und das Rezidivverhalten der genitalen HPV-Krankheit macht eine wiederholte Therapie oft erforderlich. Bei langbestehenden Warzen und flachkondylomatösen Effloreszenzen besteht die Gefahr der malignen Entartung bzw. des Auftretens von Präkanzerosen wie z. B. die cervikale intraepitheliale Neoplasie (CIN) oder entsprechende Präkanzerosen an der Vulva wie die vulväre intraepitheliale Neoplasie (VIN). Diese Punkte zeigen die Notwendigkeit einer antiviralen Therapie auf. Daneben wird deutlich, daß die erfolgreiche Behandlung der genitalen HPV-Infektion die sorgfältige Diagnostik unter Zuhilfenahme eines Kolposkops bzw. Peniskops auch beim Sexualpartner, die Behandlung von Begleitinfektionen sowie Condomschutz und Nachbeobachtung während mindestens 4–6 Monaten einschließen muß.

IFN bietet ideale Vorraussetzungen zur Behandlung von HPV-induzierten genitalen Krankheitsbildern. Die antiviralen, antiproliferativen und auch immunmodulatorischen Eigenschaften von IFN können in Kombination mit ablativen Methoden optimal Anwendung finden.

a) Topische IFN-Therapie

Erstmals 1975 behandelten Ikic et al. mit einer IFN-α enthaltenden Salbe $(0{,}04 \times 10^6$ I. E./g) 40 Frauen die an Condylomata acuminata litten. Bei 36 (90%) kam es innerhalb von 8 Wochen zu einer kompletten Remission. In einer doppeltblind, plazebokontrollierten und randomisierten Studie konnten dieselben Autoren bei 4 von 10 verumbehandelten Patienten und bei 2 von 11 plazebobehandelten Patienten eine vollständige Abheilung der Warzen beobachten [65]. 1984 teilte Vesterinen et al. eine Erfolgsrate von 40% bei Patienten mit vaginalen flachen Kondylomen unter Leukozyten-IFN Salbenbehandlung mit [139].

Eine kürzlich durchgeführte Doppeltblindstudie [72] erbrachte keine signifikanten Unterschiede zwischen einem IFN $(1 \times 10^6$ I. E./g) enthaltenden Gel und Plazebo: komplette Remission in der Verum-Gruppe 10/30, bei Plazebo-Gruppe 8/28. In einer offenen Studie mit einem rekombinanten IFN-α2c-enthaltenden Hydrogel $(1 \times 10^6$ I. E./g) heilten bei 5 von 6 Patienten die Condylomata acuminata ab [115, 116].

Topische Präparationen, die natürliches IFN-β enthalten, wurden ebenfalls bereits mehrfach eingesetzt. Bei 16 Patienten mit großen Condylomata acuminata kam es unter Applikation eines IFN-β-Gels $(0{,}1 \times 10^6$ I. E./g) zu einer deutlichen Verkleinerung der Hauterscheinungen [118]. Kleine primäre Condylomata acuminata zeigten in 15 von 18 Fällen (83%) eine komplette Remission [84]. In einer plazebokontrollierten, Doppeltblindstudie sprachen auf Verum $(0{,}5 \times 10^6$ I. E./g) 15 von 24, auf Plazebo dagegen nur 2 von 11 Patienten mit einer kompletten oder partiellen Remission an [141].

b) Intraläsionale IFN-Therapie

Bei dieser Applikationsform wird IFN unter Sicht des Auges in die Tumoren injiziert. Diese Therapie bietet keinen Vorteil gegenüber konventionellen Verfahren, zumal unbehandelte Warzen nicht mitreagieren. Subklinische Papillomvirusinfektionen und höher gelegene, dem Auge nicht zugängliche Papillome, z. B. in der Harnröhre, an der Analschleimhaut, etc. reagieren ebenfalls nicht mit.

Die Therapie erfolgt in der Regel jeden zweiten Tag über mehrere Wochen. Schmerzen am Injektionsort und systemische Nebenwirkungen sind therapielimitierend. Abheilungsraten von ca. 36–53% beziehen sich auf die unterspritzten Warzen (N = 1–5) [25, 30, 138].

Douglas et al. konnte zeigen, daß HIV-positive Patienten nicht auf diese intraläsionale IFN-Behandlung ansprechen [25]. Weitere Studien zeigten keine wesentlichen Unterschiede bezüglich des gewählten IFN-Typs [111].

Die besten Resultate von 62% wurden von Friedmann-Kien mitgeteilt. Die Rezidivquote lag bei dieser Studie bei 25% [36].

c) Systemische IFN-Therapie

Theoretisch müßten bei systemischer IFN-Therapie alle HPV-infizierten Epithelzellen behandelt werden, wobei der Effekt sowohl direkt an der HPV-positiven Zelle als auch indirekt via zelluläres Immunsystem eintreten sollte.

Schönfeld et al. teilte in einer wenige Patienten umfassenden Fallstudie 1984 eine Remissionsrate von ca. 80% bei Patienten mit Condylomata acuminata nach intramuskulärer Injektionstherapie von IFN-β (2×10^6 I.E./d) mit [118]. Bei 8/16 Patienten, die während 28 Tagen die Tagesdosen 5×10^6 I.E./ m^2 erhielten und dann während 14 Tagen dreimal pro Woche behandelt wurden, heilten die Condylomata acuminata vollständig ab [37]. In eigenen Untersuchungen konnte gezeigt werden, daß eine niedrige IFN-α2a-Dosis ($1,5 \times 10^6$ I.E./d) bei genitalen Warzen effektiver und weniger toxisch ist, als eine höhere Dosis (18×10^6 I.E./d), sofern IFN subkutan in die laterale Bauchwand injiziert wird und ein zyklisches Therapieschema eingehalten wird [47] (Abb. 3). Dieses sogenannte „Intervallschema" besteht aus täglich jeweils einer s.c.-Injektion von IFN über insgesamt 7 Tage und anschließender 4wöchiger Pause (entsprechend 5 Wochen = 1 Therapiezyklus) (Abb. 3).

Mit diesem zyklischen Therapieschema konnte bei 60% der Patienten nach mehrmaligen Behandlungszyklen eine vollständige Remission der genitalen Warzen erzielt werden (durchschnittliche Behandlungsdauer 15 Wochen). Auch mit niedrigen Dosen IFN-γ (Tagesdosis 50 μg oder 100 μg) konnten mit der zyklischen Therapie ähnliche Ergebnisse erzielt werden. Höhere Tagesdosen (200 μg und 400 μg) führten zu schlechteren Ergebnissen oder zu keinerlei Reaktionen [34, 48]. Der besondere Vorteil dieser Therapie ist, daß auch Papillome der Harnröhre bzw. Kondylome der Analschleimhaut mitreagieren (Abb. 4). Fierlbeck und Rassner berichteten von einer offenen Therapiestudie an 17 Patienten mit Condylomata acuminata, die mit IFN-γ-Monotherapie für 7 Tage und anschließender 4wöchiger Pause (Intervallschema) behandelt wurden. Hierbei kam es nach 6 Therapiezyklen bei 5/17 Patienten zur vollständigen Abheilung [34]. In einer sogenannten Phase-1-Dosiseskalationsstudie wurde ebenfalls IFN-γ bei Patienten mit refraktorischen Genitalwarzen eingesetzt [74]. Die Patienten wurden intramuskulär mit Dosen von 0,1, 0,5 oder $1,0 \times 10^6/\mathrm{M}^2$ rIFN-γ behandelt. Hierbei wurden Remissionen beobachtet bei 14 von 26 Patienten, wobei eine Reduktion der Tumorgröße um mehr als 50% erzielt wurde. Die in eigenen offenen Studien gewonnenen Resultate wurden in einer plazebokontrollierten Multicenterstudie überprüft, wobei bei 12/20 (60%) mit der Tagesdosis 50 µg rIFN-γ behandelten Patienten im Vergleich zu 7/21 (33%) mit Plazebo behandelten Patienten ein Response erzielt wurde [53]. Die Hauptvorteile der niedrig dosierten IFN-Intervalltherapie sind neben den guten Therapieerfolgen die niedrige Rezidivquote (weniger als 10%; Follow-up 14 Monate; (Gross, in Vorbereitung)). Im Gegensatz zu kontinuierlicher Therapie (IFN systemisch 3–4mal pro Woche für mindestens 4 Wochen) (Abb. 3), sind bei der niedrig dosierten Intervalltherapie seltener systemische Nebenwirkungen zu beobachten. Bei den wirksamen niedrigen Dosen von $1–5 \times 10^6$ I.E. werden meist nur passagäre grippale Beschwerden beobachtet, die ca. ab dem 3. bis 4. Tag nach Therapiebeginn nachlassen und dann verschwinden. Außerdem sind bei dieser Intervalltherapie seltener neutralisierende Serumantikörper gegen IFN nachzuweisen, als bei der kontinuierlichen systemischen Therapie und vor allem als bei der hochdosierten IFN-Therapie. Nachteile der systemischen Interferontherapie sind die lange Behandlungsdauer und die fehlende Wirksamkeit bei Immundefekten, bzw. bei HIV-positiven Patienten. Dasselbe gilt für Drogenpatienten (eigene Beobachtungen) und an Morbus-Hodgkin erkrankte Patienten [50–52].

d) Adjuvante IFN-Therapie

Sowohl ausgedehnte als auch therapieresistente und lange bestehende genitale Warzen lassen sich mit dem CO_2-Laser und einer anschließenden, niedrig dosierten systemischen (sc oder im) IFN-Behandlung mit einer Heilrate von ca. 80% therapieren [61] (Tabelle 3). Tiedemann und Ernst beobachteten bei kombiniert mit Elektrokaustik und IFN-α2b (i.m. Injektionen, 5×10^6 I.E./d über 5 Tage) behandelten Patienten in 2/22 Fällen und in der nur mit dem Elektrokauter behandelten Gruppe bei 5/11 Patienten nach 6 Monaten Rezidivwarzen [134]. Die Nebenwirkungen bei dieser Behandlung sind identisch mit denjenigen bei der systemischen IFN-Monotherapie.

Zur Rezidivprophylaxe kann postoperativ auch eine lokale IFN-Therapie (1×10^6 I.E. rIFN-α2c/1 g Gel) Anwendung finden. Hiermit gelingt es auch, Genitalwarzen und Tumoren immundefekter und immunsupprimierter Patienten rezidivfrei zur Abheilung zu bringen [51, 52] (Tabelle 3).

Diese Therapie kann auch zusammen mit oberflächenchirurgischen Methoden (CO_2-Laser, Elektrokauter, Kryochirurgie und möglicherweise auch mit Podophyllin und 5-Fluorouracil) bei der bowenoiden Papulose und bei disseminierten Hautwarzen immundefekter Patienten (Nierentransplantierte) Anwendung finden. Der CO_2-Lasertherapie unter kolposkopischer Vergrößerung kommt dabei ganz besondere Aufmerksamkeit zu, da hierdurch auch subklinische und flache Läsionen behandelbar werden (Abb. 2).

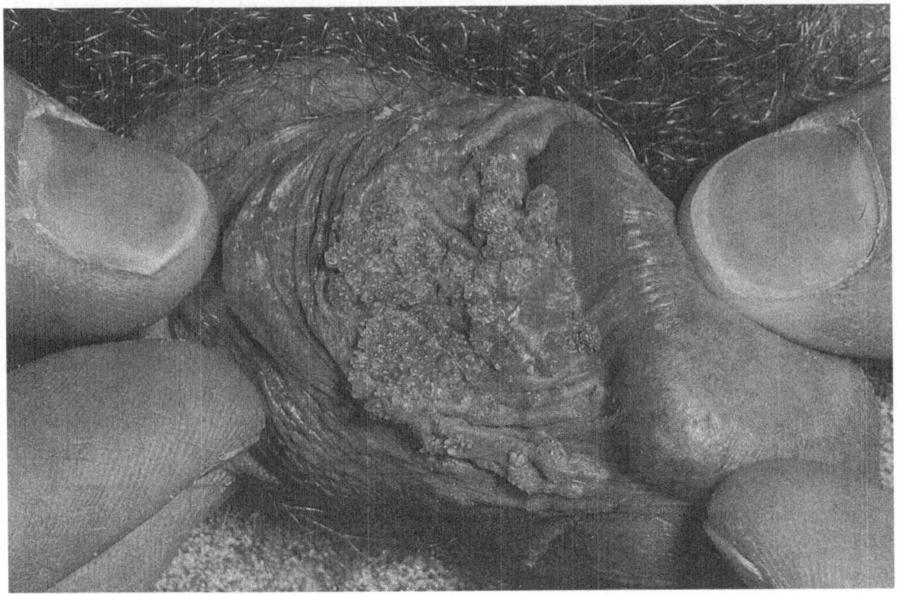

a

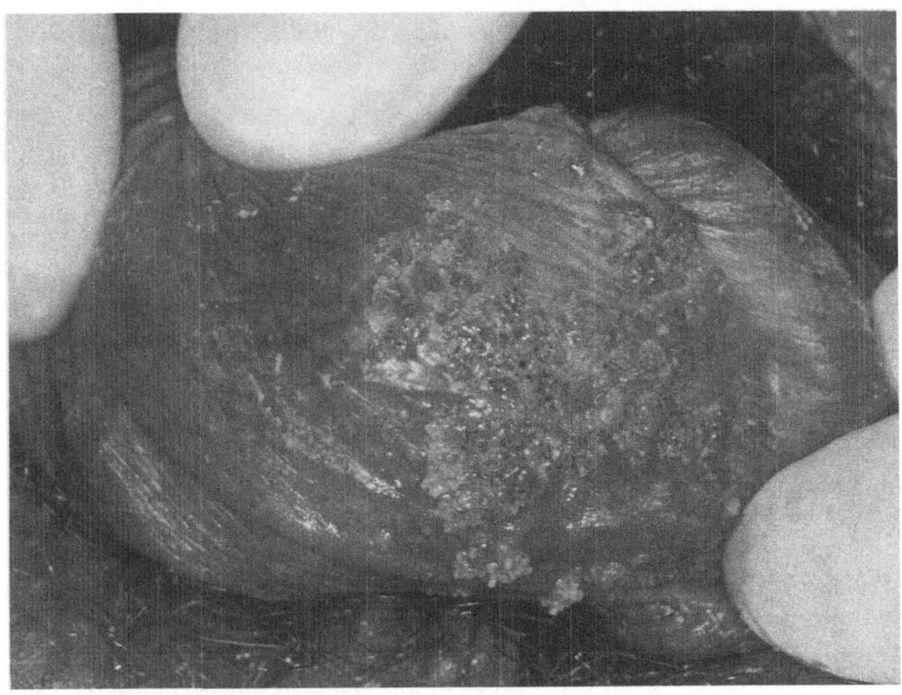

b

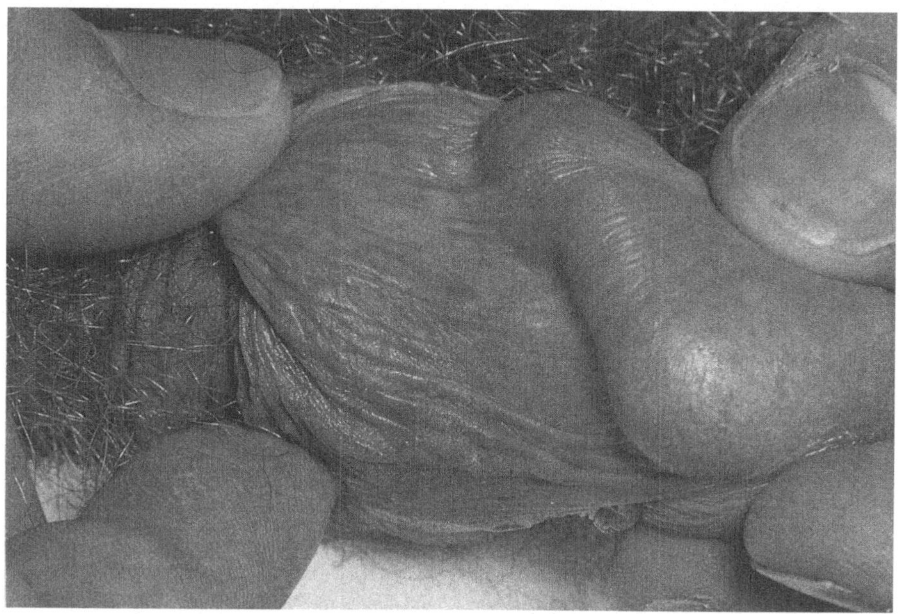

c

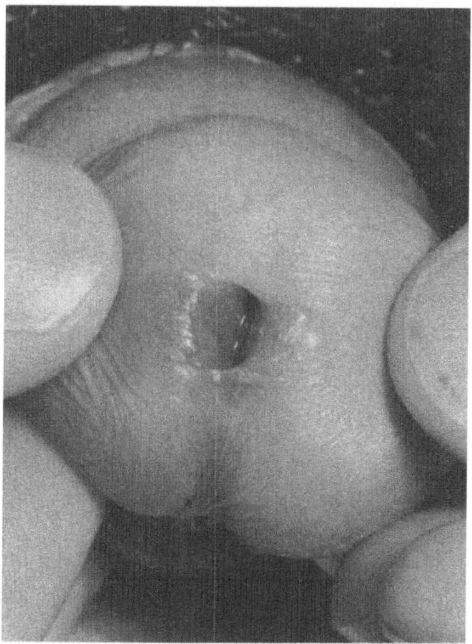

d   e

Abb. 4a–e. Abheilung von Condylomata acuminata (HPV 6-DNA-Nachweis) unter systemischer (subkutane Applikation) niedrig dosierter Interferon-alpha 2 „Intervalltherapie". (a) Vor Therapie; (b) Entzündungsreaktion nach dem 2. Zyklus (10. Woche); (c) narbenfreie Abheilung; (d) Papillom in der Fossa navicularis desselben Patienten sichtbar; (e) Abheilung (gleichzeitig mit Kondylomen der Vorhaut).

Tabelle 3.   Adjuvante Interferon-Studien bei Condylomata acuminata

Operations-methode	Inter-feron-typ	Dosis ($\times 10^6$ I.E.)	Applikationsform/ Therapieplan	Anzahl der evaluierten Patienten	Anzahl der Rezidive	Beobachtungs-zeitraum (Monate)	Autoren	Literatur-stelle
CO_2-Laser	α_{2b}	1,0	s.c. täglich 7 Tage postoperativ	1	–	6	Hohenleuthner et al., 1988	61
Elektrokauter	α_{2b}	5,0	s.c. täglich 5 Tage postoperativ	22	2	24	Tiedemann u. Ernst, 1988	134
CO_2-Laser	IFN-α	1,0	s.c. täglich 7 Tage präoperativ u. 7 Tage postoperativ	25	3	6	Weck et al., 1988	146
CO_2-Laser	α_{2b}	1,0	s.c. alle 8 Std. 7 Tage postoperativ	13	2	3	Erpenbach et al., 1989	31
Elektrokauter	α_{2c}	1,0/g	Gel, täglich 5 × für 6 Wochen	3	1	12	Gross et al., 1989	50
Elektrokauter	α_{2c}	1,0/g	Gel, täglich 5 × für 6 Wochen	1	–	24	Gross et al., 1989	51
Elektrokauter	β	0,1/g	Gel, täglich 5 × für 3–4 Wochen Placebo	11 11	– 6	6 6	Berthold et al., 1989	4
CO_2-Laser	β	0,1/g	Gel, täglich 5 × für 3–4 Wochen Kontrolle	10 9	4 7	2 2	Gross et al., 1990	unver-öffent-licht
Elektrokauter	β	0,1/g	Gel, täglich 5 × für 3–4 Wochen	20	3	6	Fierlbeck et al., 1990	unver-öffent-licht

In einer plazebokontrollierten Doppeltblindstudie wiesen 20/23 Patienten drei Monate nach Laser-Therapie mit anschließender 3wöchiger adjuvanter Therapie mit rIFN-α2b-Gel (1×10^6 I.E./g) und 9/18 Patienten unter Plazebo-Therapie eine rezidivfreie Totalremission auf [113]. Noch bessere Ergebnisse fanden Berthold et al. Alle 11 behandelten Patienten zeigten einen rezidivfreien Verlauf 6 Monate nach elektrochirurgischer Entfernung von Condylomata acuminata und adjuvanter Interferon-beta Gel-Therapie ($0,1 \times 10^6$ I.E/g) [3]. In eigenen Untersuchungen (unveröff.) und in Untersuchungen von Fierlbeck (unveröff.) fanden sich Rezidivquoten von 40% bzw. 43% (Tabelle 3) unter Verwendung desselben Interferon-β-Gels ($0,1 \times 10^6$ I.E./g Gel).

Da bei lokaler Applikation IFN-β aufgrund seiner höheren Gewebsaffinität dem IFN-α überlegen zu sein scheint [6, 63, 68], sind bei lokaler Verwendung von IFN-β möglicherweise geringe Dosen notwendig. Vielleicht können dadurch Nebenwirkungen wie Wundheilungsstörung vermieden werden.

e) IFN-Therapie in Kombination mit anderen Therapieverfahren

Eine Reihe von Studien sollen klären, inwiefern IFN bei systemischer oder topischer Applikation mit anderen Therapieverfahren wie Podophyllin oder Podophyllotoxin, 5-Fluorouracil oder Vitamin A-Säure-Derivaten Einfluß auf die Rezidivneigung von Condylomata acuminata haben.

Der letzte Ansatz scheint sehr interessant, da bereits früher gezeigt werden konnte, daß mit Etretinat, einem aromatischen Retinoid Viruswarzen erfolgreich zur Abheilung gebracht werden können [7, 42].

In einer neulich mitgeteilten Studie von Olsen konnte unter Isotretinoin alleine keinerlei Beeinflussung von genitalen Warzen beobachtet werden. Bei Kombination von IFN-αn1 (3×10^6 I.E./m^2 pro Tag für 14 Tage und dann 3mal pro Woche über 4 Wochen) mit Isotretinoin heilten vorher refaktorische Genitalwarzen ab [98].

IFN-Therapie bei HPV-assoziierten Präkanzerosen der Cervix Uteri, der Vulva und des männlichen Genitale

Bereits 1981 berichteten Ikic et al. von ermutigenden Erfolgen bei der Behandlung von cervikaler intraepithelialer Neoplasie (CIN) mit einer IFN-α enthaltenden Salbe [66] (Tabelle 4).

Ähnliche Ergebnisse wurden von Möller et al. beschrieben, 3 von 6 Fällen mit CIN II und CIN III heilten vollständig ab [90]. In der Zwischenzeit wurden weitere Berichte über erfolgreiche Behandlung von Präkanzerosen der Cervix und auch der Vagina mitgeteilt [18, 19, 101, 102, 115, 116, 121, 139] (Tabelle 4).

In einer doppeltblinden, plazebokontrollierten Studie wurde allerdings gezeigt, daß im Gegensatz zu früheren Berichten Leukozyten - IFN-enthaltendes Gel keinen signifikanten Effekt bei CIN hat [15]. Im Rahmen dieser Studie wurden vorwiegend schwere Formen wie CIN III behandelt. Eine Regression war bei HPV 6-positiven Läsionen gefunden worden, HPV-16 positive

Tabelle 4.   Interferontherapie bei CIN, VIN, VAIN und PIN

Diagnose	Inter-feron-typ	Applikations-form	Anzahl der evaluierten Patienten	Therapieerfolg			Autoren	Literatur-stelle
				CR	PR	NC		
CIN II-III	rα	Gel	15	3	–	12	Ikic et al., 1981	66
CIN II-III	rα	Gel	6	3	3	–	Möller et al., 1983	90
PIN I*	nβ	intraläsional	1	1	–	–	Gross et al., 1984	43
CIN II-III	nβ	intraläsional/Gel	11	6	2	3	de Palo et al., 1984	101
VIN III	nβ	intraläsional/Gel	2	1	–	1	de Palo et al., 1984	101
VAIN I-II	rα	Gel	8	3	2	3	Vesterinen et al., 1984	139
CIN II-III	nα	Gel	7	2	3	2	Choo et al., 1985	18
CIN II-III	nβ	periläsional	16	8	2	6	de Palo et al., 1985	102
CIN III	rα	periläsional	7	6	n.e.	n.e.	Choo et al., 1986	19
CIN III	nβ	periläsional	5	2	n.e.	n.e.	Choo et al., 1986	19
CIN II, III	nα	-Gel-Kappe	13	3	5	5	Byrne et al., 1986	15
PIN III**	rα	s.c.	3	1	2	–	Gross et al., 1986	46
CIN I-III	rα	s.c./Gel	6	3	n.e.	n.e.	Schneider et al., 1987	115
VIN II**	rα	s.c.	1	1	–	–	Slotman et al., 1988	121
CIN II-III	nβ	periläsional/Gel	24	14	3	7	Neis et al., 1989	95
CIN II-III	rγ	Gel	24	10	9	5	Schneider et al., 1989	116

* Zunächst CR – später Rezidiv flacher peniler Läsion (Histologie: PIN III, Virustyp HPV 16 (Southern Blot)
** niedrig dosierte Intervalltherapie

n.e. = nicht eruierbar

und HPV-6 und HPV-16 doppelt infizierte CIN-Fälle persistierten jedoch trotz lokaler IFN-Therapie. In einer Kasuistik von Slotmann et al. wurde erstmals gezeigt, daß mäßige intraepitheliale Neoplasien der Cervix, der Vagina und der Vulva (CIN II, VIN II und VAIN II) auf systemische IFN-Intervallbehandlung ansprechen [121]. Auch bei Behandlung der bowenoiden Papulose des männlichen Genitale und des weiblichen äußeren Genitale (PIN III und VIN III) konnte die Wirksamkeit der niedrig dosierten IFN-Intervalltherapie nachgewiesen werden [46, 54]. Bei der bowenoiden Papulose handelt es sich um eine schwere intraepitheliale Neoplasie der Vulva (VIN III) bzw. des Penis (PIN III), deren biologisches Verhalten vom Morbus Bowen abweicht. Bei beiden Krankheitsbildern handelt es sich um HPV (vorwiegend HPV-16)-assoziierte, schwere intraepitheliale Neoplasien [44, 45, 64]. Im Gegensatz zum genitalen Morbus Bowen der bei älteren Menschen vorkommt und eine obligate Präkanzerose darstellt, hat die bowenoide Papulose, die bei jüngeren Erwachsenen (Durchschnittsalter 30. Lebensjahr) beobachtet wird, einen meistens gutartigen Verlauf, der in einer Reihe von Fällen dokumentiert worden ist [49]. Insbesondere wurden Spontanheilungen bei jungen Frauen im Anschluß an die Schwangerschaft beschrieben. In eigenen Untersuchungen konnte gezeigt werden, daß mit der niedrig dosierten Intervalltherapie bei 6 von 7 Patienten eine komplette Abheilung unter IFN-α2c (5×10^6 I.E./d.) auftrat und bei 2 von 4 Patienten unter der niedrig dosierten Intervallbehandlung mit IFN-γ (2×10^6 I.E./d) bowenoide Papeln vollständig abheilten [54]. Weitere Möglichkeiten intraepitheliale Neoplasien des äußeren Genitales wie die bowenoide Papulose rezidivfrei zur Abheilung zu bringen bestehen in der CO_2-Laser-Therapie bzw. in Anwendung des Elektrokauters zusammen mit einer adjuvanten Behandlung mit IFN-α2c- bzw. IFN-β-Gel [54] (Tabelle 4).

Faktoren, die die Wirksamkeit von IFN bei genitalen Warzen beeinflussen

Die Beurteilung der Wirksamkeit der IFN-Therapie wird durch 2 Faktoren erschwert:
1. durch Schwierigkeiten beim Unterscheiden zwischen *Rezidiv und Reinfektion* und
2. durch den sehr hohen *Plazebo-Effekt* der angewendeten Therapiemethoden. In plazebokontrollierten Doppeltblindstudien liegt in der Plazebogruppe die Rate kompletter Abheilung bei ca. 25%.
Der Plazebo-Effekt hängt von der Bestandsdauer der Warzen ab, ca. 3 Monate alte Warzen heilen durch Plazebo bei bis zu 50% der Fälle komplett ab, dagegen sprechen Warzen, die länger als 5 Jahre bestehen, nicht auf Plazebo an [30].

Die Bedeutung des Virustyps ist nicht sicher geklärt. Erste Untersuchungen von Schneider et al. deuten darauf hin, daß Patienten mit HPV-16- oder HPV-18-Infektionen schlechter auf IFN ansprechen als Patienten mit HPV-6- oder

HPV-11-Infektionen [115]. Zwischen HPV-6- und -11-Infektionen bestehen jedoch keine Unterschiede (Gross, eigene Beobachtung).

Immunsupprimierte Patienten und Patienten mit Immundefekten im Rahmen der HIV-Infektion bzw. Hodgkin-Patienten sprechen auf systemische und lokale IFN-Behandlung schlechter oder nicht an [25, 50–52]. Auch bei Drogenpatienten wurde ein vermindertes Ansprechen auf IFN beobachtet (Gross, in Vorbereitung).

Welche Bedeutung Immundefekte bei ansonsten gesunden Patienten mit Condylomata acuminata auf das Ansprechen gegenüber IFN haben, ist nicht klar. In der Literatur wurden zum Teil widersprüchliche Ergebnisse mitgeteilt. Normale T-Helfer/T-Suppressor Ratios und normale Proliferationsrate von Lymphozyten bei Kondylom-Patienten wurden von Gall et al. gefunden [37]. Im Gegensatz dazu wiesen Carson et al. [16] bei diesen Patienten verminderte T-Helfer/T-Suppressor Ratios und verringerte Proliferation der Lymphozyten durch Mitogene nach. Cauda und Mitarbeiter beobachteten, daß Lymphozyten von sonst gesunden Kondylom-Patienten eine verringerte Produktion von Interleukin 2 und IFN-γ haben. Darüber hinaus wurde bei Patienten dieser Untersuchungsreihe eine verminderte, natürliche Killerzellaktivität gemessen [17].

IFN-Therapie bei Viruswarzen und bei Epidermodysplasia verruciformis

Im Gegensatz zu genitalen Warzen und JLP sind Viruswarzen der Haut in der Regel benigne und neigen nur in Ausnahmefällen bei langer Bestandsdauer zur malignen Entartung [69, 100]. Eine Reihe von Therapieverfahren stehen zur Verfügung. Die Epidermodysplasia verruciformis (EV) ist eine seltene, chronisch persistierende Erkrankung, die durch spezifische HPV-Typen hervorgerufen wird, die in der normalen Bevölkerung zum Teil in flachen Warzen gefunden werden. EV stellt ein Modell der viralen Onkogenese an der Haut dar, wobei sowohl der Virustyp als auch Wirtsfaktoren (zelluläre Immunität, Genetik) von Bedeutung sind [100, 108].

Klinisch ist die EV charakterisiert durch multiple flache Warzen und durch pityriasis versicolor-ähnliche, fleckförmige, zum Teil hyper- zum Teil hypopigmentierte Effloreszenzen, die disseminiert am gesamten Körper in Erscheinung treten (Abb. 2). Beim vollständig ausgeprägten Krankheitsbild finden sich darüber hinaus in UV-Licht exponierten Arealen Präkanzerosen wie solare Keratosen und invasive Karzinome, zum größten Teil vom Typ des Bowen-Karzinoms. Darüber hinaus werden auch Basaliome bei diesen Patienten nachgewiesen [69, 100].

Die IFN-Behandlung von Viruswarzen führte zu unterschiedlichen Ergebnissen. Fast ausschließlich wurde Interferon intraläsional verabreicht [106, 137]. In diesen unkontrollierten Studien konnte gezeigt werden, daß vulgäre Warzen wesentlich besser auf intraläsionale Injektion von IFN-β ansprechen als plantare Warzen (91/111 Verrucae vulgares versus 3/21 Verrucae plantares) [137].

Diese Ergebnisse wurden im Rahmen einer plazebokontrollierten Doppelt-blindstudie von Niimura verifiziert, wobei 81% der Viruswarzen durch die intraläsionale IFN-β-Therapie entweder geheilt oder weitgehend abgeflacht waren und nur ca. 17% der plazebobehandelten Warzen in ähnlicher Weise reagierten [97]. Weitere Untersuchungen in Japan zeigten auf, daß die Be-handlung mit natürlichem IFN-β wesentlich wirkungsvoller ist als die Be-handlung mit IFN-α (81% versus 29% komplette oder partielle Remission).

Das Hauptproblem der intraläsionalen IFN-Behandlung ist die Applika-tion relativ großer Lösungsvolumina bei relativ kleinen Tumoren und der dar-aus resultierende Schmerz an der Injektionsstelle. Insgesamt bietet die intra-läsionale Therapie von Viruswarzen keinen wesentlichen Vorteil gegenüber anderen bekannten Therapiemethoden. Auch bei Hautwarzen erscheint eine Kombinationsbehandlung aus Elektrochirurgie, Laserchirurgie oder Kryo-chirurgie und der lokalen Applikation von IFN-Gel oder -Creme sinnvoll zu sein. Bei immunkompetenten Patienten kann bei ausgedehnten Warzen auch eine systemische, niedrig dosierte Intervalltherapie versucht werden. Bei ei-nem Patienten mit Condyloma acuminatum-ähnlichen Viruswarzen der Ma-mille und bei einer Reihe von anderen Patienten mit Viruswarzen konnte eine vollständige, rezidivfreie Abheilung durch IFN-α2c Intervalltherapie erzielt werden [48, 80].

Die IFN-Behandlung der EV war bisher auf Pilotstudien mit kleinen Patien-tenzahlen beschränkt [1, 5, 82, 132]. Zwar führte die IFN-Therapie zur Abfla-chung der disseminierten Warzen, eine völlige Abheilung konnte jedoch we-der durch intraläsionale Therapie noch durch intramuskuläre Injektion von IFN-α erzielt werden [1].

Über histologische und immuncytochemische Untersuchungen konnte ge-zeigt werden, daß Papillomvirusstrukturantigene während der IFN-Therapie zahlenmäßig reduziert wurden. Veränderungen der Immunfunktionen waren während und nach Behandlung nicht zu beobachten. In einer weiteren klei-nen Studie wurden *bowenoide Carzinomata in situ* bei 2 EV-Patienten erfolg-reich mit intraläsionalen Injektionen von IFN-α (500 000 I. E., 8 intraläsionale Injektionen) behandelt. Ein dritter EV-Patient mit einem Stachelzellkarzinom an der Stirn, das chirurgisch vorbehandelt war und röntgenbestrahlt worden war, sprach auf die gleichzeitige intraläsionale Behandlung (500 000 I. E.) und auf die systemische Behandlung mit IFN-α (2 Mio. I. E.) nur partiell an [5, 82].

Untersuchungen mit IFN-α2c und mit IFN-γ bei einem wegen Morbus-Hodgkin röntgenbestrahlten EV-Patienten haben ebenfalls gezeigt, daß EV-Läsionen unabhängig vom verwendeten Interferontyp unter der systemischen Therapie zwar abflachen aber nicht völlig abheilen [50]. Auch hier konnte eine Abnahme der Papillomvirusstrukturantigene festgestellt werden, wobei dieser Effekt nach Therapieunterbrechung rückläufig war. Auch die lokale Behandlung mit IFN-α2c enthaltendem Gel führte nicht zur Abheilung der flachen, pityriasis versicolor-ähnlichen Effloreszenzen dieses Patienten.

Tabelle 5. Indikationen zur Interferontherapie bei unterschiedlichen HPV-assoziierten Krankheitsbildern

Diagnose	Applikationsform	Interferon
Disseminierte Warzen		
Haut und Schleimhautwarzen	systemisch	α, (β), γ
Condylomata acuminata	s.c., i.m., (i.v.)	
Umschriebene Warzen		
Alte „ausgebrannte" Warzen	intraläsional	
Riesenkondylome	subläsional	α, β
	periläsional	
Disseminiere Warzen bei Immundefekt		
Condylomata plana		
flachkondylomatöse Effloreszenzen	adjuvante Therapie: s.c., Gel	α, β, γ
pigmentierte Papeln	– perioperativ	
bowenoide Papulose	– postoperativ	
VIN I-III		
PIN I-III		
VAIN I-III		
CIN I-III		

Optimistisch zu werten ist ein Fall-Bericht von Schönfeld et al. über die erfolgreiche IFN-Creme-Behandlung multipler flacher Warzen des Gesichtes bei einem 20jährigen Mann [119].

Die Therapiestudien mit IFN bei HPV-assoziierten Erkrankungen zeigen deutlich, daß IFN bei schwer zu beeinflussenden Virus-Tumoren wirksam ist. Wird das klinische Bild und individuelle Wirtsfaktoren wie v. a. die Immunabwehr berücksichtigt, kann mit IFN die Behandlung der HPV-assoziierten Krankheitsbilder wesentlich bereichert werden (Tabelle 5). Dies gilt nicht nur für die Dermatologie, sondern auch für die Gynäkologie, die Urologie, die Ophthalmologie und auch für das Fachgebiet der Hals-Nasen-Ohren-Krankheiten.

Dermatoonkologische Indikationen für die IFN-Therapie

IFN-Behandlung des disseminierten AIDS-assoziierten Kaposi-Sarkoms

Im Gegensatz zum klassischen Kaposi-Sarkom sind der Behandlung beim AIDS-Kaposi-Sarkom wegen der meistens bereits geschwächten Abwehr des betroffenen Patienten enge Grenzen gesetzt. Aus diesem Grund sind immunmodulatorische Therapieversuche besonders aussichtsreich [77]. In einer Reihe von amerikanischen und europäischen Studien konnte der günstige Einfluß der Behandlung mit IFN-α v.a. in den frühen Stadien der Erkrankung gezeigt werden [9, 142, 143].

Dabei erwiesen sich hohe IFN-Dosen niedrigen Dosen überlegen [110]. Prognostisch günstige Kriterien für eine erfolgreiche IFN-Behandlung beim AIDS-Kaposi-Sarkom sind T-Helfer Zellzahlen von mehr als $400/mm^3$, Normergie oder Hypergie im Intrakutantest gegenüber sogenannten Recall-Antigenen (Multitest Merieux), fehlende B-Symptome (Fieber, Schüttelfrost, Gelenkschmerzen) und keine vorrausgehenden opportunischten Infektionen [89].

Bezüglich weiterer Einzelheiten der IFN-Behandlung beim Kaposi-Sarkom wird auf den Beitrag, S. 234, verwiesen.

IFN bei metastasierenden malignen Melanomen

Die Behandlung metastasierender maligner Melanome mit Chemotherapie oder Radiotherapie ist nach wie vor wenig befriedigend [10]. Aufgrund ermutigender in-vitro-Ergebnisse an Melanom-Zellkulturen wurde große Hoffnung in die Interferone gesetzt. Die vorliegenden Ergebnisse haben diese Erwartungshaltung nicht erfüllt. Mittlerweile sind mehr als 300 Patienten mit malignen Melanomen und Hautmetastasen behandelt worden und in ca. 9–25% sprachen die Tumoren an: [11, 20, 22–24, 58, 76, 83, 112]. Während kutane und Lymphknotenmetastasen gut auf die IFN-Behandlung ansprechen, werden Organmetastasen nur sehr wenig durch IFN beeinflußt [22, 23].

Die empfohlene Dosis beim malignen Melanom ist größer als 10×10^6 I.E./m²/d, 3mal pro Woche. Laut Literaturangaben sollen niedrigere Dosen weniger oder keine Aktivität haben [87]. Der Nachteil hoher Dosen sind dosisabhängige Nebenwirkungen, die in vielen Fällen therapielimitierend sind. Beim metastasierenden malignen Melanom im Stadium IV führt die IFN-Behandlung nur in wenigen Fällen zur Stabilisierung des Krankheitsverlaufes.

Besonderes Interesse kommt heute der Kombinationsbehandlung mit der Chemotherapie nach vollständiger Tumorentfernung zu. Die Kombination mit DTIC erscheint interessant, da beide Substanzen kombiniert gegeben wesentlich wirkungsvoller sind als bei Monotherapie. Dies gilt insbesondere bezüglich der vollständigen Remissionsrate und bezüglich der Dauer des Therapieerfolges. Bei 51 Patienten konnte so mit der IFN-α/DTIC-Kombinationsbehandlung eine gesamte Remissionsrate von 34% erzielt werden [133]. Hierbei handelte es sich um 16 vollständige Remissionen und um 18 partielle Remissionen. Ebenfalls komplette Remision von Lymphknoten- und Organmetastasen unter IFN und Polychemotherapie wurde von Sulis et al. [129] berichtet. Im Gegensatz dazu hatte die Kombination von IFN mit Cyklophosphamid bzw. IFN mit Cimetidine keinen fördernden Einfluß auf die Erfolgsrate [144].

Abzuwarten bleibt inwiefern die IFN-Behandlung zu einem früheren Stadium der Erkrankung entweder vor oder zum Zeitpunkt der chirurgischen Entfernung gegeben, einen positiven Einfluß auf den Krankheitsverlauf hat.

IFN bei kutanen T-Zell-Lymphomen

Ergebnisse größerer Studien zeigen, daß die epidermotropen T-Zellymphome Mykosis fungoides und Sezary Syndrom auf IFN ansprechen. Nach der Kieler Klassifikation handelt es sich hierbei um niedriggradige maligne Non-Hodgkin-Lymphome. Folgende 3 Hautveränderungen werden bei diesen Krankheitsbildern unterschieden: erythematöse, ekzematöse Effloreszenzen, kutane Plaques und pilzförmige Hauttumoren mit zentraler Exulzeration. Charakteristisch sind für die kutanen T-Zellymphome Infiltrate aus atypischen mononuklearen Zellen (Sézary-Zellen) die von den T-Helfer-Zellen abstammen. Bei fortgeschrittenem Krankheitsstadium der Mykosis fungoides werden Milz, Leber und Lymphknoten sowie andere innere Organe befallen. Das Sézary-Syndrom wird als leukämische erythodermatische Variante der Mykosis fungoides angesehen, die durch einen hohen Anteil an Sézary-Zellen im peripheren Blut charakterisiert ist. Die Behandlung der kutanen T-Zell-Lymphome besteht heute in Strahlentherapie z. B. mit schnellen Elektronen, Photochemotherapie (PUVA), sowie aus topischer und systemischer Chemotherapie. Keine dieser Behandlungsverfahren führt zur Heilung und Rezidive sind häufig [70]. Hohe Dosen von 50×10^6 I.E./m^2 mußten wegen starker Nebenwirkungen unterlassen werden, obwohl Bunn et al in 2 von 20 Fällen vollständige Abheilung und in 7 von 20 Fällen partielle Remissionen beobachten konnten [12–14].

Covelli et al. [21] beschrieben eine progressive Dosierung, beginnend mit niedrigen Dosen von 18×10^6 I.E. 3mal pro Woche. Papa et al. haben mit dieser Dosierung, beginnend mit 3×10^6 I.E. bis 18×10^6 I.E. 3mal pro Woche eine Abheilungsrate von 91% beobachten können [104]. Bei 26% handelte es sich um histologisch bestätigte vollständige Remissionen. Die bisher mitgeteilten IFN-Studien zeigen eine Wirksamkeit von IFN-α bei bereits fortgeschrittenen Stadien der T-Zell-Lymphome. Ein Nachteil dieser Behandlung ist, daß Remissionen im Schnitt nur ca. 5–6 Monate anhalten [14].

Ein alternatives Therapieschema wurde von Wolff et al. [147] vorgestellt. In einer doppeltblind-plazebokontrollierten Studie konnte gezeigt werden, daß die intraläsionale IFN-α-Therapie bei der Plaque-Form der Mykosis fungoides zu guten Ergebnissen führen kann. IFN-α2b wurde in kleinen Dosen (3×10^6 I.E. 3mal pro Woche, insgesamt 4 Wochen) direkt in die Mykosis fungoides Herde injiziert. Die Remissionsraten betrugen insgesamt 88%, wobei in 33% der Fälle vollständige Remission und in 55% teilweise Remission beobachtet wurden. So kam es auch zu Tumorregressionen in infiltrierten Plaques entfernt von der Einstichstelle [147]. In einer vergleichenden Studie mit IFN-γ konnte gezeigt werden, daß die intraläsionale Therapie der intravenösen Therapie überlegen ist [70]. Besonders wichtig erscheint, T-Zell-Lymphome zu einem frühen Stadium mit IFN zu behandeln.

Eine weitere alternative Therapie wurde von Braathen und McFadden mitgeteilt [8]. Die Kombination von IFN-α2a (eskalierende Dosierung mit 3×10^6 bis 18×10^6 I.E. 3mal pro Woche) und Etretinat-Tablettentherapie (0,7 mg pro kg Körpergewicht pro d, kontinuierlich) führte zu vollständiger Abheilung bei 36 Patienten. Auch weitere Kombinationen z. B. mit Chemotherapie oder monoklonalen Antikörpern scheinen bei dieser Krankheit lohnenswert zu sein [131].

IFN bei Basaliomen

In einer Reihe von Pilotstudien wurde über komplette Remissionen nach intraläsionaler IFN-Injektion von kleinen und auch von großen Basaliomen berichtet [40, 41]. Diese Behandlung ist auch bei Fällen erfolgreich, bei denen die chirurgische Therapie oder die Strahlentherapie ungünstige, bzw. kosmetisch unschöne Narben hinterläßt.

Kontrollierte Studien sind jetzt erforderlich, um das Rezidivverhalten nach IFN-Therapie zu klären.

IFN bei aktinischen Keratosen

Auch bei diesen als Vorstadien des Stachelzellkarzinoms eingestuften Präkanzerosen konnte ein Effekt von IFN-α2 nachgewiesen werden. Mit kleinen Dosen von 5×10^5 I. E. pro Injektion wurden aktinische Keratosen im Rahmen einer placebokontrollierten Studie zur Abheilung gebracht [26]. Die Aktivität des intraläsionalen IFN-α2 bei aktinischen Keratosen ist wissenschaftlich von Interesse zumal HPV-DNA in diesen Keratosen identifiziert werden kann [123]. Da zur erfolgreichen Behandlung mehrere Injektionen notwendig sind, kann daraus bisher kein praktischer Nutzen gezogen werden. Möglicherweise können durch eine systemische IFN-Therapie ebenfalls die aktinischen Keratosen beeinflußt werden. Die bisherige konventionelle Behandlung umfaßt die lokale Applikation von 5-Fluorouracil, Kurettage, Kryo- oder Laserchirurgie. Lokale Therapie mit Vitamin A-Säure bzw. systemische Therapie mit Etretinat führen zur Besserung der aktinischen Keratosen. In zukünftigen Studien wäre es deshalb sinnvoll intraläsionale IFN-Therapie z. B. mit Etretinat zu kombinieren.

IFN bei entzündlichen Dermatosen

Nachdem über günstige Effekte von IFN-γ bei der rheumatoiden Arthritis berichtet worden ist, wurden auch erste klinische Erfahrungen mit IFN-α bzw. IFN-γ bei dermatologischen Erkrankungen aus dem entzündlich-rheumatischen Formenkreis mitgeteilt. Hierbei handelt es sich vorwiegend um Pilotstudien bei Psoriasis arthropathica, Morbus Behçet und Sklerodermie [33, 125]. Erste Ergebnisse bei der Therapie der Psoriasis arthropathica mit IFN-γ deuten darauf hin, daß der Krankheitsverlauf unter niedriger Dosierung und kontinuierlicher Therapie wechselhaft ist (Fierlbeck, persönliche Mitteilung; persönliche Beobachtung). Beim Morbus Behcet wurden wie auch beim systemischen Lupus erythematodes erhöhte IFN-Serumspiegel gemessen [120]. Unklar ist nach wie vor, ob IFN bei diesen Krankheiten fördernde oder hemmende Einflüsse hat. In kontrollierten Studien sollen jetzt die vorläufigen Beobachtungen an größeren Patientenkollektiven überprüft werden.

Der in vitro gefundene hemmende Effekt von IFN-α und IFN-γ auf die Interleukin 4 modulierte IGE-Synthese [107] weist darauf hin, daß IFN auch bei der Therapie schwerer Fälle mit atopischer Dermatitis und erhöhtem Serum-IGE-Spiegel möglicherweise eingesetzt werden kann. Kasuistisch wurde dies mit IFN-α an einem Fall mit Hyper-IGE-Syndrom eindrucksvoll gezeigt [122].

Als neues immuntherapeutisches Prinzip erweist sich IFN-γ bei der lokalen und systemischen Therapie von einigen Krankheiten, die durch Bakterien oder Parasiten hervorgerufen werden. Besonderes Interesse kommt dabei Mykobakteriosen und Leishmaniosen zu, für die bisher keine zufriedenstellende Therapie existiert. Periläsionale Injektion von IFN-γ scheint bei der lepromatösen Lepra effektiv zu sein [71, 94, 96, 99].

Vor kurzem zeigten Harms et al. vollständige Abheilung der orientalischen Form der kutanen Leishmaniose (L. tropica) in 9/13 Fällen innerhalb von 4–8 Wochen Therapie mit IFN-γ (Periläsionale s. c. Therapie, 25 μg/ml; 3mal pro Woche). Wesentlich geringere Aktivität (partielle Regression bei 12/13 und 4/13 ohne Nachweis von Leishmanien) wurde bei der IFN-γ-Therapie (20 μg/ml; 3mal pro Woche) bei der amerikanischen kutanen Leishmaniose (L. braziliensis) gefunden [56]. Geklärt werden soll nun, ob IFN-γ in seiner Aktivität mit der konventionellen Glucantime-Therapie vergleichbar ist, oder zumindest adjuvant in der Therapie der kutanen Leishmaniose eingesetzt werden kann. Grundlage für die genannte klinische Studie sind in-vitro-Effekte von IFN-γ auf Leishmania-infizierte Makrophagen [105].

Diese, neuen potentiellen Indikationen für IFN zeigen erneut, daß es sich bei IFN tatsächlich um Proteine mit sehr pleiotropen Wirkungen handelt, und daß an die Seite der bekannten antiviralen, antiproliferativen und immunmodulatorischen Effekte möglicherweise die antiparasitäre Wirksamkeit gestellt werden kann.

Zusammenfassung und Ausblick

Interferone stellen bereits zum heutigen Zeitpunkt eine Bereicherung der Dermatotherapie dar. Bei dermatoonkologischen Fragestellungen hat sich gezeigt, daß IFN v. a. in Kombination mit anderen Chemotherapeutica wie z. B. Etretinat im Fall der Mykosis fungoides [8, 131] oder mit Virusstatica wie Zidovudin im Falle des AIDS-Kaposi-Sarkoms effektiv eingesetzt werden kann. Enttäuschend sind bisher die Ergebnisse bei malignen Melanomen. Hoffnungsvolle Ansätze stellen hierbei IFN-Kombinationsstudien mit anderen „biological response modifiers" wie Interleukin 2 und „colony stimulating factors" dar. Optimistischer zu werten sind Beobachtungen, die mit der intraläsionalen IFN-Therapie bei Basaliomen und aktinischen Keratosen gemacht worden sind.

Besondere Therapieerfolge sind mit verschiedenen Interferonen bei viralen Infektionen der Haut und Schleimhäute erzielt worden. Aktivität der Interferone wurde nachgewiesen für HSV, VZV, EBV und für Papillomviren. Im Gegensatz zu Herpesvirus-Infektionen der Haut, die durch das Herpes-Virus-spezifische antivirale Aciclovir viel von ihrer Problematik verloren haben, stellen heute v.a. chronisch rezidivierende Larynxpapillome und genitale Papillomvirusinfektionen Therapieindikationen für IFN dar. Auch bei Präkanzerosen im Genitalbereich kommt der Interferontherapie, v.a. als Adjuvans nach oberflächenchirurgischer Therapie mit CO_2-Laser u.a. Verfahren, eine zunehmende Bedeutung in der Gynäkologie, Urologie und in der Dermatologie zu.

Danksagungen: Zitierte Originalarbeiten des Autors wurden durch die Deutsche Forschungsgemeinschaft (SFB 31:Tumorentstehung und Tumorentwicklung und Gr 639-/5-/1) gefördert.

Literatur

1. Androphy EJ, Dvoretzky I, Maluish AE (1984) Response of warts in epidermodysplasia verruciformis to treatment with systemic and intralesional alpha interferon. J Am Acad Dermatol 11:197–202
2. Androphy EJ (1986) Papillomaviruses and interferon. In: Ciba Foundation Symposium 120: Papillomaviruses. Wiley and sons, Chichester, New York, Brisbane, Toronto, Singapore, pp 221–228
3. Berman B, Jaliman D (1985) The human interferon system. In: Stone J (ed) Dermatologic immunology and allergy. Mosby, St. Louis, pp 899–909
4. Berthold J, Schöpf E. Völckers W. Brzoska J (1989) Topical application of interferon beta as adjuvant in the treatment of recurrent genital warts: Results of a placebo-controlled double-blind study. J Invest Dermatol 93 (4):541
5. Blanchet-Bardon C, Puissant A, Lutzner M, Orth G, Natini MT, Guesry P (1981) Interferon treatment of skin cancer in patients with epidermodysplasia verruciformis. Lancet 1:274
6. Bocci V (1985) The physiological interferon response. Immunol Today 6:7
7. Boyle J, Dick DC, Mackie RM (1983) Treatment of extensive virus warts with etretinate (Tigason) in a patient with sarcoidosis. Clin Exp Dermatol 8:33–36
8. Braathen LR, McFadden N (1989) Successful treatment of mycosis fungoides with the combination of etretinate and human recombinant interferon alfa-2a. J Dermatol Treatment 1:29–32
9. Bratzke B, Stadler R, Eichhorn R, Ehlers G, Orfanos CE (1987) Disseminiertes mukokutanes Kaposi-Sarkom bei AIDS. Klinische und therapeutische Erfahrungen an 13 Patienten. Hautarzt 38:286–294
10. Braun-Falco O, Landthaler M, Hölzle D, Konz B, Schmoeckel C (1986) Therapie und Prognose maligner Melanome der Haut. Dtsch Med Wochenschr 111:1750–1756
11. Bretandeau B, Palangie T, Jouve N, Garcia-Giralt E, Mathiot C, Derstepani L, Falcoff E, Schwalb D, Pouillart P (1984) Study of the effect of recombinant leukocyte interferon (Hu IFN Alpha 2) in patients with metastatic malignant melanoma. Bull Cancer 71:75–76
12. Bunn PA, Foon KA, Inde DC, Longo DL, Eddy J, Winkler CF, Veach SR, Zeffren J, Sherwin S, Oldham R (1984) Recombinant leukocyte A interferon: an active agent in advanced cutaneous T cell lymphomas. Ann Intern Med 101:484–487
13. Bunn PA, Foon KA (1985) Therapeutic options in advanced cutaneous T cell lymphomas: a role for interferon alpha 2a (Roferon-A). Semin Oncol 12S5:18–24

14. Bunn PA, Ihde DC, Foon KA (1986) The role of recombinant interferon alpha 2a in the therapy of cutaneous T cell lymphomas. Cancer 57:1689–1695
15. Byrne MA, Möller BR, Taylor-Robinson D, Harris JRW, Wickenden C, Malcolm ADB, Anderson MC, Coleman DV (1986) The effect of interferon on human papillomavirus associated with cervical intraepithelial neoplasia (CIN). Br J Obstet Gynecol 93:1136–1144
16. Carson LF, Twiggs LB, Fukushima M (1986) Human genital papillomavirus infections: An evaluation of immunologic competence in the genital neoplasia-papilloma syndrome. Am J Obstet Gynecol 155:784–789
17. Cauda R, Tyring SK, Grossi CE (1987) Patients with condyloma acuminatum exhibit decreased interleukin-2 and interferon gamma production and depressed natural killer cell activity. J Clin Immunol 7:304–311
18. Choo YC, Hsu C, Seto WH, Miller DG, Merigan TC, Ng MH, Ma HK (1985) Intravaginal application of leukocyte interferon gel in the treatment of cervical intraepithelial neoplasia (CIN). Arch Gynecol 237:51–54
19. Choo YC, Seto WH, Hsu C, Merigan TC, Tan YH, Matt K, Ng NH (1986) Cervical intraepithelial neoplasia treated by perilesional injection of interferon. Br. J. Obstet Gynecol 93:372–379
20. Coates A, Rallings M, Hersey P, Swanson C (1986) Phase II study of recombinant alpha 2-interferon in advanced malignant melanoma. J Interferon Res 6:1–4
21. Covelli A, Cavalieri R, Coppola G, de Palo G, de Pita O, Ricciotti L, Simone R, Crisciulo D, Papa G, Mandelli F (1987) Recombinant leukocyte A interferon (IFN-r alpha) as initial therapy in mycosis fungoides (MF) and Sezary Syndrome (SS). J Clin Oncol 6:189
22. Creagan ET, Ahmann DL, Frytak S, Long HJ, Chang MN, Itri LM (1986) Phase II trials of recombinant leucocyte A interferon in disseminated malignant melanoma: results in 96 patients. Cancer Treat Rep 70:619–624
23. Creagan ET, Ahmann DL, Green SJ, Long HJ, Chang MN, Itri LM (1987) Three consecutive phase II studies of recombinant interferon alpha 2A in advanced malignant melanoma. Cancer 59 S:638–646
24. Dorval T, Palangie T, Jouve M, Garcia-Giralt E, Israel L, Falcoff E, Schwab D, Pouillart P (1986) Clinical phase II trial of recombinant DNA interferon (interferon alpha 2b) in patients with metastatic malignant melanomas. Cancer 58:215–218
25. Douglas JM, Rogers M, Judson FN (1986) The effect of asymptomatic infection with HTLV-3 on the response of anogenital warts to intralesional treatment with recombinant alpha-2 interferon. J Infect Dis 154:331–334
26. Edwards L, Levine N, Weidner M, Piepkorn M, Smiles K (1986) Effect of intralesional alpha-2 interferon on actinic keratoses. Arch Dermatol 122:779–782
27. Erice A, Jordan MC, Chace BA, Fletcher C, Chinnock BJ, Balfour HH Jr (1987) Gancyclovir treatment of cytomegalovirus diesease in transplant recipients and other immunocompromised hosts. JAMA 257:3082–3087
28. Erice A, Chow S, Biron KK, Stanat SC, Balfour HH Jr, Jordan MC (1989) Progressive disease due to gancyclovir-resistant cytomegalovirus in immunocompromised patients. N Engl J Med 320:289–293
29. Eron LJ, Harvey L, Toy C, Santomauro D (1986) Interferon in the prevention of genital herpes recurrence. Antimicrobiol Agents Chemother 30:608–610
30. Eron LJ, Judson FN, Tucker S, Prawer S, Mills J, Murphy K, Hickey M, Rogers M, Flannigan S, Hien N, Katz H, Goldman S, Gottlieb A, Adams K, Barton P, Tanner D, Taylor E, Peets E (1986) Interferon therapy of condylomata acuminata N Engl J Med 315:1059–1069
31. Erpenbach K, Derschum W, Wiese H, von Vietsch H (1989) Results of the combined Laser and adjuvant interferon alpha 2b therapy for patients with therapy resistent anogenital condylomata acuminata. In: Gross G (ed) Genital Papillomavirus Infections. Advances in modern Diagnosis and Therapy. Hamburg 2nd–3rd February 1989 (Abstraktbuch)

32. Ferenczi A, Mitao M, Nagai N, Silverstein SJ, Crum CP (1985) Latent papillomavirus and recurring genital warts. N Engl J Med 313:784–788
33. Fierlbeck G, Rassner G (1986) Interferon-γ bei Psoriasis arthropathica. Dtsch med Wschr 111:1313–1316
34. Fierlbeck G, Rassner G (1987) Treatment of condylomata acuminata with systemically administered recombinant gamma interferon. Z Hautkr 62:1280–1287
35. Friedmann RM (1977) Antiviral activity of interferons. Bact Rev 41:543–551
36. Friedmann-Kien AE, Eron LJ, Conant M, Growdon W, Badiak H, Bradstreet PW, Fedorczyk D, Trout JR, Plasse TF (1988) Natural interferon alpha for treatment of condylomata acuminata. JAMA 259:533–538
37. Gall SA, Hudges CE, Mounts P, Segriti A, Weck PK, Whisnant JK (1986) Efficacy of human lymphoblastoid interferon in the therapy of resistant condylomata acuminata. Obstet Gynecol 67:643–651
38. Glezermann M, Cohen V, Morshovitz M, Shoham J, Lunenfeld M, Sarow I, Doerner T, Revel M (1988) Placebo-controlled trial of topical interferon in labial and genital herpes. Lancet ii:150–152
39. Green JA, Weiss PN, Yeh TJ, Spruance SL (1985) Immune specific interferon production by peripheral blood mononuclear leucocytes from patients with primary and recurrent orolabial herpes simplex virus infections. J Med Virol 15:437–443
40. Greenway HT, Cornwell RC, Tanner DJ, Peets E, Bordin GM, Nagi C (1986) Treatment of basal cell carcinoma with intralesional interferon. J Am Acad Dermatol 15:437–443
41. Grob JJ, Collet AM, Munoz MH, Bonerandi JJ (1988) Treatment of large basal-cell carcinomas with intralesional interferon alpha-2a. Lancet i:878–879
42. Gross G, Pfister H, Hagedorn M, Stahn R (1983) Effect of oral aromatic retinoid (Ro 10-9359) on human papillomavirus-2-induced common warts. Dermatologica 166:48–53
43. Gross G, Ikenberg H, Gissmann L (1984) Bowenoid dysplasia in human papillomavirus 16 DNA positive flat condylomas during interferon beta treatment. Lancet 2:1467–1468
44. Gross G, Hagedorn M, Ikenberg H, Rufli T, Dahlet C, Grosshans E, Gissmann L (1985) Bowenoid papulosis: presence of human papillomavirus (HPV) structural antigens and of HPV 16-related DNA sequences. Arch Dermatol 121:858–863
45. Gross G, Ikenberg H, Gissmann L, Hagedorn M (1985) Papillomavirus infection of the anogenital region: correlation between histology, clinical picture and virus type. Proposal of a new nomenclature. J Invest Dermatol 85:147–152
46. Gross G, Roussaki A, Schöpf E, de Villiers EM, Papendick U (1986) Successful treatment of condylomata acuminata and bowenoid papulosis with subcutaneous injections of low-dose recombinant interferon-alpha. Arch Dermatol 122:749–750
47. Gross G, Ikenberg H, Roussaki A, Drees N, Schöpf E (1986) Systemic treatment of condylomata acuminata with recombinant interferon alpha 2a: low-dose superior to the high-dose regimen. Chemotherapy 32:537–541
48. Gross G (1986) Interferon-Therapie von Viruswarzen und Condylomata acuminata. In: Rentschler Immuntherapeutische Informationen 7: Internationale Erfahrungen mit natürlichem β-Interferon. W. Zuckschwerdt Verlag München, Bern, Wien, San Franzisko, pp. 74–82
49. Gross G (1988) Lesions of the male and female external genitalia associated with human papillomaviruses. In: Syrjänen K, Gissmann L, Koss LG (eds) Papillomaviruses and human disease. Springer-Verlag Berlin, Heidelberg, New York, London, Paris, Tokyo, pp. 197–234
50. Gross G, Ellinger K, Roussaki A, Fuchs PG, Peter HH, Pfister H (1988) Epidermodysplasia verruciformis in a patient with Hodgkin's disease: Characterization of a new papillomavirus type and interferon treatment. J Invest Dermatol 91:43–48
51. Gross G, Papendick U (1989) Recombinant interferon alpha 2c gel given as adjuvant to surgery: a method which leads to complete cure without relapse of genital papillomavirus infections. Arch Derm Res 281 A:142

52. Gross G, Roussaki A, Pfister H (1989) Recurrent vulvar Buscke-Löwenstein's tumor-like condylomata acuminata and Hodgkin's disease effectively treated with recombinant interferon alpha-2c gel as adjuvant to electrosurgery. In: Fritsch P, Schuler G, Hintner H (eds) Immunodeficiency and skin. Curr Probl Dermatol, Basel Karger, 18: pp 178–184

53. Gross G, Degen W, Hilgarth M, Kowalzick L, Roussaki A, Rufli T, Schöfer H, Brzoska J (1989) Recombinant interferon gamma in genital warts: results of a multicenter placebo-controlled clinical trial. J Invest Dermatol 93 A:553

54. Gross G, Roussaki A (1989) Efficacy of interferons on bowenoid papulosis and other precancerous lesions. J Invest Dermatol 93 A:553

55. Haglund S, Lundquist PG, Cantell K, Strander H (1981) Interferon therapy in juvenile laryngeal papillomatosis. Arch Otolaryngol 107:327–332

56. Harms G, Zwingenberger K, Chehade AK, Talhari S, Racz P, Monakeh A, Douba U, Näkel L, Naiff RD, Kremsner PG, Feldmeier H, Bienzle U (1989) Effects of intradermal gamma-interferon in cutaneous leishmaniasis. Lancet 1:1287–1292

57. Zur Hausen H (1976) Human papillomaviruses and their possible role in squamous cell carcinomas. Curr Top Microbiol Immunol 78:1–30

58. Hersey P, MacDonald M, Hall C, Spurling A, Edwards A, Coates A, McCarthy W (1986) Immunological effects of recombinant alpha-2a in patients with disseminated melanoma. Cancer 57:1666

59. Hirsch MS, Schooley RT, Cosimi AB, Russell PS, Delmonico FL, Tolkoff-Rubin NE, Herrin JT, Cantell K, Farvell ML, Rota TR, Rubin RH (1983) Effect of interferon-alpha on cytomegalovirus reactivation syndromes in renal transplant recipients. N Engl J Med 308:1489–1493

60. Hirsch MS, Schooley RT (1989) Resistance to antiviral drugs: The end of innocence. N Engl J Med 320:313–314

61. Hohenleuthner U, Landthaler M, Braun-Falco O, Schmöckel C, Haina D (1988) Condylomata gigantea (Buschke-Löwenstein-Tumor) Behandlung mit dem CO_2-Laser und Interferon. Dtsch Med Wschr 113:985–987

62. Hooks JJ, Moutsopoulos HM, Geis SA, Stahl NI, Decker JL, Notkins AL (1979) Immune interferon in the circulation of patients with autoimmune disease. N Engl J Med 301:5–8

63. Hündgen M (1988) Pharmakologie der Interferone -alpha, -beta und -gamma. In: Schmoll HJ, Schöpf E (Hrsg) Lokale und systemische Tumortherapie mit Interferonen. Zuckschwerdt: München, Bern, Wien, San Franzisko, S. 5–16 (Akt. Immunologie 5)

64. Ikenberg H, Gissmann L, Gross G, Grußendorf-Conen EJ, zur Hausen H (1983) Human papillomavirus type 16-related DNA in bowenoid papulosis. Int J Cancer 32:563–565

65. Ikic D, Bosnic N, Smerdel S (1975) Double-blind clinical study with human leukocyte interferon in the therapy of condylomata acuminata. Proc Symp Clinical Use of Interferon, Zagreb, pp. 239–243

66. Ikic D, Kirchmajer V, Maricic Z, Jasic D, Krusic J, Knezevic M, Rode B, Soos E (1981) Application of human leukocyte interferon in patients with carcinoma of the uterine cervix. The Lancet 1:1027–1030

67. Isaacs A, Lindenmann B (1957) Virus interference: The interferon. Proc Roy Soc Lond Biol 147 B:258

68. Ishihara K, Hayasaka K, Yamamoto A, Hasegawa F (1983) Clinical responses of patients with malignant skin neoplasia to intralesional treatment with three types of interferons (alpha und beta). In: Kishida T (ed) Interferons. ISIFN: Kyoto Japan, pp 222–227

69. Jablonska S, Orth G, Jarzabek-Chorzelska M, Rzesa G, Obalek S, Glinski W, Favre M, Croissant O (1979) Epidermodysplasia verruciformis versus disseminated verrucae. J Invest Dermatol 72:114–119

70. Jimbow K, Yamana K, Ishida O, Kawamura M, Ito Y, Maeda K (1987) Evaluation of γ-IFN for the treatment of lymphoma and melanoma of the skin by systemic and intralesional administration. J Cancer Chemother 14:152–158

71. Kaplan G, Nusrat A, Sarno EN, Job CK, Mc Elrath J, Porta JA, Nathan CF, Coh ZA (1987) Cellular responses to the intradermal injection of recombinant human γ-interferon in lepromatous leprosy patients. Am J Pathol 128:345–353

72. Keay S, Teng N, Eisenberg M, Story B, Sellers PW, Merigan TC (1988) Topical interferon for treating condylomata acuminata in women. J Infect Dis 185:934–939
73. Keczkes K, Basheer AM (1982) Do corticosteroids prevent postherpetic neuralgia. Br J Dermatol 102:551–555
74. Kirby P, Wells D, Kiviat N, Corey L (1986) A phase I trial of intramuscular recombinant human gamma interferon for refractory genital warts. J Invest Dermatol 86:483
75. Kirchner H (1986) Das Interferonsystem unter besonderer Berücksichtigung des Gamma-Interferons. Dtsch Med Wochenschr 111:64–70
76. Kirkwood JM, Ernstoff M (1986) Potential applications of the interferons in oncology: lesions drawn from studies of human melanoma. Semin Oncol 13 S:48–56
77. Krown SE, Real FX, Cunningham-Rundles S, Myskowski PL, Koziner B, Fein S, Mittelman A, Oettgen HF, Safai B (1983) Preliminary observations on the effect of recombinant leukocyte A interferon in homosexual men with Kaposi's sarkoma. N Engl J Med 308:1071–1076
78. Krusic J, Ikic D, Knezevic M, Soos E, Rode B, Jusic D, Maricic Z (1972) Clinical and histological findings after local applications of human leukocyte interferon in patients with cervical cancer. Proc Symp Clinical Use of Interferon. 11th Int Immunobiol Symp Yugoslaw Acad Sci Arts. Zagreb, pp. 167–177
79. Kuhls TL, Sacher J, Weismeier E, Santomauro D, Pineda E, Bryson Y (1985) Double blind study of suppression of recurrent genital HSV infection by recombinant alpha 2 IFN. 25th Intersci. Conf. Antimicrob Agents Chemother, Minneapolis, Minn, p. 106
80. Kulke R, Gross G, Pfister H (1989) Duplication of enhancer sequences in human papillomavirus 6 from condylomas of the mamilla. J Virol 173:284–290
81. Lassus A, Bergezin I, Paloranta A, Rinne E, Eskelinen A, Säilä K (1987) Efficacy of interferon and placebo in the treatment of recurrent genital herpes: A double-blind trial. Sex Transm Diss 14:185–190
82. Lutzner MA, Blanchet-Bardon C, Orth G (1984) Clinical observations, virologic studies and treatment trials in patients with epidermodysplasia verruciformis, a disease induced by specific human papillomaviruses. J Invest Dermatol 835:18–25
83. Maral J, Steinberg M, Weil M, Chleg CL, Khagat D, Banzet P, Jacquillat CL (1987) L'interferon leucocytaire alpha 2A humain recombinant dans vingt-deux cas de mélanome malin métastatique. Presse Med 16:1031–1034
84. Marcovici R, Peretz BA, Paldi E (1983) Human fibroblast interferon therapy in patients with condylomata acuminata. Isr J Med Sci 19:104
85. Mendelson J, Clecner B, Eiley S (1986) Effect of recombinant interferon alpha 2 on clinical course of first episode genital herpes infection and subsequent recurrences. Genit Med 62:97–101
86. Merigan TC, Rand KH, Pollar D (1976) Human leucocyte interferon for the treatment of varicella in children with cancer. N Engl J Med 306:761–765
87. Meunier L (1988) Les interferons et dermatologie. Ann Dermatol Venereol 115:1079–1089
88. Miller D (1980) The etiology of nasopharyngeal cancer and its management. In: Shapohay SM and Strong MS (eds) Otolaryngologic clinics of North America. W. B. Saunders Co., New York, pp 467–475
89. Mitsuayasu RT, Taylor JMG, Glaspy J, Fahey JL (1986) Heterogeneity of epidemic Kaposi's sarcoma. Implications for therapy. Cancer 57:1657–1661
90. Möller BR, Johannesen P, Osther K, Ulmsteen U, Hastrup J, Berg K (1983) Treatment of dysplasia of the cervical epithelium with an interferon gel. J Obstet Gynecol 62:625–629
91. Mounts P, Shah KV, Kashima H (1982) Viral etiology of juvenile and adult onset of squamous papilloma of the larynx. Proc Natl Acad Sci USA 79:5425–5429
92. Mounts P, Kashima H (1984) Association of human papillomavirus subtype and clinical course in respiratory papillomatosis. Laryngoscope 94:28–33
93. Munoz A, Carrasco L, Fresno M (1983) Enhancement of susceptibility of HIV-1 infected cells to natural killer lysis by interferon. J Immunol 131:783–787

94. Murray HW (1988) Interferon-gamma, the activated macrophage and host defense against microbial challenge. Ann Intern Med 108:595-608

95. Neis KJ, Tesseraux M, Claußen C, Hündgen M, Bastert G (1989) Lokale Therapie cervikaler intraepithelialer Neoplasien mit natürlichem beta-Interferon. Archive of Gynecology 245:550

96. Nathan CF, Kaplan G, Lewis WR, Nusrat A, Witmer MD, Sherwin SA, Job CK, Horowitz CR, Steinmann RM, Cohin ZA (1986) Local and systemic effects of intradermal recombinant interferon-γ in patients with lepromatous leprosy. N Engl J Med 315:6-15

97. Niimura M (1983) Intralesional human fibroblast interferon in common warts. J Dermatol 10:217-220

98. Olsen EA, Kelly FF, Vollmer RT, Buddin DA, Weck PK (1989) Comparative study of systemic interferon alpha-n1 and isotretinoin in the treatment of resistant condylomata acuminata. J Am Acad Dermatol 20:1023-1030

99. Onwubalili JK, Scott GM, Robinson JA (1985) Deficient immune interferon production in tuberculosis. Clin Exp Immunol 59:405-413

100. Orth G, Favre M, Breitburd F (1980) Epidermodysplasia verruciformis: a model for the role of papillomaviruses in human cancer. In: Essex M, Todaro G, zur Hausen H (eds) Viruses in naturally occurring cancer. Vol. 7. Cold Spring Harbor Conferences on Cell Proliferation. Cold Spring Harbor, NY: Cold Spring Harbor Laboratory, pp 259-282

101. De Palo G, Stefano B, Rilke F, Ghione M (1984) Human fibroblast interferon in cervical and vulvar intraepithelial neoplasia associated with papillomavirus infection. Int J Tiss Reac VI (6):523-527

102. De Palo G, Stefanon B, Rilke F, Pilotti S, Ghione M (1985) Human fibroblast interferon in cervical and vulvar intraepithelial neoplasia associated with viral cytopathic effects. J Reprod Med 30:404-408

103. Panem S, Check IJ, Henriksen D, Vilcek J (1982) Antibodies to alpha-Interferon in a patient with systemic lupus erythematosus. J Immunol 129:1-3

104. Papa G, Covelli A, Ricciotti L, Cavalieri R, Coppola G, de Pita O, Simone R, Crisciuto D, Mandelli F (1987) Recombinant interferon alpha 2a in untreated cutaneous T cell lymphomas. 3rd International Conference on malignant lymphomas. Lugano, 12th June 1987

105. Passwell JH, Shov R, Shoham J (1986) The enhancing effect of interferon-β and -γ on the killing of leishmania tropica major in human mononuclear phagocytes in vitro. J Immunol 136:3062-3066

106. Pazin GJ, Ho M, Haverkos HW, Arwin A, Merigan TC, Cantell K (1982) Effects of interferon-alpha on human warts. J Interferon Res 2:235-243

107. Pène J, Rousset F, Brière F et al (1988) IgE production by normal human lymphocytes is induced by IL-4 and suppressed by interferons gamma and alpha and prostaglandin E2. Proc Natl Acad Sci USA 85:6880-6884

108. Pfister H (1984) Biology and biochemistry of papillomaviruses. Rev Physiol Biochem Pharmacol 99:111-181

109. Preble OT, Black RJ, Friedman RM, Klippel JH, Vilcek J (1982) Systemic lupus erythematosus: presence in human serum of an unusual acid-labile leukocyte interferon. Science 216:429-431

110. Real FX, Krown SE (1985) Spontaneous regression of Kaposi's sarcoma with AIDS. N Engl J Med 313:1659

111. Reichmann RC, Bonnez W, Greisberger C, Whithney RJ, Tyring S, Miller L, Krueger GG, Covrath H, Weidner M, Myers M, Dolin R (1986) Treatment of condylomata acuminata with intralesionally administered interferons: a multicenter placebo-controlled trial. Clin Res 34:531-538

112. Robinson WA, Mughal TI, Thomas MR, Johnson M, Spiegel RJ (1986) Treatment of metastatic malignant melanoma with recombinant interferon alpha 2. Immunobiology 172:275-282

113. Saastamoinen J (1989) Interferon ointment in genital warts of males. In: Gross G (ed) Genital Papillomavirus Infections Advances in modern Diagnosis and Therapy. Hamburg, 2nd–3rd February, 1989 (Abstraktbuch)
114. Schneider V, Kay S, Lee HM (1983) Immunosuppression as a high risk factor in the development of condyloma acuminatum and squamous neoplasia of the cervix. Acta Cytol 27:220–224
115. Schneider A, Papendick U, Gissmann L, de Villiers EM (1987) Interferon treatment of human genital papillomavirus infection: importance of viral type. Int J Cancer 40:610–614
116. Schneider A, Kirchmayer R, Wagner D, Schlunck G, Papendick U (1989) Efficacy trial of topically applied gamma interferon in cervical intraepithelial neoplasia. In: Gross G (ed) Genital Papillomavirus Infections. Advances in modern Diagnosis and Therapy. Hamburg, 2nd–3rd February, 1989 (Abstraktbuch)
117. Schöfer H, Ochsendorf FR, Helm EB (1987) Treatment of oral „hairy" leukoplakia in AIDS patients with vitamin A acid (topically) or acyclovir (systemically) Dermatologica 174:150–153
118. Schönfeld A, Schattner A, Crespi M, Levavi H, Shoham J, Nitke S, Wallach D, Hahn T, Yarden O, Doerner T (1984) Intramuscular human interferon-beta injections in treatment of condylomata acuminata. Lancet 1:1038–1041
119. Schönfeld A, Ovadia J, Stein L, Levavi H, Nitke S, Doerner T, Revel M (1987) Treatment of flat facial warts with interferon-beta cream. J Dermatol Surg Oncol 13:299–301
120. Shou-Nee S, Fang FS, Yumei W, Fang HL, Xing HY (1987) Serum interferon in lupus erythematosus. Br J Dermatol 117:155–159
121. Slotman BJ, Helmerhorst TJM, Wijermans PW, Calame JJ (1988) Interferon-alpha in treatment of intraepithelial neoplasia of the lower genital tract: a case report. Eur J Obstet Gynecol Reprod Biol 27:327–333
122. Souillet G, Rousset F, De Vries JE (1989) Alpha-interferon treatment of patients with hyper-IgE-Syndrome. Lancet 1:1384
123. Spradbrow PB, Beardmore GL, Francis J (1983) Virions resembling papillomaviruses in hyperkeratotic lesions from sun-damaged skin. Lancet 1:189
124. Stadler R, Muller R, Orfanos CE (1986) Effect of recombinant alpha interferon on DNA synthesis and differentiation of human keratinocytes in vitro. Br J Dermatol 114:273–277
125. Stadler R, Bratzke B, Orfanos CE (1987) Therapeutischer Einsatz von Alpha Interferon bei metastasierendem malignen Melanom, disseminiertem Kaposi-Sarkom und schwerem Morbus Behcet. Hautarzt 38:97–100
126. Stanwick TL, Campbell DE, Nahmias AJ (1982) Cytotoxic properties of human monocytes – macrophages for human fibroblasts infected with herpes virus: interferon production and augmentation. Cell Immunol 70:132–140
127. Steinberg BM, Topp WC, Schneider PS (1983) Laryngeal papillomavirus infection during clinical remission period. N Engl J Med 306:1261–1264
128. Strander H, Cantell K (1974) Studies on antiviral and antitumor effects of human leukocyte interferon in vitro and in vivo. In: Waymouth C (ed) The production and use of interferon for the treatment and prevention of human virus infections. Rockville. MD Tissue Culture Association, pp 49–56
129. Sulis E, Floris C, Chessa A, Desogus A, Muggiano A, Tedde A, Turno R (1987) Sequential treatment with interferon and chemotherapy of metastatic malignant melanoma. Total remission of cutaneous and visceral metastasis, but not of cerebral metastasis. Tumori 73:55–58
130. Sundmacher R, Cantell K, Neumann-Haelin D (1981) Evaluation of interferon in ocular viral diseases. In: De Maeyer, Galasso, Schellekens (eds) The Biology of the Interferon System. Elsevier/North-Holland, Biomedical Press, Amsterdam pp. 501–504
131. Thestrup-Pedersen K, Hammer R, Kaltoft K, Søgaard H, Zachariae H (1988) Treatment of mycosis fungoides with recombinant interferon-α2a alone and in combination with etretinate. Br J Dermatol 118:811–818

132. Thiele B, Mahrle G, Schuff-Werner P, Ikenberg H, Jppen H (1984) Verrucosis generalisata bei familiärem T-Helferzell-Mangel. Behandlung mit Interferon und Tigason. Z Hautkr 60:929–937

133. Thompson DB, Mc Leod RC, Hersey P (1987) Phase I/II tolerability and efficacy of recombinant interferon (Roferon) with Dacarbazine (DTIC) in advanced malignant melanoma (MM). Am Soc Clin Oncol A 219, May 17–19, Inc. Atlanta, Georgia

134. Tiedemann KH, Ernst TM (1988) Kombinationstherapie von rezidivierenden Condylomata acuminata mit Elektrokaustik und Alpha-2-Interferon. Akt Dermatol 14:200–204

135. Treuner J, Niethammer D, Dannecker G, Hagemann R, Neef V, Hofschneider PH (1980) Successful treatment of nasopharyngeal carcinoma with interferon. Lancet 1:817–818

136. Turek JB, Byrne JC, Lowy CR, Dvoretzky I, Friedman RM, Howley PM (1982) Interferon induces morphologic reversion with elimination of extrachromosomal viral genomes in bovine papillomavirus – transformed mouse cells. Proc Nat Acad Sci USA 79:7914–7918

137. Uyeno K, Ohtsu A (1982) Interferon treatment of viral warts and some skin diseases. In: Kono R, Vilcek J (eds) The clinical potential of interferon. University of Tokyo Press, Tokyo, pp 149–165

138. Vance JC, Bart BJ, Hansen RC, Reichmann RC, Mc Ewen C, Hatch KD, Berman B, Tanner DJ (1986) Intralesional recombinant alpha-2 interferon for the treatment of patients with condyloma acuminatum or verruca plantaris. Arch Dermatol 122:272–277

139. Vesterinen E, Meyer B, Cantell K, Purola E (1984) Topical treatment of flat vaginal condyloma with human leukocyte interferon. Obstet Gynecol 64:535–538

140. De Villiers EM (1989) Heterogeneity of the human papillomavirus group. J Virology 63:4898–4903

141. De Virgiliis G, Crippa L, Leopardi O, Rainoldi R, Bozzetti P, Remotti G (1987) The role of beta-interferon in the therapy of female genital viral diseases. Int J Immunol 3:147–150

142. Volberding P, Gottlieb M, Rothman J (1983) Therapy of Kaposi's Sarcoma in AIDS with alpha 2 recombinant interferon. Proc Am Soc Clin Oncol 2:53

143. Volberding P, Mitsuayasu RT, Golando JP, Siegel RJ (1987) Treatment of Kaposi sarcoma with interferon alpha-2B (Intron A) Cancer 59 S:620–625

144. Wadler S, Einzig A, Dutcher JP, Ciobaun N, Landau L, Wiernik PH (1987) Phase II trial of recombinant alpha 2B-interferon (IFN) and low dose cyclophosphamide (CY) in advanced melanoma and renal cell carcinoma (RCC). J Clin Oncol 6:246–249

145. Wagner D, Gross G (1988) HPV infection of the cervix uteri: prevalence and age distribution of a sexually transmissible disease in a cancer screening program. In: New Frontiers in Cytology. Goerttler K, Feichter GE, Witte S (eds) Springer Verlag Berlin, Heidelberg, New York, London, Paris, Tokyo, pp 63–70

146. Weck T, Debra A, Buddin MSN, Whisnant JK (1988) Interferons in the treatment of genital human papillomavirus infections. Am J Med 85 S 2a:159–164

147. Wolff JM, Zitelli JH, Rabin BS, Smiles KA, Abell E (1985) Intralesional interferon in the treatment of early mycosis fungoides. J Am Acad Dermatol 13:604–612

148. Von Wussow P, Jackschies D, Hartung K, Deichert H (1988) Presence of interferon and anti-interferon in patients with systemic lupus erythematosus. Rheumatol Int 8:225–230

149. Ziegler JL (1981) Burkitt's lymphoma. N Engl J Med 305:735–744

Interferon in der Augenheilkunde

R. SUNDMACHER

Einleitung

Von Anbeginn der Interferonforschung sind klinische Anwendungsmöglichkeiten in der Augenheilkunde gesucht worden [1]. Die Ergebnisse konnten – wie in anderen Disziplinen auch – nicht den irreal hochgesteckten primären Erwartungen entsprechen. Immerhin hat aber die ophthalmologische Interferonforschung den ersten stichfesten Beweis überhaupt für den sinnvollen klinischen Nutzen von Interferonpräparaten bei einer wichtigen Viruserkrankung (Keratitis dendritica) erbracht [2, 3], die schon früh gemachten Erfahrungen mit verschiedenen Virustatika-Interferon-Kombinationen [4] sind auch für Therapieprobleme in anderen Fächern interessant, und nicht zuletzt sind aus der Augenheilkunde verläßliche erste Ergebnisse zur unterschiedlichen klinischen Wirkung verschiedener monoklonaler Interferone allein und in Kombination gekommen [5, 6].

Die Beiträge der verschiedenen Arbeitsgruppen, von denen für den Beginn der Interferonforschung die Gruppen um Kaufman in den USA und Jones in England und später die Gruppen um Colin in Frankreich, van Bijsterveld in den Niederlanden und Shiota in Japan besonders genannt seien, sind in zusammenfassenden Darstellungen enthalten [7, 8]. Wir wollen hier lediglich einen kurzen Abriß mit Schwerpunkt auf den eigenen Erfahrungen folgen lassen.

Die lokale Interferonprophylaxe von Dendritica-Rezidiven

Die Hoffnung, man könne den destruktiven Rezidiven einer Herpeskeratitis durch Interferonaugentropfen vorbeugen, war lange Zeit der Hauptantrieb der Interferonforschung in der Augenheilkunde. Da der zellschützende Effekt von Interferon gegen Virusinfektionen aller Art gut belegt war, lag diese Idee nahe. Wenn sie sich hätte realisieren lassen, hätte es praktisch die Ausrottung der heute in den „entwickelten" Ländern wichtigsten ophthalmologischen Infektionskrankheit bedeutet, die bei vielen tausend unserer Mitbürgern im Jahr Sehminderung oder gar Sehverlust herbeiführt.

Daß eine solche lokale Prophylaxe möglich sein könnte, durften wir auch aus positiv verlaufenen Tierversuchen schließen: Affen, deren Hornhäute man exogen mit Herpesvirus infiziert hatte, erkrankten nicht, wenn man mindestens 24 Stunden zuvor einen Tropfen eines hinreichend hochtitrigen humanen Leukozyteninterferons (1 Million iu/ml) in den Bindehautsack getropft hatte [9].

Dennoch stellte sich die Lokalprophylaxe bei Patienten in einer kontrollierten klinischen Studie als ein eindeutiger Fehlschlag heraus. Die Patienten, die Verum bekamen, hatten sogar mehr Rezidive als die Plazebo-Empfänger. Das negative Ergebnis hätte die damalige „interferoneuphorische Förderungslandschaft" empfindlich gestört, konnte nur als Kongreßbericht veröffentlicht werden und ist entsprechend wenig beachtet geblieben [10].

Die Erklärung für den Fehlschlag der lokalen Interferonprophylaxe von Herpesrezidiven fällt im nachhinein nicht schwer. Man muß sich nur die Pathophysiologie der Rezidivauslösung vor Augen führen: Im Gegensatz zum Affenmodell, bei dem es sich um eine *exogene Primärinfektion* handelt, bei der die Viren von außen auf die interferongeschützten Oberflächenzellen von Hornhaut und Bindehaut treffen, sind die Verhältnisse bei der Rezidiverkrankung des Menschen ganz anders. Hierbei handelt es sich um eine *endogene neuronale Reinfektion* aus dem Ganglion Gasseri. Die Viren werden z. B. bei der Keratitis dendritica zwischen den *basalen* Zellen des Hornhautepithels aus den sensiblen Nervenendigungen freigesetzt. Diese basalen Zellen sind vermutlich aber durch auf die Hornhautoberfläche getropftes Interferon nicht zu schützen, weil Interferon wahrscheinlich aus pharmakokinetischen Gründen eine intakte Epitheloberfläche nicht hinreichend durchdringen kann. Die Diffusionsbarriere des Oberflächenepithels ist sogar für so kleine physiologische Moleküle wie Glukose fast undurchdringlich. Um so mehr ist sie für das Interferonmolekül wahrscheinlich. Wir haben also hier den Fall, wo die Besonderheiten der pathophysiologischen Abläufe gepaart mit pharmakokinetischen Hindernissen einen erfolgreichen Interferoneinsatz beim Patienten unmöglich machen.

Die systemische Interferonprophylaxe von Herpesrezidiven

Im Gegensatz zur lokalen Prophylaxe erscheint eine systemische Interferonprophylaxe durch tägliche intramuskuläre Applikation im Prinzip möglich. Dies ist daraus zu schließen, daß Herpesrezidive (z. B. Herpes labialis) nach neurochirurgischen Eingriffen am Ganglion Gasseri bei prophylaktischer Interferongabe ausblieben oder signifikant seltener waren [11]. Den gleichen schützenden Effekt kann man heute nach unseren - allerdings unkontrollierten - klinischen Beobachtungen wahrscheinlich leichter, angenehmer und nebenwirkungsfreier durch eine systemische Aciclovirprophylaxe erreichen (5×1 bis 5×2 Tabletten während der stark rezidivgefährdeten Periode), so daß wir Interferon für diese Indikation auch nicht mehr erwägen würden.

Die Monotherapie der Keratitis dendritica mit Interferon

Nach der alten klassischen Vorstellung von der nur prophylaktisch schützenden antiviralen Wirkung des Interferons durfte man primär keinen Effekt bei
einer rein therapeutischen Indikation – also bei der Behandlung einer bereits
klinisch manifesten Erkrankung – erwarten. Tatsächlich hat sich auch bei den
wenigen eher dem Pilotstudienbereich zuzurechnenden Untersuchungen bei
Patienten keine überzeugende Wirkung zeigen lassen. Die Ergebnisse von
Tierversuchen legen zwar nahe, daß Interferontropfen auch dann noch eine
gewisse Wirkung haben, wenn man sie kurz nach Manifestation einer Keratitis dendritica gibt; aber auch im Tierversuch ist die Wirkung deutlich schwächer als die bewährter synthetischer Virustatika, so daß man daraus keine
Hoffnung auf klinischen Fortschritt ableiten konnte. Deshalb lohnt es unserer
Auffassung nach nicht, diese Indikation weiter zu verfolgen.

Die Kombinationstherapie der Keratitis dendritica mit Interferon plus Abrasio oder Interferon plus synthetisches Virustatikum

In Anbetracht der oben geschilderten dürftigen therapeutischen Wirkungen
der Interferonmonotherapie bei Keratitis dendritica überrascht es fast, daß
klinische Studien zur Kombination von Interferon mit der alten Methode der
Epithelabrasio (mechanische Entfernung der viral erkrankten Hornhautepi-
thelbezirke; 2, 3; Abb. 1) und zur Kombination von Interferon mit für sich

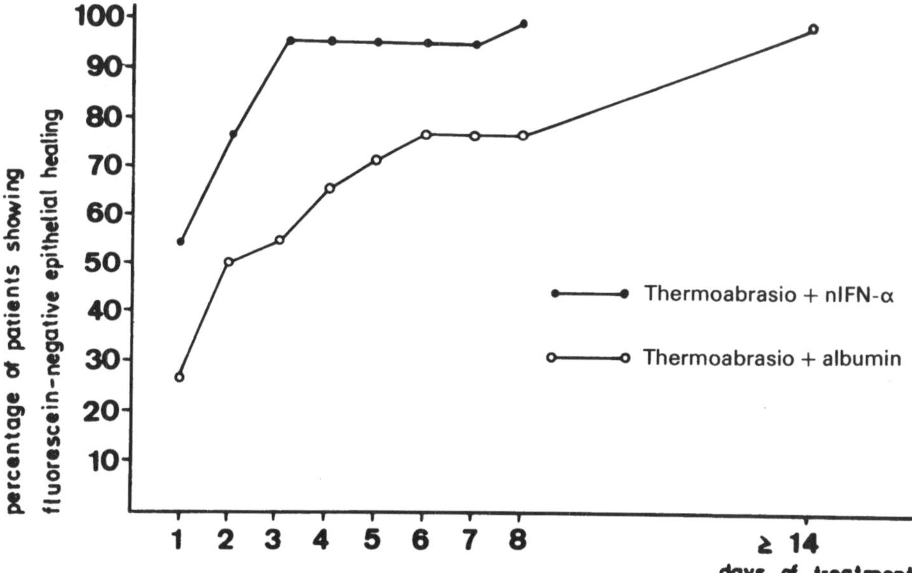

Abb. 1.   Signifikant besserer Verlauf der Heilungskurve bei Keratitis dendritica, wenn nach
Thermoabrasio des erkrankten Hornhautgebietes täglich mit Interferonaugentropfen (humanes nInterferon-α 3×10^6 IU/ml) nachbehandelt wird [3]

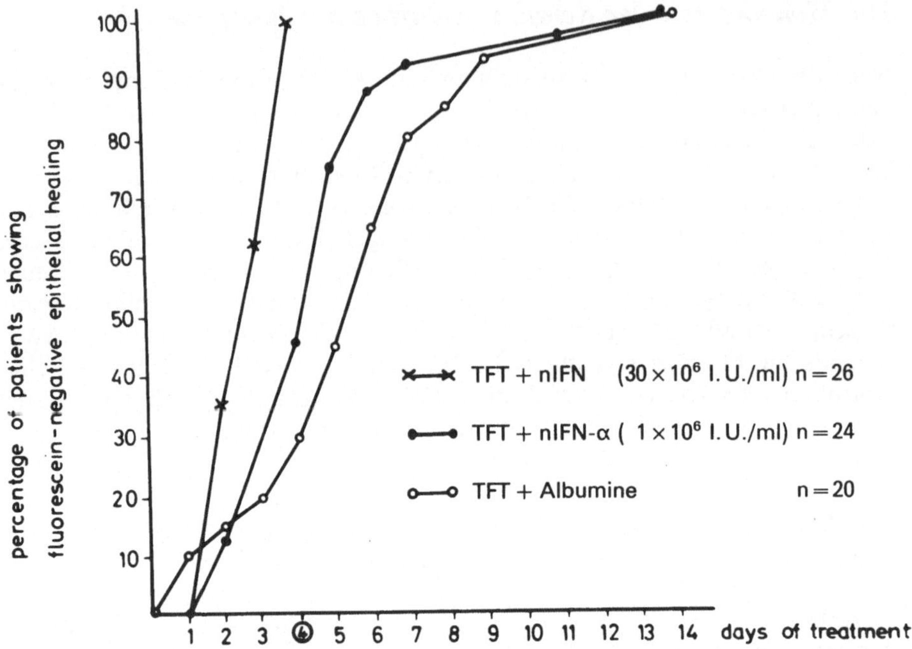

Abb. 2.   Signifikant besserer Verlauf der Heilungskurve bei Keratitis dendritica, wenn zusätzlich zu Trifluorthymidin täglich ein Tropfen humanes nIFN-α (30 × 10⁶ IU/ml) gegeben wird (Sundmacher R: Herpetic eye diseases, pp 401–407, Bergmann, München 1981)

sehr wirksamen synthetischen Antiherpetica (Trifluorthymidin, Aciclovir, Bromvinyldesoxyuridin; 4, 12, 13; Abb. 2) therapeutisch außerordentlich erfolgreich waren.

Es gab keinen experimentellen Hinweis, der auf dieses günstige Ergebnis hätte schließen lassen können. Zu Beginn dachten wir lediglich, man könne nach der Epithelabrasio mit Entfernung aller virusinfizierten Zellen die noch nicht infizierten Zellen vor einer anhaltenden neuronalen Virusfreisetzung und der sonst unvermeidlichen Reinfektion durch Interferon schützen.

Warum allerdings nicht nur die Abrasio-Interferon-Kombination sondern auch die Kombination mit synthetischen Virustatika spektakulär bessere Ergebnisse als jede andere klinisch eingeführte Therapieform erbrachte (Abb. 3), war nicht mehr nur mit der einfachen Annahme einer Schutzwirkung zu erklären und muß auch heute noch als unklar bezeichnet werden. Eine virustatikaähnliche therapeutische Wirkung des Interferons befriedigt als Erklärung ebenfalls nicht, da bisher keine Kombination verschiedener synthetischer Virustatika miteinander zu einer theoretisch durchaus denkbaren Effektivitätssteigerung der Therapie geführt hat. Die „virustatische" Wirkung des Interferons müßte in dieser Kombination also gänzlich anderer Natur als die der synthetischen Antiherpetica sein. Wir denken, daß als zusätzliche Erklärung am ehesten die immunmodulierenden Effekte der Interferone in Frage

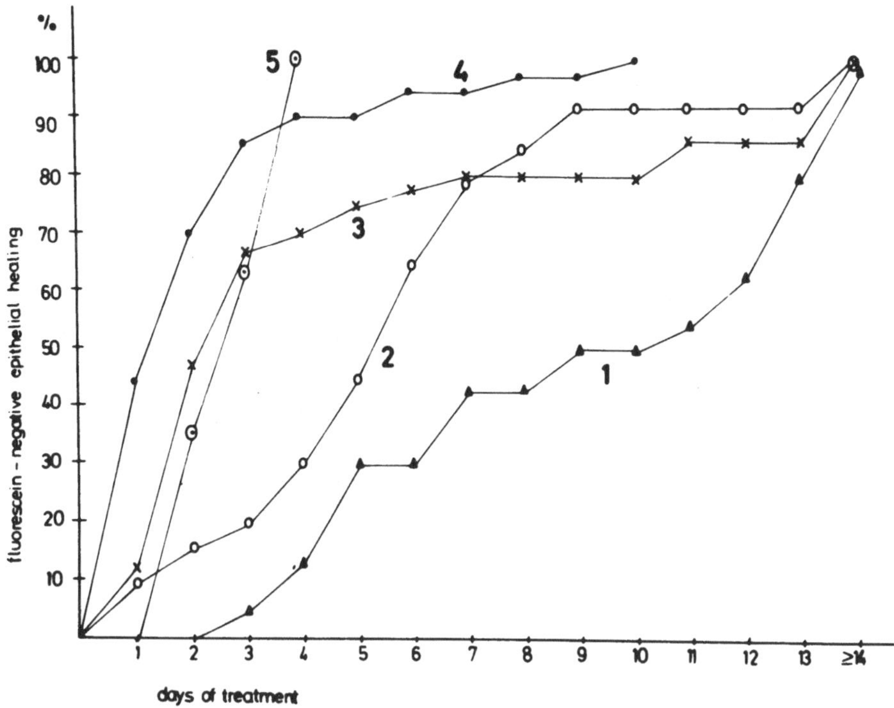

Abb. 3. Vergleich von Heilungskurven bei Keratitis dendritica nach verschiedenen üblichen Therapieverfahren. Mit Abstand den besten Verlauf fanden wir nach Kombination von einem Virustatikum mit einem hochtitrigen Interferon (Kurve 5), wobei noch besonders hervorzuheben ist, daß im Gegensatz zu den anderen Therapieformen bei der Interferon-Kombinationstherapie keine eigentlichen Therapieversager mit verzögertem Heilverlauf mehr auftreten. Voraussetzung ist allerdings, daß die Erkrankung zum Behandlungszeitpunkt wirklich noch viraler Natur ist und nicht schon ein Übergang in ein metaherpetisches, avirales Stadium vorliegt (Quelle, s. Abb. 2)

kommen. Wir wissen, daß eine effektive zelluläre Immunreaktion die Abheilung einer Keratitis dendritica fördert. Hier greift das Interferon nach unserer Hypothese entscheidend ein, indem es die immunogene Elimination der Herpesantigen-markierten Epithelzellen beschleunigt. Wir erklären den Effekt der Kombinationstherapie gegenwärtig also mindestens durch das Zusammenwirken dreier verschiedener Wirkprinzipien: die die Virusvermehrung hemmende Wirkung der synthetischen Virustatika, die antivirale zellschützende Wirkung des Interferons und die immunmodulierende Wirkung des Interferons, wobei leider betont werden muß, daß hinsichtlich des dritten interessanten Aspektes für die Augenheilkunde noch keine gesicherten Untersuchungsergebnisse vorliegen. So wäre sicher wichtig zu erfahren, welche unterschiedliche Bedeutung hierbei natürliche und spezifische zelluläre Abwehrmechanismen haben.

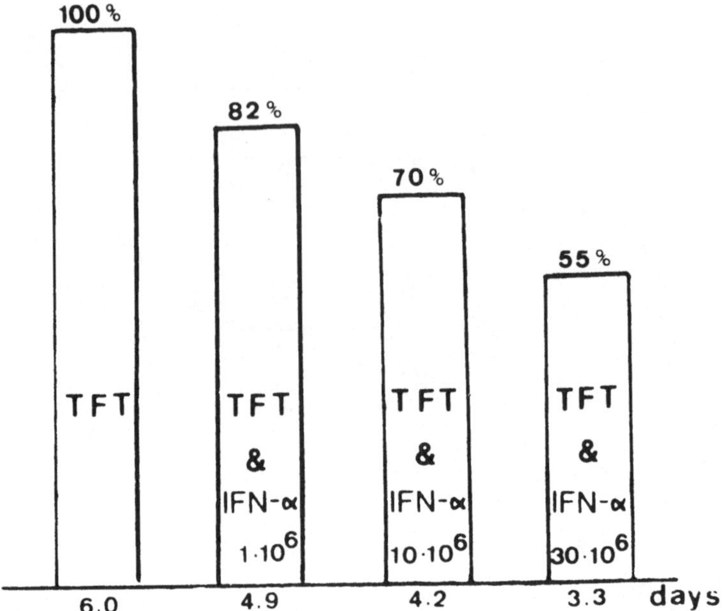

Abb. 4.   Titerabhängigkeit der Interferonwirkung bei der Kombinationstherapie der Keratitis dendritica (Sundmacher et al., in: De Maeyer et al.: The Biology of the Interferon System, pp 343–350, Elsevier, Amsterdam, 1981)

Einige praktische Aspekte der Kombinationstherapie der Keratitis dendritica mit Interferon plus Trifluorthymidin oder Aciclovir sind bemerkenswert: Zum einen beginnt die Wirkung der Interferonaugentropfen klinisch meßbar erst oberhalb einer relativ hohen Titergrenze und zum anderen ist sie oberhalb dieser Grenze über einen größeren Bereich titerabhängig (Abb. 4). Dafür kann dann aber die applizierte Flüssigkeitsmenge pro Tag (ein Tropfen = 30–50 Mikroliter) und damit auch die Gesamtmenge der Interferoneinheiten (ca. 1 Million pro Tag) relativ klein sein. Um es aber noch einmal zu betonen: an der hohen Konzentration der Interferonmoleküle in der Applikationslösung, also am hohen Titer, scheint kein Weg vorbeizuführen. Es wäre nach unserer Erfahrung zwecklos, den gleichen Effekt dadurch erreichen zu wollen, daß man die Interferonmenge von z. B. einer Million IU in niedrigtitriger Lösung in größeren Volumina über den Tag applizieren würde.

Diese erforderlichen hohen Titer verwundern allgemein und müssen als derzeit experimentell nicht näher erklärte Besonderheit der ophthalmologischen Lokaltherapie angesehen werden. Um so interessanter ist es, daß die erforderliche Titerhöhe offenbar abhängig von der verwendeten Interferonart bzw. dem verwendeten Interferongemisch ist. Während wir früher feststellten, daß kein erkennbarer Unterschied zwischen natürlichem Leukozyten- und natürlichem Fibroblasteninterferon besteht [14], waren doch schon deutliche,

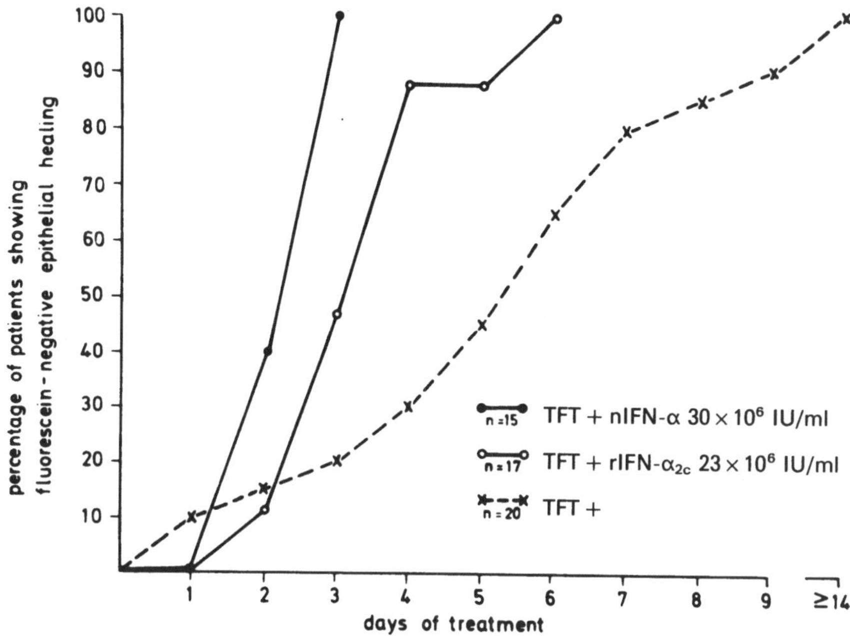

Abb. 5. Vergleich von rekombinantem IFN-α_{2c} und natürlichem Interferon-α. Das natürliche Interferon(gemisch) ist bei der Kombinationstherapie der Keratitis dendritica geringfügig – aber signifikant! – wirksamer [5]

wenn auch im Ausmaß nicht sehr große Unterschiede zwischen natürlichem Leukozyteninterferon und einer gentechnisch hergestellten α-Interferon-Spezies zu konstatieren, wobei das natürliche Interferon, das neben α-IFN auch geringe Beimengungen anderer Interferone enthält, wirksamer war [15] (Abb. 5). Hieraus schlossen wir, daß es möglich sein müßte, die Interferonwirkung durch Kombination geeigneter rekombinanter Interferonspezies zu steigern und zu optimieren. Eine kontrollierte klinische Studie zeigte, daß dies tatsächlich der Fall ist und daß man durch Kombination eines α- mit einem γ-IFN in bestimmter Konzentration 90% der IFN-Gesamtmenge einsparen kann, die man benötigte, wenn man lediglich die α-Spezies allein verwendete [6] (Abb. 6). Dieses vielversprechende Ergebnis einer einzigen klinischen Studie kann wahrscheinlich noch kein optimales sein. Leider sind uns keine weiteren zielstrebigen klinischen Untersuchungen in diese Richtung bekannt geworden, obwohl man glauben sollte, daß nicht zuletzt die Interferon-produzierende Pharmaindustrie gerade an solchen Ergebnissen interessiert sein müßte. Hier mag auch ein wenig die uns Augenärzte häufiger frustrierende Erfahrung eine Rolle spielen, daß dort wenig geförderter Fortschritt ist, wo wenig Marktvolumen gesehen wird; und der Ophthalmikamarkt ist leider bei vielen für unsere Patienten wichtigen Entwicklungsprojekten klein. Vielleicht sind aber unsere Ergebnisse für andere Fachbereiche als Anregung nutzbar.

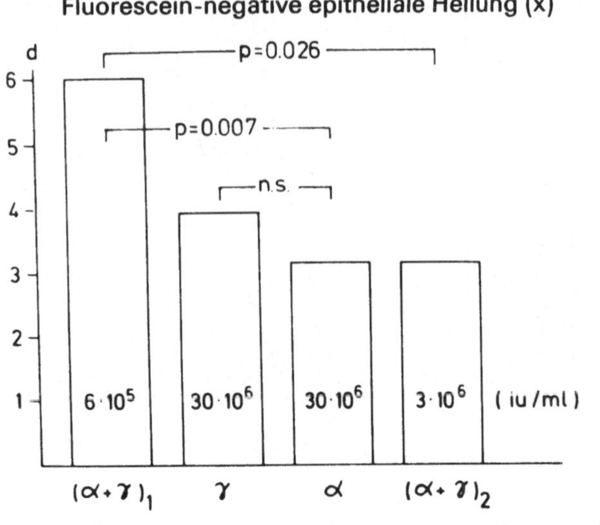

Abb. 6. Vergleich von zwei rekombinanten Interferongemischen (α plus γ) mit den entsprechenden monospezifischen Präparationen. Bei Verwendung eines mitteltitrigen α-γ-Interferongemisches (zusammen 3×10^6 IU/ml) wird der gleiche Effekt bei der Kombinationstherapie der Keratitis dendritica erzielt wie bei der Verwendung von 30×10^6 IU/ml $\alpha_{2\,arg}$-Interferon. Das bedeutet eine Reduktion der erforderlichen Interferonkonzentration und -menge um 90% bei gleicher Wirkung [6]

Für jetzt sind wir schon dankbar, daß es in der Bundesrepublik ein für die Kombinationstherapie der Keratitis dendritica zugelassenes geeignetes und erschwingliches rekombinantes α-Interferonpräparat gibt, mit dem wir die Erkrankungsdauer unserer Patienten halbieren und – was noch wichtiger ist – die Gefahr von Sehkraft einschränkenden Hornhautnarben reduzieren können.

Interferon bei tiefen Augenerkrankungen durch Herpes simplex und Varizellen Zoster Viren

Eine systemische Interferontherapie tiefer Herpes-simplex-Virus-Erkrankungen des Auges ist nie versucht worden. Hierfür wäre gegenwärtig als Basistherapie auch Aciclovir vorzuziehen. Eine Tropftherapie wiederum wäre aus pharmakokinetischen Gründen sinnlos, da die Interferonmoleküle den unter der intakten Epitheldecke liegenden Erkrankungsort nicht erreichen würden, wie in Abschnitt I dargestellt.

In einigen wenigen Tierexperimenten (Injektion von Herpes-simplex-Viren in das Hornhautstroma von Kaninchen) haben wir vor längerer Zeit untersucht, was geschieht, wenn man gleichzeitig mit den Viren auch Interferon in das Hornhautstroma injiziert: Während sich bei der alleinigen Applikation von Viren nur eine leichte bis mäßige tiefe Keratitis mit guter Selbstheilungstendenz entwickelte, führte die gleichzeitige Injektion von Interferon zu einer deutlichen Verschlechterung des Erkrankungsbildes mit massiver Hornhautinfiltration und starkem Reizzustand in der Vorderkammer (unveröffentlichte Ergebnisse, mit D. Neumann-Haefelin). Wie kann man sich diese Beobachtung erklären? Wir meinen, daß hier wiederum die immunmodulatorischen und ganz besonders die immunstimulierenden Wirkungen der Interferone zum Ausdruck kommen. Sie mögen zwar für die Elimination der Viren förderlich sein, aber für die Funktion der Hornhaut sind sie wegen der destruktiven, narbenbildenden Wirkung der Immuninfiltrate äußerst nachteilig und unerwünscht. Die besondere Aufgabe des Therapeuten bei tiefen Entzündungen der Hornhaut besteht darin, die Entzündungsintensität so schnell und effektiv wie möglich herabzusetzen und so irreversible Destruktionen zu verhindern. Dies tut man üblicherweise mit Kortikosteroiden. Mit Interferon würde man in mancher Hinsicht das Gegenteil bewirken. Interferon kommt also bei dieser Indikation nicht in Frage.

Wir sind sogar geneigt, hieraus für die Augenheilkunde eine allgemeinere Ableitung zu ziehen: Bei allen Erkrankungen, die durch Steroide positiv beeinflußt werden, ist der Einsatz von Interferonen potentiell nachteilig. Dies trifft für unser Fachgebiet möglicherweise auch für den Zoster ophthalmicus zu, dessen Frühkomplikationen wahrscheinlich durch Aciclovir, dessen Langzeitkomplikationen am Auge derzeit aber immer noch nur durch Steroide symptomatisch zu beeinflussen sind. Es ist zwar nicht ausgeschlossen, daß eine systemische Interferontherapie in den frühen Stadien eines Zoster ophthalmicus zusätzlich zur derzeit von uns bevorzugten Kombination aus Aciclovir und Steroiden einen weiteren Therapiefortschritt bedeuten könnte. Wir selbst haben als Resümee einer Pilotstudie dieser Hoffnung Ausdruck verliehen [15]. Sicher ist das aber keineswegs; und wenn man heute dieses Therapiekonzept noch einmal in einer größeren Studie überprüfen wollte, sollte dies sehr vorsichtig und immer unter der Erwartung geschehen, daß sich Interferon hierbei u. U. auch negativ auswirken könnte. Wir sind deshalb auch skeptisch in Hinblick auf die bei uns offiziell zugelassene systemische Zostertherapie mit Fibroblasteninterferon und würden gern eine kritische Wiederholung der Studie sehen.

Interferon bei Adenoviruskeratokonjunktivitis und anderen exogenen Viruserkrankungen der Bindehaut und Hornhaut

Wie schon früher dargestellt [7], halte ich die veröffentlichten Berichte über eine therapeutische Wirkung von Interferonen bei manifester Adenoviruskeratokonjunktivitis („Epidemica") nicht für überzeugend. Dagegen sprechen nicht nur Analogschlüsse (negativ verlaufene Monotherapie der Keratitis dendritica) sondern auch eigene Pilotstudien zur Therapie der „Epidemica" mit Interferon [16].

Wovon ich aber überzeugt bin ist die Möglichkeit, durch tägliche Applikation von Interferonaugentropfen eine virale Primärinfektion von Bindehaut- und Hornhautepithel zu verhindern. Hiefür sprechen die positiv verlaufenen Prophylaxestudien mit exogenen Herpes-simplex-Virus-Infektionen bei Affen [9], ein Modell, das allen exogenen Virusinfektionen am Auge entsprechen dürfte. Was uns aber leider bei dieser klinisch wichtigen Indikation noch fehlt, ist der Beweis durch kontrollierte Studien an Patienten, die nur anläßlich größerer Epidemien zu führen und dann außerordentlich schwierig zu organisieren sind. Man muß aber sehen, daß sich die Virustatikaentwicklung derzeit nur auf Herpes- und Retroviren konzentriert. Virustatika gegen Adenoviren und andere Erreger können auf absehbare Zeit nicht erwartet werden. Hier sehen wir zur Verhütung einer Ausbreitung von Infektionen in Kliniken, Praxen, an Arbeitsplätzen und in betroffenen Familien eine wichtige Indikation für Interferonaugentropfen.

Interferon bei viralen Bindehautpapillomen

Ein Großteil der Bindehautpapillome bei Kindern und jüngeren Erwachsenen ist sicher viraler Genese (humane Papillomviren). Insgesamt ist diese Erkrankung aber selten. Rezidive können ein Problem sein, sind aber meist durch sorgfältige Nachresektion zu beherrschen. Sollte dies ausnahmsweise einmal nicht gelingen, käme u. U. auch eine wiederholte lokale Interferoninjektion in Frage in Anlehnung an die Erfahrungen besonders der Hautkliniker mit infektiösen Warzen.

Zusammenfassung

Interferonaugentropfen haben bei der Kombinationstherapie der Keratitis dendritica eine breit abgesicherte und gut untersuchte Indikation. Sie sind wahrscheinlich auch bei der Eindämmung von diversen exogenen „epidemischen" Viruskeratokonjunktivitiden von Nutzen, besonders bei Adenovirus-Epidemien in Kliniken und Praxen, an Arbeitsstellen und in Familien. Alle anderen untersuchten oder vorgeschlagenen Indikationen sehen wir als überholt, zweifelhaft oder unverhältnismäßig an.

Literatur

1. Cantell K, Tommila V (1960) Effect of interferon on experimental vaccinia and herpes simplex virus infections in rabbit's eyes. Lancet II:682–684
2. Sundmacher R, Neumann-Haefelin D, Cantell K (1976) Interferon treatment of dendritic keratitis. Lancet I:1406
3. Sundmacher R, Neumann-Haefelin D, Cantell K (1976) Successful treatment of dendritic keratitis with human leukocyte interferon. A controlled clinical study. Albrecht v. Graefes Arch klin exp Ophthal 201:39–45
4. Sundmacher R, Cantell K, Neumann-Haefelin D (1978) Combination therapy of dendritic keratitis with trifluorothymidine and interferon. Lancet II:687
5. Sundmacher R, Neumann-Haefelin D, Mattes A, Merk W, Adolf G, Cantell K (1985) Human leukocyte interferon plus trifluorothymidine versus recombinant alpha 2 arg interferon plus trifluorothymidine for therapy of dendritic keratitis. A controlled clinical study. In: Maudgal PC, Missotten L (Eds.): Herpetic eye diseases, pp 359–365, W. Junk, Dordrecht

6. Sundmacher R, Mattes A, Neumann-Haefelin D, Adolf G, Kruss B (1987) The potency of interferon alpha 2 and interferon gamma in a combination therapy of dendritic keratitis. A controlled clinical study. Current Eye Research 6:273–276

7. Sundmacher R (1982) Interferon in ocular viral diseases. In: Gresser I et al. (Eds.): Interferon 4, pp 177–200, Academic Press, London – New York

8. Sundmacher R (1984) The role of interferon in prophylaxis and treatment of dendritic keratitis. In: Blodi, FC (Ed.): Herpes simplex infections of the eye. Contemporary Issues in Ophthalmology, vol. 1, pp 129–146, Livingstone, New York

9. Sundmacher R, Neumann-Haefelin D, Shrestha B (1975) Die Wirkung von Human-Leukozyten-Interferon (HIF) auf experimentelle Viruskeratitiden bei Affen. Albrecht v. Graefes Arch klin exp Ophthal 195:263–270

10. Sundmacher R, Cantell K, Haug P, Neumann-Haefelin D (1978) Interferon-Prophylaxe von Dendritica-Rezidiven bei lokaler Steroidtherapie. Ber dtsch ophthal Ges 75:344–346

11. Pazin GJ, Ho M, Janetta PJ (1978) Reactivation of herpes simplex virus after decompression of the trigeminal nerve root. J Infect Dis 138:405–409

12. Colin J, Chastel C, Renard G, Cantell K (1983) Combination therapy for dendritic keratitis with human leukocyte interferon and acyclovir. Am J Ophthalmol 95:346–348

13. Meurs PJ, van Bijsterveld OP (1985) Berofor® Alpha 2 (r-Hu IFN-alpha 2 arg) und Aciclovir in der Behandlung der Herpeskeratitis-dendritica. Klin Mbl Augenheilk 187:40–42

14. Sundmacher R, Cantell K, Skoda R, Hallermann C, Neumann-Haefelin D (1978) Human leukocyte and fibroblast interferon in a combination therapy of dendritic keratitis. Albrecht v. Graefes Arch klin exp Ophthal 208:229–233

15. Sundmacher R, Neumann-Haefelin D, Cantell K (1981) Trials with interferon in ophthalmic zoster. In: Sundmacher R (Ed.) Herpetic eye diseases, pp 465–467, Bergmann, München

16. Sundmacher R, Wigand R, Cantell K (1982) The value of exogenous interferon in adenovirus keratoconjunctivitis. Preliminary results. Albrecht v. Graefes Arch klin exp Ophthal 218:139–140

Wechselwirkungen zwischen Interferonen und anderen Zytokinen

O. KLOKE und N. NIEDERLE

Einleitung

Die Interferone gehören zu einer Gruppe von Polypeptiden, die vom Organismus in Antwort auf exogene oder endogene Stimuli gebildet werden. Diese körpereigenen Polypeptide, denen auch die Tumor Nekrose Faktoren, die Interleukine und die koloniestimulierenden Faktoren zugeordnet werden und die heute üblicherweise unter dem Begriff „Zytokine" zusammengefaßt werden, beeinflussen den Funktionszustand einer Vielzahl von Zellsystemen [51, 88]. Insbesondere durch in vitro Untersuchungen ist in den letzten Jahren herausgestellt worden, daß zwischen den verschiedenen Zytokinen multiple Wechselwirkungen bestehen. Prinzipiell können zwei verschiedene Mechanismen von Wechselwirkungen unterschieden werden:

1. Das Zytokin wirkt auf eine bestimmte Zelle ein und moduliert hier die Freisetzung weiterer Polypeptide, die ihrerseits den Aktivierungszustand zusätzlicher Zellsysteme verändern.
2. Zwei verschiedene Zytokine wirken über ihre Bindung an unterschiedliche, für den jeweiligen Liganden spezifische Rezeptoren auf eine Zielzelle ein und modulieren auf diese Weise den biologischen Effekt der jeweiligen Einzelsubstanz.

Als Resultat dieser Wechselwirkungen entsteht ein Netzwerk von interaktiven Signalen, das in seiner Gesamtheit das Wachstum und die Funktion von Zellen steuert, die an der Immunantwort, der Entzündungsreaktion und der Blutbildung beteiligt sind [51].

Im folgenden soll über Interaktionen zwischen den einzelnen Interferon (IFN)-Klassen sowie zwischen Interferonen und weiteren Zytokinen berichtet werden.

Interaktionen zwischen Typ I- und Typ II-Interferonen

Synergistische Wirkungen in vitro

Typ I- (IFN-α und IFN-β) und Typ II-IFN (IFN-γ) besitzen gemeinsam die Fähigkeit, nach Bindung an Zielzellen eine intrazelluläre Virusreplikation zu

Tabelle 1

	IFN-α	IFN-β	IFN-γ
kodiert auf Chromosom	9p	9p	12q
Aminosäuren	166	187	143–146
Rezeptor kodiert auf Chromosom	21 – identisch – 21		6

verhindern. Unterschiede zwischen den beiden IFN-Klassen bestehen jedoch in vielen anderen Eigenschaften, z. B. in ihrer physikochemischen Struktur und der Lokalisation der Strukturgene (Tabelle 1). Außerdem besitzen Typ I- und Typ II-Interferone unterschiedliche Rezeptoren: ein Rezeptor bindet IFN-α und IFN-β, ein weiterer Rezeptor ist spezifisch für IFN-γ [6].
In experimentellen Untersuchungen an verschiedenen Zellsystemen wurde der Effekt einer Kombination von Typ I- und Typ II-Interferonen mit der Wirkung der jeweiligen Einzelsubstanz auf die intrazelluläre Virusvermehrung und auf das Wachstum der Zielzellen verglichen.

Mehrere Arbeitsgruppen konnten zeigen, daß die kombinierte Inkubation mit IFN-γ und einem Typ I-IFN eine Potenzierung der antiviralen Wirkung der Monosubstanzen zur Folge hat [2, 15, 19, 20]. Kombinationen von IFN-α und IFN-β, die einen gemeinsamen Rezeptor benutzen, erbrachten hingegen lediglich additive oder sogar antagonistische Effekte [15, 20].
Parallel zur Bestimmung der antiviralen Wirkung wurde der antiproliferative Effekt der IFN-Kombinationen auf die untersuchten Zellinien bestimmt: die simultane Inkubation mit Typ I- und Typ II-Interferonen resultierte in einer Potenzierung der durch die Monosubstanzen induzierten Wachstumshemmung [15, 18, 19, 20]. Weiterhin wurde die antiproliferative Aktivität dieser IFN-Kombination bei solchen Zellinien untersucht, deren Wachstum nur durch eine IFN-Klasse beeinflußbar war. Unabhängig davon, ob eine Resistenz gegenüber Typ I-Interferonen oder gegenüber IFN-γ vorlag, konnte an mehreren Zellinien unterschiedlicher Histogenese eine Verstärkung der Wachstumshemmung durch eine kombinierte Behandlung mit beiden IFN-Klassen nachgewiesen werden [23, 71]. Bemerkenswert ist, daß auch eine Zellinie, deren Proliferation sowohl durch IFN-β als auch durch IFN-γ als Monosubstanzen nur unwesentlich beeinflußbar war, nach Inkubation mit beiden Interferonen eine fast vollständige Wachstumshemmung aufwies [71]. Zusätzlich konnte gezeigt werden, daß ein synergistischer antiproliferativer Effekt nicht nur bei simultaner, sondern auch bei sequentieller Inkubation mit Typ I- und Typ II-Interferonen auftritt; hierbei war die Reihenfolge der Applikation unerheblich [71].
Ein synergistischer antiproliferativer Effekt der zwei IFN-Klassen wurde außerdem auf koloniebildende hämatopoetische Vorläuferzellen nachgewiesen; das Wachstum klonogener Knochenmarkzellen sowohl von gesunden Probanden als auch von Leukämiepatienten wurde durch die kombinierte Applikation von Typ I- und Typ II-IFN synergistisch gehemmt [10, 14, 22,

87]. Schließlich ist eine synergistische Interaktion zwischen beiden IFN-Klassen auch bezüglich der immunmodulatorischen Wirkung der Interferone beschrieben worden: Bei kombinierter Gabe wurde eine Potenzierung des stimulierenden Effekts der Einzelsubstanzen auf die zytotoxische Aktivität von humanen „Natural Killer" (NK)-Zellen beobachtet [90].

Antagonistische Wirkungen in vitro

Daneben liegen auch Berichte vor über antagonistische Wechselwirkungen zwischen Typ I- und Typ II-Interferonen. Bei Untersuchungen an einer Neuroblastomlinie, die sowohl gegenüber IFN-α als auch gegenüber IFN-γ sensitiv war, fand sich als Folge einer Präinkubation mit IFN-γ eine deutliche Reduktion des antiviralen Effekts und eine mäßige Abnahme der antiproliferativen Wirkung von IFN-α [26]. Typ I-Interferone wiederum, so konnte von mehreren Arbeitsgruppen gezeigt werden, bewirken an Makrophagen eine Hemmung der durch IFN-γ vermittelten Induktion einer zytotoxischen Wirkung auf Tumorzellen und der Expression von Histokompatibilitätsantigenen der Klasse II [39, 53]; auch an Endothelzellen fand sich ein antagonistischer Effekt auf die Expression von HLA Klasse II-Antigenen [37].

An der Neuroblastomzelle wurden darüber hinaus Untersuchungen zur Expression von IFN-Rezeptoren durchgeführt. Dabei konnte eine Korrelation zwischen der inhibitorischen Wirkung von IFN-γ und einer durch IFN-γ induzierten Abnahme der Affinität von Typ I-Rezeptoren nachgewiesen werden [26]. Weiterhin wurde die Regulation von IFN-Rezeptoren auch an Monozyten und Makrophagen untersucht. Hierbei stellte sich heraus, daß reife, über mehrere Tage in vitro kultivierte Makrophagen sowohl niedrig affine als auch hoch affine Rezeptoren für IFN-γ exprimieren, während auf Monozyten und unreifen Makrophagen nur eine Klasse von IFN-γ-Rezeptoren nachweisbar ist. Es konnte gezeigt werden, daß die Bindung von IFN-γ an die hoch affinen Rezeptoren durch Typ I-Interferone blockiert wird und die Affinität dieser Rezeptoren für Typ I-Interferone sogar höher ist als für IFN-γ. Hier war der antagonistische Effekt von Typ I- und Typ II-Interferonen auf den Aktivierungszustand reifer Makrophagen auf Rezeptorebene mit einer Blockierung hoch affiner IFN-γ-Rezeptoren durch Typ I-Interferone korreliert [95].

Rezeptoranalytische Untersuchungen an solchen Zellinien, bei denen ein synergistischer Effekt von Typ I- und Typ II-Interferonen beobachtet wurde, sind den Verfassern nicht bekannt.

Klinische Untersuchungen

Aufgrund der in der Mehrzahl der präklinischen Modelle dokumentierten synergistischen antiproliferativen Wirkung von Typ I- und Typ II-Interferonen sind inzwischen mehrere klinische Untersuchungen mit dieser Zytokin-Kombination, zunächst in Form von Phase-I-Studien, durchgeführt worden.

In einer solchen Phase-I-Studie wurde die maximal tolerable Dosis von IFN-α und IFN-γ bei intramuskulärer Injektion ermittelt; sie lag bei $1 \times 10^6 U/m^2$ täglich für jedes IFN. Im Unterschied zu der Gewöhnung an die akuten IFN-Nebenwirkungen, die sich bei einer IFN-Monotherapie üblicherweise innerhalb der ersten zwei Behandlungswochen einstellt, wiesen die mit der IFN-Kombination behandelten Patienten anhaltendes Fieber und persistierendes Schwächegefühl auf [36]. Bei intravenöser Gabe von IFN-β und IFN-γ dreimal wöchentlich wurden 30×10^6 Einheiten von jedem IFN-Typ als maximal tolerable Dosis genannt [72]. Des weiteren wurden immunologische Veränderungen unter einer Kombinationsbehandlung mit IFN-β (Dosierung: 5×10^6 Einheiten 2mal wöchentlich intravenös) und IFN-γ (täglich 125 ug subcutan) bei drei Patienten mit einem Nierenzellkarzinom untersucht. Dabei wurden eine Reduktion der Granulozyten und mehrerer Lymphozytensubpopulationen im peripheren Blut sowie ein Anstieg von Serumimmunglobulinen, von β-2-Mikroglobulin und Fibronektin beobachtet [78].

Zur klinischen Wirksamkeit der Kombination von IFN-α und IFN-γ bei Resistenz gegenüber einer der Einzelsubstanzen liegen bisher zwei Berichte vor. Bei zwei Patienten mit chronischer myeloischer Leukämie war durch IFN-α_{2b} eine hämatologische Remission, d.h. eine vollständige Normalisierung des peripheren Blutbildes, erzielt worden. Danach stellte sich jedoch eine sekundäre Resistenz mit erneuter Zunahme der peripheren Leukozytenzahl ein, die auch mittels Eskalation der IFN-Dosis nicht zu durchbrechen war. Während die anschließende Monotherapie mit IFN-γ wirkungslos blieb, führte eine kombinierte Behandlung mit IFN-α und IFN-γ zu einer zweiten hämatologischen Remission [32]. Des weiteren wurde über drei Patienten mit niedrig malignem Non Hodgkin Lymphom berichtet, die bei fehlendem Ansprechen auf IFN-γ unter kombinierter Behandlung mit IFN-α und IFN-γ eine Teilremission erreichten [5].

Interaktionen zwischen Interferonen und Tumor Nekrose Faktoren

Tumor Nekrose Faktor (TNF)-α und TNF-β werden von aktivierten Monozyten bzw. von stimulierten T-Lymphozyten gebildet. Namensgebend für beide Zytokine ist ihre Fähigkeit, bei einigen experimentellen Tumorzellinien eine hämorrhagische Nekrose zu induzieren [58, 74]. Beide Polypeptide reagieren mit einem gemeinsamen Rezeptor [1] und weisen in ihrer Aminosäuresequenz eine Identität von 36% und eine Homologie von 51% auf [55]. Ebenso wie die Interferone besitzen die Tumor Nekrose Faktoren antivirale Aktivität [43, 95]. Eine weitere Gemeinsamkeit dieser beiden Zytokin-Klassen besteht in ihrer antiproliferativen Wirkung sowohl auf verschiedene physiologisch vorkommende als auch auf maligne transformierte Zellsysteme und in ihrer immunmodulatorischen Potenz; nachgewiesen wurde ein Effekt von TNF auf T-Lymphozyten, B-Lymphozyten, Monozyten, neutrophile und eosinophile Granulozyten, Endothel- und Synovialzellen [zusammengefaßt bei 58].

Unterschiede in der biologischen Wirkung von TNF-α und TNF-β sind bisher nur hinsichtlich ihrer Fähigkeit beschrieben worden, in Monozyten die Synthese des koloniestimulierenden Faktors CSF-M zu induzieren [52].

Interaktionen von IFN-γ und TNF

Wechselwirkungen zwischen IFN-γ und TNF sind für die Regulation ihrer Produktion, auf der Ebene der Rezeptorexpression und bezüglich ihrer biologischen Wirkungen beschrieben worden.

IFN-γ ist ein Produkt von T-Lymphozyten, das nach Stimulation dieser Zellen durch ein Mitogen oder das zellspezifische Antigen gebildet wird [17, 30, 31]. Die Initialphase der T-Zell-Aktivierung ist assoziiert mit der Expression von Rezeptoren für bestimmte Zytokine, insbesondere für Interleukin 2 (IL2) [35, 44, 63, 68], aber auch für TNF [70]. Entscheidend für die Sekretion von IFN-γ ist die Bindung von IL2 an die aktivierte T-Zelle [17, 30, 62, 86], bei gleichzeitiger Anwesenheit von TNF erfolgt jedoch eine Zunahme der Freisetzung von IFN-γ [70]. Für IFN-γ wiederum ist beschrieben worden, daß es die Sekretion von TNF-α aus Monozyten stimuliert [57, 89] und auch die durch IL2 induzierte Synthese von TNF-β in lymphatischen Zellen verstärkt [81].

Zur Rezeptorenexpression: Nach Inkubation verschiedener Zellinien mit IFN-γ wurde ein deutlicher Anstieg der Zahl der TNF-Bindungsstellen nachgewiesen [1, 65, 69, 84]. Parallel zu dieser durch IFN-γ vermittelten Zunahme von TNF-Rezeptoren fand sich eine Potenzierung der antiproliferativen Wirkung der Einzelsubstanzen. Die genaue Analyse der Dosis-Wirkungs-Beziehung erbrachte, daß die Zunahme der antiproliferativen Potenz von TNF wesentlich größer war als die Zunahme der TNF-Rezeptoren. Hieraus läßt sich ableiten, daß die beobachtete Wirkungsverstärkung nicht allein auf die IFN-γ-vermittelte Induktion von TNF-Rezeptoren zurückzuführen sein dürfte, sondern außerdem eine Zunahme der TNF-Sensitivität auf post-Rezeptor-Ebene erfolgen muß [69].

Von zahlreichen Arbeitsgruppen sind synergistische Effekte von IFN-γ und TNF auf verschiedene Zellsysteme und Zellfunktionen beschrieben worden. Eine Wirkungsverstärkung wurde aufgewiesen für:
1. die antiproliferative bzw. zytotoxische Wirkung auf Tumorzellinien in vitro [21, 38, 41, 42, 54, 69, 77, 93],
2. die antiproliferative Wirkung auf das klonale Wachstum humaner Tumorzellen im Weichagar [66],
3. die antiproliferative Wirkung auf klonogene humane Leukämiezellen in vitro [11, 48, 76],
4. die antiproliferative Wirkung auf humane hämatopoetische Vorläuferzellen in vitro [11, 48, 49, 50],
5. die antiproliferative Wirkung auf humane Tumor-Xenograft-Linien in vivo [3],
6. die Differenzierungsinduktion bei humanen Leukämiezellinien in vitro [82, 83, 91],

7. die Aktivierung polymorphkerniger Granulozyten [56, 73],
8. die Freisetzung koloniestimulierender Faktoren [52],
9. die antivirale Wirkung [94].

Eine Verstärkung der antiproliferativen Wirkung von TNF durch IFN-γ wurde an der humanen Promyelozytenlinie HL-60 beobachtet, deren Wachstum durch IFN-γ allein nicht beeinflußbar war [54, 69]. Ebenso wurde auch an TNF-resistenten Zellinien eine Zunahme des antiproliferativen Effekts von IFN-γ in Anwesenheit beider Zytokine beschrieben [79]. Eine Überwindung der Zytokin-Resistenz durch kombinierte Gabe von TNF und IFN-γ war allerdings nicht erreichbar bei Zellinien, die zwar Rezeptoren für beide Zytokine exprimierten, gegenüber dem wachstumshemmenden Effekt der Einzelsubstanzen jedoch resistent waren [69, 79, 93].

Interaktionen von Typ I-Interferonen und TNF

Für diese Zytokin-Kombination sind vor allem Untersuchungen zur wechselseitigen Beeinflussung der antiproliferativen Wirkung sowie der zugehörigen Rezeptoren durchgeführt worden.

An Tumorzellinien, die gegenüber dem wachstumshemmenden und zytotoxischen Effekt von TNF und IFN-α als Einzelsubstanzen sensitiv waren, wurde ein synergistischer Effekt bei simultaner Gabe beider Zytokine nachgewiesen [92, 93]. Eine Wirkungsverstärkung durch kombinierte Applikation beider Zytokine wurde auch bei Analyse des Wachstums eines humanen Tumortransplantats in der Nacktmaus beschrieben; auch hier war die untersuchte Tumorlinie schon gegenüber dem antiproliferativen Effekt der Einzelsubstanzen sensitiv [3].

Auch an der IFN-α-resistenten Zellinie HL-60 wurde bei simultaner Inkubation mit TNF und IFN-α eine Verstärkung der antiproliferativen und der differenzierungs-induzierenden Wirkung von TNF beobachtet [33]. Bei einer weiteren Leukämiezellinie, die gegenüber IFN-α resistent war, erfolgte ebenfalls eine Verstärkung des wachstumshemmenden Effekts von TNF durch die Kombination beider Zytokine [4].

Über die Wirkung dieser Zytokin-Kombination auf koloniebildende Knochenmarkzellen liegen scheinbar divergente Befunde vor. Bei Verwendung von Zytokinkonzentrationen, die bei alleiniger Gabe keine Hemmung des klonalen Wachstums humaner hämatopoetischer Vorläuferzellen bewirkten, war ein antiproliferativer Effekt nur durch die Kombination von IFN-γ und TNF, nicht jedoch von IFN-α und TNF zu beobachten [11]. Demgegenüber wurde über eine deutliche Zunahme der suppressiven Wirkung von IFN-α und TNF auf koloniebildende Knochenmarkzellen von Patienten mit chronischer myeloischer Leukämie bei kombinierter Applikation beider Zytokine berichtet [76].

Eine Zunahme der Zahl von TNF-Rezeptoren als Folge einer Inkubation mit IFN-β ist an einer einzelnen Zellinie beobachtet worden. Im Vergleich zu der durch IFN-γ induzierten Expression von TNF-Rezeptoren war der Effekt von IFN-β deutlich schwächer und an weiteren Zellinien nicht reproduzierbar [85].

Von mehreren Autoren wird aus den präklinischen Daten der Schluß gezogen, daß – im Vergleich zu der synergistischen Interaktion von TNF und IFN-γ – der antiproliferative Effekt von Kombinationen der Typ I-Interferone und TNF deutlich schwächer ausgeprägt ist [3, 11, 85]. Von Bedeutung dürfte in diesem Zusammenhang die kasuistische Beobachtung bei einem Patienten mit chronischer myeloischer Leukämie und sekundärer Resistenz sowohl gegenüber IFN-α als auch gegenüber einer Kombination von IFN-α und IFN-γ zu sein, bei dem durch die kombinierte Gabe von IFN-α und TNF eine erneute Kontrolle der Myeloproliferation erreicht werden konnte [34]. Möglicherweise kommt dieser Zytokin-Kombination eine Rolle in der Überwindung der Resistenz gegenüber IFN-α zu.

Interaktionen zwischen Interferonen und Interleukin 2

Interleukin 2 (IL2) wurde ursprünglich im Überstand lektin-aktivierter T-Lymphozyten nachgewiesen und als T-Zell-Wachstumsfaktor beschrieben [46]. Die biologische Wirkung von IL2 ist jedoch nicht auf eine Induktion der Proliferation und Maturation von T-Lymphozyten beschränkt: IL2 fördert das Wachstum und die Differenzierung aktivierter B-Lymphozyten [45, 60] und stimuliert Proliferation und zytotoxische Aktivität von NK-Zellen [67, 80] sowie das zytotoxische Potential von Monozyten [40]. Besonderes Interesse rief IL2 hervor, als von der Arbeitsgruppe um Rosenberg zuerst in präklinischen Modellsystemen, dann aber auch in klinischen Untersuchungen die antineoplastische Wirksamkeit einer systemischen Gabe von IL2 in Verbindung mit IL2-aktivierten lymphatischen Zellen (LAK-Zellen) nachgewiesen werden konnte [24, 25, 47, 64].

Interaktionen von IFN-γ und IL2

Für beide Zytokine sind sowohl eine gegenseitige Beeinflussung der biologischen Effekte als auch Wechselwirkungen bezüglich ihrer Produktion sowie der Expression der zugehörigen Rezeptoren dokumentiert.

Als Folge einer initialen Aktivierung von T-Lymphozyten, z. B. durch Reaktion eines Antigens mit dem T-Zell-Rezeptor, wird zunächst die Expression des IL2-Rezeptors und anschließend die Synthese und Freisetzung von IL2 und IFN-γ beobachtet [35, 44, 68]. Durch exogenes IL2 kann die Freisetzung von IFN-γ aus aktivierten T-Zellen wesentlich gesteigert werden [17, 62].

Nicht nur auf lymphatischen, sondern auch auf myeloischen Zellen ist die Expression des IL2-Rezeptors abhängig von dem jeweiligen Aktivierungszustand der Zellen. So bewirkt die Bindung von IFN-γ an myeloische Zellen eine Differenzierungsinduktion, die eine de novo-Expression von IL2-Rezeptoren einschließt [27, 28, 61]. Demgegenüber wird der IFN-γ-Rezeptor von T-Zellen konstitutiv exprimiert; die Rezeptordichte ist unabhängig vom Aktivierungszustand der Zellen [70].

Zur Wirkung der Kombination von IL2 und IFN-γ auf die Ausreifung und den Aktivierungszustand zytotoxischer lymphatischer Zellen liegen folgende Befunde vor: In bestimmten in-vitro-Systemen ist nachweisbar, daß die Induktion zytotoxischer T-Lymphozyten nicht nur von der Anwesenheit von IL2, sondern auch von IFN-γ abhängt; Ausreifung und Proliferation antigenabhängiger zytotoxischer T-Lymphozyten konnten durch Zugabe eines Antikörpers gegen IFN-γ auch in Anwesenheit von IL2 gehemmt werden [17, 75]. Offensichtlich scheint also IFN-γ die Funktion eines zusätzlichen autokrinen Wachstums- und Differenzierungsfaktors für zytotoxische T-Lymphozyten zu besitzen.

Zur Wirkung von IFN-γ auf NK-Zellen und auf IL2-aktivierte LAK-Zellen liegen divergente Aussagen vor. Von mehreren Autoren wurde über einen synergistischen Effekt von IL2 und IFN-γ auf die zytotoxische Aktivität von NK-Zellen [80] und LAK-Zellen [12, 29] berichtet. Andere Arbeitsgruppen hingegen konnten diese synergistische Wirkung auf das zytotoxische Potential von NK-Zellen [67] und LAK-Zellen [16] nicht bestätigen.

Interaktionen von Typ I-Interferonen und IL2

Verschiedene Befunde zum Effekt von Typ I-Interferonen auf das zytotoxische Potential lymphatischer Zellen konnten erhoben werden.

An klonierten zytotoxischen T-Lymphozyten mit typischer Restriktion ihrer zytotoxischen Aktivität auf durch Histokompatibilitätsdeterminanten definierte Zielzellen konnte eine Erweiterung des Targetzellspektrums nach Zugabe von IL2 wie auch nach Inkubation mit einem Typ I-IFN aufgezeigt werden. Beide Zytokine induzierten zusätzliche zytotoxische Aktivität auch gegen NK-typische Zielzellen. Die kombinierte Gabe beider Zytokine hatte eine weitere Zunahme der NK-Aktivität der T-Lymphozyten zur Folge. Eine Verstärkung der antigenspezifischen zytotoxischen Aktivität und eine Stimulation der Zellproliferation wurde allerdings nur durch IL2, nicht jedoch durch IFN bewirkt [7, 8, 9].

Hinsichtlich des Effekts der Kombination von IL2 und Typ I-Interferonen auf NK-Zellen und LAK-Zellen liegen widersprüchliche Daten vor. Von einer Arbeitsgruppe wurde mitgeteilt, daß die Inkubation lymphatischer Zellen mit beiden Zytokinen eine Verstärkung der zytotoxischen Aktivität gegen NK-typische Zielzellen zur Folge hat. Gleichzeitig wird jedoch der zytolytische Effekt auf solche Targetzellen supprimiert, die gegenüber NK-Zellen resistent sind, aber von IL2-aktivierten Zellen lysiert werden können. Des weiteren wurde eine Suppression der durch IL2-induzierten Proliferation lymphatischer Zellen bei Zugabe des Typ I-IFN beobachtet [12]. Die Überprüfung der therapeutischen Wirksamkeit dieser Zytokin-Kombination am tierexperimentellen Modell eines metastasierenden, NK-sensitiven Sarkoms der

Maus erbrachte im Vergleich zum Effekt der Einzelsubstanzen eine deutliche Zunahme der antineoplastischen Aktivität bei kombinierter Applikation von IL2 und IFN-α. Bei Versuchstieren mit angeborenem Defekt der NK-Zellen oder nach Gabe eines Antiserums gegen NK-Zellen hingegen war keine Beeinflussung des Tumorwachstums erkennbar [13].

Im Unterschied hierzu gelang es anderen Autoren nicht, eine modulierende Wirkung von Typ I-Interferonen auf die IL2-induzierte Aktivierung lymphatischer Zellen und deren zytotoxisches Potential nachzuweisen [16].

Schlußfolgerungen

Zusammenfassend läßt sich feststellen, daß eine Vielzahl von Wechselwirkungen – sowohl synergistischer als auch antagonistischer Art – zwischen den einzelnen Zytokinen bestehen. Hinweise auf die klinische Wirksamkeit von Zytokin-Kombinationen dürften von Phase-I- und -II-Studien erwartet werden, die während der letzten zwei Jahre aufgenommen worden sind. In diesen Untersuchungen sind drei Fragestellungen von besonderer Bedeutung:

1. Kann durch Hinzufügen eines zusätzlichen Zytokins die Wirksamkeit einer Einzelsubstanz gesteigert werden?
2. Kann ggf. durch Variation der Dosierung und der Applikationssequenz der Einzelsubstanzen eine Verbesserung des Ansprechens auf Zytokin-Kombinationen erreicht werden?
3. Ist der klinische Einsatz bestimmter Zytokin-Kombinationen durch Überlappungen im Nebenwirkungsprofil der Einzelsubstanzen limitiert?

Bezüglich der Bedeutung von Zytokin-Kombinationen ist allerdings darauf hinzuweisen, daß auch bei Zytokin-sensitiven Erkrankungen derzeit nicht geklärt ist, ob die klinische Wirksamkeit der jeweiligen Einzelsubstanz (ausschließlich) auf einem direkten zellulären Effekt oder aber (zusätzlich) auf der Freisetzung weiterer Zytokine im Rahmen des Zytokin-Netzwerks beruht. Deshalb ist – a priori – die Möglichkeit nicht auszuschließen, daß bestimmte Zytokin-Kombinationen zu allenfalls marginalen Verbesserungen der therapeutischen Effektivität einer Einzelsubstanz führen.

Insgesamt muß also eine Vielzahl von Untersuchungen abgewartet werden, bevor eine fundierte Beurteilung des klinischen Stellenwertes von Zytokin-Kombinationen erfolgen kann.

Literatur

1. Aggarwal BB, Eessalu TE, Hass PE (1985) Characterization of receptors for human tumor necrosis factor and their regulation by gamma interferon. Nature 318:665–667
2. Andersson JP, Andersson UG, Ernberg IT, Britton SF, Deley M (1985) Effects of pure interferons on Epstein-Barr virus infection in vitro. J Virol 54:615–618
3. Balkwill FR, Lee A, Aldam G, Moodie E, Thomas JA, Tavernier J, Fiers W (1986) Human tumor xenografts treated with recombinant human tumor necrosis factor alone or in combination with interferons. Cancer Res 46:3990–3993

4. Beran M, Andersson BS, Kelleher P, Whalen K, McCredie K, Gutterman J (1987) Diversity of the effect of recombinant tumor necrosis factor alfa and beta on human myelogenous leukemia cell lines. Blood 69:721–726

5. Bergmann L, Mitrou PS, Essers U, Timm S, Hoelzer D (1987) Gamma-Interferon bei B-Zell-proliferativen Erkrankungen – Kritische Zwischenbilanz einer Phase I/II-Studie. Klin Wochenschr 65(Suppl IX):181

6. Branca AA, Baglioni C (1982) Evidence that type I and II interferons have different receptors. Nature 294:768–770

7. Brooks CG (1983) Reversible induction of natural killer cell activity in cloned murine cytotoxic T-lymphocytes. Nature 305:155–158

8. Brooks CG, Holscher M, Urdal D (1985) Natural killer activity in cloned cytotoxic T lymphocytes: regulation by interleukin 2, interferon and specific antigen. J Immunol 135:1145–1152

9. Brooks CG, Holscher M (1987) Cell surface molecules involved in NK recognition by cloned cytotoxic T lymphocytes. J Immunol 138:1331–1337

10. Broxmeyer HE, Cooper S, Rubin BY, Taylor MW (1985) The synergistic influence of human interferon-gamma and interferon-alfa on suppression of hematopoietic progenitor cells is additive with the enhanced sensitivity of these to inhibition by interferons at low oxygen tension in vitro. J Immunol 135:2502–2506

11. Broxmeyer HE, Williams DE, Lu L, Cooper S, Anderson SL, Beyer GS, Hoffman R, Rubin BY (1986) The suppressive influences of human tumor necrosis factor on bone marrow hematopoietic progenitor cells from normal donors and patients with leukemia: synergism of tumor necrosis factor and interferon gamma. J Immunol 136:4487–4495

12. Brunda MJ, Tarnowski D, Davatelis V (1986) Interaction of recombinant interferons with recombinant interleukin-2: differential effects on natural killer cell activity and interleukin-2-activated killer cells. Int J Cancer 37:787–793

13. Brunda MJ, Bellantoni D, Sulich V (1987) In vivo anti-tumor activity of combinations of interferon alpha and interleukin-2 in a murine model. Correlation of efficacy with the induction of cytotoxic cells resembling natural killer cells. Int J Cancer 40:365–371

14. Carlo-Stella C, Cazzola M, Ganser A, Barosi G, Dezza L, Meloni F, Pedrazzoli P, Hoelzer D, Ascari EE (1987) Effects of recombinant alpha and gamma interferons on the in vitro growth of circulating hematopoietic progenitor cells from patients with myelofibrosis or myeloid metaplasia. Blood 70:1014–1017

15. Czarniecki CW, Fennie CW, Powers DB, Estell DA (1984) Synergistic antiviral and antiproliferative activities of E.coli-derived human alpha, beta and gamma interferons. J Virol 49:490–496

16. Damle NK, Doyle LV (1987) Interleukin-2 activated human killer lymphocytes: lack of involvement of interferon in the development of IL-2-activated killer lymphocytes. Int J Cancer 40:519–524

17. Farrar WL, Johnson HM, Farrar JJ (1981) Regulation of the production of immune interferon and cytotoxic T lymphocytes by interleukin 2. J Immunol 126:1120–1125

18. Fleischmann WR (1982) Potentiation of the direct anticellular activity of mouse interferons: mutual synergism and interferon concentration dependence. Cancer Res 42:869–875

19. Fleischmann WR, Fleischmann CM, Fiers W (1984) Potentiation of interferon action by mixtures of recombinant DNA-derived human interferons. Antiviral Res 4:357–360

20. Fleischmann WR, Schwarz LA, Fleischmann CM (1984) Requirement for IFN gamma in potentiation of interferons antiviral and anticellular activities: identity of mouse and human systems. J Interferon Res 4:265–274

21. Fransen L, van der Heyden J, Ruysschaert R, Fiers W (1986) Recombinant tumor necrosis factor: its effect and its synergism with interferon-gamma on a variety of normal and transformed human cell lines. Eur J Cancer Clin Oncol 22:419–426

22. Ganser A, Carlo-Stella C, Greher J, Volkers B, Hoelzer D (1987) Effect of interferons alpha and gamma on human bone marrow-derived megakaryocytic progenitor cells. Blood 70:1173–1179

23. Gastl G, Marth C, Leiter E, Gattringer C, Mayer I, Daxenbichler G, Flener R, Huber C (1985) Effects of recombinant alpha2 arg-interferon and gamma-interferon on human breast cancer cell lines: dissociation of antiproliferative activity and induction of HLA-DR antigen expression. Cancer Res 45:2957–2961

24. Grimm EA, Mazumder A, Zhang Z, Rosenberg SA (1982) Lymphokine-activated killer cell phenomenon. Lysis of natural killer-resistant fresh solid tumor cells by interleukin 2-activated autologous human peripheral blood lymphocytes. J Exp Med 155:1823–1832

25. Grimm EA, Ramsey KM, Mazumder A, Wilson DJ, Djeu JY, Rosenberg SA (1983) Lymphokine-activated killer cell phenomenon II. Precursor phenotype is serologically distinct from peripheral T lymphocytes, memory cytotoxic thymus-derived lymphocytes and natural killer cells. J Exp Med 157:884–897

26. Hannigan GE, Fish EN, Williams BRG (1984) Modulation of human interferon-alpha receptor expression by human interferon gamma. J Biol Chem 259:8084–8086

27. Herrmann F, Cannistra SA, Levine H, Griffin JD (1985) Expression of interleukin 2 receptors and binding of interleukin 2 by gamma interferon-induced human leukemic and normal monocytic cells. J Exp Med 162:1111–1116

28. Holter W, Grunow R, Stockinger H, Knapp W (1986) Recombinant interferon-gamma induces interleukin 2 receptors on human peripheral blood monocytes. J Immunol 136:2171–2175

29. Itoh K, Shiiba K, Shimizu Y, Suzuki R, Kumagai K (1985) Generation of activated killer (AK) cells by recombinant interleukin-2 (rIL-2) in collaboration with interferon-gamma. J Immunol 134:3124–3129

30. Kasahara T, Hooks JJ, Dougherty SF, Oppenheim JJ (1983) Interleukin-2-mediated immune interferon (IFN gamma) production by human T cells and T cell subsets. J Immunol 130:1784–1789

31. Klein JR, Raulet DH, Pasternack MS, Bevan MJ (1982) Cytotoxic T lymphocytes produce immune interferon in response to mitogen or antigen. J Exp Med 155:1198–1209

32. Kloke O, Becher R, Niederle N (1987) Response to the combined administration of interferons alpha and gamma after failure of single interferon therapy in chronic myelogenous leukemia. Blut 55:453–458

33. Kloke O, Kummer G, Matika S, Niederle N, Schmidt CG (1988) Synergistic effects of tumor necrosis factor and interferon alfa-2b on the proliferation and differentiation of HL-60 cells. Proc Am Ass Cancer Res 29:415

34. Kloke O, Moritz T, Matika S, Kummer G, Niederle N (1988) Reversal of resistance to interferon alfa by the addition of tumor necrosis factor: preclinical and clinical observations. Blut 57:223

35. Krönke M, Leonard WJ, Depper JM, Greene WC (1985) Sequential expression of genes involved in human T lymphocyte growth and differentiation. J Exp Med 161:1593–1598

36. Kurzrock R, Rosenblum MG, Quesada JR, Sherwin SA, Itri LM, Gutterman JU (1986) Phase I study of a combination of recombinant interferon-α and recombinant interferon-alpha in cancer patients. J Clin Oncol 4:1677–1683

37. Lapierre LA, Fiers W, Pober JS (1988) Three distinct classes of regulatory cytokines control endothelial cell MHC antigen expression. J Exp Med 167:794–804

38. Lee SH, Aggarwal BB, Rinderknecht E, Assisi F, Chiu H (1984) The synergistic antiproliferative effect of gamma-interferon and human lymphotoxin. J Immunol 133:1083–1086

39. Ling PD, Warren MK, Vogel SN (1985) Antagonistic effect of interferon-beta on the interferon-gamma-induced expression of Ia antigen in murine macrophages. J Immunol 135:1857–1861

40. Malkovsky M, Loveland B, North M, Asherson GL, Gao L, Ward P, Fiers W (1987) Recombinant interleukin-2 directly augments the cytotoxicity of human monocytes. Nature 325:262–265

41. Marth C, Zech J, Böck G, Mayer I, Daxenbichler G (1987) Effects of retinoids and interferon-gamma on cultured breast cancer cells in comparison with tumor necrosis factor alpha. Int J Cancer 40:840–845

42. Meloni F, Cazzola M, Stella CC, Grassi GG (1987) Effects of human recombinant tumor necrosis factor alpha on the in vitro proliferation and differentiation of small cell lung carcinoma cell lines. Immunobiology 175:134

43. Mestan J, Digel W, Mittnacht S, Hillen H, Blohm D, Möller A, Jacobsen H, Kirchner H (1986) Antiviral effects of recombinant tumor necrosis factor in vitro. Nature 323:79–82

44. Meuer SC, Meyer zum Büschenfelde KH (1986) T cell receptor triggering induces responsiveness to interleukin 1 and interleukin 2 but does not lead to T cell proliferation. J Immunol 136:4106–4112

45. Mingari M, Gerosa F, Carra G, Accola RS, Moretta A, Zubler RH, Waldmann TA, Moretta L (1984) Human interleukin-2 promotes proliferation of activated B cells via surface receptors similar to those of activated T cells. Nature 312:641–643

46. Morgan DA, Ruscetti FW, Gallo RC (1976) Selective in vitro growth of T-lymphocytes from normal human bone marrow. Science 193:1007–1009

47. Mule JJ, Shu S, Schwarz SL, Rosenberg SA (1984) Adoptive immunotherapy of established pulmonary metastases with LAK cells and recombinant interleukin-2. Science 225:1487–1489

48. Munker R, Koeffler P (1987) In vitro action of tumor necrosis factor on myeloid leukemia cells. Blood 69:1102–1108

49. Murphy M, Loudon R, Kobayashi M, Trinchieri G (1986) Gamma interferon and lymphotoxin released by activated T cells synergize to inhibit granulocyte/monocyte colony formation. J Exp Med 164:263–279

50. Murphy M, Perussia B, Trinchieri G (1988) Effects of recombinant tumor necrosis factor, lymphotoxin and immune interferon on proliferation and differentiation of enriched hematopoietic precursor cells. Exp Hematol 16:131–136

51. Old LJ (1987) Polypeptide mediator network. Nature 326:330–331

52. Oster W, Lindemann A, Horn S, Mertelsmann R, Herrmann F (1987) Tumor necrosis factor (TNF)-alpha but not TNF-beta induces secretion of colony stimulating factor for macrophages (CSF-1) by human monocytes. Blood 70:1700–1703

53. Pace JL, MacKay RJ, Hayes MP (1987) Suppressive effect of interferon-β on development of tumoricidal activity in mouse macrophages. J Leucocyte Biol 41:257–261

54. Peetre C, Gullberg U, Nilsson E, Olsson I (1986) Effects of recombinant tumor necrosis factor on proliferation and differentiation of leukemic and normal hematopoietic cells in vitro. J Clin Invest 78:1694–1700

55. Pennica D, Nedwin GE, Hayflick JS, Seeburg PH, Derynck R, Palladino MA, Kohr WJ, Aggarwal BB, Goeddel DV (1984) Human tumor necrosis factor: precursor structure, expression and homology to lymphotoxin. Nature 312:724–727

56. Perussia B, Kobayashi M, Rossi ME, Anegon I, Trinchieri G (1987) Immune interferon enhances functional properties of human granulocytes: role of Fc receptors and effect of lymphotoxin, tumor necrosis factor, and granulocyte-macrophage colony-stimulating factor. J Immunol 138:765–774

57. Philip R, Epstein LB (1986) Tumor necrosis factor as immunomodulator and mediator of monocyte cytotoxicity induced by itself, gamma-interferon and interleukin-1. Nature 323:86–89

58. Pfizenmaier K, Krönke M, Scheurich P, Nagel GA (1987) Tumor necrosis factor (TNF) alpha: control of TNF-sensitivity and molecular mechanisms of TNF-mediated growth inhibition. Blut 55:1–10

59. Raefsky EL, Platanias LC, Zoumbos NC, Young NS (1985) Studies of interferon as a regulator of hematopoietic cell proliferation. J Immunol 135:2507–2512

60. Ralph P, Jeong G, Welte K, Mertelsmann R, Rabin H, Henderson LE, Souza LN, Boone TC, Robb RJ (1984) Stimulation of immuno-globulin secretion in human B lymphocytes as a direct effect of high concentration of IL 2. J Immunol 133:2442–2448

61. Rambaldi A, Young DC, Herrmann F, Cannistra SA, Griffin JD (1987) Interferon-gamma induces expression of the interleukin 2 receptor gene in human monocytes. Eur J Immunol 17:153–156
62. Reem GH, Yeh NH (1984) Interleukin 2 regulates the expression of its receptor and the synthesis of gamma interferon by human T-cells. Science 225:429–431
63. Robb RJ, Munck A, Smith KA (1981) T cell growth factor receptors. Quantification, specificity and biological relevance. J Exp Med 154:1455–1474
64. Rosenberg SA, Lotze MT, Muul LM, Leitman S, Chang AE, Ettinghausen SE, Matory YL, Skibber JM, Shiloni E, Vetto JT, Seipp CA, Simpson C, Reichert CM (1985) Observations on the systemic administration of autologous lymphokine-activated killer cells and recombinant interleukin-2 to patients with metastatic cancer. New Engl J Med 313:1485–1492
65. Ruggiero V, Tavernier J, Fiers W, Baglioni C (1986) Induction of tumor necrosis factor receptors by interferon-gamma. J Immunol 136:2445–2450
66. Salmon SE, Young L, Scuderi P, Clark B (1987) Antineoplastic effects of tumor necrosis factor alone and in combination with gamma-interferon on tumor biopsies in clonogenic assay. J Clin Oncol 5:1816–1821
67. Sayers TJ, Mason AT, Ortaldo JR (1986) Regulation of human natural killer cell activity by interferon-gamma: lack of a role in interleukin-2 mediated augmentation. J Immunol 136:2176–2180
68. Scheurich P, Ücer U, Wrann M, Pfizenmaier K (1985) Early events during primary activation of T cells: antigen receptor cross-linking and interleukin 1 initiate proliferative response of human T cells. Eur J Immunol 15:1091–1095
69. Scheurich P, Ücer U, Krönke M, Pfizenmaier K (1986) Quantification and characterization of high-affinity membrane receptors for tumor necrosis factor on human leukemic cell lines. Int J Cancer 38:127–133
70. Scheurich P, Thoma B, Ücer U, Pfizenmaier K (1987) Immunoregulatory activity of recombinant human tumor necrosis factor (TNF)-alpha: induction of TNF receptors on human T cells and TNF-alpha-mediated enhancement of T cell responses. J Immunol 138:1786–1790
71. Schiller JH, Grovemann DS, Schmid SM, Willson JKV, Cummings KB, Borden EC (1986) Synergistic antiproliferative effects of human recombinant alpha54- or beta$_{ser}$-interferon with gamma-interferon on human cell lines of various histogenesis. Cancer Res 46:483–488
72. Schiller JH, Storer B, Willson JKV, Borden EC (1987) Phase I trial of combinations of recombinant interferons beta$_{ser}$ and gamma in patients with advanced malignancy. Cancer Treatm Rep 71:945–952
73. Shalaby MR, Aggarwal BB, Rinderknecht E, Svedersky LP, Finkle BS, Palladino MA (1985) Activation of human polymorphonuclear neutrophil functions by interferon-gamma and tumor necrosis factors. J Immunol 135:2069–2073
74. Shalaby MR, Pennica D, Palladino MA (1986) An overview of the history and biological properties of tumor necrosis factors. Springer Sem Immunopath 9:33–37
75. Simon MM, Hochgeschwender U, Brugger U, Landolfo S (1986) Monoclonal antibodies to interferon-gamma inhibit interleukin 2 – dependent induction of growth and maturation in lectin/antigen – reactive cytolytic T lymphocyte precursors. J Immunol 136:2755–2762
76. Stella CC, Cazzola M, Ganser A, Dezza L, Völkers B, Ascari E (1987) Human recombinant tumor necrosis factor alpha (TNF-alpha) inhibits the growth of hemopoietic progenitor cells from chronic myelogenous leukemia. Immunobiol 175:73–74
77. Stone-Wolff DS, Yip YK, Kelker HC, Le J, Hendriksen-DiStefano D, Rubin BY, Rinderknecht E, Aggarwal BB, Vilcek J (1984) Interrelationships of human interferon-gamma with lymphotoxin and monocyte cytotoxin. J Exp Med 159:828–843
78. Strohmaier WL, Bichler KH, Schanz F (1986) Immundiagnostisch flankierte Interferontherapie beim metastasierenden hypernephroiden Karzinom. Helv Chir Acta 53:317–319

79. Sugarman BJ, Aggarwal BB, Hass PE, Figari IS, Palladino MA, Shepard HM (1985) Recombinant human tumor necrosis factor-alpha: effects on proliferation of normal and transformed cells in vitro. Science 230:943–945
80. Svedersky LP, Shepard HM, Spencer SA, Shalaby MR, Palladino MA (1984) Augmentation of human natural killer cell – mediated cytotoxicity by recombinant human interleukin 2. J Immunol 133:714–718
81. Svedersky LP, Nedwin GE, Goeddel DV, Palladino MA (1985) Interferon-gamma enhances induction of lymphotoxin in recombinant interleukin 2 stimulated peripheral blood mononuclear cells. J Immunol 134:1604–1608
82. Takuma T, Takeda K, Konno K (1987) Synergism of tumor necrosis factor and interferon-gamma in induction of differentiation of human myeloblastic leukemic ML-1 cells. Biochem Biophys Res Comm 145:514–521
83. Trinchieri G, Kobayashi M, Rosen M, Loudon R, Murphy M, Perussia B (1986) Tumor necrosis factor and lymphotoxin induce differentiation of human myeloid cell lines in synergy with immune interferon. J Exp Med 164:1206–1225
84. Tsujimoto M, Yip YK, Vilcek J (1986) Interferon-gamma enhances expression of cellular receptors for tumor necrosis factor. J Immunol 136:2441–2444
85. Tsujimoto M, Feinman R, Vilcek J (1986) Differential effects of type I IFN and IFN-gamma on the binding of tumor necrosis factor to receptors in two human cell lines. J Immunol 137:2272–2276
86. Vilcek J, Hendriksen-DiStefano D, Siegel D, Klion A, Robb RJ, Vilcek J (1985) Regulation of interferon-gamma induction in human peripheral blood cells by exogenous and endogenously produced interleukin 2. J Immunol 135:1851–1857
87. Visani G, Russo D, Damiani D, Rizzi S, Motta MR, Lemoli RM, Poluzzi C, Fanin R, Zuffa E, Tosi P, Baccarini M, Tura S (1988) Sensitivity of Ph1+ CFU-GM to human recombinant interferon alfa and gamma alone and in combination. Blut 57:41–44
88. Wagstaff J, Melief KJ (1987) Lymphokines and cytokines. In: Pinedo HM, Longo DL, Chabner BA (eds.) Cancer Chemotherapy and Biological Response Modifiers. Annual 9. Elsevier, Amsterdam, pp 432–453
89. Wallach D, Aderka D, Budilovski S, Hahn T (1983) Interferon enhances the production of lymphotoxins and potentiates their cytotoxic effect. In: DeMaeyer E, Schellekens H (eds.) The Biology of the Interferon System. Elsevier, Amsterdam, pp 293–303
90. Weigent DA, Langford MP, Fleischmann WR, Stanton GJ (1983) Potentiation of lymphocyte killing by mixtures of alpha or beta interferon with recombinant gamma interferon. Infect Immunol 40:35–41
91. Weinberg JB, Larrick JW (1987) Receptor-mediated monocytoid differentiation of human promyelocytic cells by human tumor necrosis factor: synergistic actions with interferon-gamma and 1,25-dihydroxyvitamin D. Blood 70:994–1002
92. Williams TW, Bellanti JA (1983) In vitro synergism between interferons and human lymphotoxin: enhancement of lymphotoxin – induced target cell killing. J Immunol 130:518–520
93. Williamson BD, Carswell EA, Rubin BY, Prendergast JS, Old LJ (1983) Human tumor necrosis factor produced by human B-cell lines: synergistic cytotoxic interaction with human interferon. Proc Natl Acad Sci USA 80:5397–5401
94. Wong GHW, Goeddel DV (1986) Tumor Necrosis Factor alpha and beta inhibit virus replication and synergize with gamma interferon. Nature 323:819–823
95. Yoshida R, Murray HW, Nathan CF (1988) Agonist and antagonist effects of interferon alpha and beta on activation of human macrophages. Two classes of interferon gamma receptors and blockade of the high-affinity sites by interferon alpha and beta. J Exp Med 167:1171–1185

Therapiemodalitäten

E. Bonnem und P. von Wussow

Einleitung

Bis vor ca. 10 Jahren standen dem Arzt zur Behandlung von Tumoren nur Chirurgie, Bestrahlung und Chemotherapie zur Verfügung. Als vierte Option etabliert sich mehr und mehr die „Immuntherapie", die gegenwärtig zum großen Teil auf der Anwendung von Biologischen Response Modifiern beruht. Die IFNe-α stellen die als erste „Biological Response Modifiers" dar, die klinisch ausgetestet wurden. Für viele Tumorindikationen ist der Stellenwert der IFN-Monotherapie bereits erarbeitet und etabliert (s. Kapitel „Die Monotherapie mit Interferonen bei soliden Tumoren und hämatologischen Erkrankungen"). Hingegen hat die klinische Austestung von IFN und Zytostatikakombinationen erst begonnen. Wichtig und notwendig bei der Entwicklung von IFN-Zytostatika-Kombinationen sind Erkenntnisse über die Wirkungsweise von IFNen, Zytostatika und deren Kombinationen, die bis heute jedoch erst sehr rudimentär vorliegen. Besonders problematisch für die Erarbeitung einer neuen IFN-Zytostatika-Kombination ist die Unkenntnis darüber, welcher der zahlreichen bekannten in vitro Wirkungsmechanismen für die in vivo beobachtete antitumorale Aktivität der IFNe verantwortlich ist. Denn IFNe wirken sowohl *direkt* auf Tumorzellen, in dem sie das Wachstum hemmen, Zellmembranen verändern und intrazelluläre Proteine in den Tumorzellen induzieren [1]. IFNe wirken aber auch auf den Gesamtorganismus, in dem sie verschiedene Immuneffektorzellen wie Monozyten oder Lymphozyten aktivieren. Durch diese Aktivierung können die IFNe auch *indirekt* antitumoral wirken [2]. Eine Reihe von hypothetischen Mechanismen könnte eine Kombination von IFN und Zytostatika sinnvoll erscheinen lassen.

1. Beide Substanzen könnten sich in ihrer Wirkung auf der zellulären Ebene verstärken, in dem sie gemeinsam verschiedene Stoffwechselschritte in der Tumorzelle verstärken oder abschwächen.
2. IFNe könnten Tumorzellen aus relativ Zytostatika-resistenten Zellzyklusphasen vermehrt in Chemotherapie-sensible Phasen überführen.
3. Alternativ könnte IFNe Chemotherapie-resistente Tumorreste durch unspezifische Stimulation des Immunsystems eliminieren.
4. IFNe könnten Zellmembranen von Tumorzellen so verändern, daß sie vermehrt für Zytostatika permeabel sind oder intrazelluläre Enzyme induzieren, die die Zytostatikawirkung verändern.

Alle genannten Synergismen sind jedoch – wie bereits gesagt – hypothetisch und bedürfen der experimentellen Bearbeitung in vitro und oder an Tumortiermodellen, bei denen wegen der speciesrestringierten Eigenschaft von IFNen tierspeziesspezifische IFNe eingesetzt werden müssen [3].

Auf den folgenden Seiten wird der Versuch unternommen, in vitro Daten und initiale klinischen Daten einiger IFN-Zytostatika-Kombination zusammenzustellen. Die Auflistung dieser Daten zeigt, daß man erst am Anfang der Austestung steht. Bei vielen IFN-Zytostatika-Kombinationen fehlen noch grundlegende experimentelle und klinische Daten. Das Beispiel der IFN/5-Fluorouracil Kombination zeigt allerdings, daß detaillierte Voruntersuchungen zu klinisch interessanten und erfolgversprechenden Therapiekonzepten führen können.

Alkylierende Substanzen

Cyclophosphamid

Für eine Kombinationstherapie IFN und Cyclophosphamid liegen experimentelle Daten zu Tiermodellen vor [12]. Die gleichzeitige Gabe von murinem IFN-α/β und Cyclophosphamid verlängerte signifikant das Überleben von Neuroblastom-tragenden Mäusen verglichen mit Mäusen, die nur mit IFN oder Cyclophosphamid behandelt wurden. Auch spontane Lymphome in AKR-Mäusen konnten durch die Kombination von murinem IFN-α/β und Cyclophosphamid signifikant besser behandelt werden als mit jeder der Einzelsubstanztherapien [13]. Nackte Mäuse mit einem menschlichen Mammakarzinomxenograft zeigten nach einer Kombinationstherapie aus IFN und Cyclophosphamid eine stärkere Tumorreduktion als nach der jeweiligen Einzelsubstanzbehandlung [14].

In einer ersten klinischen Phase-I-Studie wurde Cyclophosphamid in einer Dosis von 150 mg/m^2 Tag 1–4 mit 3–5 Mio. E./m^2 IFN-α_{2b} kombiniert [15]. Die dosislimitierenden Nebenwirkungen waren Fieber, Müdigkeit und Anorexia. Ferner wiesen mehr als 50% der behandelten Patienten Leukopenien auf, die zu einer Verzögerung des nächsten Kurses führten. Eine Zystitis wurde nicht beobachtet. Eine höhere Dosis als 5 Mio. E/m^2 IFN-α wurde von Seiten der durchführenden Ärzte als nicht tolerabel empfunden. Bei dieser Studie wurden objektive Remissionen bei Patienten mit Hypernephrom, Mamma-Ca und Sarkom beobachtet.

Ozer [16] berichtete über eine Kombinationstherapie von IFN-α_{2b} und Cyclophosphamid in 68 Patienten mit niedrigmalignem Non-Hodgkin-Lymphom. Die Nebenwirkungen bestanden vor allen in einer Myelosuppression. In dieser Phase-II-Studie lag die Remissionsrate für unbehandelte Patienten bei 84% und für vorbehandelte Patienten bei 46%. Die mittlere Dauer der Remissionen war zum Zeitpunkt dieser Veröffentlichung noch nicht publiziert. Beide Studien benutzten eine Standard-Cyclophosphamid-Dosis und eine IFN-Dosis von 3–5 Mio. E/m^2. Trotz der üblichen Dosis von Cyclophosphamid führten beide Schemata zu auffälligen Leukopenien. Diese Beobachtung wirft die Frage auf, ob IFN die Pharmakologie von Alkylanzien beeinflußt. Es ist bekannt, daß IFN die Aktivität des Cytochrom p450 Monooxygenase-Systemes deutlich reduziert. Möglicherweise erfolgt die notwendige Leberaktivierung von Cyclophosphamid protrahiert und damit verstärkt auf den Organismus [17]. Der eindeutige Nachweis eines klinischen Synergismus beider Substanzen steht jedoch noch aus.

Chlorambucil

Erste klinische Beobachtungen zum möglichen Synergismus von IFN und Chlorambucil wurden von Clark und anderen [4, 5] berichtet: 6 Mio. E natürliches IFN sowie 16 mg/m^2 Chlorambuzil Tag 1–5 wurden Patienten mit refraktärem Plasmozytom oder Non-Hodgkin-Lymphom gegeben. Alle 8 Patienten sprachen mit einer Tumorverkleinerung auf diese Therapie an. Nebenwirkungen bestanden in grippeähnlichen Symptomen und einer mäßig ausgeprägten Leukopenie. 4 dieser Patienten waren früher mit IFN und 2 mit Chlorambucil behandelt, ohne auf die Monotherapie anzusprechen.

Chisesi berichtete [6] von 22 Chemotherapie-vorbehandelten Patienten mit niedrig-malignem NHL, die auf eine Therapie mit IFN-α 2 Mio./m^2 2mal pro Woche plus Chlorambucil 10 mg tgl. (3 Wo., Th; 1 Wo. Pause) 14 objektiven Remissionen zeigten. Die mediane Remissionsdauer betrug 8,4 Monate. Eine randomisierte Studie IFN versus IFN/Chlorambucil wird bei der gleichen Indikation derzeit in London durchgeführt [7].

Melphalan

Melphalan und IFN-α geben subadditive antiproliferative Ergebnisse für das RPMI 8226 Myelom [8], während IFN-β mit Melphalan eine additive antiproliferative Wirkung bei dieser Zellinie zeigt [9]. Eine erste Dosisfindungsstudie mit Melphalan/IFN wurde bei Patienten mit einem Plasmozytom durchgeführt. Ergebnis dieser Studie war, daß die Standarddosis von Melphalan 9 mg/m^2 mit maximal 5 Mio. E/m^2 rekombinatem IFN-α_{2b} kombiniert werden kann. Die Dosis-limitierenden Nebenwirkungen waren grippeähnliche Symptome, Fieber und Leukopenie. Die Remissionsrate betrug 75%. Unerwartete Nebenwirkungen wurden bei der Kombination Melphalan/IFN nicht beobachtet [10].

Inzwischen liegen erste Ergebnisse aus einer randomisierten Studie mit 220 Patienten beim Multiplen Myelom vor. Mellstedt berichtet [11], daß die Induktionstherapie Melphalan/Prednison/IFN zu besseren Ergebnissen (66%) als Melphalan/Prednison (48%) alleine führt (p < 0,02). Die Überlebenszeit aller Patienten ist nicht unterschiedlich; allerdings zeigen die Stadium-II-Plasmozytompatienten ein statistisch signifikant längeres Überleben. Eine endgültige Bewertung dieser Ergebnisse ist allerdings erst nach Veröffentlichung aller Daten möglich.

Dacarbacin

DTIC – streng genommen nicht zu den alkylierenden Substanzen gehörend – wird aufgrund seiner ähnlichen Aktivität in diesem Kapitel abgehandelt. Mehrere klinische Studien wurden beim malignen Melanom unternommen, in denen DTIC mit IFN-α_{2a} oder IFN-α_{2b} kombiniert wurde. In der ersten Studie wurden ermutigende Ergebnisse berichtet [18]. Von 44 Patienten entwickelten 13 unter einer Kombinationstherapie (200–800 mg DTIC Tag 1, WH Tag 21 sowie rIFN-α 9 Mio. täglich in den ersten 10 Wochen, dann 3mal pro Woche) eine objektive Remission. Die Nebenwirkungen waren vor allem Myelosuppression und Fieber. Cascinelli berichtete über 79 fortgeschrittene Melanompatienten, die mit 3–9 Mio. rIFN-α_{2a} zunächst täglich (10 Wochen), dann 3mal pro Woche sowie mit 800 mg DTIC Tag 1 WH Tag 21 behandelt wurden [19]. In 25% der evaluierbaren Patienten konnten objektive Remissionen beobachtet werden. Kerr führte eine Therapie mit 3 Mio. rIFN-α_{2a} sc. Tag 1–14 und 800 mg/m^2 i. v. Tag 15 durch WH Tag 28 [20]. Von 19 behandelten Patienten wies nur einer eine partielle Remission auf. Erste Ergebnisse einer randominisierten Studie DTIC (250 mg/m^2 Tag 1–5) versus DTIC plus rIFN-α_{2b} (15 Mio./m^2 i. v. 5mal pro Wo für 3 Wochen, danach 10p Mio./m^2 s.c. 3mal pro Wo) berichtete Vorobiof [21]. Auf die Mono-DTIC-Therapie sprachen 3 von 19 Patienten mit 1 CR und 2 PR an, während die Kombination bei 18 Patienten zu 4 CR und 3 PR führte. Die Nebenwirkungen der Kombinationstherapie waren signifikant stärker als die der DTIC-Mono-Therapie. Weitere, insbesondere randominisierte Studien, die die sequentielle Gabe mit der gleichzeitigen Gabe von DTIC und IFN-α vergleichen, sind zur Einschätzung dieser Kombination sicher notwendig und dringend erwünscht.

Anthracycline

Die Kombination von Doxorubicin und IFN-α_{2b} wurde in vitro an mehreren menschlichen Zellinien untersucht. Kombinationen von gleichzeitiger wie nachfolgenden IFN/Doxorubicininkubationen wurden an humanen Primärtumorzellen untersucht. Dabei ergab sich, daß eine einstündige IFN-Vorinkubation die Toxizität einer 60minütigen Doxorubicin-Inkubation synergistisch verstärkte, gemessen an der Reduzierung der Kolonien von Ovarial-Karzinomen, Cervikal-Karzinomen, Nierenzell-Karzinomen und malignen Melanomen [22]. In nackten Mäusen mit menschlichen Mamma-Karzinom-Tumoren konnte gezeigt werden, daß tägliche IFN-Gaben kombiniert mit wöchentlichen Adramycin-Gaben zu einer synergistischen Inhibition des Tumorwachstums führt [14]. Die jeweiligen Monotherapien waren demgegenüber signifikant schwächer.

In einer Toxizitätsstudie wurden 101 Patienten gleichzeitig mit 10 Mio. I. E./m^2 intravenös und 10 Mio. I. E./m^2 subkutan IFN-α behandelt [23, 24]. Zwei Stunden nach den IFN-α-Injektionen wurde Doxorubicin in einer Dosis von 20 mg/m^2 i. v. gegeben. Die Behandlung wurde alle zwei Wochen wiederholt. Die hämatologische Toxizität war geringfügig, ebenso die grippeähnlichen Symptome. Keine schweren kardialen Zwischenfälle wurden beobachtet. Tumorremissionen wurden in 6 von 20 Ovarialkarzinomen, 5 von 13 Zervixkarzinomen, 1 von 3 endometrialen Karzinomen, 1 von 4 Pankreaskarzinomen sowie 1 von 4 kolorektalen Karzinomen und 1 von 5 Sarkomen berichtet. In einer weiteren Studie [25] wurde IFN-α_{2b} in einer Dosis von 10 Mio. E/m^2 3× pro Woche subkutan gegeben, kombiniert mit unterschiedlichen Dosen von Doxorubicin (5–25 mg/m^2). 20 Patienten mit fortgeschrittenen Tumoren wurden behandelt: eine Dosiseskalation innerhalb eines Patienten war nicht erlaubt. Grippeähnliche Symptome wurden in allen 20 Patienten beobachtet. 4 von 20 Patienten wurden wegen dieser Nebenwirkungen aus der Studie genommen. Geringfügige Leberfunktionsenzymerhöhungen wurden beobachtet. Die dosislimitierenden Nebenwirkungen waren Granulozytopenie und Thrombozytopenie bei einer Dosis von 25 mg/m^2. Obwohl die Autoren keine Dosis für die beiden Substanzen empfahlen, lassen die oben erwähnten Nebenwirkungen vermuten, daß 5 Mio. E/m^2 IFN und 20 mg/m^2 Doxorubicin mit tolerierbaren Nebenwirkungen kombiniert werden können. Tumorremissionen wurden in 2 von 11 Patienten mit vorher unbehandelten malignen Melanomen beobachtet. Diese beiden Phase-I-Studien haben dosislimitierende Nebenwirkungen definiert. Nachfolgende Phase-II-Studien müssen noch eine Abschätzung der Wirksamkeit ermöglichen.

Bleomycin, Mitomycin

Bleomycin und IFN zeigen eine additive Zytotoxizität bei HeLa-Zellen [26]. Intrazelluläre, durch IFN-induzierte biochemische Veränderungen werden von Bleomycin nicht beeinflußt. Auch die antivirale Aktivität von IFNen gegen VS-Viren wird durch Bleomycin nicht blockiert [1]. Sequenzielle Inkubationen von IFN und Bleomycin führten zu einer synergistischen Inhibition von Ovarialadenokarzinomzellinien [22]. Auch Mitomycin C und IFN-β führten zu einem additiven antiproliferativen Effekt in HeLa-Zellen [26]. Diese in vitro beobachteten synergistischen Effekte sollten sicher zu weiteren Untersuchungen Anlaß geben. Unseres Wissens liegen bislang keine klinischen Toxizitätsdaten zu dieser Kombination vor.

Vinkaalkaloide

Kombinationen mit Vinkaalkaloiden und IFN wurden bisher schon in zahlreichen Untersuchungen getestet. Die erste Veröffentlichung [27] 1984 berichtete über eine Kombination von natürlichem IFN-α in einer Dosis von 3 Mio. E 5× pro Woche gegeben und Vinblastin 1,5 mg/kg/Woche. 24 Patienten mit einem fortgeschrittenen Nierenzellkarzinom wurden behandelt. Vor allem die hämatologische Toxizität war dosislimitierend. 42% der Patienten erforderten eine Erniedrigung der Vinblastin-Dosis. Die grippeähnlichen Symptome waren nur mäßig ausgeprägt und führten nicht zu einer Dosisreduktion des IFNs. Die beobachtete 8%ige Rate an objektiven Remissionen war vergleichbar mit der Remissionsrate einer Mono-IFN-Therapie.

Zwei weitere Studien berichteten über ähnlich negative Erfolgsquoten beim Nierenzellkarzinom [28, 29, 30]. Lymphoblastoides IFN wurde über 10 Tage in einer Dosis von 48–88 Mio. I.E. infundiert, während Vinblastin in einer Dosis von 1,5 mg/m^2 für 5 Tage verabreicht wurde. Die Nebenwirkungen bestanden aus Übelkeit, Erbrechen, Leberenzymerhöhungen sowie zum Teil erheblichen grippeähnlichen Symptomen. Nur 4 der 18 Patienten konnten diesen 10-Tage-Kurs beenden. Die Remissionsrate lag bei nur 6%. Ferner wurden IFN-α_{2a} in einer Dosis von 3–10 Mio. E/m^2 3× pro Woche und Vinblastin 0,1 mg/kg kombiniert in 12 Patienten mit Hypernephrom gegeben [29]. Die Nebenwirkungen waren ähnlich wie in den vorher genannten Studien mit der Ausnahme einer erhöhten Neurotoxizität, die eine Unterbrechung der Therapie in 2 Patienten erforderte. 4 von 9 Patienten sprachen auf die Therapie an (44%). Weiterhin wurde eine Studie von Figlin an der UCLA durchgeführt. Hier wurde eine IFN-Monotherapie randomisiert mit einer IFN/Vinblastin-Kombinationstherapie. In jedem Arm wurden 20 Patienten mit einem fortgeschrittenen Nierenzellkarzinom behandelt. Die Ansprechrate lag in beiden Armen bei 9%. Während jedoch die objektiven Tumorrremissionen in beiden Armen nicht signifikant unterschiedlich waren, wurde eine deutlich verstärkte Nebenwirkungsrate in dem Kombinationsarm gefunden [31]. Die Autoren äußern aufgrund dieser Daten, daß eine Monotherapie sinnvoller ist als die Kombinationstherapie IFN/Vinblastin.

Eine Kombination dieser beiden Substanzen wurde auch bei der Indikation Kaposi-Sarkom in zwei verschiedenen Studien getestet. Zum einen wurde lymphoblastoides IFN mit einer Dosis von 20 Mio. E/m^2 jeden Tag mit 5 mg/m^2 Vinblastin jede 2. Woche kombiniert gegeben [32]. Erneut stellten sich die bereits genannten, typischen Nebenwirkungen ein. Die Remissionsraten lagen bei 9 von 15 behandelten Patienten (60%). Diese Tumorremissionen wurden in Patienten in einem fortgeschrittenen Stadium (III/IV) beobachtet. Dies ist deshalb ungewöhnlich, da Patienten mit einem fortgeschrittenen Kaposi-Sarkom signifikant schlechter auf eine IFN-Therapie ansprechen als Patienten in frühen Stadien. Eine zweite Studie wurde im Memorial-Sloan-Kettenring-Institute von S. Krown durchgeführt [33]. Eine Dosis von 10 Mio. E/m^2 IFN wurde mit Vinblastin 5 mg absolut pro Woche kombiniert. Auch diese Studie zeigt, daß die Kombinationstherapie IFN/Vinblastin zu erheblich stärkeren Nebenwirkungen führt als eine IFN-Monotherapie. Diese erhöhte Toxizität wurde jedoch nicht mit einer erhöhten Remissionsrate aufgewogen. Insofern kamen die Autoren S. Krown et al. zu der Auffassung, daß eine IFN-Monotherapie auch bei dieser Indikation einer Kombinationstherapie vorzuziehen sei. Bis heute existiert daher kein klinischer *Beweis*, daß eine Kombination Vinblastin/IFN synergistisch wirkt.

Etoposid (VP 16)

Obwohl Etoposid nicht in die Gruppe der Vinkaalkaloide gehört, steht es wegen seines ähnlichen Wirkungsmechanismus in enger Beziehung zu dieser Zytostatikagruppe. In einer Phase-II-Studie wurde IFN-α_{2b} in einer Dosis von 15 Mio. E/m^2 Tag 1–5 und VP16 (100 mg/m^2 Tag 1–3) kombiniert [34]. 16 Patienten wurden mit dieser Kombinationstherapie jede 3. Woche behandelt. Nur eine partielle Remission wurde in diesen Patienten mit einem epidemischen Kaposi-Sarkom beobachtet. Die häufigsten Nebenwirkungen bestanden in grippeähnlichen Symptomen, Übelkeit, Müdigkeit und Haarausfall. Die Inzidenz der opportunistischen Infektionen war in dieser Studie hoch (5 von 14 Fälle). Obwohl die Ergebnisse dieser Studie enttäuschend waren, erscheint es wegen einer negativen Studie verfrüht, die Kombination IFN/Etoposid als nicht effektiv zu bezeichnen.

Antimetabolite

Synergistische oder nur additive antiproliferative Wirkung wurde nach Inkubation mit Typ-I-Interferonen und 5-Fluorouracil bei menschlichen Tumorzellinien berichtet. Sowohl WI 38 CT 1 als auch die menschliche Kolonzelllinie HT 29 wurden synergistisch in ihrem Wachstum inhibiert [35, 9], während andere Zellinien wie die menschliche Brustkarzinomzellinie MCF 7 und die Tumorzellinie WI 38 keinen Synergismus in der antiproliferativen Aktivität beider Substanzen zeigten [36]. In einem klonogenen Assay wurden die menschlichen Kolonzellinien HT 29 und SW 480 detailliert daraufhin untersucht, ob Interferon und 5-Fluorouracil sich in ihren Aktivitäten verstärken [37]. Wurden die Zellen für 24 Stunden gleichzeitig mit Interferon und 5-Fluorouracil inkubiert, kam es zu einer signifikant größeren Zytotoxizität als bei einer Inkubation mit nur IFN-α oder 5-Fluorouracil alleine. Auch eine längere (24 Std.) Interferonvorinkubation führte zu einer entscheidend verstärkten Zytotoxizität von 5-Fluorouracil. Wurden die Zellen nur für 2 Stunden mit Interferon vorinkubiert, trat keine Verstärkung der Zytoxizität durch 5-Fluorouracil auf. IFN-α nach 5-Fluorouracil gegeben wirkte ebenfalls nicht synergistisch. Die größte Zytotoxizität wurde erreicht, wenn Interferon und 5-Fluorouracil für 24 Stunden gleichzeitig wirken konnten.

Neben diesen detaillierten in vitro Untersuchungen liegen auch wenige tierexperimentelle Untersuchungen (Maus) einer anderen Gruppe vor. Diese ergaben überraschend, daß Maus-Interferon eine letale Toxizität durch 5-Fluorouracil verhindert [38]. Diese reduzierte 5-Fluorouracil-Toxizität trat auch dann auf, wenn Interferon für 2 Tage vor der eigentlichen 5-Fluorouracil-Gabe gegeben wurde. Auch die kombinierte Gabe von 5-Fluorouracil und eines oralen Interferoninducers ergab ebenfalls eine reduzierte Nebenwirkungsrate und einen verringerten Gewichtsverlust der behandelten Mäuse [38]. Zellzyklusanalysen von Knochenmarkzellen derartiger Mäuse wiesen darauf hin, daß durch eine Verlangsamung der Proliferation die Zelle mehr

Zeit hat, über eine vermehrte Produktion der Thymidinsynthetase eine effektivere DNA-Reparatur zu erreichen.

In New York wurde versucht, die an Kolonzellinien gewonnenen in-vitro-Erkenntnisse auf Patienten mit einem Kolonkarzinom zu übertragen. Es wurde folgendes Therapieprotokoll aufgestellt: Patienten mit metastasiertem Kolonkarzinom erhielten in einer iv-Dauerinfusion für 5 Tage 750 mg/m^2 täglich 5-Fluorouracil. Nach diesen 5 Tagen erhielten sie eine wöchentliche Bolusgabe von 750 mg/m^2 einmalig pro Woche. Interferon-α_{2b} wurde entweder 9 Mio. E. drei mal pro Woche oder in einer Dosis von 6–12 Mio. E. täglich injiziert beginnend mit der 5-Fluorouracil Gabe. Dieses Therapieschema führte zu einer beeindruckenden Remissionsrate [39]. 14 von 30 Patienten zeigten eine objektive Remission. Allerdings wurde nur eine komplette Remission erreicht. Für nicht vorbehandelte Patienten wurde eine mittlere Remissionsdauer von 5 Monaten + erzielt. Die mit dieser Therapie verbundene Toxizität war erheblich. 2 Patienten verstarben an der Therapie, 8 Patienten erlitten eine Myelosuppression Grad III-IV, einer wies eine schwere Thrombozytopenie auf. 5 Patienten litten an einer Stomatitis und einer Diarrhoe Grad III-IV; 2 Patienten hatten massive ZNS-Komplikationen.

Neben diesen beeindruckenden Daten wurden auch eher negative Therapie-Resultate für die 5-Fluorouracil/IFN-Kombination berichtet. Clark berichtete [40] über 29 Patienten, die entweder 20 Mio. E./m^2 iv oder 5 Mio. E./m^2 sc täglich IFN-α_{2b} sowie 250–500 mg 5-Fluorouracil/m^2 täglich für 5 Tage erhielten. Das 5-Fluorouracil wurde als Bolus 2 Stunden nach der IFN-Gabe gegeben. In dieser Therapiestudie wurde nur eine kurzzeitige partielle Remission beobachtet.

Weitere klinische Studien sind sicher notwendig, um eine Kombinationstherapie aus IFN und 5-Fluorouracil bewerten zu können. Es erscheint jedoch auch besonders wichtig, über weitere experimentelle Untersuchungen den Mechanismus der Potenzierung des 5-Fluorouracils durch das IFN genauer zu charakterisieren. Kombinationsstudien an nackten Mäusen mit menschlichen Kolon-Tumor-Xenografts sind dringend erwünscht.

Nitroharnstoffe

Die Kombination von IFN und BCNU getestet (an einem colony-forming-assay) ergab eine supraadditive Toxizität für A375 und A101D Melanomzellen [41]. In vivo führte die Behandlung leukämischer CDF1-Mäusen mit einer BCNU/IFN-α/IFN-β-Kombination zu einem längeren Überleben und einer höheren Heilungsrate als die Therapie mit nur IFN oder nur BCNU [41].

In einer Phase-I-Studie erhielten Patienten eine konstante IFN-α-Dosis von 12 Mio. E/m^2 3× pro Woche sowie BCNU 50 bis 150 mg/m^2 in Gruppen von 4 Patienten [42]. Als die dosislimitierende Toxizität stellte sich nicht überraschend die Myelosuppression sowie eine erhebliche Apathie heraus. In 10 der 12 Patienten mußte die IFN-Dosis reduziert werden. Keiner der beobachteten Patienten entwickelte unter der Therapie eine objektive Remission [M].

DMFO

Difluoromethylornitin ist eine Substanz, die das Enzym Ornithindecarboxylase inhibiert. In-vitro- und in-vivo-Modelle lassen einen Synergismus zwischen IFN-α und DMFO vermuten [67]. Erst kürzlich wurde eine Phase-I-Studie mit natürlichem Leukozyten-IFN unternommen, um die optimalen Dosen und das Nebenwirkungsprofil einer solchen Kombinationstherapie zu untersuchen. Die auffälligsten Symptome waren gastrointestinale Symptome bestehend aus Durchfall, Übelkeit, Erbrechen. Grippeähnliche Symptome standen weniger im Vordergrund [68]. Über Wirksamkeit kann keine Aussage gemacht werden.

Bestrahlung

In-vitro-Studien lassen vermuten, daß die Wachstumsverlangsamung von Zellen unter Bestrahlung durch IFN verstärkt wird. Maus 3T3 Zellen können durch Maus-Interferon gegenüber Bestrahlungseffekten sensitiviert werden [45]. Die Schulter in der Bestrahlungsüberlebenskurve sowohl von menschlichen als auch von Maus-Zellen wird durch eine IFN-Behandlung reduziert, ohne allerdings die Steigung des exponentiellen Teils dieser Kurve zu verändern [46, 47, 48]. Dies deutet darauf hin, daß IFNe Enzyme induzieren oder aktivieren, die DNA-Reparaturen durchführen und einen Strahlenschaden reduzieren können. In den bisher untersuchten humanen Zellinien (Bronchial-Ca, Gliome, Hypernephrome) wurde eine Sensitivierung gegenüber Bestrahlungseffekten sowohl für IFN-α [47] als auch für IFN-β [48] beobachtet. Auch in vivo konnte an P388-tumortragenden Mäusen eine verstärkte Effektivität der Bestrahlung durch IFN-α,β beobachtet werden. In diesem Modell verstärkte IFN-α,β nicht nur die antitumorale Aktivität der Radiatio, sondern bewirkte gleichzeitig eine Reduzierung der Bestrahlungstoxizität [49]. Zwei frühe klinische Einzelbeobachtungen ließen zunächst vermuten, daß auch beim Menschen IFN die Bestrahlungseffekte verstärkt. Die erste Beobachtung stammt von einer mit IFN-α_{2a} behandelten Patientin, bei der unter einer palliativen Bestrahlung von C8-Th1 Brustwandmetastasen eines Mamma-Karzinoms verschwanden, während andere Metastasen kein Ansprechen auf die IFN-Therapie zeigten. Die Bestrahlungsdosis für die Brustwandmetastasen wurde mit lediglich 4% der auf die Wirbelkörper gegebene Dosis berechnet [50]. Eine zweite Beobachtung [51] steuerten 2 Patienten mit einem oralen Kaposi-Sarkom bei, bei denen ebenfalls eine Bestrahlung bei gleichzeitiger IFN-Therapie durchgeführt wurde. Beide Patienten entwickelten eine schwere Mukositis bei einer Bestrahlungsdosis von nur 1000 rad. Eine solche Nebenwirkung entwickeln Patienten üblicherweise erst bei einer Dosis von 3000 bis 4000 rad.

Torrisi berichtete über eine erste Phase-I-Studie, die die maximal tolerierbare Toxizität einer Kombinationstherapie ermitteln sollte. Bei einer Dosis von 5 Mio. E/m^2 rIFN-α_{2a} 3 $\times$ pro Woche wurde eine Standard-Bestrahlung

(4000 bis 6000 rad) durchgeführt. Nebenwirkungen wurden mit grippeähnlichen Symptomen, Müdigkeit, einer mäßig ausgeprägten Hämatotoxizität sowie einer frühzeitig einsetzenden Ösophagitis angegeben [52]. Hautreaktionen auf die Bestrahlung wurden nicht verstärkt beobachtet. Auffällige Tumorremissionen wurden nicht gesehen. Mattson berichtete über erste Erfahrungen einer Kombinationstherapie mit Bestrahlung und natürlichen IFN-α [53] beim kleinzelligen Bronchialkarzinom. In einer ersten Serie erhielten 7 Patienten eine Dosis von 800 Mio. E. iv. über 5 Tage, sowie nachfolgend 6 Mio. E. im. dreimal die Woche. In einer zweiten Serie erhielten 5 Patienten eine niedrig dosierte IFN-Therapie von täglich 6 Mio. E. im. In der ersten Serie bestand die Bestrahlung aus einer zweiteiligen Bestrahlung von 55 gray und 20 Fraktionen in 7 Wochen, während in der zweiten Gruppe eine 2× pro Tag fraktionierte Therapie aus 44 gray 40 Fraktionen und 4 Wochen gegeben wurde. In der ersten Gruppe wurden 4 von 7, in der 2. Gruppe 3 CR in 5 behandelten Patienten beobachtet. Interessant ist, daß 4 von den 7 Patienten eine Grad III-Fibrose, aber nur 1 von 5 Patienten in der niedrigdosierten IFN-Gruppe entwickelten. Die Beobachtung der erhöhten Rate an schweren Fibrosen läßt eine Sensitivierung durch IFN vermuten.

Es erscheint jedoch dringlich, weiter in-vitro-Daten und Ergebnisse an tierexperimentelle Ergebnisse einer IFN-Radiatio Kombinationsbehandlung zu erarbeiten. Nur nach derartigen Vorarbeiten können sinnvolle klinische Studien geplant werden, die eine Synergismus von Bestrahlung und IFN belegen können.

Kombination mit IFN-γ

Der erste Bericht über einen Synergismus zwischen IFN-α,β einerseits und IFN-γ andererseits kam von Studien im Maussystem mit unreinen IFN-Präparationen [54]. Diese Untersucher fanden eine 5–20fach verstärkte antivirale Schutzwirkung der Kombination gegen eine Infektion mit Herpes simplex-Virus, Enzephalomyopathitis-Virus oder VS-Virus [55, 56]. Dieser Synergismus in der antiviralen Aktivität war auch für die antiproliferative Wirkung gegen Maus-B16-Melanomzellinien nachweisbar [57]. Auch in vivo konnte ein solcher Synergismus für die Tumoren P388 und den Maus-Blasentumor (M3) beobachtet werden [58]. Da diese Studien zunächst mit unreinen IFN-Präparationen durchgeführt wurden, konnten ggf. Verunreinigungen diesen Synergismus hervorgerufen haben. Wiederholungen der Untersuchungen mit rekombinanten, murinen IFN haben diesen Synergismus jedoch bestätigt. Darüber hinaus wurde auch ein verstärkter antiproliferativer Effekt gegenüber transformierten Amnion-WISH-Zellen, GM-Fibroblasten und U937 Histiozytenzellinien [59, 60], aber auch ein fehlender Synergismus für WIDR-Kolonkarzinome, MOLT-Human-T-Cell-Leukemia, U266-Myeloma oder BT20 Brustkrebszellen für rekombinante IFNe beobachtet [61]. Über die antivirale und antiproliferative Aktivität hinaus wurde ein Synergismus der Klasse I- und Klasse II-IFNe auch für andere Wirkungen wie NK-Zellaktivierung

(IFN-α, β und γ) [62] und Fc-Rezeptorexpression (IFNe, TNFe) berichtet [63]. In vitro wurde auch ein Synergismus für die Radiatio-sensitivierende Wirkung an synchronisierten menschlichen Nierenkarzinomzellen beobachtet [64].

Wegen der fehlenden Kenntnisse über die Wirkungsmechanismen existieren derzeit viele offene Fragen zur IFN-Kombinationstherapie. Was ist die optimale Konzentration und Dosis für die IFNe-α, β, und IFN-γ? Was ist die optimale Sequenz, in der die Lymphokine gegeben werden sollen? Können die Datenunterschiede, die in vitro für verschiedene Tumorzellen erhoben wurden, durch unterschiedliche Labortechniken, durch unterschiedliche Sensitivität von Zellinien oder durch unterschiedliche Reinheit von Lymphokin-Präparationen erklärt werden? Und ganz besonders wichtig: ist eine schnelle Hinwendung zu klinischen Untersuchungen zu diesem Zeitpunkt gerechtfertigt? Sollten klinische Untersuchungen einen Synergismus nicht belegen können, liegt dies am falschen Design der Studie oder daran, daß in der Tat klinisch ein Synergismus nicht beobachtet werden kann? Nur ansatzweise existieren erste Antworten auf diese sehr wichtigen Fragen.

Mehrere klinische Studien, die γ- und α-IFN kombiniert haben, sind bereits veröffentlicht. Kurzrock führte eine Phase-I-Studie in 18 Patienten durch [64]. Niedrige Dosen von γ- und α-IFN wurden täglich für 6 Wochen gegeben. Dosiseskalierende Nebenwirkungen wurden beobachtet, insbesondere Fieber mehr als 40 °C, grippeähnliche Symptome und gastrointestinale Toxizität. In einigen Patienten wurde eine Tachyphylaxie der grippeähnlichen Symptome nicht beobachtet. Die dosislimitierende Toxizität war Myelosuppression, vor allen Dingen eine Granulozytopenie. Diese wurde bereits bei Dosen beobachtet, bei der einer der beiden Interferone alleine gegeben, eine Granulozytopenie nicht verursacht hätte. Möglicherweise ist das Ausbleiben der Tachyphylaxie durch eine Alteration der Pharmakodynamik von IFN-α bedingt.

Eine andere erst kürzlich vollendete Studie mit IFN-α_{2b} und IFN-γ [65] in 89 Patienten mit fortgeschrittenem Nierenzellkarzinom berichtet, daß die Kombination von IFN-γ und IFN-α keine erhöhte Tumorremission im Vergleich zu beiden Substanzen alleine führt. In dieser prospektiven randomisierten Studie waren die Nebenwirkungen der Kombination erheblich. Aufgrund dieser Nebenwirkungen waren die Dosen in der Kombinationsbehandlung niedriger als die Dosen von IFN-α und -γ einzeln gegeben.

Auch ein anderer Bericht von einer klinischen Untersuchung an diesen beiden Substanzen beobachtete eine erhebliche Toxizität, ohne daß eine Verbesserung der Ergebnisse bei Patienten mit malignem Melanom beobachtet werden konnte [66]. Aus den vorhandenen Toxizitätsdaten kann entnommen werden, daß sich die eine Toxizität beider IFNe zumindest addieren. In den bisher getesteten Therapieprotokollen ist eine verstärkte therapeutische Wirkung nicht zu beobachten.

Tabelle 1. Präklinische Daten

Substanz(en)	System (Zell-Linie)	Wirksamkeit
Cyclophosphamid + IFN-α [46]	Murines Lymphosarkom	An bei hoher Dosierung Sy bei niedriger Dosierung
Cyclophosphamid + Adriamycin + IFN-α [52]	Mausxenograft (Brust)	Sy
Vinblastine DDP + IFN-α [53]	8226 Myelom	Sy
5-Fluorouracil + IFN-γ [54]	HT-29	Sy
5-Fluorouracil + IFN-α [55]	HeLa	Sy
DDP 5-Fluorouracil + Aclacinomycin + IFN-β [56]	HeLa	Sy/Ad
DFMO + IFN-α [57]	B-16 Melanom	Ad
Adriamycin [58]	HTSCA (6 unterschiedliche Tumoren)	Ad

Abkürzungen: An = antagonistische Wirkung; Ad = additive Wirkung; Sy = synergistische Wirkung

Zusammenfassung

Trotz der Verschiedenheit und der Unvollkommenheit der Daten über Kombinationstherapien von IFN-α mit anderen Maßnahmen zur Tumorbehandlung erscheinen wenige allgemeine Aussagen bereits möglich:
1. Die generell tolerierte Dosis von IFN-α ist niedriger, wenn es zusammen mit Standardtumortherapien gegeben wird (Tabelle 1). Unabhängig von der IFN-α-Präparation, die eingesetzt wurde, liegen die empfohlenen Dosen recht niedrig zwischen 2 und 5 Mio. E/m².
2. Die beobachteten Nebenwirkungen von Kombinationstherapien sind nicht stärker als erwartet und können aus dem Nebenwirkungsspektrum der jeweiligen einzelnen Substanzen vorhergesagt werden. Insofern ist es möglich, IFN-α sicher mit antineoplastischen Substanzen oder mit Strahlentherapie zu verbinden.
3. Die meisten Studien berichten über nicht überlappende, nicht additive Nebenwirkungen und über nicht-synergistische Antitumorwirkungen.
4. Es existieren eine Reihe von Gründen, die das bisherige Fehlen eines Nachweises von synergistischen Wirkungen erklären könnten (Tabelle 2):
   - Viele der bisherigen Studien waren Phase-I-Studien. Sie waren nicht ausgelegt, eine potentielle synergistische Wirksamkeit aufzuzeigen.
   - In den Indikationen, in denen Phase-II-Studien durchgeführt worden sind, ist ein Synergismus der verschiedenen IFNe in vitro nicht experimentell untersucht worden. Somit testeten die Studien möglicherweise die falsche Dosis oder die falsche Abfolge von IFN- und Zytostatika-Gaben.

Tabelle 2. Klinische Studien

Substanz(en)	IFN	Toxizität	Wirksamkeit
Chlorambucil (16 mg/M^2/ ×5) [4,5]	Le (6 Mio E/Tag)	Grippe	3/3 Myelom 3/4 Hodgkin's 1/4 Non-Hodgkin's
Melphalan/Prednisone 9 mg/m^2/Tag ×4) [6]	r-α_{2b} (2–5 Mio E/m^2 Leukopenia 3×/Woche)	Grippe Leukopenie	18/24 Myelom
Cyclophosphamid (150 mg/m^2/Tag ×4) [7]	r-α_{2b} (5 Mio E/m^2 3×/Woche)	Grippe Leukopenie	1 Renal 1 Brust 1 Angiosarcom
Doxorubicin (20 mg/m^2) [11–13]	r-α_{2b} (10 Mio E/m^2)	Grippe Leukopenie	1 Renal 5/13 Zervikal 1/5 Sarkom 1/3 Endometrium 1/4 Pankreas 1/4 Kolorektal
Vinblastin (0,15 mg/kg/Woche) [14]	Le (3 Mio E/Tag ×5)	Grippe Leukopenie	2/24 Renal
Vinblastin (1,5 mg/m^2 × Tag) [15]	Ly (48–88 Infusionen in 10 Tagen)	Übelkeit Grippe Abnormale LFTs	1/18 renal
Vinblastin (0,1 mg/kg tägl.) [16]	r-α_{2a} (3–10 Mio E/m^2 3× Woche)	Neurotoxizität Grippe	4/9 Renal
Vinblastin (5 mg/m^2 alle 2 Wochen [17]	Ly (20 Mio E/m^2 tägl.)	Grippe Myelosuppression	9/15 KS
VP-16 (100 mg/m^2 Tag 1–3) [18]	r-α_{2b} (15 Mio E/m^2 am 5. Tag)	Grippe Müdigkeit Leukopenie	1/14 KS
5-Fluorouracil (250–500 mg/m^2 Tag 1–5) [19]	r-α_{2b} (15 Mio E/m^2 3× Woche)	Grippe Übelkeit Diarrhoe	2/14 Kolon
5-Fluorouracil (10 mg/kg 2× Woche) [21]	r-α_{2c} (2 Mio E/m^2 2× Woche)	Fieber Diarrhoe	1/6 Kolon Studie nocht nicht abgeschlossen
Bestrahlung (4,000–6,000 rads Port 150 cm^2) [25]	r-α_{2b} (5 Mio E/m^2 3× Woche)	Grippe Müdigkeit Ösophagitis	Keine Angaben
INF-γ (0,05–0,2 mg/m^2 SC 3× Woche) [58]	r-α_{2b} (2 Mio E/m^2 3× Woche)	Grippe Müdigkeit	0/14 Melanom

Zur Etablierung von Kombinationstherapien sollte mittels vielseitiger Labormethoden herausgefunden werden, in welcher Form Zytostatika und IFN-α klinisch optimal kombiniert werden sollte. Es erscheint essentiell, daß vor allem onkologische Grundlagenforscher genauer die synergistischen Effekte und deren Mechanismen von IFNen und anderen Therapiemodalitäten auf Tumorzellen in vitro und in vivo untersuchen. Dies ist auch deshalb wichtig, da andere Lymphokine und neuere Biotechnologien in den nächsten Jahren klinisch getestet werden. Es erscheint durchaus möglich, daß die biologischen Effekte von IFNen – in diese neuen Techniken integriert – das Potential von Biotherapien zu verstärken vermag. Ein gutes Beispiel für das Austesten einer synergistisch wirksame IFN/Zytostatika-Kombinationstherapie könnte die IFN-α/5-Fluorouracilkombination werden, die nach sorgfältiger in-vitro-Testung in vivo gegeben zu einer beeindruckenden Remissionsrate geführt hat. Die klinische Betätigung dieser Daten steht allerdings noch aus.

Literatur

1. Tamm I, Jasny BR, Pfeffer LM (1987) Antiproliferative action of interferons. In: Mechanism of IFN-action, LM Pfeffer CRC Press, Inc. Florida, Vol. I
2. Johnson, HM (1987) Interferon-mediated modulation of the human System. In: Mechanism of IFN-action, LM Pfeffer CRC Press, Inc. Florida, Vol. I
3. Balkwill FR, Mowskowitz S, Seilmann SS, Moodie EM, Griffen DB, Fantes KH, Wolf CR (1984) Positive interactions between interferon and chemotherapy due to direct tumor action rather than effects on host drugmetabolizing enzymes. Cancer Res 44:5249–5255
4. Clark RH, Dimitrov NV, Axelson JA et al (1983) Leukocyte interferon as a biological modifier in lymphoproliferative diseases resistant to standard therapy. Blood 62:188a (suppl)
5. Clark RH, Dimitrov NV, Axelson JA, et al (1984) Leukocyte interferon as a possible biological response modifier in lymphoproliferative disorders resistant to standard therapy. J Biol Resp Mod 3:613–619
6. Lister TA (personal communication)
7. Chisesi T, Capnist G, Vespignani M, et al (1987) Interferon alpha-2b and chlorambucil in the treatment of Non-Hodgkin's lymphoma. Invest New Drugs 5:535–540
8. Aapro MS, Alberts DSD, Salmon SE (1983) Interactions of human leukocyte interferon with vinca alkaloids and other chemotherapeutic agents against human tumors in clonogenic assay. Cancer Chemother Pharmacol 10:161–166
9. Namba M, Yamamoto S, Tanaka H, Kanamori T, Nobuhara M, Kimoto T (1984) In vitro and in vivo studies on potentation of cytotoxic effects of anticancer drugs or cobalt 60 gamma ray by interferon on human neoplastic cells. Cancer 54:2262–2267
10. Cooper MR, Fefer A, Thompson J, et al (1986) Alpha-2-interferon/melphalan/prednisone in previously untreated patients with pultiople myeloma: A Phase I–II trial. Cancer Treat Rep 70:473–476
11. Mellstedt (personal communication) V. Hannover Interferone Workshop (Abstract)
12. Gresser I, Hanry C, Tovey M (1978) Efficancy of combined interferon cyclophosphamide therapy after diagnosis of lymphoma in AKR mice. Eur J Cancer 14:97–99
13. Kangas L, Cantell K, Grönroos M, Mäenpää J, Perilä M: Antitumor effect of interferons, cytostatic drugs and their combinations in subrenal capsule assay (SRCA). Ann Chir Gynaecol 199:60–63
14. Balkwill FR, Moodie EM (1984) Positive interactions between human interferon and cyclophosphamide or andiamycin in a human tumor model system. Cancer Res 44:904–908

15. Clouse L, Braich T, Grimm M, et al (1986) A Phase I trial of oral cyclophosphamide and subcutaneous alpha-2b-interferon in patients with malignant disease. Proc Am Soc Clin Onc 5:228 (abstr)
16. Ozer H, Anderson JR, Peterson BA, et al (1987) Combination trial of subcutaneous interferon alpha-2b and oral cyclophosphamide in favorable histology Non-Hodgkin's lymphoma. Invest New Drugs 5:524–534
17. Mannering GJ, Renton KW, Elazhary R, Delora L (1980) Effects of IFN-inducing agents on hepatic cytochrome P 450 drug metabolizing systems. Ann NY Acad Sci 350:314–317
18. McLeod GR, Thomas DB, Hersey P (1987) Recombinant interferon alpha-2a in advanced malignant melanoma; A Phase I-II study in combination with DTIC. Int J Cancer (Suppl) 1:31–35
19. Vorobiof DA, Falkson G, Voges CW (1989) DTIC versus DTIC and recombinant interferon alpha 2b (rIFN-α2b) in the treatment of patients with advanced malignant melanoma. Proc Am Soc Clin Onc, Vol. 8, 284
20. Bagetta E, Negretti E, Gianotti B, et al: Phase II study of interferon alpha 2a (rIFN-α2a) and dacarbazine (DTIC) in metastatic melanoma
21. Kerr R, Pippen P, Meunel R, Jones S: Treatment of metastatic malignant melanoma with a combination of IFN-α-2a and decarbazine. Proc ASCO 89, abstract 1122
22. Welander CE, Morgan TM, Homesley HD, Trotta PP, Spiegel RJ (1985) Combined recombinant human interferon alpha-A2 cytotoxic agents studied in a clonogenic assay. Int J Cancer 35:721–729
23. Welander CE, Muss HB, Homesley HD, et al (1985) Phase II trial of combined human interferon alpha-2 and doxorubicin. Proc Am Soc Clin Onc 4:220 (abstr)
24. Welander CE, Muss HB, Homesley HD, et al (1985) Phase II trial of combined human interferon alpha-2 and doxorubicin. Int J Cancer 35:721–729
25. Sarosy GA, Brown TD, von Hoff DD, et al (1986) Phase I study of alpha-2-interferon plus doxorubicin in patients with solid tumors. Cancer Res 46:5368–5371
26. Suhadolnik RJ, Sawada Y, Flick MB, Reichenbach NL, Mosca JD (1983) Effect of human fibroblast interferon on the antiviral activity of mammalian cells treated with bleomycin, vincristine or mitomycin C^1. Cancer Res 43:5462–5466
27. Figlin RA, deKernion JB, Maldazys J, et al (1984) Human leukocyte interferon/vinblastine therapy for renal cell carcinoma. Proc Am Soc Clin Onc 3:49 (abstr)
28. Ravdin P, Tuttle R, Davis TE, Trump DL, et al (1985) Phase I/II trial of human lymphoblastoid interferon and continuous infusion vinblastine in advanced renal cell cancer. Proc Am Soc Clin Onc 4:101 (abstr)
29. Getto GL, Franceschi T, Bassetto MA, et al (1986) Phase I/II trial of recombinant alpha-2-IFN and vinblastine in metastatic renal cell carcinoma. Proc Am Soc Clin Onc 5:110 (abstr)
30. Fossa SD, de Garis ST, Heie MS, Flokkmann A, Lien HH, Salveson A, Moe B (1986) Recombinant interferon alpha-2a with or without vinblastine in metastatic renal cell carcinoma. Cancer 57:1700–1704
31. Figlin RA, de-Kernion JB; Maldazys J, Sarna B (1985) Treatment of renal cell carcinoma with α (human leukocyte) interferon and vinblastine in combination. A-phase I-II trial. Cancer Treat Rep 69:263–267
32. Rios A, Mansell P, Newell G, et al (1985) The use of lymphoblastoid interferon and vinblastine in the treatment of acquired immunodeficiency syndrome related Kaposi's sarcoma. Proc Am Soc Clin Onc 4:6 (abstr)
33. Krown SE, Real FX: Preliminary observations in the effects of leukocyte recombinant IFN-A in homosexual men with Kaposi's sarcoma. New Engl J Med 308:1071–76
34. Lonberg M, Odajnyk C, Krigel R, et al (1985) Sequential and simultaneous alpha-2-interferon and VP-16 in epidemic Kaposi's sarcoma. Proc Am Soc Clin Onc 4:2 (abstr)
35. Miyoshi T, Ogawa S, Kanamori T, Mobuhara M, Namba M (1983) Interferon potentiates cytotoxic effects of 5-fluorouracil on cell proliferation of established human cell lines originating from neoplastic tissues. Cancer Lett 17:239–247

36. Ligo, M, Galzer RI (1985) Antagonistic effect of polycytidylic acid on the cell lethality produced by 5-fluorouracil in human colon carcinoma cells in vitro. Cancer Res 45:1953–1957
37. Wadler S, Wiernik PH (1988) 5-Fluorouracil and recombinant alpha-2 interferon: a rationally-designed regimen against colorectal carcinoma. Clin Res 36:abstract 803
38. Stolfi, RL, Martin DS, Sawyer RC, Spiegelman D (1983) Modulation of 5-fluorouracil-induced toxicity in mice with interferon or the interferon inducer, polynosinic-polycytidylic acid. Cancer Res 43:561–566
39. Wadler S, Lyver A, Goldman M, Wiernik PH: Therapy with 5-fluorouracil (5FU) and recombinant alpha-2a interferon (IFN) in refractory GI-malignancies. Proc Am Soc Clin Onc 89, abstract 384
40. Clark PI, Slevin ML, Reznek RH, et al (1987) Two randomized Phase II trials with intermittent intravenous versus subcutaneous alpha-2-interferon alone and in combination with 5-fluoruracil in advanced colorectal carcinoma. Int J Color Dis 2:26–29
41. Chirigos MA, Pearson JW (1973) Brief communication: cure of murine leukemia with drug and interferon treatment. J Natl Can Inst (USA) 51:1367–1368
42. Creagan ET, Kovach JS, Long HJ, Richardson RL (1986) Phase I study of recombinant leukocyte A human interferon combined with BCNU in selected patients with advanced cancer. J Clin Oncol 4:408–413
43. Rosenblumm MG, Gutterman JV (1984) Synergestic antiproliferative activity of leukocyte interferon in combination with alpha difluormethylornithine against human cells in culture. Cancer Res 44:2339–2340
44. Talpaz M, Plager C, Quesada J, et al (1986) Difluormethylornithine and leukocyte interferon: A phase I study in cancer patients. Eur J Clin Oncol 22:685–689
45. Dritschilo A, Mossman K, Gray M, Sreevalsan T (1982) Potentation of radiation injury by interferon. Am J of Clin Oncol 5:79–82
46. Gould MN, Kakria RC, Olson S, Borden EC (1984) Radiosensitisation of human bronchogenic carcinoma cells by interferon beta. J Interferon Res 4:123–128
47. Nederman T, Benedikeson G (1982) Effects of interferon on growth rate and radiation sensitivity of cultured human glioma cells. ACTA Radiol Oncol 21:231–234
48. Chang AYC, Keng PC (1983) Inhibition of cell growth in synchronous human hypernephroma cells by recombinant interferon-αD and irridiation. J Interferon Res 3:379–385
49. Borden EC, Sidky YA: IFN-α/β and irradiation: Protection against lethality and augmentation of antitumor effects. Proc Am Soc Clin Onc 89, abstract 1536
50. Horning SJ, Levine JF, Miller RA (1982) Clinical and immunological effects of recombinant leukocyte A interferon in eight patients with advanced cancer. JAMA 247:1718–22
51. Real FX, Krown SE, Nisce LZ, et al (1985) Unexpected toxicity from radiation therapy in two patients with Kaposi's sarcoma receiving interferon. J Bio Resp Mod 4:141–146
52. Torrisi J, Berg C, Harter K, et al (1985) Phase combined modality trial of alpha-2-interferon and radiotherapy. Proc Am Soc Clin Onc 4:227 (abstr)
53. Holsti LR, Mattson K, Niiraen A, Standertskield-Nordenstam CG, Steuman S, Sovigavi A, Cantell K (1987) Enhancement of radiation effects by alpha interferon in the treatment of small cell carcinoma of the lung. Int J Radiol Oncol Biol Phys 13 (8):1161–6
54. Fleischmann WR, Georgiades JA, Osborne LC, et al (1979) Potentation of interferon activity by mixed preparations of fibroblast and immune interferon. Infect Immun 26:248–253
55. Zerial A, Hovanessian AG, Stefanos S (1982) Synergistic activities of type I (alpha, beta) and type II (gamma) murine interferons. Antiviral Res 2:227–239
56. Schwarz LA, Fleischmann CM, Fleischmann WR (1984) Potentiation of interferon's antiviral activity by the mutually synergistic interaction of MU IFN alpha/beta and Mu IFN-gamma. J Biol Resp Mod 3:608–612
57. Fleischmann WR (1982) Potentiation of direct anticellular activity of mouse interferon: Mutual synergism and interferon concentration dependence. Cancer Res 42:869–875

58. Fleischmann WR, Jr, Kleyn KM, Baron S (1980) Potentiation of antitumor effect of virus induced interferon by mouse immune interferon preparations. J Natl Cancer Inst 65:963–966
59. Oleszak E, Stewart WE (1985) Potentiation of the antiviral and anticellular activities of interferons by mixtures of Hu IFN-gamma and Hu IFN-alpha or IFN-beta. J Inf Res 5:361–371
60. Fleischmann WR, Jr, Fleischmann CM, Fiers W (1984) Potentiation of interferon action by mixtures of recombinant DNA derived human interferons. Antiviral Res 4:357–360
61. Denz H, Lechleitner M, Marth C, et al (1985) Effect of human recombinant alpha-2- and gamma-interferon on the growth of human cell lines from solid tumors and hematologic malignancies. J Interferon Res 5:147–157
62. Weigent DA, Langford MP, Fleischmann WR, Jr, et al (1983) Potentiation of natural killing by mixtures of alpha or beta interferon with recombinant gamma interferon. Infect and Immun 40:35–38
63. Chang RJ, Assisi F, Lee SH (1984) The synergistic stimulation of the expression of Fc-receptors for immunoglobulin-G on a monocyte like cell line by gamma interferon and a human lymphotoxin. Lymphokine Res 3:83
64. Chang AYC, Keng PC (1985) Effects of gamma interferon and radiation on synchronized human hypernephroma cells. Proc Am Assoc Cancer Res 26:281
65. Kurzrock R, Rosenblum MG, Quesada JR, et al (1986) Phase I study of a combination of recombinant interferon gamma in cancer patients. J Clin Onc 4:1677–1683
66. Foon KA, Doroshow J, Bonnem EM, et al: A prospective randomized trial of alpha 2b interferon/gamma interferon or the combination in advanced metastatic renal cell carcinoma. J Biol Response Mod 1988 Dec; 7 (6):540–545
67. Osanto S, Van Dissel JT, Leigh PJ, et al: Combination treatment with human interferon alpha and gamma in metastatic melanoma. Fifth NIC-EORTC Symposium, October 22–24, 1986, Amsterdam (abstr 6–10)

Sachverzeichnis